超声掌中宝

实用小儿心血管
超声诊断

CHAOSHENG ZHANGZHONGBAO
SHIYONG XIAOER XINXUEGUAN
CHAOSHENG ZHENDUAN

主编 马 宁 金兰中

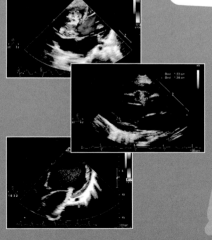

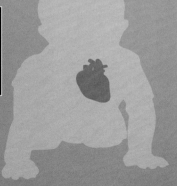

科学技术文献出版社
SCIENTIFIC AND TECHNICAL DOCUMENTATION PRESS

·北京·

图书在版编目（CIP）数据

实用小儿心血管超声诊断 / 马宁，金兰中主编. —北京：科学技术文献出版社，2019. 12

（超声掌中宝）

ISBN 978-7-5189-6147-4

Ⅰ. ①实… Ⅱ. ①马… ②金… Ⅲ. ①小儿疾病—超声波诊断 Ⅳ. ① R720. 4

中国版本图书馆 CIP 数据核字（2019）第 231633 号

实用小儿心血管超声诊断

策划编辑：薛士滨　郑鹏　　责任编辑：张蓉　郑鹏　　责任校对：文浩　　责任出版：张志平

出　版　者	科学技术文献出版社	
地　　　址	北京市复兴路15号　　邮编 100038	
编　务　部	（010）58882938，58882087（传真）	
发　行　部	（010）58882868，58882870（传真）	
邮　购　部	（010）58882873	
官 方 网 址	www.stdp.com.cn	
发　行　者	科学技术文献出版社发行　全国各地新华书店经销	
印　刷　者	北京地大彩印有限公司	
版　　　次	2019 年 12 月第 1 版　2019 年 12 月第 1 次印刷	
开　　　本	889×1194　1/32	
字　　　数	557千	
印　　　张	18.625	
书　　　号	ISBN 978-7-5189-6147-4	
定　　　价	188.00元	

作者简介

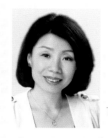

马 宁

副教授，主任医师，
医学博士，硕士研究生导师。
首都医科大学附属北京儿童医院
心脏超声科主任

工作经历： 1995年毕业于兰州大学医学院临床医疗系，在兰州大学第二附属医院工作。2005年至2008年在首都医科大学功读博士学位毕业后，2008年7月至2015年2月在首都医科大学附属北京安贞医院工作。每年检查和诊断的儿童及成年人病患数达6000例以上，胎儿超声心动图检查例数每年近1000例。2015年3月正式调入首都医科大学附属北京儿童医院，从事儿科心脏超声专业，任心脏超声科主任，同时兼任北京儿童医院顺义妇儿医院超声科主任，定期出诊，进行胎儿超声心动图检查工作。

专业特长： 从事超声诊断专业25年，擅长心脏及大血管疾病的超声诊断，包括胎儿心脏产前超声检查以及新生儿、儿童和成年人先天性心脏病、瓣膜病、冠心病、心肌病等的经胸和经食管超声心动图检查。

社会任职： 中国医师协会超声医师分会儿科专业委员会常委、中国超声医学工程学会第一届儿科超声专业委员会副主任委员、中国超声医学工程学会第八届超声心动图专业委员会常委、中国超声医学工程学会第一届生殖健康与优生优育超声专业委员会常委、中国医疗保健国际交流促进会出生缺陷防控专业委员会委员、海峡两岸医药卫生交流协会超声专业委员会委员及胎心学组常委、福棠儿童发展研究中心学委会儿科超声专委会主任委员等。

课题研究： 承担国家自然科学基金委员会、北京市科委资助研究项目及北京市卫健委高层次人才学科骨干资助项目。

科研成果： 近年来以第一作者和通讯作者发表国家级核心期刊及SCI期刊论文30篇，参与编写和翻译书籍7册。

作者简介

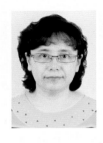

金兰中

主任医师，医学学士

工作单位：首都医科大学附属北京儿童医院。

工作经历：1983年毕业于首都医科大学儿科系。曾任首都医科大学附属北京儿童医院超声心动图室主任。从事小儿内科心血管专业8年，对小儿心血管专业各种疾病的诊断及治疗积累了丰富的临床经验。从事小儿超声心动图的检查及诊断工作至今已有28年，熟练掌握心脏超声检查的各种切面及方法。

专业特长：对小儿心血管疾病的超声检查及诊断积累了丰富的经验，特别是在复杂型先天性心脏病及心血管疾病的超声诊断方面有深入的研究，对小儿心内科疾病如心内膜弹力纤维增生症、川崎病等也有着丰富超声检查及诊断经验。

社会任职：曾任中国超声医学工程学会第五、六届理事，海峡两岸医药卫生交流协会超声医学专家委员会委员，中国超声医学工程学会超声心动图专业委员会第四、五届委员会委员，北京超声医学学会第一届理事会理事，《中国超声医学杂志》第十、十一届编辑委员会委员，北京医学会超声医学分会第七、八届委员会超声心动学组委员，现任北京医学会超声医学分会第九届委员会超声心动学组委员，航天超声联盟医师集团学术委员会顾问专家。

编委会

序
Preface

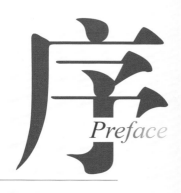

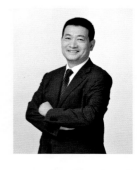

　　小儿超声心动图是专业性很强的医疗影像学技术，涵盖自新生儿至18岁成年的整个生长过程，在不同年龄阶段有不同的特点。加之小儿心血管疾病的疾病谱与成年人不同，因而小儿超声心动图对心血管结构显像、功能判断及血流动力学评估等方面也与成年人有一定差异，所以对超声医师有较高的要求，需要系统的儿科专业培训和经验积累才能胜任。

　　北京儿童医院心脏超声科是诊断心脏、大血管疾病及引导心血管病介入和手术治疗的专业科室，人员齐备，设备完善，技术水平国内一流。2013年，北京儿童医院牵头创建北京儿童医院集团，后更名为"福棠儿科医学发展研究中心（福棠中心）"，目前已形成了以33家省级儿童医疗机构为核心，2000余家基层医院共同参与的儿童医疗健康服务网络体系。此次，由北京儿童医院心脏超声科牵头，部分成员单位专家共同参与编撰的《超声掌中宝·实用小儿心血管超声诊断》，就是依托福棠中心平台产出的又一重要成果。

　　本书内容经过编者的精心设计，以超声心动图临床实践为核心，涵盖心脏胚胎发育、胎儿循环至新生儿循环的转化、心脏节段分析法、心功能评估方法、先天性心血管畸形、川崎病、心肌病、暴发性心肌炎、肺动脉高压、心包疾病、心腔内血栓等方方面面。同时，本书结合儿科特点，专门设计了小儿累及心血管的综合征这一章节，并且围绕先天性心脏病讲述了先心病介入治疗术中超声心动图监测和引导及复杂先心病外科手术围术期的应用；同时还结合目前研究热点，讲述了超声心动图在体外膜肺氧合（ECMO）治疗中的价值。可谓包罗万象，几乎囊括了所有小儿超声心动图所涉及的范围！

　　图像是超声心动图的灵魂。本书突出超声心动图以动态图像为特点，收录了大量的二维和彩色多普勒静态及动态数字化图像，并且编者为书中动态图像录制了讲解音频，通过扫描二维码的简单操作就可以观看动态图像，体验到交互式学习，是一种成功的创新。

　　《超声掌中宝·实用小儿心血管超声诊断》内容新颖，条理清晰，在提高小儿心血管疾病的超声诊断水平方面起到了积极的推动作用。相信本书将成为超声专业医师爱不释手的必备工具书。

国家儿童医学中心
首都医科大学附属北京儿童医院院长
福棠儿童医学发展研究中心理事长

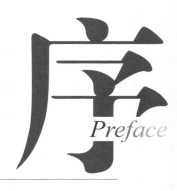

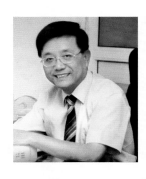

小雪时节喜闻马宁主任等编撰的《超声掌中宝·实用小儿心血管超声诊断》即将付梓出版，不由得想起"白日不到处，青春恰自来。苔花如米小，也学牡丹开。"这首小诗，春风阳光难以光顾的地方，青春照样萌动。哪怕那如米粒般微小的苔花，依然像美丽高贵的牡丹一样，自豪地盛开。近年来，我国小儿超声医学专业队伍的建设和技术力量的成长已然成为影像医学领域中不可忽视的重要力量，《超声掌中宝·实用小儿心血管超声诊断》的问世正是最好的例证。

CT、导管、核素显像等技术受放射性和有创伤等条件的影响在小儿心血管疾病的诊断应用明显受限，超声心动图检查理所当然地成为儿科临床心血管疾病诊断和介入治疗领域的首选。同时，小儿心血管疾病若干常见病种，如川崎病、暴发性心肌炎、儿童期心肌病、先天性心脏畸形等的临床特点及其超声心动图表现均有别于成年人，有其特殊性。其次小儿超声心动图检查时图像获取，分析方法等也会与成年人有所不同，专业性较强。儿科心血管临床亟须一本实用的小儿心血管超声检查的工具书，《超声掌中宝·实用小儿心血管超声诊断》的问世恰逢其时。

《超声掌中宝·实用小儿心血管超声诊断》是由北京儿童医院马宁、金兰中教授主编，联合国内多家大型儿童专科医院知名心脏超声专家共同编写，是一本非常实用的小儿超声心动图工具书。"未作迷眸花色好，星星点点自稀奇。"它不仅介绍了小儿常见心血管疾病的病理学特征，临床表现，超声心动图改变及诊断方法，并且重点突出了超声心动图图像观察要点及诊断思路。尤其本书结合儿科特点，专门编撰了小儿累及心血管的综合征这一章节，以及先心病介入治疗和外科手术围术期与体外膜肺氧合（ECMO）治疗中的超声心动图的应用等热点问题。此外，为便于临床应用，本书体积小便于携带，手机扫码即可观看实时动态图像并聆听专家相关解读。

　　这本"口袋书"凝聚了众多专家学者的心血和智慧，谨向他们表示我衷心的祝贺！并希望它能够给从事小儿心血管专业的临床和超声医师带来惊喜和帮助指导，成为真正的"掌中宝"！让我们共同为中国儿童健康事业奉献我们微薄的力量！

首都医科大学附属

北京安贞医院首席专家

己亥小雪 于悉尼

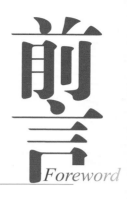

前言
Foreword

  在生长发育的过程中，不同年龄小儿的心血管疾病病种和超声心动图表现有其特殊性，不能完全参照成年人的诊断标准和方法进行超声心动图检查诊断。为此，由北京儿童医院心脏超声科及来自福棠儿童医学发展研究中心部分成员单位的心脏超声专家共同撰写了《超声掌中宝·实用小儿心血管超声诊断》。

  全书共十六章，总论涵盖了心脏的胚胎发育、胎儿循环至新生儿循环的转化、小儿经胸超声心动图检查切面、分段分析法外，专门设计了冠状动脉超声成像检查方法一节。各论中每一种小儿心血管疾病的讲解，都包括病理解剖、病理生理、临床特征、超声心动图表现、鉴别诊断，并特别设计了"要点提示"部分，旨在增强超声医生掌握图像观察的要点和密切结合临床的诊断思路。同时，本书结合儿科特点，专门设计了小儿常见累及心血管的综合征章节，并且围绕先天性心脏病讲述了先心病介入治疗术中超声心动图监测和引导，及复杂先心病外科手术围手术期的应用，并讲述了超声心动图在体外膜肺氧合（ECMO）治疗中的价值。

  本书形式新颖，为每个动态图像配备了二维码，使读者使用手机扫一扫即可立即观看动态图像。而且同时可以听到作者对图像观察重点的语音讲解，使读者更加准确地了解和学习重点内容。

本书是在北京儿童医院和福棠儿童医学发展研究中心领导的关心和支持下编写的，在编写的过程中得到了各位编委的大力支持，非常感谢！并对倪鑫院长和李治安教授在百忙之中为本书作序深感荣幸，甚为感谢！

　　限于编者们对于小儿心血管疾病超声诊断的实践经验，本书难免有缺点和错误之处，希望广大读者批评指正！

目录
Contents

 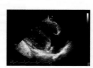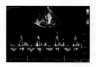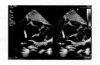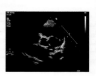

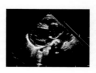
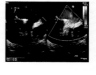

第一章

小儿超声心动图总论 >>

第一节
心脏的胚胎发育

【概述】

正常情况下受精卵在排卵后约 6 天着床于子宫内膜，约在排卵后17 天胚内发育出羊膜腔和卵黄囊，二者之间为胚板，胚板进一步发育成胎儿。胚板分为 3 层，分别是背侧与羊膜腔延续的外胚层，腹侧与卵黄囊延续的内胚层，二者之间为中胚层。血管母细胞增生形成孤立的内皮细胞团，即生血管细胞团，其最初位于胚盘的侧面，并向头部扩散，联合形成马蹄状的小血管丛，血管丛的前部中央部分称为生心区，即胚盘前缘脊索前板前面的中胚层，此处最终发育成心脏（图 1-1-1）。

【原始心管的发育】

生心区形成后，此区域的细胞逐渐形成左右并列纵行的一对长索即心板。心板中央变空，出现左右一对心内皮管。随着胚盘边缘的卷曲，扁平的胚盘逐渐形成圆柱形胚体，出现头尾褶和左、右侧褶，心内皮管也随之向中线靠拢并使头端和尾端融合。第 21 天左右，心内皮管融合成管状结构，即心管。在心内皮管融合的同时，心管与周围的间充质一起向围心腔的背侧陷入，心管背侧形成心背系膜，使心管悬连于围心腔的背侧壁。心背系膜的中部很快消失，形成左右交通的孔，即心包横窦。心管周围的间充质逐渐密集，形成心肌外套层，之后分化成心肌和心外膜。心内皮管和心肌外套层之间的组织为心胶质，将来形成心内膜，此时原始心脏形成，称为心管。

原始心管头端与第 1 对主动脉弓相连，尾端与脐静脉、卵黄静脉相连。原始心管不断发育呈节段式膨出，从头端向尾端依次为心球、原始心室、原始心房和静脉窦。心管的外表面可见房室沟和室间沟。第 20 天左右，原始心管开始搏动，由于原始心管的两端固定在心包上，原始心管的发育速度快于心包的发育速度，原始心管在心包腔内随着伸长而弯曲，向右形成"C"形弯曲，或称"向右成袢"，形成球室环。球头端为圆锥部，之后发育为右心室流出道，心球尾端的心室部发育为右心室，心球与心室之间为心球孔，即原始心室的出口。房室管向后弯曲，形成位于右侧的解剖右心室和位于左侧的解剖左心室。心房静脉窦随之向上弯曲，到达圆锥动脉干的背侧，以窦房孔与心房相通，心房受前部的心球和后部食管的限制而向左、右方向扩展，膨出于动脉干两侧，随着心房扩大，房室沟加深形成房室管。心球发育成三段：远段的动脉干；近侧段被心室吸收成为原始右心室；原来的心室成为原始左心室。第5周初左右，心脏外形初步建立，但内部尚未完全分隔。

【原始心腔的形成】

原始心管向右成袢的过程形成了左、右心室并列及共同房室流入道和共同心球孔流出道的空间结构，原始心管两端向中线靠拢，心球孔移至左右心室的上方，房室孔移至左右心室的后方，心球孔与房室孔之间的折返结构为圆锥心室隆起。血液最初由原始心房直接流入左心室，再流入右心室，即心房与右心室没有血液相通。后来，心球近端部位变宽，球室边缘逐渐消失，出现了心房与右心室的沟通，左、右心房室管正式成为沟通心房和心室的通道。

【房室管的分隔】

第4周左右，房室管边缘的心内膜垫下组织增生、隆起形成心内膜垫，顺次发生上（腹部）、下（背部）及左、右心内膜垫。心内膜垫逐渐突入房室管中，游离缘相对生长；第5周左右，上、下心内膜

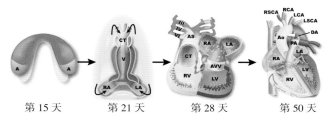

| 第 15 天 | 第 21 天 | 第 28 天 | 第 50 天 |

A：动脉；V：静脉；CT：圆锥动脉干；AVV：房室瓣膜；AS：主动脉囊；LA：左心房；RV：右心房；LV：左心室；RV：右心室；PA：肺动脉；AO：升主动脉；RSCA：右锁骨下动脉；RCA：右颈总动脉；LCA：左颈总动脉；LSCA：左锁骨下动脉；DA：动脉导管

图 1-1-1　心脏胚胎发育过程

（图片来自：Dennis EA. Signaling Pathways Involved in Cardiogenesis. Intercellular Signaling in Development and Disease. Pittsburgh: Academic Press, 2011: 67-75. ）

垫在中线融合，至此，左、右心房室管完全分开。中心心内膜垫矢状位发育将房室孔分隔为右侧的三尖瓣孔和左侧的二尖瓣口，左、右侧心内膜垫分别发育成二尖瓣和三尖瓣，两侧瓣叶不在同一水平面，三尖瓣的位置略低于二尖瓣的位置。因此，三尖瓣的隔瓣横跨室间隔膜部，三尖瓣隔瓣心室侧的室间隔称为膜部室间隔，三尖瓣隔瓣与二尖瓣前叶之间的室间隔称为膜部房室间隔。膜部室间隔最终成为房室心内膜垫、肌部室间隔和圆锥间隔的汇合部。

【原始心房的分隔】

当心房向左、右两侧扩展膨大，外形呈现左、右心房时，其内部也已开始分隔。第 28 天左右，心房顶部背侧壁正中线处出现镰状的隔膜称为第 1 房间隔，第 1 房间隔朝着心内膜垫的方向生长。当第 1 房间隔达到心内膜垫之前，两者之间尚且留有一孔道，称作第 1 房间孔，它是左、右心房的通道。随着第 1 房间隔的继续生长，以及心内膜垫沿着隔的游离缘生长，第 1 房间孔逐渐被封闭。在第 1 房间孔被封闭以前，第 1 房间隔的中间部分变薄，出现筛孔样结构，而后这些小孔融合为一个孔，形成第 2 房间孔，左、右心房又可以借第 2 房间孔互相沟通。在第 1 房间隔形成以后，其右侧又发生一个镰状隔膜，称为第 2 房间隔。第 2 房间隔从心房的前上方朝向后下方生长，逐渐覆盖过第 2 房间孔。第 2 房间隔并不与内心膜垫发生融合，其游离缘在第 2 房间隔的下方围成了一个卵形的孔；称为卵圆孔。第 1 房间隔和第 2 房间隔平行，卵孔的位置比第 1 房间隔上的第 2 房间孔稍低，两孔呈交错重叠使得卵圆孔被第 1 房间隔的下部覆盖。第 1 房间隔较薄，呈活瓣状挡在卵圆孔上形成卵圆孔瓣。卵圆孔瓣与卵圆孔使右心房的血液可以经过卵圆孔，从第 2 房间孔穿入左心房，阻止左心房的血液流入右心房，相当于"单向活瓣"的作用。胎儿出生前血液从右向左在两心房发生分流而实现其体循环。胎儿出生后大量血液进入肺循环，左心房的压力增大将两房间隔紧密压在一起，并逐渐融合，最终卵孔闭锁，左、右心房完全分隔。

【原始心室的分隔】

在球室袢形成时，心球和原始心室就分别被室间沟和球室翼在外表和内部分隔开来。心室的生长是由心肌的离心扩张生长和内壁的憩室化形成，因此心室具有小梁化外形，该过程一直持续到7周末至8周初。心室的这种扩张生长是心室分隔的生理基础，使心室壁组织在球室沟的位置向上凸起形成一个较厚的半月形肌肉嵴，即室间隔肌部。室间孔前下缘的肌部室间隔首先发育，形成矢状位走行的肌肉嵴，逐渐向头侧发育并与圆锥间隔汇合，向背侧发育与房室心内膜垫汇合，左心室与右心室之间为室间孔，可使左、右心室相通。之后，心球近段靠动脉干部分的心内膜下组织增生隆起，形成与动脉干嵴相一致的心球嵴，两嵴相遇融合，封闭了室间孔的前半部分，而心内膜垫的右侧部分则向下延伸，封闭了室间孔的后方，室间隔肌部的游离缘也封闭了部分室间孔，三者共同构成了室间孔的膜部。只有在室间孔膜部形成后，室间孔才被完全封闭，此时左、右心室完全分开，心室分隔完成（图1-1-2）。

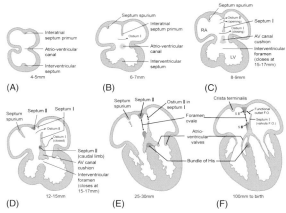

A：第28天房室管间隔发育开始；B：第1房间隔和室间隔原基向心内膜垫生长；C：第1房间隔的中间出现筛孔样结构；D：第1房间孔封闭，出现第2房间隔；E，F：第2房间隔下方形成卵圆孔，允许右向左分流。室间隔膜部形成，室间孔封闭。Interatrial septum primum：第1房间隔；Atrio-ventricular canal：房室管；Interventricular septum：室间隔；Septum spurium：假隔；Ostium I：原发孔；Septum I：原发隔；Septum II：继发隔；AV canal cushion：心内膜垫；Interventricular foramen：室间孔；Foramen ovale：卵圆孔；Atrio-ventricular valve：房室瓣；Bundle of His：房室束；Crista terminalis：界嵴；Valvula F.O:卵圆瓣

图1-1-2　原始心房和原始心室的分隔

（图片来自：Ottaviani G, Buja L M. Congenital Heart Disease：Pathology, Natural History, and Interventions. Cardiovascular Pathology, 2016,15:611-647.）

【大动脉的分隔】

与心室相通的主动脉与肺动脉都是由心球的远段即动脉干发育而来，流出道中隔的形成来源于动脉干的膨胀生长和圆锥的膨胀生长。第 5 周左右，动脉干内皮下的间充质增厚，沿动脉干的全长形成了 2 个螺旋形行走的纵嵴，其游离缘相对生长，到胚胎发育第 8 周时，两纵嵴在动脉干中线相遇融合，在动脉干中形成了一个螺旋形的隔膜，即主动脉肺动脉隔，把动脉干分隔成 2 个管道，右侧大动脉发育成主动脉，左侧大动脉发育成肺动脉。亦有学者认为，心球孔处的圆锥动脉干延头端至尾端的纵轴方向顺时针旋转 90° ~ 100°，动脉干的右侧壁旋后，左侧壁旋前，相应的主动脉下圆锥旋转至左后，肺动脉下圆锥旋转至右前。动脉干近心室处，管壁间充质增生，突向管腔，并于此处分别形成了主动脉和肺动脉在心室开口处各自的 3 个突起，突起的远侧面内陷成袋状的半月瓣。

【动脉弓的演变】

动脉囊先后出现 6 对动脉弓，第 5 对动脉弓发育不完全，形成后很快消失，第 1、2 对动脉弓分别在第 3、4 对动脉弓形成后退化消失。第 3、4、6 对动脉弓则通过一系列的形态改建，与心脏各主要动脉血管相连。如第 3 对动脉弓演变为近侧段和远侧段，近侧段形成颈总动脉，远侧段则与其相延续的背主动脉共同形成颈内动脉；左侧第 4 动脉弓和动脉囊左半共同形成主动脉弓，右侧第 4 动脉弓与其相连的尾侧背主动脉及右侧第 7 节间动脉共同组成右锁骨下动脉；第 6 动脉弓的近侧段则与其同侧发到肺芽的分支一起形成左、右肺动脉，而右侧第 6 动脉弓的远侧段消失，左侧第 6 动脉弓的远侧段保留连接于左肺动脉与主动脉弓之间形成动脉导管（图 1-1-3）。

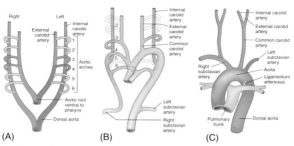

A：胚胎主动脉弓系统；B：主动脉弓的演变；C：成年人主动脉弓；Internal carotid artery：颈内动脉；External carotid artery：颈外动脉；Aortic arches：主动脉弓；Aortic root ventral to pharynx：主动脉根部从腹侧到咽侧；Dorsal aorta：降主动脉；Common carotid artery：颈总动脉；Left subclavian artery：左锁骨下动脉；Right subclavian artery：右锁骨下动脉；Aorta：主动脉；Ligamentum arteriosus：动脉韧带；Pulmonary trunk：肺动脉干

图 1-1-3 主动脉弓的胚胎发育

（图片来自：Ottaviani G, Buja L M. Congenital Heart Disease：Pathology, Natural History, and Interventions. Cardiovascular Pathology, 2016,15:611-647.）

（马　宁　刘国文）

【参考文献】

[1] 朱晓东 . 心脏外科解剖学 . 北京：人民卫生出版社，2011.

[2] [美] 康斯坦丁·马弗蒂斯，卡尔·贝克 . 小儿心脏外科 .4 版 . 刘锦纷，孙彦隽译 . 上海：世界图书出版公司，2014.

第二节

胎儿循环至新生儿循环的转化

【胎儿血液循环】

1. 胎盘

胎盘是胎儿与母体进行气体和物质交换的重要器官，包括胎儿部分的叶状绒毛膜和母体部分的基蜕膜。两条脐动脉进入胎盘后，经过绒毛膜内的毛细血管与绒毛膜间隙内的母体血充分进行物质交换后汇集成一条脐静脉返回胎体。因母体血只存在于绒毛膜间隙内，胎儿血与母体血不会发生混合，最终富含二氧化碳和代谢废物的脐动脉血经过胎盘的物质交换作用后，转变成富含氧气与营养物质的脐静脉血回流入胎儿体内。另外，胎盘尚有分泌激素及屏障的功能。

2. 脐静脉、静脉导管及下腔静脉

胎盘内经过充分氧合和物质交换的胎盘血经脐静脉进入胎儿体内，脐静脉经脐带穿过脐环进入胎儿腹腔，沿镰状韧带游离缘到达肝下缘肝门部，约一半脐静脉血经静脉导管相对加速后直接进入下腔静脉不再经过肝，另一部分脐静脉血进入肝内，经过肝循环后由肝静脉汇集流入下腔静脉。来自静脉导管的血与来自盆腔、腹腔器官的静脉血在下腔静脉近段混合后进入右心房。由于血的来源和速度不同，经下腔静脉进入右心房混合血也是分层的，其中来自静脉导管的充分氧合血速度相对快且位于管腔的背侧偏左，朝向卵圆孔（图 1-2-1）。

3. 卵圆孔

卵圆孔位于房间隔中部，即胚胎期原发房间隔与继发房间隔的交界处。卵圆孔通常由位于左心房侧原发间隔的一部分所覆盖，即"卵圆瓣"。继发房间隔位于下腔静脉开口上方，因继发隔下部边界的"嵴效应"及下腔静脉瓣的引导，当下腔静脉血进入右心房时，来自静脉导管的充分氧合血处于血流的后侧偏左，优先经卵圆孔进入左心房，这对形成左心房内高含氧量的混合血极为重要。其他经下腔静脉入右心房的血流向右前侧进入右心室。

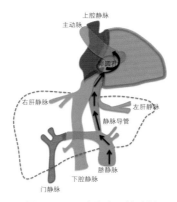

图 1-2-1　胎儿中心静脉循环

[图片来自：Frusca T, Todros T, Lees C, Bilardo CM. Outcome in early-onset fetal growth restriction is best combining computerized fetal heart rate analysis with ductus venosus Doppler: insights from the Trial of Umbilical and Fetal Flow in Europe. American journal of obstetrics and gynecology. 2018, 218(2): S783-S789.]

4. 上腔静脉及肺循环

胎儿脑循环及上半身的静脉回流血经上腔静脉进入右心房，再顺血流方向优先经三尖瓣口进入右心室，因此几乎没有跨过卵圆孔。右心房内的血液经右心室泵入肺动脉，肺动脉的大部分血流经动脉导管进入降主动脉供应腹腔内脏及下半身。胎儿的肺无呼吸功能，胎儿肺处于不张状态，只有少量血液进入胎儿肺循环。

5. 脐动脉及体循环

胎儿左心房内为来自下腔静脉和少量肺静脉的回流血，如前所述，来自静脉导管的充分氧合血优先经卵圆孔进入左心房、左心室，供应头、颈、上肢部分组织器官发育所需的氧及营养物质，因而该部位发育较快。由于供应盆腔、腹部及下肢的血来自经动脉导管进入降主动脉的血，此部分血液主要由含氧量较低的静脉血构成，相对含氧低及营养少，因而盆腔、腹部及下肢发育相对较慢。两条脐动脉分别从胎儿左右两侧的髂内动脉发出，通过脐带连接胎盘，脐动脉血进入胎盘后进行充分氧合及物质交换后再经脐静脉回流入胎儿体内。

上述血流特点使胎儿右心系统和左心系统的总血流量明显不同，右心占优势。另外，右心和左心系统呈现并联的关系，这点与成年人的血液循环有明显的不同。需要注意的是，充分氧合的脐静脉血先后经静脉导管和卵圆孔优先进入左心房，造成左心房的氧饱和度明显高于右心房，也使氧合度高的血流优先供应胎儿的心脏和大脑。胎儿时期肺循环处于低血流量、高压力、高阻力状态。

【胎儿出生后血液循环变化】

1. 卵圆孔及动脉导管关闭

胎儿出生后，随着脐带被阻断，新生儿与母体之间的血流和物质交换随即终止。新生儿开始呼吸，肺部迅速张开，肺泡膨胀，肺血管扩张，肺部血液循环阻力迅速下降，肺动脉压力随之下降，使肺血流量骤增，经肺静脉回流入左心房内的血量明显增多，使左心房压力迅速上升。同时脐静脉血流中断，回流入右心系统的血液减少，使右心房、右心室的压力迅速下降。因左心房内压力上升，右心房内压力下降，驱使血液从左心房挤压向右心房，卵圆孔瓣紧密压靠在继发隔上，形成功能性卵圆孔关闭。通常在胎儿出生后半年至1年内，卵圆孔处的结缔组织增厚逐渐形成解剖学闭合。

左心系统血容量的增加及新生儿两侧脐动脉血流的中断使主动脉内的压力增高，动脉导管内的血流方向由胎儿时期的肺动脉向主动脉方向分流转变为从主动脉向肺动脉方向分流。新生儿的自主呼吸使新生儿体内的氧含量增加，这被认为是促进动脉导管收缩的重要原因，其他的血管活性物质也可能参与动脉导管的闭锁。初步的功能性闭锁发生在出生后12小时内，随着动脉导管内的纤维组织增生，最终动脉导管内的肌肉组织被纤维组织代替，约2个月后形成解剖学闭锁，最终退化为连于肺动脉干分叉稍左侧与主动脉弓下缘的纤维结缔组织索，即动脉韧带。若胎儿出生后6个月尚未闭锁，称为动脉导管未闭（patent ductus arterious，PDA）。

2. 脐动静脉及静脉导管闭锁

脐静脉闭锁后成为由脐部至肝的肝圆韧带，连于脐与门静脉左支之间，肝圆韧带其近心端与静脉韧带的远心端相对，经镰状韧带游离缘的两层腹膜之间到达门静脉左干的囊部与静脉韧带相连。静脉导管闭锁成为静脉韧带，走行于肝的静脉韧带沟内，一端连于门静脉左支，另一端连于下腔静脉。脐动脉大部分闭锁成为脐外侧韧带，仅近侧段保留成为膀胱上动脉。

值得注意的是，肝内、肝外的多种病因均可引起门静脉高压，脐静脉重新开放是门静脉高压侧支循环的一种。超声可见肝圆韧带增粗，其内有开放的脐静脉，呈管状无回声，自肝左叶的门静脉左支的囊部向外延伸，沿腹壁一直走向脐环。

综上所述，胎儿从宫内到宫外，随着心脏和血管的特殊解剖结构发生变化，肺循环和体循环的血流量、血氧含量、血管压力和阻力均发生明显变化。肺循环由产前的低流量、低氧、高压力、高阻力转变为产后的流量增加、高氧含量、低压力、低阻力，而体循环则由产前的低压力、低阻力转变为产后的高压力、高阻力。

（马　宁　刘国文）

【参考文献】

[1] [美]康斯坦丁·马弗蒂斯，卡尔·贝克.小儿心脏外科.4版.刘锦纷，孙彦隽译.上海：世界图书出版公司，2014.
[2] 崔庚寅.胎儿血液循环及出生后的变化.生物学通报,1990(5)：21-22.

第三节
经胸超声心动图检查切面及设备的使用和调节

　　小儿超声心动图检查时，由于胸腹壁脂肪层较薄，对声衰减影响小，因此，图像的清晰度和满意度较高。尤其在剑突下切面和胸骨旁高位切面探查时图像通常都很清晰，对心脏及大血管结构的显示也非常清晰，所以在进行小儿超声心动图检查时，一定要充分利用小儿的特点和优势，多部位、多切面探查。通常，一个完整的小儿超声心动图检查包括胸骨旁、心尖、剑突下、胸骨上窝几个位置的探查（图1-3-1）。

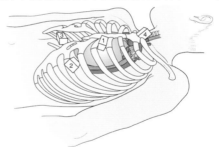

1：胸骨旁；2：心尖；3：剑突下；4：胸骨上窝

图1-3-1　经胸超声心动图中4个标准探头位置

（图片来自：Herlong JR. Pediatric Echocardiography JR. Caffey's Pediatric Diagnostic Imaging, 64, 611-612.）

【经胸超声心动图常用基本切面】

胸骨旁切面

1. 胸骨旁左心室长轴切面（图1-3-2）
　　（1）探头置于左侧胸骨旁第3、4肋间，探头示标指向9～10点钟，声束从右肩至左腰方向前后切割心脏。
　　（2）从心底部至心尖部由前向后可显示右心室前壁、右心室腔、室间隔前部、左心室流出道、左心室、二尖瓣前后叶及其部分腱索和乳头肌及左心室后壁，左心房室沟内可见冠状横断面。

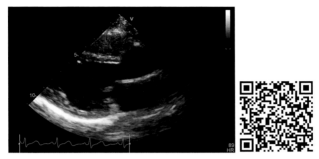

图 1-3-2　胸骨旁左心室长轴切面动态图

2. 胸骨旁右心室流入道切面（图 1-3-3）

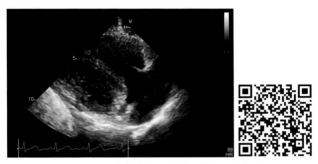

图 1-3-3　胸骨旁右心室流入道切面动态图

（1）在左心室长轴切面基础上将探头尽可能移近前胸壁胸骨左缘，探头示标从受检者右肩倾斜至右腰（15°～30°）。

（2）由前向后依次可见右心房、右心房室口、右心室流入道、三尖瓣前后瓣及其腱索、乳头肌，右心房室沟内可见右冠状动脉横断面。该切面是观察三尖瓣结构异常的最佳切面。

3. 胸骨旁右心室流出道切面（图 1-3-4）

（1）在左心室长轴切面基础上，探头顺时针方向旋转 30°～45°，探头示标从受检者右肩倾斜至左肩。

（2）主要显示右心室流出道、肺动脉口、肺动脉瓣（左、右瓣）及部分主肺动脉干。该切面有助于观察右心室流出道漏斗部狭窄、肺动脉瓣狭窄（pulmonary valve stenosis，PS）。

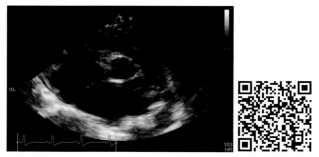

图 1-3-4　胸骨旁右心室流出道切面动态图

4. 胸骨旁大动脉水平短轴切面（图 1-3-5）

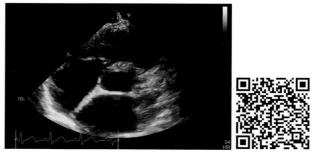

图 1-3-5　胸骨旁大动脉水平短轴切面动态图

（1）探头示标指向 2 ～ 3 点钟朝向受检者左肩，声束方向从左肩至右腰。

（2）主动脉根部、主动脉瓣 3 个瓣叶、右心室流出道、室间隔、右心房、房间隔、左心房。该切面是观察主动脉瓣和分析大血管相对位置的主要切面。若将探头声束向头端倾斜并做顺时针旋转可得到主肺动脉、肺动脉分叉、左右肺动脉分支和降主动脉短轴（图 1-3-6）。

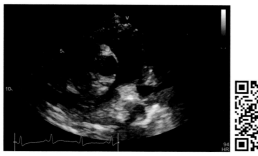

图 1-3-6　胸骨旁主肺动脉长轴切面动态图

5. 胸骨旁二尖瓣口水平短轴切面（图 1-3-7）

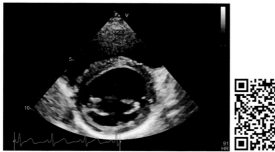

图 1-3-7　胸骨旁二尖瓣口水平短轴切面动态图

（1）将探头向下倾斜，声束方向略平行于左肩和右胁腹连线，可获取二尖瓣口短轴切面。

（2）显示二尖瓣前后叶镜像运动，于舒张期呈鱼口样张开，收缩期关闭。左心室壁左心室腔及室间隔呈圆形，右心室腔及右心室呈新月状位于左心室上方。该切面是评价二尖瓣形态、左心室壁运动等的理想切面。

6. 胸骨旁乳头肌水平短轴切面（图 1-3-8）

（1）将探头再向下倾斜或探头下移一肋间，可获取乳头肌短轴切面。

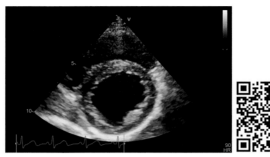

图 1-3-8　胸骨旁乳头肌水平短轴切面动态图

（2）左心室腔内约 3 点和 8 点位置上显示前外侧乳头肌与后内侧乳头肌，是测量室间隔和左心室后壁厚度等的标准切面，也是评价左心室壁运动、乳头肌功能的理想切面。

7. 胸骨旁心尖水平短轴切面（图 1-3-9）

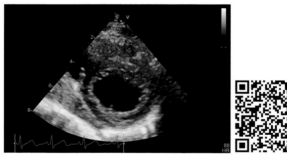

图 1-3-9　胸骨旁心尖水平短轴切面动态图

（1）将探头下移 1 肋间左右，探头方向与乳头肌水平相似，可显示心尖水平短轴切面。

（2）心尖部短轴切面，可见到室间隔和左心室腔的远侧部分室壁断面。该切面主要用于评价左心室心尖部室壁运动、心尖血栓、心尖室壁瘤及心尖肥厚等。

心尖切面

1. 心尖四腔心切面（图 1-3-10）

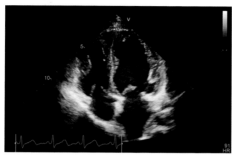

图 1-3-10 心尖四腔心切面动态图

（1）探头置于心尖处，探头示标指向 3 点，声束从心尖部向右上心底方向做从后向前的完整冠状面扫查。

（2）观察各房室大小、形态、比例，以及房室间隔与两组房室瓣形成的心内"十"字交叉结构，在左心房外侧还可以显示有两条"八"字形的肺静脉与左心房相连。

2. 心尖五腔心切面（图 1-3-11）

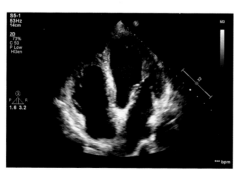

图 1-3-11 心尖五腔心切面动态图

（1）探头在心尖四腔心切面基础上轻度向上方偏斜，即可获得带有主动脉根部的五腔心切面。

（2）可见左、右心房和左、右心室、主动脉根部、左心室流出道，主动脉根部下方为主动脉半月瓣。该切面是用于显示左心室流出道、室间隔膜部和主动脉瓣解剖结构的最佳切面。

3. 心尖三腔心切面（图 1-3-12）

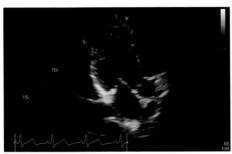

图 1-3-12　心尖三腔心切面动态图

（1）在心尖四腔心切面基础上将探头逆时针旋转 90°。

（2）较完整显示整个左心，包括心尖部及主动脉，便于左心室心肌活动及室间隔完整性等情况的观察。

4. 心尖左心二腔心切面（图 1-3-13）

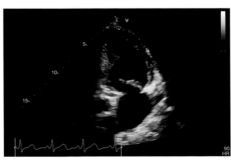

图 1-3-13　心尖左心二腔心切面动态图

（1）在心尖四腔心切面基础上，将探头沿逆时针方向转 60°，至四腔心切面右侧结构消失时即可获得。

（2）该切面主要评价左心室前壁和下壁运动。

剑突下切面

1. 剑突下四腔心切面（图 1-3-14）

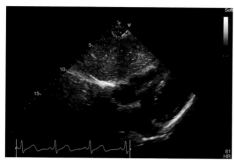

图 1-3-14　剑突下四腔心切面动态图

（1）探头置于剑突下，指向左肩，稍向上倾斜30°，接近冠状切面。

（2）由于声束方向近乎垂直，回声失落少，可用于房间隔缺损（atrial septal defect，ASD）等房间隔病变的诊断，作为先心病的补充切面，还可用于探测膈面心包及心包积液。

2. 剑突下右心室流出道切面（图 1-3-15）

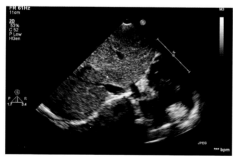

图 1-3-15　剑突下右心室流出道切面动态图

（1）探头置于剑突下，标记向上与腹部成90°夹角，声束方向指向左侧锁骨，并向前上方倾斜。

（2）可观察右心室流出道长轴的结构、内径及腔内结构等，通常可清晰显示主肺动脉和肺动脉瓣。

3. 剑突下双房切面（图 1-3-16）

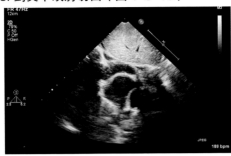

图 1-3-16 剑突下双房切面动态图

（1）探头置于剑突下靠近右肋缘部位，标记朝向受检者右肩，向左后方倾斜。

（2）该切面是判断是否有 ASD 的理想切面。

4. 剑突下双房上、下腔静脉切面（图 1-3-17）

（1）探头置于剑突下靠近右肋缘部位，标记朝上，略向右侧扫查。

（2）该切面是评价 ASD 与上、下腔静脉关系的理想切面。

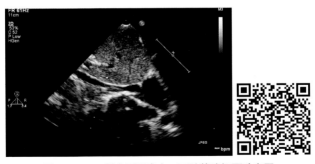

图 1-3-17 剑突下双房上、下腔静脉切面动态图

5. 剑突下心室及房室瓣口短轴切面（图 1-3-18）

（1）探头置于剑突下靠近右肋缘部位，标记朝上，自右向左连续扫查。

（2）判断心室、房室瓣、大动脉结构及空间位置关系。

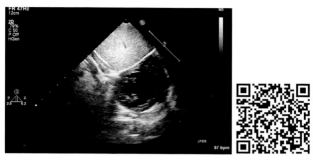

图 1-3-18　剑突下心室及房室瓣口短轴切面动态图

胸骨上窝及胸骨旁高位切面

1. 胸骨上窝主动脉弓长轴切面（图 1-3-19）

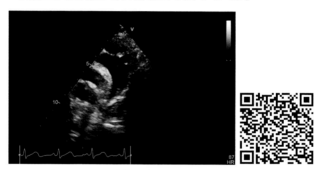

图 1-3-19　胸骨上窝主动脉弓长轴切面动态图

（1）探头置于胸骨上窝，探头示标指向 12 ~ 1 点处，声束方向朝向后下扫查。

（2）主动脉弓上方发出 3 支头臂血管，自右至左分别为无名动脉、左颈总动脉及左锁骨下动脉。主动脉弓下方有右肺动脉横断面，该切面重点观察主动脉弓形态、位置是否异常。

2. 胸骨上窝上腔静脉长轴切面（图 1-3-20）

（1）探头置于胸骨上窝，探头示标指向 11 点处，声束方向朝向后下扫查。

（2）观察上腔静脉位置及内径，以及与周围血管的比邻关系。

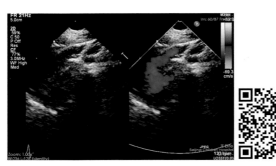

图 1-3-20　胸骨上窝上腔静脉长轴切面动态图

3. 胸骨旁高位切面（图 1-3-21）

（1）探头置于胸骨旁高位第 1 ~ 2 肋间，声束方向朝向后下。

（2）重点观察右肺动脉、升主动脉、上腔静脉及右上肺静脉的结构及空间位置关系。

（3）观察肺静脉入左心房情况，儿童多数可清晰显示"蟹足征"。

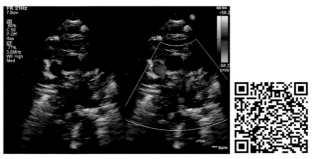

图 1-3-21　胸骨旁高位切面动态图

【设备的使用和调节】

根据检查的类型和患儿的体型选择适当的探头，新生儿和婴儿检查需要高频的探头；幼儿可以根据体重选择 5MHz 或 12MHz 的心脏探头；学龄前儿童可以根据体重选择 5MHz 或 3.5MHz 的心脏探头；学龄期至青春期儿童可以根据体重选择 2 ~ 3.5MHz 的心脏探头。

1. 二维超声主要功能键使用和调节

（1）增益：调整图像灵敏度。

（2）聚焦：可选择聚焦区，以取得观察区清晰的图像。

（3）调整深度：在可能的深度范围内增加或减小深度，图像出现增大或缩小变化，使整个屏幕显示目标心血管图像。

（4）深度增益补偿：可分别调节某一深度回波信号的强度，一般设置在中心位置。

（5）动态范围：调节图像的对比分辨率，压缩或扩大灰阶显示范围。

（6）放大或局部放大：用于观察某一感兴趣区域的细微结构，也适用于定量测量。

（7）电影回放功能：逐帧回放，在心动周期中寻找特定的图像。

2. 多普勒超声的正确使用和调节

（1）探头频率选择：应尽可能选择低频率的探头。

（2）彩色血流扇形的大小：应调整到最适合的大小，因为彩色血流的面积与帧频成反比。

（3）多普勒增益：将彩色增益增加到刚好产生背景噪声时，再逐渐减小直至显示最佳彩色血流。

（4）壁滤波：高速血流用高通滤波，低速血流用低通滤波。壁滤波一般用于频谱多普勒的调整。

（5）速度范围：根据所检测血流速度的高低调节多普勒速度和彩色速度，最大标尺血流速度比已获得的血流速度大 25%。用于显示反流束时，将彩色标尺混叠速度尽可能提高。

（6）取样容积：最小的取样容积通常用于记录感兴趣区域的单纯速度信号。当感兴趣区域较小时，为了获得较好的速度信号，需要较大的取样容积。

（7）基线：移动基线使记录到的速度显示完整。

（8）当选择了组织多普勒成像（TDI）或心肌显像时，高速的组织运动速度被滤掉，而仅 5 ~ 20cm/s 的低速的组织运动能被记录下来。由于有较高的振幅，从常规脉冲式多普勒检查转换为 TDI 时需要将增益减小。

（9）当感兴趣区域随着心动周期或呼吸而运动时，可以让患儿屏住呼吸或多次尝试轻轻移动取样容积的位置而获得图像。当需要同时记录多个心动周期时，特别是观察多普勒随呼吸变化时，扫描速度可减为 25mm/s。

（马　宁　刘国文）

【参考文献】

[1]　王新房 . 超声心动图学 .4 版 . 北京：人民卫生出版社，2009.

[2]　[美] 欧哈，等 . 超声心动图手册 . 北京：科学出版社，2009.

第四节

冠状动脉超声成像检查方法

先天性或后天获得性冠状动脉疾病在儿童心血管疾病中发病率较高，及时诊断和治疗预后通常较好。目前多排 CT 和冠状动脉造影在成年人冠状动脉疾病诊疗中被临床公认并得到广泛推广应用，但由于其放射线的损伤和不便反复多次进行随访复查的限制，并未在儿童心血管领域广泛应用，因此，超声技术以其无创、无辐射、方便等优点成为临床首选。2016 年 8 月，国家儿童医学中心（北京）首都医科大学附属北京儿童医院心脏超声科率先在国内正式开展"冠状动脉超声成像"专项检查项目，专门针对临床疑诊冠状动脉疾病的新生儿、婴幼儿、儿童及青少年进行疾病的诊断和鉴别。下面将详细介绍冠状动脉的超声成像检查方法和要点。

1. 探头的选择

（1）在显示冠状动脉并进行测量时，尽量选用高频探头，新生儿及婴幼儿多选用 11 ~ 12MHz，学龄前儿童可选用 5 ~ 8MHz，青少年可选用 3 ~ 5MHz。

（2）需追踪探查冠脉全程时，可切换相对低频探头。

2. 仪器调节

（1）降低 2D 增益。

（2）减低探查深度。

（3）调节聚焦区域，局部放大。

（4）应用彩色多普勒成像技术观察冠脉内血流时，通常降低速度标尺至 20cm/s 左右。

3. 冠状动脉超声检查切面

（1）胸骨旁大动脉短轴显示主动脉根部及左冠状动脉开口、主干、前降支近段及回旋支近段（图 1-4-1）。

（2）在图 1-4-1 基础上微微逆时针旋转探头并向左侧平移，显示左前降支中远段（图 1-4-2）。

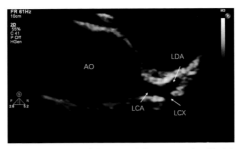

胸骨旁主动脉短轴切面显示左冠状动脉主干及分支。LCA：左冠状动脉主干；LDA：左冠状动脉前降支近段；LCX：左冠状动脉回旋支；AO：主动脉

图 1-4-1　胸骨旁主动脉短轴切面显示左冠状动脉起始及近段

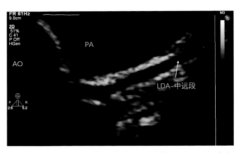

胸骨旁主动脉短轴切面显示左冠状动脉前降支近中段。AO：主动脉；PA：肺动脉；LDA：左前降支

图 1-4-2　左冠状动脉前降支中远段

（3）向左下方移动探头至左心房室交界处，显示左冠状动脉回旋支（图 1-4-3）。

（4）胸骨旁大动脉短轴逆时针微调旋转探头并向右侧移动、上翘探头，显示右冠开口及近中段（图 1-4-4）。

（5）胸骨旁四腔切面，右侧房室沟外侧壁，观察右冠状动脉中段横切面管径（图 1-4-5）。

（6）胸骨旁四腔心切面向后方侧动探头，于右后房室沟探查右冠中远段（图 1-4-6）。

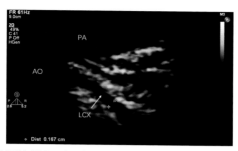

胸骨旁主动脉短轴切面显示左回旋支。PA：肺动脉；AO：主动脉；LCX：左回旋支

图 1-4-3　胸骨旁主动脉短轴切面左冠状动脉回旋支超声心动图

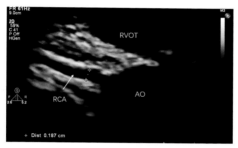

胸骨旁主动脉短轴切面沿右心房室沟向前扫查观察右冠状动脉近中段。AO：主动脉；RVOT：右心室流出道；RCA：右冠状动脉

图 1-4-4　胸骨旁主动脉短轴切面右冠近中段超声心动图

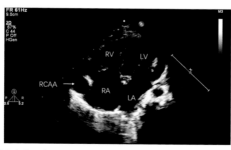

心尖四腔心切面观察右心房室交界处右冠状动脉中段短轴切面，可见右侧冠脉瘤。LA：左心房；LV：左心室；RA：右心房；RV：右心室；RCAA：右侧冠脉瘤

图 1-4-5　四腔心切面右冠状动脉中段横切面超声心动图

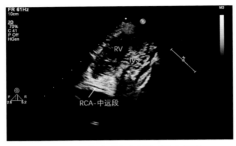

胸骨旁四腔心切面沿右心房室沟向后扫查观察右冠状动脉中远段。RV：右心室；RA：右心房；LA：左心房；LV：左心室；RCAA 右冠状动脉瘤

图 1-4-6　胸骨旁四腔心切面右冠中远段超声心动图

（7）其他印证及补充切面：

1）胸骨旁左心室长轴切面，于主动脉根部右冠窦处探查右冠开口及近端内径（图 1-4-7）。

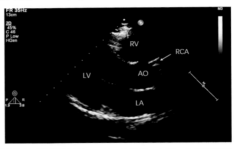

左心室长轴切面观察右冠状动脉开口。AO：主动脉；RCA：右冠状动脉；RV：右心室；LA：左心房；LV：左心室

图 1-4-7　左心室长轴切面右冠开口超声心动图

2）左心室长轴切面向左下压探头，可观察左冠状动脉开口、分叉及前降支近段、回旋支（图 1-4-8）。

3）右心室流入道切面，分别于右侧房室沟探及走行于三尖瓣环前、后外侧的右冠状动脉中段横截面（图 1-4-9）。

4）剑下切面，沿右心房室沟扫查可观察右冠状动脉中段及远段（图 1-4-10）。

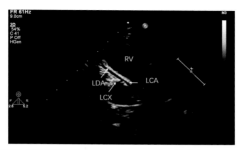

左心室长轴切面衍生切面观察左冠开口及主干: LCA: 左冠状动脉主干; LDA: 左前降支(箭头); LCX (箭头): 左回旋支; RV: 右心室

图 1-4-8　左心室长轴切面衍生切面观察左冠状动脉及分支

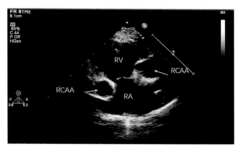

右心室流入道切面观察右心房室交界前后右冠中段短轴, 可见冠脉瘤样扩张。RA: 右心房; RV: 右心室; RCAA: 右侧冠脉瘤

图 1-4-9　右心室流入道切面右冠状动脉中段超声心动图

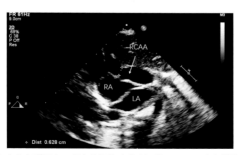

剑下切面沿右心房室交界后方, 观察右冠状动脉中远段, 可见冠脉瘤样扩张。RA: 右心房; LA: 左心房; RCAA: 右侧冠脉瘤 (箭头)

图 1-4-10　剑下切面右冠状动脉中远段超声心动图

4. 冠状动脉超声测量及评估方法

在对冠状动脉病变诊断和病变严重程度进行评估时，冠状动脉内径是重要的参考指标，如川崎病的诊断和治疗方案与冠状动脉并发症密切相关。因此，精准的内径测量至关重要。测量时，将清晰显示的二维冠状动脉长轴图像进行 4 倍放大，选取管腔走行平直处且与管壁垂直角度进行从管壁内膜至对侧内膜的测量，测定冠状动脉内径。根据测量的内径进行评估。美国心脏学会（American Heart Association，AHA）在 2004 年制定的川崎病诊断建议中对冠脉扩张进行阐述：冠脉扩张或小型冠脉瘤（局部管腔内径 ≤ 4mm；≥ 5 岁儿童：扩张冠脉管径 ≤ 相邻管径 1.5 倍）；中型冠脉瘤（4mm < 冠脉管径 ≤ 8mm；≥ 5 岁儿童：1.5 倍相邻管径 < 扩张冠脉管径 ≤ 4 倍相邻管径）；大型冠脉瘤（局部管腔内径 > 8mm；≥ 5 岁儿童，扩张冠脉管径 > 4 倍相邻管径）。2017 年，AHA 发表的专家共识中提出应用冠状动脉 Z 值进行评价：冠状动脉扩张：2 ≤ Z 值 < 2.5；或 Z < 2，随访过程中 Z 值下降 > 1；小型冠脉瘤：2.5 ≤ Z 值 < 5；中型冠脉瘤：5 ≤ Z 值 < 10，同时冠状动脉绝对值 < 8mm；大型冠脉瘤：Z 值 ≥ 10，或冠状动脉绝对值 ≥ 8mm。国内北京、上海、深圳等不同地区有代表性的儿童医院都在 Z 值的计算和评估方面开展研究，北京儿童医院经过了多年努力，采用多中心大样本统计分析，研究适合我国儿童的依据体表面积评估的冠状动脉 Z 值计算表，并将 Z 值计算转化为可以在手机方便使用的电子计算器，目前已经推广应用。

（马　宁　张晓琳）

第五节
超声心动图心脏节段分析法

【概述】

心脏的节段分析法是 20 世纪 60 年代由 Van Praagh 等人首先提出，根据构成心脏的 3 个基本部分，即心房、心室及动脉的胚胎组成，对心脏结构的位置关系进行描述。而后 Anderson 等人进一步提出以病理学形态为依据，除对排列关系进行阐述外，还强调了连接关系的重要性。在上述研究的基础上，形成目前广泛采用的心脏节段分析法，即包括 3 个节段及 2 个连接的评价体系，具体包括心房位置、心室位置、大动脉位置、房室连接及心室动脉连接 5 个部分。此外，还需要结合内脏位置、心尖朝向，以及合并的心脏及非心脏系统畸形进行阐述，以明确诊断。任何先天性心脏病（简称先心病）均可根据节段解剖、病变分类和描述进行系统定义，最后按照国际先心病外科命名学对每个病变进行进一步描述。

【心脏的位置】

心脏的位置分为胸腔内和胸腔外，其中，胸腔内心脏位置分为 5 种。①正常左位心：心房正位，心脏大部分位于身体中线左侧，心尖指向左前方，内脏位置正常。②镜像右位心：心房反位，心脏大部分位于身体中线右侧，心尖指向右前方，伴有完全性内脏转位，与正常左位心呈镜像关系。③左旋心：心房反位，心脏大部分位于身体中线左侧，心尖指向左前方，多伴有完全性内脏转位或不同程度的内脏异位，又称为单发左位心。④右旋心：心房正位，心脏大部分位于身体中线右侧，心尖指向右前方，不合并内脏转位，故又称单发右位心。⑤中位心：心脏位于胸腔中部，心房正位或反位，室间隔前后位，心尖指向前下方，内脏位置不定。

【心房】

1. 判定内脏结构

（1）内脏结构位置正常（situs solitus, S）：肝在右侧，胃泡及脾脏在左侧，腹主动脉和下腔静脉分别位于脊柱的左侧和右侧，右肺为三叶，右主支气管短，左肺为两叶，左主支气管长。

（2）内脏结构位置反位（situs inversus, I）：肝和胃（脾）的位置倒转呈镜面像，腹主动脉和下腔静脉位置倒转，右肺为两叶，右主支气管长，左肺为三叶，左主支气管短。

（3）内脏结构位置不定位（situs ambiguous, A）：肝多居中，称水平肝，但亦可位于右侧或左侧，胃多居中或偏右、偏左，腹主动脉和下腔静脉均位于脊柱的左侧或偏左，一般下腔静脉居前，腹主动脉在后，亦可左右并列，可有多脾或无脾。两侧肺叶均为两叶或三叶。

2. 左右心房结构

（1）右心房结构特点：①与下腔静脉相连的心房为解剖右心房，只有肝上段始终与右心房连接，其他段可有变化，右心房后下方有冠状静脉窦开口；②界嵴结构，为肌性肉柱，位于窦部与右心耳之间，向右心耳及右心房游离壁发出梳状肌；③右心耳宽扁呈钝圆的三角形；④房间隔右心房面可见卵圆窝结构。

（2）左心房结构特点：①无下腔静脉回流的心房为解剖左心房；②左心房通常与四支肺静脉相连；③左心房内无界嵴和梳状肌结构，内膜光滑；④左心耳尖细，呈手指状，开口处较窄，其内可见梳状肌结构。

3. 心房位置

心房的位置有 3 种（图 1-5-1）。

（1）心房正位（S）：解剖右心房位于解剖左心房的右侧，不伴有胸腹腔内脏转位。

（2）心房反位（I）：解剖右心房位于解剖左心房的左侧，常伴有胸腹腔内脏转位。

（3）心房不定位（A）：双侧右心房异构、双侧左心房异构。

双侧右心房异构：两侧心房结构表现为解剖右心房结构，腹主动脉和下腔静脉位于脊柱同侧，且下腔静脉在前。肝位置不定，绝大多数为无脾。两侧肺叶均呈右肺形态。

　　双侧左心房异构：两侧心房结构表现为解剖左心房结构，常伴有肝内段下腔静脉离断，躯干下部的静脉血可经奇静脉、半奇静脉等回流入上腔静脉，三支肝静脉在肝门处分别或汇合成一支直接入一侧心房，或分别回流入两侧心房。

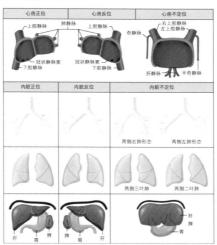

SVC：上腔静脉；IVC：下腔静脉；CS：冠状静脉窦；Pulmonary veins：肺静脉；RSVC：右上腔静脉；LSVC：左上腔静脉；Azygous vein：奇静脉；Hemiazygous vein：半奇静脉；Hepatic veins：肝静脉

图 1-5-1　内脏、心房位置 3 种分型

（图片来自：Krishnamurthy R. Cardiovascular Anatomy and Segmental Approach to Imaging of Congenital Heart Disease. Caffey's Pediatric Diagnostic Imaging. 63, 597-610.）

【心室段】

1. 判定心室结构

　　（1）解剖右心室呈月牙形，解剖左心室呈近椭圆形。

　　（2）解剖右心室游离壁相对较薄，肌小梁粗糙，有调节束。解剖左心室游离壁相对较厚，心内膜面光滑，肌小梁纤细。

　　（3）房室瓣结构是超声识别左、右心室的重要参考依据，确定了房室瓣也就确定了心室，在双腔心室结构中二尖瓣结构总是伴随左心室，三尖瓣总是伴随右心室。

　　1）二尖瓣：为二叶瓣，前瓣大，后瓣小，前叶根部附着点高于三尖瓣叶附着点；两组乳头肌（前外、后内）均附着于左心室侧方游离壁；瓣膜开放呈口唇样，关闭时呈弯曲的曲线状。二尖瓣前叶与主动脉呈纤维连续。

2）三尖瓣：分前、后叶和隔叶，前叶长，隔叶短，隔叶根部附着点略低于二尖瓣前叶附着点；三组乳头肌，部分附着于室间隔右心室面。

2. 判定心室位置

（1）心室右袢（D-loop）：解剖右心室位于解剖左心室的右侧。

（2）心室左袢（L-loop）：解剖右心室位于解剖左心室的左侧。

（3）心室袢不确定：不能判定左、右心室的解剖形态。

左右手法则判定心室：先确定解剖右心室，然后用手去吻合图像的大动脉短轴切面，既可看到右心室流入道又可看到流出道，大拇指指向流入道，四指指向流出道，手背对右心室游离壁面，手心对室间隔面。用右手可吻合，即为"右手心室"，为右袢；用左手可吻合，即为"左手心室"，为左袢。

【心房－心室连接】

1. 房室连接顺序（图 1-5-2）

（1）房室序列一致：右心房经三尖瓣连接右心室，左心房经二尖瓣连接左心室。

（2）房室序列不一致：右心房经二尖瓣连接左心室，左心房经三尖瓣连接右心室。心房正位时，心室左袢；心房反位时，心室右袢。

（3）房室连接顺序不确定：心房不定位和心房异构时，房室连接也难以定位。

（4）双入口和共同入口型房室连接：前者指 2 个心房通过两组房室瓣与一个心室相连，后者指 2 个心房和通过共同房室瓣与一个心室相连。

（5）房室连接缺如：2 个心房与一侧心室相连接，另一侧心房底完全闭锁，无房室口，亦无房室瓣，如三尖瓣闭锁、二尖瓣闭锁。

2. 房室瓣结构及形态

（1）两组房室瓣分别开放：有完整的 4 个腔室，两组房室瓣环，位置正常，分别为两叶或三叶瓣膜结构，呈开放状态，连通同侧心房和心室。

（2）共同房室瓣：有完整的 4 个腔室，单组房室瓣，为多叶瓣膜结构，大于 3 个叶，呈共同开放状态，连通两侧心房和心室。

（3）单组房室瓣开放：有完整的 4 个腔室，两组房室瓣环，位置正常，一侧房室瓣呈开放状态，连通同侧心房和心室，一侧房室瓣闭锁状态，同侧心房和心室完全无连通。

（4）房室瓣骑跨：一侧房室环骑跨在室间隔之上，导致一侧心室不仅连接同侧房室环，还连接对侧部分房室环。

（5）房室瓣跨立：一侧房室瓣结构，如腱索和（或）乳头肌可通过室间隔缺损（ventricular septal defect，VSD）处跨越连接到对侧心室结构，如室间隔和游离壁。房室瓣的骑跨和跨越 2 种情况常同时存在，两侧房室瓣也可同时有骑跨和跨立。

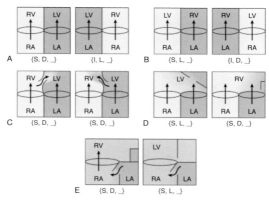

A. 房室序列一致；B. 房室序列不一致；C. 房室瓣跨立；D. 双入口型房室连接；E. 房室连接缺如；LA：左心房；RA：右心房；LV：左心室；RV：右心室

图 1-5-2 5 种房室序列示意图

〔图片来自：Sanderssp.Sabiston and Spencer Surgery of the Chest, 2010, 105: 1874-1886.〕

【心室 - 动脉连接】

心室 - 动脉连接是指心室出口与大动脉之间的连接，其连接形态包括以下五类（图 1-5-3）。

1. 连接一致：主动脉发自于左心室，肺动脉发自于右心室。

2. 连接不一致（转位）：主动脉发自于右心室，肺动脉发自于左心室，常见于大动脉转位。

3. 心室双出口：两条大动脉完全或主要从某一心室发出，常见的为右心室双出口（double outlet right ventricle，DORV），左心室双出口少见。

4. 心室单出口：有 3 种类型。

（1）孤立性主动脉伴肺动脉闭锁（pulmonary atresia，PA）；

（2）孤立性肺动脉伴主动脉闭锁；

（3）孤立性动脉干，主要指共同动脉干（truncus arteriosus communis，TAC）。

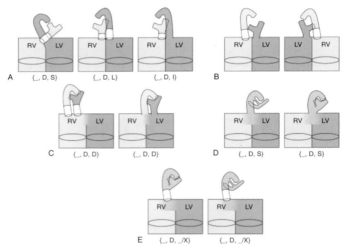

A. 连接一致；B. 连接不一致；C. 心室双出口；D. 单根动脉骑跨；E. 右心室单出口；
LV：左心室；RV：右心室

图 1-5-3　心室 - 大动脉排列的 5 种类型

（图片来自：Sanderssp.Sabiston and Spencer Surgery of the Chest, 2010, 105: 1874-1886.）

【动脉干段】

1. 判定主动脉和肺动脉结构

（1）主动脉结构：主动脉有增粗的窦部结构，左、右两侧有左、右冠状动脉开口，主动脉向前上方走行至胸骨上窝附近延续为主动脉弓，并依次发出向上走行的三支主要头臂动脉。主动脉弓的远端延续为降主动脉。

（2）肺动脉结构：肺动脉根部没有冠状动脉发出，肺动脉主干向后走行，并向左、右分支为左、右肺动脉。

2. 动脉圆锥（图1-5-4）

（1）肺动脉瓣下圆锥：圆锥位于肺动脉瓣下，主动脉瓣下圆锥吸收，如正常心脏。

（2）主动脉瓣下圆锥：圆锥位于主动脉瓣下，主动脉瓣与房室瓣之间失去纤维连续性，肺动脉瓣下圆锥吸收，如完全型大动脉转位（图1-5-4）。

（3）双侧圆锥：主动脉瓣下和肺动脉瓣下均有圆锥组织存在，如Taussig-Bing畸形。

（4）圆锥缺如：主动脉瓣下和肺动脉瓣下均无圆锥组织存在，如左心室双出口。

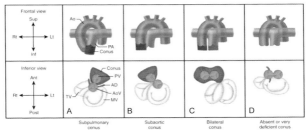

A. 肺动脉瓣下圆锥（正常大动脉）；B. 主动脉瓣下圆锥（大动脉转位）；C. 双侧圆锥（DORV）；D. 圆锥缺如（左心室双出口）；Frontal view：正面观；Sup-superior：上面；Inf-inferior：下面；Ant-anterior：前方；Post-posterior: 后方；Lt-left：左侧；Rt-right：右侧；AO：主动脉；PA：肺动脉；Conus：动脉圆锥；Inferior view：下面观；PV：肺动脉瓣；AoV：主动脉瓣；MV：二尖瓣；TV：三尖瓣；AD：前降支；Subpulmonary conus：肺动脉瓣下圆锥；Subaortic conus：主动脉瓣下圆锥；Bilateral conus：双侧圆锥；Absent or very dificient conus：圆锥缺如；

图1-5-4　动脉圆锥类型

〔图片来自：Rajesh Krishnamurthy. Cardiovascular Anatomy and Segmental Approach to Imaging of Congenital Heart Disease. Caffey's Pediatric Diagnostic Imaging. 63, 597-610. 〕

3. 主动脉与肺动脉的空间位置关系

（1）正位正常大动脉关系（S）：发育正常的主动脉和肺动脉呈相互缠绕状，肺动脉起始位于主动脉的左前上方，向右后走行，主动脉位于肺动脉的右后下方，向左前上走行，主动脉瓣位于肺动脉瓣的右后方。

（2）反位正常大动脉关系（Ⅰ）：主要见于镜像右位心，肺动脉起始于主动脉的右前上方，向左后走行，主动脉位于肺动脉的左后下方，向右前上走行，主动脉瓣位于肺动脉瓣的左后方。

（3）右位（R）异常位：主动脉瓣位于肺动脉瓣的右侧，还可以分为右前位和水平位。常见于与圆锥动脉干胚胎发育异常相关的各种畸形，如完全型大动脉转位、DORV、左心室双出口和解剖矫正型大动脉错位。

（4）左位（L）异常位：在大血管畸形中不常见，主动脉瓣位于肺动脉瓣的左侧，还可分为左前位和水平位。

（5）前位（A）异常位：主动脉瓣位于肺动脉瓣的正前方，少见。

（6）后位（P）异常位：主动脉瓣位于肺动脉瓣的正后方，少见。

（马　宁　刘国文）

【参考文献】

[1] 任卫东，张玉奇，舒先红.心血管畸形胚胎学基础与超声诊断.北京：人民卫生出版社，2015.

[2] 王新房.超声心动图学.4版.北京：人民卫生出版社，2009.

[3] 朱晓东.心脏外科解剖学.北京：人民卫生出版社，2011.

第二章

心功能评估 >>

心脏功能从新生儿期至青春期，随年龄的增长逐渐变化直至趋于稳定。尤其在刚出生至 6 个月期间，心肌细胞仍处于通过细胞分裂增加数目的阶段，心肌结构及心肌交感神经发育尚不成熟，心肌收缩储备能力较低。根据北京儿童医院多年临床经验，一般新生儿及婴幼儿左心室射血分数（EF）< 60% 时就会出现不同程度左心功能减低的临床表现。年长儿童心力衰竭的临床表现与成年人相似，而新生儿、婴幼儿心力衰竭时有自身临床特点。当心功能障碍时，易出汗，心脏扩大，听诊心音低钝、心动过速奔马律；当肺淤血致呼吸急促、呼吸困难与发绀时，新生儿与小婴儿则多表现为吸乳时气急加重，吸奶中断；当体循环淤血时，小婴儿可出现全身性水肿，多以眼睑、骶尾部较明显，体重增长较快，极少表现为周围凹陷性水肿。有心脏疾患者易并发肺部感染，后者又可促使心力衰竭。婴幼儿右心力衰竭最突出的表现是肝大。小儿心力衰竭程度的临床评估主要按患儿症状和活动能力分为 4 级：Ⅰ级，无症状，体力活动不受限；Ⅱ级，体力活动轻度受限，喂哺时出现轻度心动过速及多汗；Ⅲ级，体力活动明显受限，喂哺时明显心动过速及多汗，喂哺时间延长生长落后；Ⅳ级，不能从事任何体力活动，休息时即有心力衰竭症状。婴幼儿可参考改良ROSS 心力衰竭分级计分法，根据出汗、呼吸过快、体格检查——包括呼吸状态、呼吸次数、心率、肝大（肋缘下）等情况来评估（表 2-1）。

表 2-1　改良 Ross 心力衰竭分级计分法

症状和体征	计分		
	0	1	2
病史			
出汗	仅在头部	头部及躯干部（活动时）	头部及躯干部（安静时）
呼吸过快	偶尔	较多	常有
体格检查			
呼吸	正常	呼吸凹陷	呼吸困难
年龄	呼吸次数（次/分）		
0 ~ 1 岁	< 50	50~60	> 60
1 ~ 6 岁	< 35	35~45	> 45
7 ~ 10 岁	< 25	25~35	> 35
11 ~ 14 岁	< 18	18~28	> 28

续表

症状和体征	计分		
	0	1	2
年龄	心率（次/分）		
0～1岁	＜160	160~170	＞170
1～6岁	＜105	105~115	＞115
7～10岁	＜90	90~100	＞100
11～14岁	＜80	80~90	＞90
病史			
肝大（肋缘下）	＜2cm	2~3cm	＞3cm

注：0～2分，无心力衰竭；3～6分，轻度心力衰竭；7～9分，中度心力衰竭；10～12分，重度心力衰竭。

　　心功能的定量评估对于患儿心力衰竭的早期诊断、指导治疗、疗效评价、估测预后等均有十分重要的意义。超声心动图具有无创、无辐射、安全简便、准确重复性好、及时且能床边进行、廉价等优势，越来越受到临床医生和研究学者的重视，并被广泛使用，目前已成为儿科心功能定量评价的首选。下面两节将分别详细介绍超声评价左心和右心功能的方法。

第一节

左心功能

【左心室收缩功能】

1. M 型超声心动图评价心功能

M 型超声心动图具有较高的时间和空间分辨率，可通过测量室壁增厚率、运动幅度、速度等半定量评价心室收缩功能，也可以通过测量各心室腔短轴内径，采用立方法（Teich 法）计算心室容量并得出射血分数（ejection fraction，EF）值及短轴缩短分数（fractional shortening，FS）等量化心室收缩功能。标准的胸骨旁左心室长轴切面二尖瓣腱索水平（图 2-1-1），将取样线垂直于室间隔和左心室后壁，测量左心室舒张末期内径（EDD）、收缩末期内径（ESD）。按照校正 Teich 法计算左心室舒张末期容积（end diastolic volume，EDV）、收缩末期容积（end systolic volume，ESV）、每搏量（SV）、EF 及 FS 等参数。

$$SV = EDV - ESV$$

$$EF = SV/EDV \times 100\% \qquad \text{正常值} 55\% \sim 80\%$$

$$FS = (EDD - ESD)/EDD \times 100\% \qquad \text{正常值} 38.5\% \pm 6.45\%$$

此方法目前虽然应用较为普遍，但不适用于心室腔局部不对称变形（节段性室壁运动异常）或整体变形（心室明显扩大）。

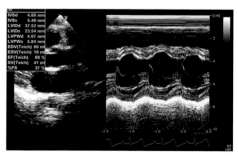

图 2-1-1　胸骨旁左心室长轴切面 M 型测定左心室 EF

2. 二维超声心动图评价心功能

二维超声心动图不仅可实时观察心脏的解剖结构、形态大小、空间比邻、房室间隔的连续性及瓣膜活动等，还可通过面积长度法或改良 Simpsons 法测量出心室的舒张末容积和收缩末容积，从而计算出 EF 值。

（1）评价整体收缩功能：目前常用改良 Simpson 双平面法计算左心室容积。取标准心尖四腔心和心尖二腔心切面，分别于舒张末、收缩末停帧，对心内膜描迹，以舒张末、收缩末的双面面积和长轴分别计算 EDV、ESV（图 2-1-2，图 2-1-3）。其方法测量左心室容积准确性较高，可用于左心室形态变化较大或存在节段性室壁运动异常患儿的心功能测定，但当心内膜显示不清时应用受到限制。

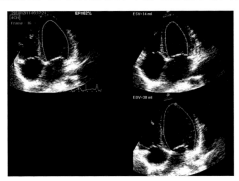

图 2-1-2　胸骨旁四腔心切面测定左心室 EDV 及 ESV

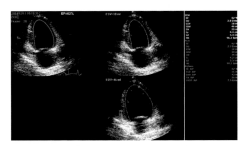

图 2-1-3　胸骨旁二腔心切面测定左心室 ESV 及 EDV

（2）评价节段左心室功能：室壁节段运动指数（WMSI）是根据心脏 16 节段划分法，将左心室划分为前壁、侧壁、后壁、下壁、前室间隔、后室间隔 6 个壁，每个壁从二尖瓣水平至乳头肌水平分为 2 个节段，依次为基底段（6 节段）、中间段（6 节段）共 12 节段，前壁、间隔、侧壁和后壁分别再分为心尖段（4 节段），总共 16 节段。将室壁运动划分为运动正常（1 分）、运动低下（2 分）、无运动（3 分）、矛盾运动（4 分）、室壁瘤（5 分）。WMSI= 各节段得分之和 / 左心室节段数。例如，左心室所有 16 个节段的运动均正常，则得 16 分，除以节段数 16，WMSI=1。WMSI 正常 =1，> 1 表示不正常。此指数反映了左心室异常心肌占整个左心室肌的比例，在临床上具有重要价值。

（3）彩色室壁运动力（color kinesis, CK）：是一种半定量分析室壁运动的技术，可以对左心室壁心肌收缩力进行定性和定量评价。它基于声学定量技术（AQ），直接接受血液和心肌组织的背向散射信号，从整体散射数据中识别、自动跟踪心内膜边界，用彩色编码显示。在心尖四腔心和左心室乳头肌水平短轴切面，将整个心动周期（仅需整个收缩期）中内膜面的位置改变按照一定的时间间歇，依次以不同的颜色表示并停帧于收缩末期，可将各个左心室心肌节段的心内膜位移状态以面积堆积图清晰显示出来，达到定量分析的目的。

3. 多普勒超声心动图评价心功能

多普勒成像利用超声反射的频移信号组成灰阶频移和彩色图像，主要包括彩色多普勒、频谱多普勒（脉冲多普勒和连续多普勒）及组织多普勒，可判定血流的运动方向、性质，测定各个瓣膜的血流速度及瓣环的运动速度，从而进一步评估心室的舒张及收缩功能。

主动脉瓣瓣环血流测定法：胸骨旁左心室长轴测量收缩期主动脉瓣瓣环内径，其面积（AOA）在心尖五腔心脉冲多普勒取样容积置于瓣环水平测量血流频谱，描绘其轮廓，得出主动脉收缩期积分（SVI），测得心搏量（SV）=AOA×SVI。主要适用于无明显主动脉瓣反流者。

【左心室舒张功能】

1. 二尖瓣血流频谱图评价

二尖瓣血流频谱图主要包括舒张早期的 E 峰和舒张晚期的 A 峰。E 峰发生于左心室舒张早期，是心室主动舒张的快速充盈期，此期进入左心室的血量占心室充盈血量的 70%；而 A 峰发生于舒张晚期，是由左心房收缩将约 30% 的血流被动输送到左心室形成（图 2-1-4），因此，左心室舒张功能正常时 E 峰大于 A 峰。左心室壁舒张功能减低时，二尖瓣血流频谱发生改变。舒张功能异常根据程度可分为心室肌弛缓受损、顺应性减低、充盈受限。在心室肌弛缓受损时，由于心室肌主动舒缓延迟，左心房左心室间压差变小，E 峰减小，而心房加强收缩以排出心房残余的血量，A 峰增高，E/A ＜ 1.0。顺应性减低时，因左心室腔扩大与重构，心室僵硬度大，左心室舒张压增高，流经二尖瓣口血流的 A 峰速度减慢，而左心房压和容量明显增大，使左心室舒张早期跨瓣压力阶差增大，流经二尖瓣口血流加速，E 峰不减小，E/A 不变小，出现二尖瓣口血流频谱的假性正常化。充盈受限型时，心室僵硬度明显增加，心室收缩功能也降低，左心房压、左心室舒末压均增高，在舒张早期房室间压力很快达到平衡，导致二尖瓣提前关闭，开放幅度亦受限，产生高尖而短暂的 E 峰，E/A ＞ 2.0。

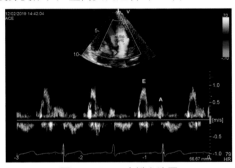

图 2-1-4　二尖瓣血流图

因各项指标受年龄、性别、心率、左心室负荷、二尖瓣反流等多种因素影响，而且存在假性正常化。因此，在分析二尖瓣血流图时应考虑到个体化信息，结合其他测量指标进行综合分析，正确评价左心室舒张功能。

二尖瓣口血流频谱：脉冲多普勒取样容积放在二尖瓣尖，使取样线平行于血流。

正常值：E 峰最大流速：平均 73cm/s。A 峰最大流速：平均 40cm/s。E/A：1.26±0.32，在 1～1.5。E 峰减速时间（EDT）在 160～240ms，（197±27）ms。

Valsalva 动作二尖瓣频谱改变：Valsalva 动作后，二尖瓣 E/A 比值出现明显改变，提示左心室充盈压升高。

2. 肺静脉血流频谱图评价

肺静脉血流频谱图记录的是左心房的充盈情况，取决于心动周期中左心室压力及左心房舒缩力等多种因素。彩色多普勒显示肺静脉血流信号，将取样容积置于肺静脉开口的 0.5～1cm 以内，使声束平行于血流。正常肺静脉血流图包括收缩期 S 波，舒张期 D 波和心房收缩期的逆向 Ar 波（图 2-1-5）。

由于左心房的血流充盈情况可以间接反映左心室的舒张功能变化，因此能通过 Ar 波大小和持续时间，鉴别由左心房压力增加引起的二尖瓣血流图假性正常化。Ar 波：当舒张功能正常时＜35cm/s，舒张功能异常时＞35cm/s。正常情况下，Ar 波持续时间（Ta）小于二尖瓣口血流 A 波持续时间（TA），但当 Ta 较 TA 延长 25～30ms 以上时，则提示左心室充盈压升高。

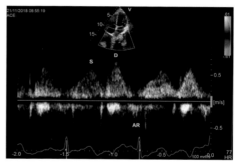

收缩期 S 波，舒张期 D 波，心房收缩期 AR 波

图 2-1-5　肺静脉血流图

3. 等容舒张时间评价

等容舒张时间（IVRT），是指左心室射血完成，主动脉瓣关闭至二尖瓣开放左心室充盈开始之前的时间间隔。在 M 型超声心动图是以主动脉瓣闭合曲线为起点，以二尖瓣瓣叶分离为终点的时间间隔；多普勒频谱是以左心室流出道射血结束至二尖瓣 E 峰起始点之间的时间间隔（图 2-1-6）。IVRT 随年龄增长而逐渐延长，它反映了左心室舒张功能。

当舒张功能正常时：IVRT 70～90ms。

当舒张功能异常时：IVRT ＞ 90ms，提示主动松弛功能异常；IVRT ＜ 70ms，则提示限制型充盈障碍。

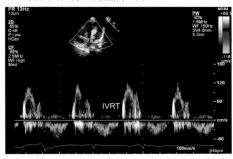

图 2-1-6　多普勒频谱测量等容舒张时间 IVRT

4. 组织多普勒评价

组织多普勒成像（tissue doppler imaging，TDI），是一种将心肌室壁运动产生的低频多普勒信号用彩色编码或频谱显示，用于定量分析室壁运动的技术。应用 TDI 技术可观察房室瓣环、心肌在心动周期中的运动情况，以了解心室的收缩、舒张功能。与传统方法相比，TDI 不受心脏形态的影响、可重复性强，它是一种简便实用的方法。二尖瓣环运动频谱反映了左心室长轴方向的机械运动，并通过瓣环运动速度、时相和位移的改变来显示左心室的舒张功能，由于其受左心室充盈状态和左心房压影响较小，因此可鉴别二尖瓣口血流频谱图呈假性正常的舒张功能异常。

二尖瓣环舒张期频谱主要是舒张早期 E' 峰和舒张晚期 A' 峰，正常情况下 E'/A' ＞ 1（图 2-1-7）。

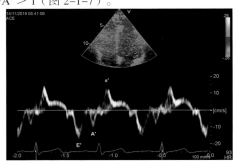

图 2-1-7　四腔心切面二尖瓣环侧室间隔组织多普勒 E' 和 A'

【其他技术和方法】

1. Tei 指数

即心肌运动指数（又称心肌做功指数，心肌综合指数，MPI），是基于组织多普勒成像技术的一种综合评价心脏整体收缩和舒张功能的多普勒指标。其计算公式是等容收缩时间（IVCT）与等容舒张时间（IVRT）之和与心室射血时间（ET）的比值，即: Tei 指数 =（IVRT+IVCT）/ET。比值可通过血流多普勒频谱或组织多普勒频谱获得，其优点是测量方法简便，重复性强，且不受心率、心室收缩压和舒张压的影响，不依赖心室的几何形态，但要受到室壁运动方向和声束夹角的影响。

左心室 Tei 指数正常值范围：血流多普勒 -Tei 0.38 ± 0.08，组织多普勒 -Tei（计算法）0.42 ± 0.07。Tei 指数增大，提示心脏整体功能（收缩及舒张功能）下降。

Tei 指数从新生儿至 3 岁之间有所下降，提示心脏的整体功能在 3 岁前处于逐渐发育完善的过程中。3 岁以后至成年人阶段保持相对稳定。

2. 组织追踪显影

组织追踪显影是以二维灰阶图像为基础，在室壁中选取一定范围的感兴趣区，分析软件根据组织灰阶自动跟踪感兴趣区内心肌组织的信号，计算各节段心肌形变程度的一种技术。该技术不受声束方向与室壁运动夹角的影响，没有角度依赖，能较准确地反映心肌整体及各节段的收缩舒张和旋转、扭转运动，包括二维、三维斑点追踪技术及速度向量显像技术等。

斑点追踪显影技术是以二维灰阶图像为基础，在室壁中逐帧追踪感兴趣区内细小结构产生的散射斑点信息，通过标测同一斑点部位的心肌运动轨迹，分析软件获得心肌在纵向、径向和圆周方向上的速度、位移、应变和应变率等参数。斑点追踪自动功能成像可分析左心室长轴方向各节段及整体纵向应变，同时可以分析短轴方向的圆周及径向应变；而较新应用的斑点追踪 Q 分析软件则可获得心内膜、心外膜及心肌中层的分层应变，有研究表明具有更好的准确性及特异性。以测定左心室纵向分层应变为例，分别存储胸骨旁心尖二腔、三腔和四腔心切面图像，可以计算并获得心内膜、肌层及心外膜的收缩期长轴应变参数（图 2-1-8 ~图 2-1-10）。图示为心内膜应变分析过程，心外膜及心肌中层的应变同理，最终获得左心室心肌三层结构的应变分析牛眼图（图 2-1-11）。该技术没有角度依赖，并能在短轴切面内测量心肌扭转，为定量心功能提供更加准确、客观的信息。

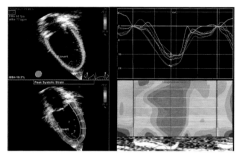

图 2-1-8　胸骨旁二腔心切面左心室心内膜收缩期纵向应变分析图

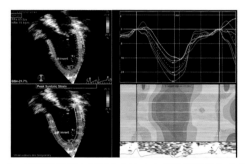

图 2-1-9　胸骨旁三腔心切面左心室心内膜收缩期纵向应变分析图

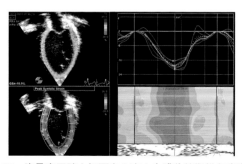

图 2-1-10　胸骨旁四腔心切面左心室心内膜收缩期纵向应变分析图

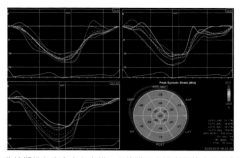

左心室收缩期纵向应变在心内膜、心外膜及心肌中层的分层应变牛眼图

图 2-1-11　应变牛眼图

3. 心肌应变和应变率

心肌应变（SI），是反映心肌在张力作用下发生变形的能力，可直接反映局部心肌的舒张或收缩的程度。用心肌长度的变化值占心肌原长度（即不受外力作用时）的百分比表示。对于正常心脏收缩期纵向（心尖四腔心切面）应变为负，反映心肌向心尖方向缩短；而径向（胸骨旁短轴切面）应变为正，反映心肌在收缩期增厚。相反，舒张期纵向应变为正，反映心肌延长；径向应变为负，反映心肌舒张期变薄。

应变率（SR），是指单位时间内的应变大小，是应变时间的导数，反映了心肌变形的速度，可准确、定量、客观地反映左心室心肌收缩、舒张功能。

应变和应变率成像为无创性评价局部心肌功能提供了定量工具。通过定量分析局部心肌的变形，判断局部心肌的实际运动情况。应变率可以精确地反映整个心动周期内局部心肌收缩舒张活动的发生，识别不同节段之间心肌变形在时相和空间分布上的细微差别，这样有助于鉴别心肌的运动是源于主动收缩舒张还是被动运动。

由于 SI、SR 受角度、二维图像质量和噪声干扰的影响较大，因此对于婴幼儿及儿童，由于二维图像质量高，SI、SR 技术可重复性好，能够作为可靠的评价心肌功能的参数。

4. 左心室造影

超声评价心脏功能可受到二维图像质量的限制，因图像质量不满意，心内膜显示不清，限制了其对整体和局部心脏功能的评价。例如，给予少量造影剂，使心腔显影，可以更清楚地识别心内膜，减少伪像，更精确地观察左心室整体功能和局部运动；有利于精确定量测定左心室容积和评价心肌运动；还可以加强多普勒超声对血流信号的检测，提高多种指标的测量精确度。

5. 三维超声心动图

三维超声心动图成像技术（three dimensional echocardiography，3DE），从多个角度动态显示心脏的三维立体解剖形态，提供了更详细的有关心脏解剖、病理和心功能方面的空间信息，可根据临床需要在冠状面、矢状面及水平面进行任意切割、旋转，得到所需心脏结构的立体图像，定量测量心室容积，提供较准确的心搏量、心排血量和射血分数等参数，评价左心室整体收缩功能。也可显示局部容积 - 时间曲线，以定量评价局部室壁节段的功能（图 2-1-12）。实时三维超声弥补了二维超声心动图所不能显示的部分信息，在心腔容积、心功能评价方面较二维超声心动图与心导管心功能测量值有较高的相关性。由于大部分儿童二维图像质量满意，因此，实时三维超声是一种可行、准确且重复性高的技术。

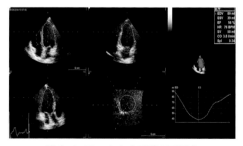

图 2-1-12　左心室三维 EF 测定

（金兰中）

【参考文献】

[1] 中华医学会儿科学分会心血管学组 . 小儿心力衰竭诊断与治疗建议 . 中华儿科杂志 , 2006, 44（10）: 753-757.

[2] Marwick TH, YuCM, Sun JP. Myocardial Imaging: Tissue Doppler and Speckle Tracking. 2007.

第二节
右心功能

【右心室收缩功能】

随着对心脏结构和功能研究的不断进步与深入，右心功能的评价备受关注。右心室不仅仅是一个通道，它对于调节心脏整体的收缩和舒张运动起着非常重要的作用。右心室形态不规则，解剖结构复杂，超声评价右心功能受到一定的限制，但超声通过观察右心形态学、血液动力学和收缩舒张功能，全面评价右心功能是目前最常用的无创方法。右心功能近年才被重视，目前没有就儿童右心功能的评价达成共识，也没有正常参考值，应用的是成年人标准。下面介绍几种目前指南中推荐使用的方法。

1. 三尖瓣环收缩期位移

三尖瓣环收缩期位移（tricuspid annular plane systolic excursion，TAPSE），是目前评价右心室收缩功能最常用的参数之一，可以反映右心室整体收缩功能。在心尖四腔心切面显示右心室侧壁，M 型取样线通过右心室侧壁三尖瓣瓣环获得 M 型曲线。测量三尖瓣环在收缩期右心室长轴方向上的位移，称为 TAPSE（图 2-2-1）。美国超声心动图学会推荐 TAPSE ＜ 16mm 时，提示右心室收缩功能受损。但TAPSE 也有局限性，其测量对 M 型取样线角度及右心室前负荷存在

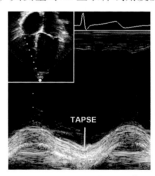

四腔心切面右心室侧壁三尖瓣环收缩期前向运动
图 2-2-1　TAPSE 三尖瓣环收缩期位移

较高依赖性，当右心室壁节段收缩异常时难以准确反映右心室功能。

2. 三尖瓣环收缩期运动速度

组织多普勒速度成像是测量和显示局部心肌运动速度的技术。测量三尖瓣环等容收缩期运动速度是一项较新、能客观反映右心室收缩功能的参数。于心尖四腔观三尖瓣环相对应的右心室游离壁记录收缩期峰值运动速度（S'）。正常值范围 10 ~ 15cm/s。有研究显示，S' 不受年龄影响，是右心力衰竭的独立预测因子，也有助于右心室心肌梗死的诊断。2010 年美国超声协会指南提出，三尖瓣环收缩期运动速度可用于评价右心室功能，S' < 10cm/s 提示存在右心室收缩功能异常。

3. 面积变化分数

面积变化分数（FAC），是估测右心室收缩功能的常用参数。在心尖四腔心切面描绘心内膜轮廓，计算机软件计算轮廓下的面积，FAC= 右心室舒末期面积 – 右心室收末期面积 / 右心室舒末期面积 × 100%。美国超声心动图学会推荐，FAC < 35% 提示右心室收缩功能异常。

4. 右心室应变和应变率

应变是指物体的变形，心肌应变反映了张力作用下心肌发生变形的能力。应变率是单位时间内的应变，反映心肌变形的速度，即沿超声声速方向上单位长度的速度阶差。它们通过组织多普勒显像或二维斑点成像技术获得，排除了心脏整体移动和周围组织牵拉对心肌运动速度的影响，能更加准确、客观地评价室壁运动和局部心肌功能。

选择四腔心改良切面，将右心室显露清晰，采用超声心动图二维斑点追踪技术原理，可对右心室长轴方向的应变进行测定，在一定程度上可以反映右心室收缩功能（图 2-2-2）。

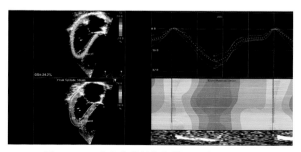

图 2-2-2　右心室收缩期长轴纵向应变示意图

5. Tei 指数

Tei 指数即心肌运动指数，是评价右心室整体功能的方法。

Tei 指数 = 右心室等容收缩时间 + 等容舒张时间 / 肺动脉射血时间。Tei 指数还可通过组织多普勒显像测定三尖瓣环处的速度来获得。右心室 Tei 指数脉冲多普勒 > 0.4 或组织多普勒 > 0.55，提示右心室收缩功能减退。

【右心室舒张功能】

1. 右心房压评估——下腔静脉（IVC）塌陷指数：呼吸时下腔静脉内径的变化是评估右心房压力是否正常的指标，最好方法是计算下腔静脉塌陷指数（IVCCI）。

IVCCI= 呼气末内径（ED）– 吸气末内径（ID）/ED × 100%

IVCCI 平静状态下 > 30%，做 Valsalva 动作时 > 50%，提示右心房压正常 3 ~ 4mmHg，右心房平均压正常。

IVCCI 平静状态下 < 30%，做 Valsalva 动作时 < 50%，并伴有右心房扩大，提示右心房平均压 15 mmHg。

2. 组织多普勒技术：它所测定的舒张期三尖瓣环运动速度是一个相对不依赖于前负荷的评价右心室舒张功能的参数。在心尖四腔心切面，将取样容积置于三尖瓣环与右心室侧壁交界处，获得三尖瓣环纵向运动速度频谱（图 2-2-3），测得心肌舒张早期峰值速度（E'）、舒张晚期峰值速度（A'）、E'/A' 值。

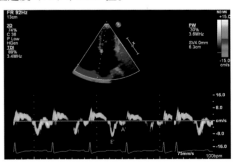

E' 三尖瓣瓣环舒张早期峰值速度，A' 三尖瓣环舒张晚期峰值速度，S' 三尖瓣环收缩期峰值速度

图 2-2-3　三尖瓣环纵向运动速度频谱图 E' A' S'

（金兰中）

【参考文献】

[1] Wei X, Zheng H, Yu K. Application progress of echocardiography in cardiac function research of neonates. Med J West China, May 2017, 29(5)：729-736.

[2] Lopez L, Colan SD, Frommelt PC, et al. Recommendations for Quantification Methods During the Performance of a Pediatric Echocardiogram：A Report From the Pediatric Measurements writing Group of the American Society of Echocardiography Pediatric and Congenital Heart Disease Council. J Am Soc Echocardiogr, 2010, 23(5)：465-495.

第三章

先天性心脏血管畸形 >>

第一节

心脏间隔缺损

房间隔缺损

【概述】

房间隔缺损（ASD）是指胚胎发育期心房间隔的第 1 房间隔和第 2 房间隔发育、融合、吸收过程异常，且出生后在房间隔上仍残留异常房间孔通道。单纯 ASD 是常见先天性心脏病之一，约占小儿先天性心脏病的 15%。对于缺损较大引起体循环、肺循环血量比例异常的病例需要积极治疗，包括外科治疗和介入封堵治疗，疗效和预后较好。ASD 常常是复杂心脏畸形的合并畸形之一，此时需要判断 ASD 是否为重要生命通道，是否需要保持开放甚至是否需要及时干预扩大。另外，新生儿至婴幼儿时期，注意判断排除未闭合的卵圆孔，不要轻易诊断为先天性心脏病 ASD。据北京儿童医院单中心研究结果显示，新生儿时期发现房间隔中部＜ 4mm 的卵圆孔，随访 12 个月后，自然闭合率＞ 95%；5 ~ 6mm 的卵圆孔，65% 可以自然闭合。

【病理解剖】

1. 胚胎发育

在胚胎的第 4 周末，原始心腔开始分隔为 4 个房室腔。心房间隔自后上壁中线开始，对向心内膜垫生长，最终与向上的心内膜垫融合，称为原发房间隔，将心房分隔为左、右 2 个腔隙。如果在发育的过程中，原发房间隔停止生长，没有完成与心内膜垫融合而遗留间隙，即为原发孔（或第 I 孔）缺损。当原发房间隔向下生长而尚未和心内膜垫融合以前，其上部逐步被吸收，构成两侧心房的新通道，称为房间隔继发孔。在继发孔形成的同时，于原发房间隔的右侧，另有继发房间隔出现，遮挡原发隔上的继发孔，如原发房间隔被吸收过多，或继发房间隔发育障碍，则上、下两边缘不能接触，遗留缺口，形成继发孔（或第 II 孔）缺损。

2. 病理分型

（1）原发孔型 ASD：约占 20%，又称为 Ⅰ 孔型，归为部分型心内膜垫缺损（endocardial cushion defects，ECD）。

（2）中央型 ASD：约占 70%，缺损位于卵圆窝部位，又称卵圆窝型、Ⅱ 孔型或继发孔型，多为单发，少数呈筛孔状，或多发。

（3）静脉窦型 ASD：包括上腔型和下腔型。上腔型缺损位于房间隔上部，紧靠上腔静脉入口处，可能是由于静脉窦及房间隔共同发育不良所致，常伴右上肺静脉异位引流（anomalous pulmonary venous connection，APVC），占 4%～15%。下腔型缺损位于房间隔后下部，下腔静脉入口处，可能是由于房间隔下缘胚胎发育不良所致，占 7%～12%。

（4）冠状静脉窦型 ASD：此型罕见，约占 1%，又称无顶冠状静脉窦，可单独存在，或合并其他畸形。此型是冠状静脉窦顶部与相对应左心房壁之间的间隔缺如，形成左心房和冠状静脉窦之间的异常交通，左心房血流经冠状静脉窦缺口分流入右心房，往往伴有与左心房相通的左上腔静脉。

（5）复合型 ASD：即两型或两型以上缺损同时存在。

【病理生理】

单纯 ASD 引起房水平左向右分流，导致右心容量负荷增加和肺血增多。缺损大小、左右心房压差、分流量、个体的代偿能力、病程、合并心脏病变的不同，对疾病影响均不同。当房缺较小、分流量较小时，对心脏结构和血流动力学影响较小，临床症状无或较轻，常在体检时发现。当房缺较大、分流量较大时，对心脏结构和血流动力学改变出现较早，包括右心房、右心室扩大，肺动脉扩张，晚期出现肺动脉高压（pulmonary hypertension，PH）和右心室壁增厚等。一般情况下，分流量较大、病程较长的患儿会出现 PH，多为轻度和中度，极少会出现重度 PH。

【临床特征】

ASD 患儿的临床症状和体征与缺损大小、分流量多少有关。缺损小者，可长期无症状，常在体格检查时发现。缺损大者，症状出现较早，主要表现为活动后气促、心悸或反复呼吸道感染等。部分患儿因肺部充血，容易反复发作严重的肺部感染，常表现为咳嗽、气促，于呼吸科就诊。此外，右心容量负荷过重长期存在，可继发PH和右心力衰竭，但其演变比较缓慢。查体心前区饱满，听诊可闻及肺动脉瓣区收缩期杂音及第2心音固定分裂，是由增多的右心血容量经过正常大小的肺动脉瓣口引起。

【超声心动图表现】

1. 经胸超声心动图

（1）M型超声：定量评估右心室内径增大程度，室间隔与左心室后壁呈同向运动，右心室流出道内径增宽（图3-1-1）。

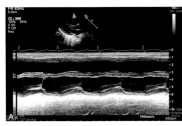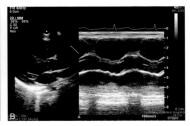

A. 心室波群显示右心室内径增大，室间隔与左心室后壁呈同向运动；B. 主动脉波群显示右心室流出道增宽，左心房内径增大

图3-1-1　ASD的M型超声心动图

（2）二维超声心动图：直观显示心腔内径大小比例，ASD局部回声中断。判断缺损部位、形态及其与周围结构的关系，测量缺损大小及周边残余间隔组织长度和间隔总长度，常与彩色多普勒结合进行诊断。

1）直接征象：房间隔回声或冠状静脉窦壁回声脱失，根据回声脱失部位判断缺损类型。

中央型：缺损位于房间隔中部，缺损周边均可见房间隔组织回声。胸骨旁大动脉短轴切面、四腔心切面、剑突下双心房切面均可清晰显示（图3-1-2）。

上腔型：胸骨旁及剑突下四腔心切面观察时，近房顶部几乎无房间隔组织，在剑突下双房上下腔静脉切面，可观察到上腔静脉右心房开口处没有房间隔组织（图3-1-3）。

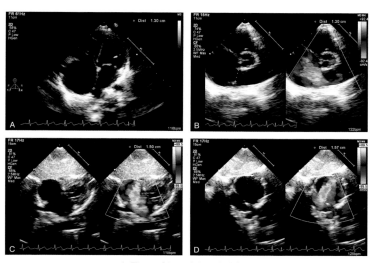

A、B、C、D 不同切面显示房间隔中部回声脱失，房水平左向右分流

图 3-1-2　中央型 ASD

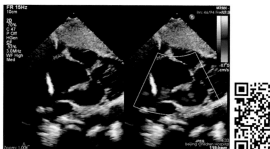

剑突下双房上、下腔静脉切面显示上腔静脉入口处未见间隔组织，房水平可见左向右分流

图 3-1-3　上腔型 ASD 动态图

　　下腔型：胸骨旁四腔心切面及剑突下双房上、下腔切面通常可以观察到近房顶部残端组织较短，且菲薄，下腔静脉右心房入口处无房间隔组织（图 3-1-4）。

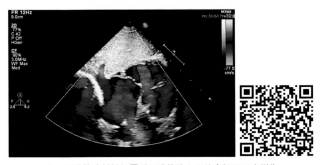

上、下腔静脉长轴切面近下腔静脉入口处房间隔回声脱失

图 3-1-4　下腔型 ASD 动态图

冠状静脉窦型：检查时应在四腔心切面基础上，使声束向后偏转，显示冠状静脉窦长轴及其右心房开口部位；低位胸骨旁四腔及剑突下冠状静脉窦切面，由于冠状静脉窦位于后房室沟，检查时探头尽量向下倾斜，直至房室瓣消失。二维超声不能探及完整的冠状静脉窦壁回声。彩色多普勒对诊断有重要价值，可显示左心房经冠状静脉窦入右心房的快速血流（图 3-1-5）。

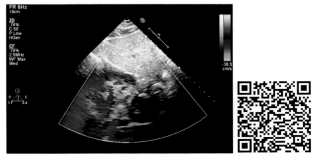

冠状静脉窦长轴切面显示窦壁回声脱失，可见左心房血流经冠状静脉窦缺口分流入右心房

图 3-1-5　冠状静脉窦型 ASD 动态图

2）间接征象：右心房室增大，右心室流出道增宽，主肺动脉内径增宽；若右心房压力增高，房间隔可膨向左心房侧，肺动脉明显扩张，右心室壁可增厚（图 3-1-6）。

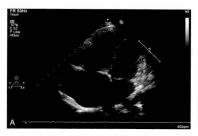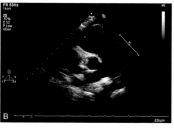

A. 心尖四腔心切面显示右心房室内径增大；B. 大动脉短轴切面显示右心室流出道及主肺动脉内径增宽

图 3-1-6　ASD 间接征象

（3）多普勒超声心动图

1）脉冲多普勒取样容积置于 ASD 处，可记录到舒张期为主的全心动周期的分流频谱（图 3-1-7），分流速度为 1.0 ~ 1.5m/s。

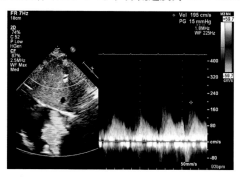

剑突下四腔心切面脉冲多普勒测量房水平分流频谱

图 3-1-7　房水平左向右分流频谱

2）由于右心容量负荷增加，通过三尖瓣口血流量增加、流速增大，血流频谱中 E 峰流速增快，充盈时间延长。

3）由于肺循环血流量增大，肺动脉血流速度增快。

4）彩色多普勒血流显像显示从左心房到右心房的红色血流束，根据分流束的位置和宽度判断 ASD 的类型及大小。

2. 经食管超声心动图

探头放入食管中段，调整探头扫查角度及前后位置，分别于四心腔、大动脉短轴、双房上下腔静脉切面观察 ASD 的部位、大小和数目，分析缺损与二尖瓣、三尖瓣、冠状静脉窦、上下腔静脉入口的位置关系。测量和判断方法同经胸超声心动图。

3. 心脏声学造影

对部分二维图像显示不清，或二维疑似 ASD 但彩色多普勒显示房水平分流不明显时，可选用右心声学造影。造影右心房、右心室先显影，若右心房邻近间隔中断处无造影剂回声，即右心房出现负性造影区，则提示房水平左向右分流；若见造影剂进入左心房则判断出现右心房压力高，右向左分流。

【鉴别诊断】

诊断 ASD 时，需要与引起右心增大和右心房内出现异常分流的疾病相鉴别，常见以下疾病。

（1）肺静脉异位引流（APVC）：二维切面显示右心房、右心室增大，左心房内径明显较小，有 ASD，但如果房水平为右向左分流，应考虑到完全性 APVC 的可能性。

（2）肺动脉高压（PH）：各种原因引起的 PH 可导致右心房室明显扩大，酷似 ASD 时的右心容量负荷加重的改变。但是多切面探查，房间隔回声完整，无异常分流。必要时可进行右心声学造影或经食管超声心动图检查进行鉴别，以排除由于 PH 房水平分流不明显的特殊病例。

（3）主动脉窦瘤破入右心房：主动脉窦瘤破入右心房导致右心房、右心室增大，故应与 ASD 进行鉴别，前者可见右心房内高速或全心动周期的湍流，速度一般超过 4 ~ 5m/s，呈明显的血流混叠并指向右心房顶部，二维超声显示主动脉窦局限扩张呈瘤样结构凸入右心房，顶端可见破口。

（4）单心房：主要是与大型 ASD 鉴别，单心房时整个房间隔完全缺如，2 个以上切面显示房间隔回声完全缺如，彩色血流显像一般难以显示分流信号。

（5）冠状动脉 – 右心房瘘：右冠状动脉常见，二维超声显示冠状动脉扩张，追踪扫查见其瘘口位于右心房壁，彩色血流显像可见瘘口处血流混叠信号。频谱表现分流速度较快，呈舒张期为主的双期连续性分流信号。

（6）左心室右心房通道：二维切面显示缺损位于二尖瓣前叶根部下方与三尖瓣隔叶根部上方之间的房室间部分，频谱显示为收缩期高速湍流，速度超过 4～5m/s。彩色血流显示起始于左心室的喷射状混叠样分流束进入右心房，指向右心房顶部。

【要点提示】

1. 图像观察要点

（1）胸骨旁和剑突下至少 2 个以上切面均显示房间隔局部回声中断。

（2）彩色多普勒心房水平左向右或右向左的分流信号。

（3）右心房室增大，肺动脉增宽。

（4）明确 ASD 类型：仔细观察缺损是否紧邻上下腔静脉，明确缺损范围、数量、大小。

（5）在胸骨旁四心腔切面、大动脉短轴切面及剑突下上下腔切面，分别测量 ASD 的 3 个维度大小。

（6）观察是否合并其他畸形。

2. 诊断思路

超声检查中注意受检患儿年龄，若为新生儿或婴幼儿，注意鉴别未闭合的卵圆孔，明确观察到卵圆瓣开放，且长度足以遮盖房间孔时，无论卵圆孔大小是多少均不要轻易诊断 ASD，建议随诊观察。若发现年长儿童的右心房室增大且无明显临床症状时，则应首先确认是否有 ASD。由于房间隔卵圆窝发育薄弱，超声检查时，声束与房间隔平行容易造成假性回声诊断的假象，应结合剑突下双房及上下腔长轴切面，使声束尽量与房间隔平面垂直，仔细观察并鉴别诊断。对特殊部位的 ASD，如上腔型、下腔型及冠状静脉窦型的 ASD 常规切面不容易显示，需要密切结合临床及超声扫查的间接表现，减少漏诊。若复杂心脏畸形合并 ASD 时，则分析判断房间隔是否需要保持开放。若遇到房间隔存在缺损，但缺损较小与病情严重程度不相符时，需注意排除和诊断合并疾病。

（马　宁　孙雪瑞）

【参考文献】

[1]　刘延玲，熊鉴然. 临床超声心动图学. 3 版. 北京：科学出版社，2007.

[2] Hari P, Pai RG, Varadarajan P. Echocardiographic evaluation of patent foramen ovale and atrial septal defect. Echocardiography, 2015, 32(S2)：S110−S124.

室间隔缺损

【概述】

室间隔缺损（VSD）是指在胚胎发育过程中，由于形成室间隔的各组成部分之间结合不良或组成部分本身发育不良甚至缺失，导致室间孔未完全闭合，使左、右心室之间保留交通，即称作 VSD。VSD 是常见先天性心脏病之一，占先天性心脏病的 20%~25%。VSD 可单独存在，亦可合并其他先天性心血管畸形。单纯的肌部及膜部的小缺损存在自然闭合的可能，但其他部位的缺损及较大的非限制性室缺均需手术治疗。

【病理解剖】

根据缺损上缘所在的部位将 VSD 分为以下 3 种类型。

（1）膜周型：占 70%~80%，为最常见的 VSD，又分为以下四型。

1）单纯膜部缺损：为仅限于膜部本身的小缺损，缺损周边为致密的纤维组织。

2）膜周部缺损：位于室上嵴下方，缺损常较大，已超出膜部界限而向前、向下或向上延伸，延伸部分均为肌肉缘。

3）嵴下型缺损：缺损位于小梁部室间隔和圆锥隔之间，常在隔束的前、后分支之间，希氏束走行在缺损的后下缘。

4）隔瓣下型缺损（流入道型）：房室管型 VSD，缺损累及膜部及一部分窦部室间隔，位于圆锥乳头肌之后、三尖瓣隔瓣之下，由三尖瓣隔瓣环构成 VSD 的上缘。

（2）漏斗部缺损：占 20%，又分为以下两型。

1）干下型缺损：缺损上缘位于肺动脉瓣下方，紧邻肺动脉瓣环，与肺动脉瓣环间无肌肉组织，容易发生主动脉瓣脱垂和关闭不全。

2）嵴上（内）型缺损：缺损部位于室上嵴上方，缺损上缘与肺动脉瓣之间有一定距离，存在肌肉组织。

（3）肌部缺损：发病率较低，缺损可位于室间隔光滑部和小梁部的中部，也可位于偏前、偏下、偏后或心尖部，缺损周围均为心肌组织。

【病理生理】

对于不合并其他畸形的单纯 VSD，其对心脏结构和功能的影响，主要取决于缺损的大小及分流量的多少。对于合并其他畸形的复杂心脏畸形，则取决于 VSD 在复杂畸形中的作用，单纯小型 VSD 对左心室容量负荷影响较小；大型缺损口对左向右分流无限制作用，左心室血液大量分流入右心室，肺循环血流量增加，回流入左心的血容量增加，出现左心房、左心室扩大，引起充血性心力衰竭。肺循环容量增加，早期产生容量性或高动力性 PH，该时期为可逆期，手术修补 VSD 后可改善。若肺循环血量持续增加，引起肺血管内膜增厚，肺动脉压升高，当肺动脉压力增高到接近或超过左心室压力时，可出现心室水平双向分流或右向左分流，患儿出现发绀，即艾森曼格综合征。此时 PH 为不可逆的阻力性 PH，失去手术治疗时机。

【临床特征】

临床表现取决于 VSD 的大小、分流量多少、肺动脉压力及阻力。小型缺损可无明显症状，仅活动后稍感疲乏，生长发育一般不受影响。体检与胸锁骨左缘第 3、4 肋间听到响亮粗糙的全收缩期杂音，肺动脉第 2 心音稍增强。缺损较大时左向右分流多，体循环血流量则减少，影响患儿的生长发育，患儿多消瘦。肺循环血流量增加，患儿早期即可出现乏力、气短、多汗等心力衰竭表现，新生儿及婴幼儿还表现为喂养困难等，容易合并肺部感染，常因肺炎首先在呼吸科就诊。体检心界增大，胸骨左缘第 3、4 肋间可闻及 Ⅲ～Ⅳ级粗糙的全收缩期杂音。缺损很大且伴有明显 PH 者，右心室压力亦显著升高，此时右心室肥大较显著，左向右分流减少。当出现右向左分流时，患儿出现青紫，并逐渐加重，此时心脏杂音较轻而肺动脉第 2 心音显著亢进。

【超声心动图表现】

1. 经胸超声心动图

（1）M 型超声心动图：测量心腔的大小，左心房室不同程度增大。

定量评估右心室壁、室间隔和左心室后壁运动幅度，通常运动幅度增强（图 3-1-8）。提示容量负荷增加。

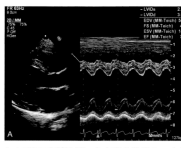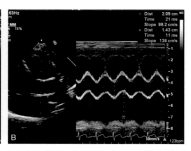

A. M 型二尖瓣波群：左心室内径增大，左心室流出道增宽，室间隔与左心室后壁运动幅度增强；B. M 型主动脉波群：左心房内径增大，主动脉前后壁运动幅度增强

图 3-1-8　VSD 的 M 型超声心动图

（2）二维及彩色多普勒超声心动图：多切面探查室间隔局部连续中断，同时显示左心容量负荷增加的继发表现，如左心房室内径增大，左心室流出道增宽等。应用彩色多普勒血流显像显示室间隔回声中断局部过隔血流信号，可协助确定 VSD 部位、大小及数目、分流方向，并为脉冲多普勒超声及连续波取样进行引导。依据二维超声出现室间隔回声中断和彩色血流显像过隔分流的部位，来确定室间隔的分型。测量室间隔大小，以及与周围结构的比邻关系，尤其是与主动脉瓣、肺动脉瓣的位置关系间距，以及对主动脉瓣形态功能的影响。不同分型 VSD 表现如下：

1）膜周部 VSD：心尖五腔心、大动脉短轴及左心室长轴切面均可观察到室间隔与主动脉根部前壁连续性中断，局部可见过隔血流（图 3-1-9，图 3-1-10）。四腔心切面显示左心内径增大。

嵴下型缺损以胸骨旁大动脉短轴、四腔心及剑突下右心室流出道切面显示较为确切，缺损上缘位于主动脉瓣下（图 3-1-11）。

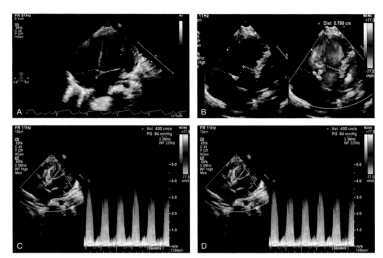

A. 心尖四腔心切面显示左心房室内径增大；B. 大动脉短轴切面显示室间隔膜周可见回声缺失；C. 频谱多普勒显示室水平可见左向右高速分流；D. 剑突下右心室流出道切面显示室水平出现高速五彩镶嵌色左向右分流

图 3-1-9　膜周部 VSD

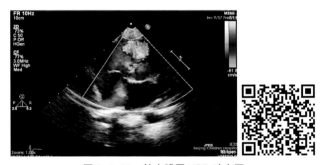

图 3-1-10　较大膜周 VSD 动态图

　　单纯膜部型 VSD 的缺口多较小，显示切面主要是胸骨旁大动脉短轴切面、五腔心切面，缺损周围常有纤维组织增生或形成膜部瘤向右心室膨出（图 3-1-12）。

　　流入道 VSD 的缺口多较大，缺损由室间隔膜部向后下方延伸至右心室流入道肌部，显示切面主要是心尖和胸骨旁四腔心切面及大动脉短轴切面（图 3-1-13）。

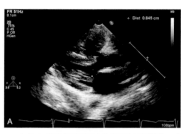
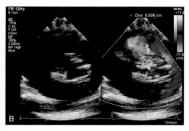

A. 左心室长轴切面显示室间隔回声脱失，缺损上缘及主动脉瓣下；B. 大动脉短轴切面显示缺损位于 10-11 点处

图 3-1-11　嵴下型 VSD

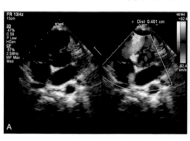
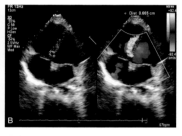

A. 大动脉短轴切面室间隔膜部回声脱失；B. 胸骨旁切面室间隔膜部可见少量左向右分流信号

图 3-1-12　单纯膜部 VSD

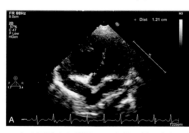
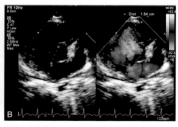

A. 心尖四腔心切面显示三尖瓣隔瓣下室间隔较大回声脱失，累及肌部室间隔；B. 大动脉短轴切面可见膜周较大回声脱失，室水平左向右的分流信号

图 3-1-13　较大膜周 VSD 累及流入道

　　2）漏斗部 VSD：主要切面显示在右心室流出道长轴或主动脉短轴切面。

　　干下缺损：上缘即为肺动脉瓣环，缺损与肺动脉瓣环之间无肌组织回声（图 3-1-14）。较大缺损波及室上嵴下时，在左心室长轴切面亦显示室间隔上部回声中断。

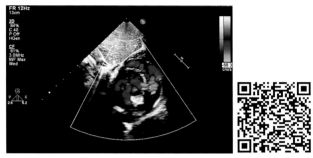

图 3-1-14　干下型 VSD 动态图

峰内型缺损：位置略低于干下型，其缺损上缘与肺动脉瓣瓣环间有肌组织回声间隔（图 3-1-15）。

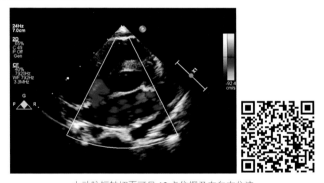

大动脉短轴切面可见 12 点位探及左向右分流

图 3-1-15　嵴内型 VSD 动态图

3）肌部 VSD：属于低位 VSD。主要在心尖四腔、五腔心切面、左心室短轴切面可见室间隔中下段肌部间隔组织回声中断，缺损位于室间隔光滑肌部时，左心室腱索水平短轴切面即显示室间隔连续中断，常呈多发。部分患儿室间隔肌部缺损多呈斜形隧道样位于左、右心室之间。少数患儿可呈多发筛孔样，此型若累及面积较大，手术方案不同于其他类型 VSD，需及时与术者沟通（图 3-1-16）。

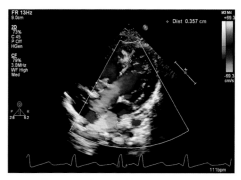

心尖五腔心切面室间隔肌部彩色多普勒引导下可见左向右过隔血流

图 3-1-16　肌部 VSD

（3）脉冲及连续波多普勒超声心动图

记录心室水平过隔血流的多普勒频谱图，分析分流的方向，定量分流速度，判断左、右心室压力阶差，借此评估右心室收缩压及肺动脉收缩压。取样容积置于 VSD 的右心室侧，可记录到收缩期血流由左心室向右心室分流的频谱信号，为高速正向充填频谱（图 3-1-17）；当 PH，心室水平存在双向分流或者分流量减少时，心室缺口呈低速分流；VSD 出现右向左分流时，将多普勒取样容积置于缺损口的左心室侧，可探及舒张中晚期至收缩早期的右向左分流频谱，呈单峰或双峰状负向频谱形态，血流速度较低，一般不超过 2m/s。

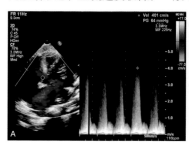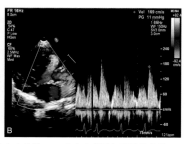

A. 心尖四腔心切面显示 VSD 处收缩期高速左向右分流；B. 左心室长轴切面显示合并 PH 时低速分流

图 3-1-17　室水平分流频谱

2. 经食管超声心动图

对合并气胸等胸骨旁图像显示不清的患儿需要明确诊断，以及术中需要监测室间隔修补术等，应用经食管超声明确缺损部位、大小及心脏血流动力学状况，指导选择手术方式、切口及补片大小，还可用于术后评价。诊断方法与经胸超声近似。

【鉴别诊断】

需要与 VSD 进行鉴别的疾病：

（1）主动脉窦瘤破入右心室流出道：漏斗部及嵴下型 VSD 合并主动脉瓣脱垂或者主动脉窦瘤，常易与主动脉窦瘤破入右心室流出道相混淆，需仔细鉴别。鉴别点有以下几个方面：①二维超声心动图左心室长轴切面显示破裂的主动脉窦瘤下缘一定在主动脉瓣环上方，而 VSD 上缘在主动脉瓣环下方；②主动脉窦瘤破裂时，分流频谱呈双期连续。

（2）右心室双腔心：右心室双腔的右心室内肥厚肌束造成右心室腔中部收缩期射流，容易与膜周部 VSD 混淆，且右心室双腔常合并流入道 VSD，由于缺损位于右心室的高压腔，分流压差较低，又容易造成 VSD 的漏诊。但仔细观察二维超声可显示右心室腔内肥厚的肌束，且近端右心室高压腔的室壁增厚而远端右心室低压腔的室壁厚度正常；彩色多普勒可显示右心室腔内高速射流起源于右心室内肥厚肌束而非间隔。

（3）单心室：主要与巨大 VSD 鉴别：单心室无论从哪个切面观察均无室间隔回声，而巨大的 VSD 时仍有部分间隔发育。单心室的两组房室瓣或共同房室瓣开口于一个共同心腔或主心腔，而巨大 VSD 时两组房室瓣分别开口于左、右心腔。在短轴切面，从房室瓣水平至心尖，单心室始终表现为一个心腔断面。

【要点提示】

1. 图像观察要点

（1）二维超声在 2 个以上切面显示室间隔回声中断，且彩色血流显像见室间隔回声中断处有穿隔分流。

（2）仔细判断室缺的部位，以及与周围结构的比邻关系，尤其是与主动脉瓣、三尖瓣、肺动脉瓣的位置关系。

（3）注意患儿是否出现主动脉瓣反流，若有需注意是否干下 VSD 合并主动脉瓣脱垂。

（4）观察房室大小、左右心比例。

（5）通过测量心室水平分流速度来评估右心室及肺动脉压力。

（6）有无合并畸形。

2. 诊断思路

临床上遇到胸骨左缘闻及全收缩期杂音的患儿，需全面扫查除外 VSD。经胸二维超声检查发现左心房室增大或有 PH 表现时，运用多角度切面，全面扫查室间隔各部位，观察有无 VSD 及分流。二维与彩色多普勒相结合确定 VSD 的位置、大小及数量。如观察到主动脉瓣有反流，应注意观察 VSD 与主动脉瓣环的关系，判断是否为干下缺损合并主动脉瓣脱垂，脱垂的主动脉瓣镶嵌在缺损局部，遮挡分流束，此时容易低估了缺损的实际大小。若是流入道缺损时注意观察是否合并二、三尖瓣瓣裂，同时观察是否合并原发孔房缺，以除外完全性 ECD。嵴下室缺时注意观察右心室流出道是否狭窄，是否合并右心室双腔心。肌部室缺注意缺损部位和数量，避免漏诊，影响手术方案。如果室缺较大，应注意是否合并主动脉弓畸形等其他心内畸形。

（马　宁　孙雪瑞）

【参考文献】

[1] 王新房 . 超声心动图学 . 4 版 . 北京：人民卫生出版社，2009.

[2] 高云华，唐　红 . 实用超声心动图学 . 北京：人民军医出版社，2011.

心内膜垫缺损

【概述】

心内膜垫缺损（ECD）是由于胚胎期心内膜垫房室组织发育缺陷所致的一组以房室瓣周围的间隔组织缺损及房室瓣异常为特征的先天性心脏畸形，也称为房 VSD。

ECD 占所有先天性心脏病的 3% ~ 5%，常见于多种综合征，如唐氏综合征、DiGeorge 综合征、Ellis van Crevela 综合征、内脏异位综合征等。唐氏综合征患儿中约 50% 合并先天性心脏病，其中约 40% 为 ECD。

【病理解剖】

胚胎期第 4 周，房室管心内膜下间质组织形成左、右腹侧心内膜垫，左、右背侧心内膜垫、左、右心内膜垫共 6 组心内膜垫。背侧与腹侧心内膜垫在中线融合，参与形成二尖瓣前瓣和三尖瓣隔瓣的主体部分，背侧心内膜垫与左侧心内膜垫共同参与形成二尖瓣后瓣，右侧心内膜垫形成三尖瓣后瓣，三尖瓣前瓣主要由圆锥垫形成。胚胎发育第 6 周末房室管分隔完成。心内膜垫发育异常可致不同程度的房室瓣、室间隔或房间隔畸形。

1. ECD 的共同病理特征

（1）共同房室瓣环及房室瓣异常：ECD 绝大部分有不同程度的房室瓣发育异常。部分型 ECD 可合并二尖瓣前叶裂、三尖瓣隔叶发育不良或缺如。完全型 ECD 一般合并较严重的房室瓣畸形，除房室瓣缺失、增厚、发育不良等，正常二、三尖瓣瓣环结构可完全消失，两侧房室瓣环位于同一水平，形成共同的房室纤维环。共同房室瓣由 4 ~ 7 个瓣叶组成，通常情况下为 5 个瓣叶，分别为前桥叶、后桥叶、左侧叶、右侧叶及右前外侧叶。前桥叶与后桥叶通过组织舌状结构附着于室间隔上，形成 2 个房室孔，分别称为左、右心房室瓣。左侧房室瓣由前桥叶、后桥叶及左侧叶组成，右侧房室瓣由右前外侧叶、右侧叶及后桥叶组成。

（2）原发孔型 ASD：房间隔原发孔处缺损，缺损上缘为房间隔组织，下缘为房室瓣。原发孔 ASD 可同时伴有继发孔 ASD，缺损大者类似单心房改变。

（3）流入道 VSD：VSD 前上部为主动脉根部，后上部是房间隔下缘，下部为肌部室间隔。

（4）左心室流出道延长：ECD 时，主动脉根部向前上移位，与左侧房室瓣之间距离增加，左心室流出道延长，加之流入道部分 VSD，导致左心室流出道长度大于流入道，又称"鹅颈征"。

2. ECD 的类型

根据房室瓣异常的程度及房室间隔缺损范围的不同，ECD 可分为以下三型。

（1）完全型 ECD：共同房室瓣的前桥叶及后桥叶均骑跨于室间隔上，二者间没有连接，形成共同房室孔。房室瓣上方为原发孔型 ASD，下方为 VSD。根据前桥叶骑跨程度及房室瓣与室间隔附着关系，分为以下 3 种类型。

A 型：前桥叶左右部分在中间融合，左侧部分完全位于左心室，右侧部分完全位于右心室。左右两部分融合部位通过腱索附着于室间隔上。此种类型最多见。右前外侧叶大小正常，附着在右心室隔乳头肌及前乳头肌，隔乳头肌位置正常。

B 型：前桥叶融合部位偏向右侧，融合部位腱索及部分左心室侧腱索越过 VSD，附着于右心室隔乳头肌。隔乳头肌下移，近右心室前乳头肌。右前外侧叶较小。

C 型：前桥叶融合部位极度偏向右侧，隔乳头肌不明显或黏附于前乳头肌，联合部位腱索大部分附着于前乳头肌，无腱索附着于室间隔，呈漂浮状。右前外侧叶非常小。

（2）部分型 ECD：前桥叶与后桥叶相互连接，通过组织舌状结构附着于室间隔上，形成 2 个房室孔，两组房室瓣相互独立。房室瓣上方原发孔型 ASD，合并不同程度的左侧房室瓣畸形，如二尖瓣前叶裂，伴有不同程度的二尖瓣反流。房室瓣与室间隔融合，即无流入道 VSD。

（3）过渡型 ECD：前桥叶与后桥叶相互连接，通过组织舌状结构附着于室间隔上，形成 2 个房室孔，两组房室瓣相互独立。合并房室瓣上方原发孔 ASD、房室瓣下方流入道 VSD。

根据共同房室瓣与心室腔的对应关系，ECD 可分为均衡型和不均衡型。均衡型多见，左右心室大小相似，共同房室瓣与两侧心室对应均衡。不均衡型少见，共同房室瓣主要连接一侧心室，其中，共同房室瓣主要连接右心室的为右心室优势型，主要连接左心室的为左心室优势型。

【病理生理】

ECD 引起的血流动力学改变主要由房、室水平的分流和房室瓣反流所致。房、室水平分流量的大小及方向主要取决于缺损大小、房室瓣与间隔组织的关系，以及体循环、肺循环的压力和阻力。原发孔型 ASD 通常为左向右的分流，可导致右心房室增大，肺动脉增宽。流入道 VSD 的分流主要取决于左心室流出道的阻力，通常为左向右分流，如合并右心室流出道梗阻或 PH，可出现右向左的分流。ECD 的心内分流除了房、室水平的分流，还包括心房、心室间的交叉分流，收缩期左心室血液可向右心房分流。房室瓣反流程度与瓣膜缺失、畸形有关。

　　完全型 ECD 同时存在房、室水平分流及不同程度的房室瓣反流，左右心室负荷均增加、全心增大，肺血流量增加，肺动脉压力增高，分流量大、反流较重的患儿容易早期出现 PH。房室瓣反流程度不重的部分型 ECD，血流动力学与继发孔型 ASD 相同。

【临床特征】

　　部分型 ECD 患儿若房室瓣反流不重，仅有房水平分流，可无典型症状。体格检查于胸骨左缘上部可闻及收缩期喷射性杂音，左向右分流量较大时，可于胸骨左缘下部闻及三尖瓣相对狭窄的心脏杂音。

　　完全型 ECD 患儿，如心内分流量大、房室瓣反流严重，可在出生后较早出现呼吸急促、喂养困难、反复呼吸道感染、青紫发作等症状。查体可在第 2、3 肋间触及肺动脉搏动，胸骨左缘下部和剑突下可触及右心室收缩期搏动。听诊可在胸骨左缘下部听到收缩期分流杂音，相应瓣膜听诊区可闻及反流杂音。如处于持续 PH 状态，心脏杂音减轻或不明显，晚期可发展成为艾森曼格综合征。

【超声心动图表现】

1. 完全型 ECD

VSD，原发孔型 ASD，有共同房室瓣，全心增大，以右心增大为主。

　　（1）M 型超声心动图：可观察心腔比例，测量前后径大小，观察共同房室瓣启闭活动（图 3-1-18）。

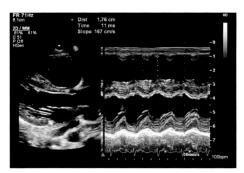

右心室前后径增大，左心室内径偏小

图 3-1-18　完全型 ECD 左心室长轴 M 型超声心动图

（2）二维超声心动图

心尖四腔心切面：心内膜垫十字交叉部位房、室间隔回声脱失，二、三尖瓣形成共同房室瓣口（图 3-1-19）。

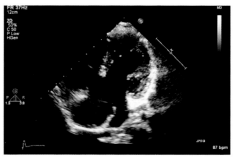

十字交叉部位房、室间隔回声脱失，二、三尖瓣形成共同房室瓣

图 3-1-19　完全型 ECD 心尖四腔心切面

左心室短轴切面：二、三尖瓣形成共同房室瓣，开放呈椭圆形，共同房室瓣上可见瓣裂（图 3-1-20）。

左心室长轴切面：舒张期二尖瓣开放时向室间隔方向膨出（图 3-1-21）。

根据共同房室瓣口解剖改变及附着部位分型。

A 型：心尖四腔心切面，前共同房室瓣腱索附着于室间隔残端顶部（图 3-1-22）。

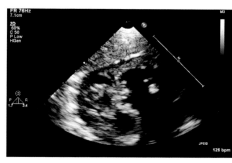

可显示共同房室瓣启闭活动

图 3-1-20　完全型 ECD 剑突下心室短轴切面动态图

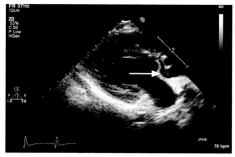

舒张期二尖瓣开放时向室间隔方向膨出，图中箭头为二尖瓣前叶

图 3-1-21　完全型 ECD 左心室长轴切面

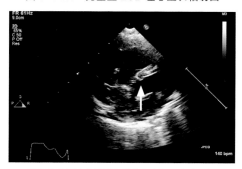

箭头为共同房室瓣腱索附着于室间隔残端顶部

图 3-1-22　完全型 ECD 心室短轴切面

B 型：共同房室瓣腱索通过 VSD，附着于右心室游离壁上。

C 型：共同房室瓣漂浮，无腱索附着点。

（3）多普勒超声心动图：彩色多普勒可见房、室水平双向分流，心房侧可见来自共同房室瓣口的五彩镶嵌的反流束（图3-1-23，图3-1-24）。

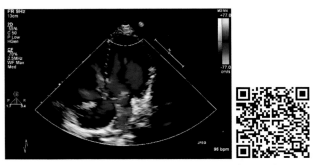

彩色多普勒可见房、室水平双向分流，共同房室瓣口反流束

图 3-1-23　完全型 ECD 心尖四腔心切面动态图

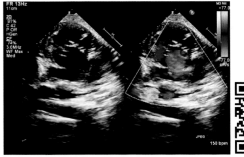

可观察共同房室瓣启闭活动及瓣口血流情况

图 3-1-24　完全型 ECD 剑突下心室短轴切面动态图

脉冲多普勒可测量共同房室瓣口正向血流速度，连续多普勒可在共同房室瓣心房侧测量高速反流流速（图3-1-25，图3-1-26）。

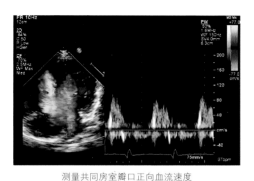

测量共同房室瓣口正向血流速度

图 3-1-25　完全型 ECD 脉冲多普勒频谱

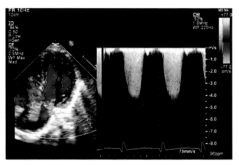

测量共同房室瓣反流流速

图 3-1-26　完全型 ECD 连续多普勒频谱

2. 部分型 ECD

（1）M 型超声心动图：主要表现为右心房室增大，右心室流出道增宽（同完全型）。

（2）二维超声心动图：各切面显示低位房间隔回声脱失，右心房室增大，右心室流出道增宽。合并房室瓣发育异常，可见瓣裂、瓣叶发育小等表现，四腔心、心室短轴切面可观察瓣膜启闭活动（图 3-1-27，图 3-1-28）。

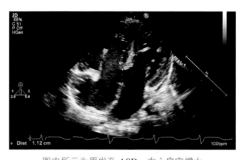

图中所示为原发孔 ASD，右心房室增大

图 3-1-27　部分型 ECD 心尖四腔心切面

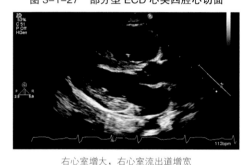

右心室增大，右心室流出道增宽

图 3-1-28　部分型 ECD 左心室长轴切面

（3）多普勒超声心动图：彩色多普勒于低位房间隔水平可探及左向右过隔血流，合并 PH 可出现双向甚至右向左分流信号。合并二、三尖瓣瓣裂或瓣叶发育异常，闭合不拢，可见血流信号通过瓣膜裂隙，以及五彩镶嵌的反流束（图 3-1-29）。

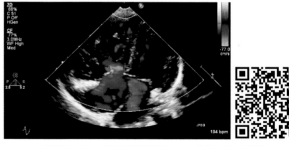

原发孔 ASD，彩色多普勒可见左向右分流、三尖瓣反流

图 3-1-29　部分型 ECD 心尖四腔心切面动态图

脉冲多普勒可测及房水平分流速度及二、三尖瓣瓣口正向血流。连续多普勒可测量房室瓣反流流速（同完全型）。

【鉴别诊断】

1. 心内型完全性 APVC

经冠状静脉窦回流的完全性 APVC，冠状静脉窦明显扩张，其在右心房开口易被误认为原发孔型 ASD，误诊为部分型 ECD。应多个切面、角度探查，仔细鉴别，同时注意观察左心房有无肺静脉开口。

2. 无顶冠状静脉窦

剑突下双房切面观察，原发孔型 ASD 位置与无顶冠状静脉窦相似，容易混淆，但无顶冠状静脉窦其他切面均无房间隔回声脱失表现，可以鉴别。

【要点提示】

1. 图像观察要点

（1）四腔心切面十字交叉结构消失。

（2）低位 ASD、流入道 VSD。

（3）二、三尖瓣融合形成共同房室瓣。

（4）共同房室瓣多发育异常，可有畸形、瓣裂。

（5）根据共同房室瓣腱索附着位置分型。

2. 诊断思路

ECD 是一组复杂的心脏畸形，不同类型、不同程度病变的临床表现差异较大。超声心动图检查过程中发现心脏十字交叉结构异常，一定要注意观察房间隔原发孔、流入道室间隔有无回声脱失，房室瓣形态、数目、启闭活动。完全型 ECD 因病变典型，较易诊断，术前需注意评估共同房室瓣腱索附着位置，以及瓣口与心室腔的对应关系、左右心室发育情况，对手术方式的选择有参考意义。超声图像上部分型 ECD 与冠状静脉窦右心房开口较近，检查过程中应多切面探查，注意鉴别。另外，在观察到原发孔型 ASD 时，一定仔细探查二尖瓣，减少对二尖瓣前叶裂的漏诊。

（李　培　马　宁）

【参考文献】

[1]　黄国英.小儿超声心动图学.上海：上海科学技术出版社，2015.

[2]　刘延玲，熊鉴然.临床超声心动图学.3版.北京：科学出版社，2014.

主肺动脉间隔缺损

【概述】

主肺动脉间隔缺损（aortopulmonary septal defect，APSD），是圆锥动脉分隔发育过程中升主动脉与肺动脉主干之间间隔的发育异常，引起两条大动脉在主干水平存在异常交通，又名主肺动脉窗（aortopulmonary window，APW）。APSD是一种罕见的心脏畸形，占所有先天性心脏病的0.2%～0.6%。APSD的血流动力学改变与PDA相似，是动脉水平左向右分流的先天性心脏病，不同之处在于一般分流量较大，且随年龄增长无闭合趋势，容易早期出现充血性心力衰竭和PH。如未能在早期诊断并得到及时治疗，近半数患儿可在1岁内死亡。

【病理解剖】

胚胎发育过程中，圆锥动脉间隔发育异常，升主动脉和肺动脉主干间分隔障碍，部分或全部动脉主干间隔先天性缺损，在两大动脉主干水平出现异常交通，即为APSD。由于肺动脉主干近端与远端在胚胎发育中源自不同部位，因此，不同病例动脉间隔的缺损位置、大小、形态可有较大差异。APSD时，伴或不伴VSD，存在两组半月瓣，分别与左、右心室连接，这是该疾病与其他动脉干畸形如TAC的鉴别要点。

根据APSD的位置，可以分为以下三型。

Ⅰ型：近端型，缺损位于主动脉窦上方升主动脉近心段左外侧壁和主肺动脉右内侧壁之间。

Ⅱ型：远端型，缺损位于升主动脉远心段后壁和右肺动脉起始处之间。

Ⅲ型：完全型，升主动脉与主肺动脉间间隔完全缺失，两组半月瓣位置正常。

APSD可单独存在，约50%合并其他心脏畸形，包括主动脉弓离断（interrupted aortic arch，IAA）、主动脉弓缩窄、ASD、法洛四联症（tetralogy of Fallot，TOF）、右肺动脉起源于升主动脉、VSD、三尖瓣闭锁、完全型大动脉转位、冠状动脉起源异常等。当同时合并右肺动脉异常起源于主动脉、主动脉弓发育不良（缩窄或离断），并且室间隔完整，则为 Berry 综合征（详细内容请参阅本书第 13 章第 3 节）。

【病理生理】

APSD 的血流动力学改变类似 PDA，分流量主要取决于缺损的大小及肺血管阻力。通常体循环压力大于肺循环，主动脉血液经缺损流入肺动脉，左心回心血量增多，左心房室增大、肥厚、左心力衰竭。因 APSD 一般较大，左向右分流导致肺循环血流量较多，肺小动脉痉挛，肺血管阻力增加，容易早期出现动力性 PH，右心房室扩大、肥厚、右心力衰竭。长期肺血流增加和动力性 PH 状态可使肺血管出现梗阻性病变，最终导致阻力性 PH。

【临床特征】

APSD 属于左向右分流型先天性心脏病，临床表现与大的 VSD、PDA 相似，通常在出生后数周内出现心功能不全表现，如气促、喂养困难、体重不增、反复呼吸道感染。合并 IAA 或重度 COA 患儿，当动脉导管关闭时，会出现急性循环衰竭和酸中毒。

查体可见心界扩大，心前区右心室搏动显著，胸骨左缘第 2～4 肋间可闻及全收缩期杂音，因二尖瓣血流增加，心尖区可闻及舒张期杂音。心电图可见左心室肥厚和（或）右心室肥厚。胸部 X 线检查可有肺血增多、肺动脉段突出、心脏扩大等 PH 和心力衰竭表现。

【超声心动图表现】

1. M 型超声心动图

不能直接显示 APSD 病理解剖改变，可有左心容量负荷增加表现，如左心房室扩大，左心室流出道增宽，室间隔及左心室后壁增厚，运动幅度增强，左心力衰竭时运动幅度降低等。

2. 二维超声心动图

四腔心及左心室长轴切面可显示左心房室增大、左心室流出道增宽，室壁运动增强，二尖瓣叶运动幅度增大等左心容量负荷增加的表现（图 3-1-30）。

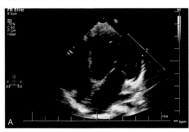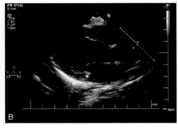

A. 左心增大；B. 左心室流出道增宽

图 3-1-30　APSD 左心容量负荷增加二维超声成像

大动脉短轴、肺动脉长轴切面：可观察到两组半月瓣，主肺动脉内径增宽，与主动脉之间的间隔缺损。根据 APSD 的位置，分为三型（图 3-1-31）。

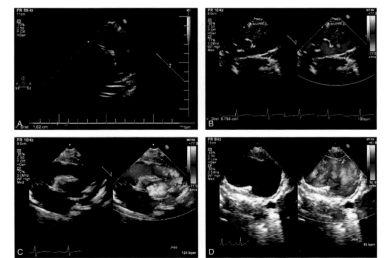

A. 主动脉近端与主肺动脉右侧壁交通，Ⅰ型；B. 升主动脉后壁和右肺动脉起始处之间交通，Ⅱ型；C. 胸骨上窝主动脉弓长轴切面显示Ⅱ型 APSD；D. 主肺动脉间隔全部缺损，Ⅲ型

图 3-1-31　APSD 分型

3. 多普勒超声心动图

因 APSD 通常较大，主动脉与肺动脉间压差小，血流速度低，频谱多普勒检查可无特异性表现。但彩色多普勒与二维超声心动图相结合，可较清晰显示该病的病理解剖改变及血流动力学变化（图 3-1-32 ～ 图 3-1-34）。由于缺损通常较大，缺损处血流多呈层流状态，分流方向取决于主动脉与肺动脉之间的压力差（图 3-1-35）。

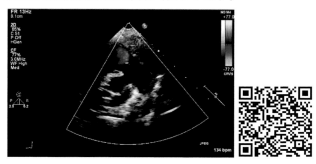

彩色多普勒显示主动脉近端与主肺动脉右侧壁间血流交通

图 3-1-32　Ⅰ型 APSD 动态图

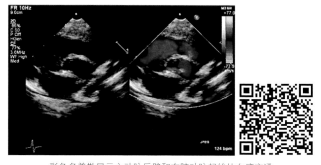

彩色多普勒显示主动脉后壁和右肺动脉起始处血流交通

图 3-1-33　Ⅱ型 APSD 动态图

4. 右心声学造影

当常规检查方法诊断 APSD 困难时，可以借助右心声学造影协助诊断。经外周静脉注射造影剂，右心房、右心室、肺动脉顺序显影，可见造影剂气泡通过主动脉与肺动脉连续中断处进入主动脉。

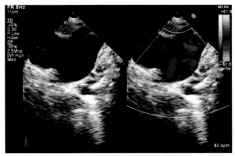

主肺动脉间隔全部缺损，彩色多普勒显示主动脉与肺动脉间血流交通

图 3-1-34　Ⅲ型 APSD 动态图

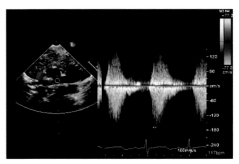

显示 APSD 处动脉水平的分流方向、速度

图 3-1-35　APSD 连续多普勒频谱

【鉴别诊断】

1. PDA

APSD 为升主动脉与主肺动脉之间的窗口型缺损，通常缺损较大，分流为层流状态，血流速度低；而 PDA 则位于降主动脉与主肺动脉之间，通常呈管型，多呈高速分流信号，连续多普勒为典型阶梯状高速血流频谱。

2. 共同动脉干（TAC）

APSD 合并肺动脉分支异常起源于主动脉时，容易与 TAC 相混淆；但 APSD 有两组半月瓣，而 TAC 仅有一组半月瓣，可以鉴别。

3. 右肺动脉异常起源于升主动脉

APSD 还应和右肺动脉异常起源于升主动脉相鉴别。当于升主动脉后侧壁探及管壁回声脱失，应注意探查左、右肺动脉，如为右肺动脉异常起源于升主动脉，则可在高位左心室长轴切面较清晰显示右肺动脉起源及走行。

【要点提示】

1. 图像观察要点

（1）四腔心、左心室长轴切面可见左心容量负荷增加表现。

（2）注意排除图像中由于声束与动脉间隔平行出现的回声失落伪像，因此需要在大动脉短轴、肺动脉长轴、胸骨上窝主动脉弓长轴切面，从不同角度显示缺损位置，尤其合并重度 PH 时。

（3）病变初期，彩色多普勒显示动脉水平的连续双期分流信号，出现 PH 后分流显示不明显，需要仔细判断，必要时行右心声学造影。

（4）注意对心内其他结构的全面细致扫查，尤其是主动脉弓降部及肺动脉远端右肺动脉起始处。

2. 诊断思路

超声心动图检查过程中发现左心容量负荷增加表现，先天因素除考虑 VSD、PDA 等常见心脏畸形，还应全面扫查，注意 APSD 可能。APSD 可能在大动脉近端出现，也可能位于远端，注意远端探查，以免漏诊。在诊断和鉴别诊断过程中需要考虑是否合并 PH 的情况。如果合并重度 PH，除了多切面扫查外，必要时进行右心声学造影，并建议临床进行其他影像学检查进一步明确诊断。

（李 培 马 宁）

【参考文献】

[1] 黄国英 . 小儿超声心动图学 . 上海：上海科学技术出版社，2015.
[2] 杨思源、陈树宝 . 小儿心脏病学 . 4 版 . 北京：人民卫生出版社，2012.

第二节
动脉畸形

动脉导管未闭

【概述】

PDA 是指胎儿时期连接肺动脉和降主动脉的动脉导管在出生后未能正常关闭，两大动脉间仍保持有血管相交通，出现血液异常分流。PDA 是最常见的先天性心脏病之一，约占全部先天性心脏病的 20%，发病率在足月新生儿中约为 1/2000，早产儿中约为 8/1000。多见于女性，男女比例为 1:（1.4～3）。

【病理解剖】

动脉导管是连接降主动脉、肺动脉远端、近左肺动脉起始处的血管。胎儿时期，肺脏无换气功能，肺动脉血管壁保持壁厚腔小的特殊解剖结构，肺循环处于高阻力状态，来自右心室的血液大部分经动脉导管流入降主动脉，因此，动脉导管是胎儿循环主要的生理性分流通路之一。

婴儿出生后，肺部因气体交换膨胀，肺血管扩张，肺循环阻力降低，压力下降，右心室血液通常直接流入肺动脉左、右分支血管，经动脉导管分流的血流量降低，甚至逆转。大多数新生儿的动脉导管在出生后 12～24 小时内发生功能性关闭，3～4 周即永久性关闭，形成动脉导管韧带。约 88% 的婴儿出生后 8 周内完成动脉导管的闭合。一般认为出生后 3 个月仍未闭合，即诊断为 PDA。

根据导管的形态，可分为以下几种类型：

1. 漏斗型：动脉导管形似漏斗，一端较粗，另一端较细。多数为主动脉端较粗。

2. 管型：动脉导管连接主动脉和肺动脉的两端内径几乎相等。

3. 窗型：导管短粗，类似于 APSD。

4. 哑铃型：导管两端较粗，中间较细，形似哑铃。

5. 瘤型：导管两端较细，中间呈瘤样扩张。

动脉导管以漏斗型、管型多见，哑铃型、瘤型少见，窗型最少见。

【病理生理】

动脉导管连接降主动脉与肺动脉。多数情况下，体循环压力高于肺循环压力，血液通过动脉导管从主动脉流向肺动脉。主动脉的动脉血和肺动脉的静脉血混合后，经过肺循环，到达左心房、左心室，左心容量负荷增加。长期容量负荷过重，左心房室增大，功能受损，可出现左心力衰竭，导致肺淤血、肺水肿。

来自主动脉的分流，可使肺血流量增加，肺循环压力升高，肺小动脉血管痉挛，肺血管阻力增加，早期可出现动力性 PH。如 PH 不能缓解，肺血管可出现不可逆的器质性病变，最终可导致梗阻性 PH。

如果肺动脉压力不断升高，主动脉和肺动脉之间压差减小，主动脉、肺动脉间左向右分流量将会减小。当肺动脉压力≥主动脉压力，可出现右向左的分流。长期 PH，右心室负荷加重，可使右心增大，右心室肥厚，最终可出现心力衰竭。

【临床特征】

PDA 临床症状的轻重与分流量的大小有关。分流量少的患儿，一般无明显不适，有些可有活动后气促、胸闷、疲劳、胸痛、头晕等症状。分流量大的患儿，一般病情进展较快，新生儿期即可出现心力衰竭症状，如气促、喂养困难、体重不增等。肺血增多，可增加呼吸道感染机会，如反复肺炎等。年长患儿由于体循环血量减少，生长发育可能落后于同龄儿童。由于多数动脉导管的位置位于左锁骨下动脉发出后，当肺循环压力高于体循环，出现右向左分流，可出现差异性发绀，下肢发绀程度较上肢严重。

查体时，过于细小的动脉导管可无明显阳性体征。典型病例，可在胸骨左缘第 2、3 肋间听到连续性机器样粗糙杂音，向颈部和心前区广泛传导，常伴有震颤。出现 PH 时，分流量减小，杂音可减弱甚至消失，伴有肺动脉瓣区第 2 心音亢进、分裂。分流量大者因为左心血流量增加，二尖瓣口可呈相对狭窄状态，心尖部可闻及舒张期杂音。除差异性发绀，病变严重患儿可见因心脏扩大所致胸廓畸形、心尖抬举样搏动等。

【超声心动图表现】

1. M 型超声心动图

M 型超声心动图不能直接显示 PDA 的结构及血流动力学改变，但可显示左心房室增大这一继发性改变，合并 PH 时，可有右心增大。

2. 二维超声心动图

左心室长轴、短轴、四腔心等切面，可显示左心房室扩大。大动脉短轴及肺动脉长轴切面，可显示主、肺动脉间异常通道形态、长度。胸骨上窝主动脉弓长轴切面，可显示降主动脉与主肺动脉间的异常通道（图 3-2-1）。

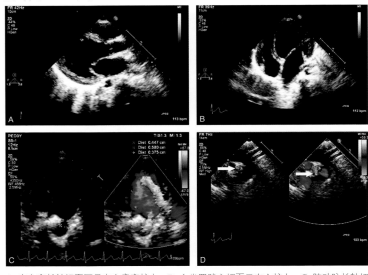

A. 左心室长轴切面可见左心房室扩大；B. 心尖四腔心切面示左心扩大；C. 肺动脉长轴切面可见主肺动脉内径增宽，并清晰显示主动脉与肺动脉间的异常通道；D. 胸骨上窝主动脉弓长轴切面可显示降主动脉与主肺动脉间异常通道，箭头为 PDA

图 3-2-1 PDA 二维超声心动图

3. 彩色多普勒

肺动脉长轴或胸骨上窝主动脉弓长轴切面，可显示降主动脉与肺动脉间异常通道内血流信号，自降主动脉流入主肺动脉，根据血流束宽度可判断分流量大小，多沿主动脉左侧壁走行（图 3-2-2 ~ 图 3-2-4）。

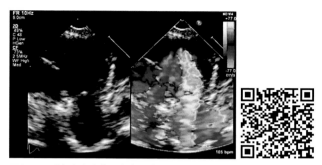

可见 PDA 内红色血流信号自降主动脉进入主肺动脉，沿主动脉左侧壁走行

图 3-2-2　PDA 肺动脉长轴切面动态图

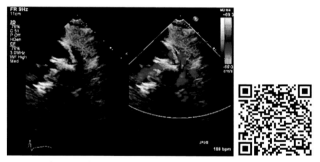

主动脉与肺动脉间彩色多普勒引导下可见细小 PDA 血流信号

图 3-2-3　PDA 大动脉短轴切面动态图

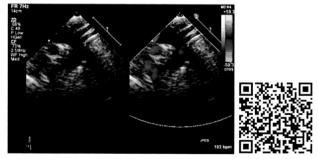

主动脉与肺动脉间红色血流信号为 PDA，自降主动脉流入主肺动脉

图 3-2-4　PDA 胸骨上窝主动脉弓长轴切面动态图

4. 连续多普勒检查

PDA 血流可以有多种频谱表现，与 PDA 管径大小，以及主动脉与肺主动脉间压力差有关。典型的 PDA 血流为左向右连续性高速血流频谱，最高峰值速度位于收缩中期，呈阶梯样改变。肺动脉压力增高，PDA 峰值流速下降，甚至出现双向或完全右向左分流（图 3-2-5）。

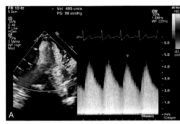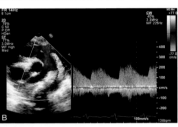

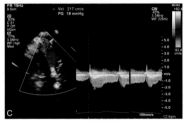

A. 连续多普勒显示 PDA 高速血流，呈阶梯样改变；B. 显示 PDA 低速血流；C. 完全右向左 PDA 血流

图 3-2-5　PDA 连续多普勒声像图

【鉴别诊断】

1. APSD

超声心动图对于 PDA 一般可明确诊断，但窗型 PDA 需要与 APSD 相鉴别。APSD 一般较大，缺损部位多位于升主动脉水平，彩色多普勒检查时血流速度通常较低。窗型 PDA 常位于降主动脉峡部，缺损较 APSD 小，彩色多普勒血流呈湍流，流速较快。

2. 肺动脉吊带

肺动脉吊带为正常肺动脉分叉处未见左肺动脉发出，左肺动脉异常起源于右肺动脉，走行于气管、食管间。超声心动图一般可明确诊断。但肺动脉吊带合并右向左的 PDA 时，容易将动脉导管误认为左肺动脉，需多个切面观察，注意鉴别。

3. 左肺动脉缺如

左肺动脉缺如为主肺动脉与左肺内血管间连接缺如，左肺供血血管主要为支气管动脉、侧支血管等。超声心动图各个切面均不能探及左肺动脉。如左肺动脉缺如合并右向左的动脉导管，有可能将动脉导管误认为左肺动脉，需多角度探查，注意鉴别。

【要点提示】

1. 图像观察要点

（1）观察有无左心增大。

（2）多角度、多切面观察，清晰显示动脉导管的位置，准确测量动脉导管两端的大小和长度。

（3）借助彩色多普勒协助诊断。

（4）注意诊断合并畸形。

（5）结合二维超声和多普勒超声技术表现，综合判断 PDA 的大小和临床意义。

2. 诊断思路

对于左心增大，肺动脉内径增宽的患儿，应注意寻找是否存在未闭的动脉导管，仔细探查大动脉短轴、肺动脉长轴、胸骨上窝主动脉弓长轴等切面，联合应用多项超声技术进行检查，并仔细观察心内其他结构变化，综合分析心腔大小、功能、肺动脉主干及分支内径，以及血流动力学对 PDA 的大小和临床意义进行初步评估。对于细小的动脉导管，二维超声图像较难显示，可借助彩色多普勒超声检查协助诊断。

（李　培　马　宁）

【参考文献】

[1]　刘延玲，熊鉴然 . 临床超声心动图学 . 3 版 . 北京：科学出版社，2014.

[2]　杨思源，陈树宝 . 小儿心脏病学 . 4 版 . 北京：人民卫生出版社，2012.

主动脉缩窄

【概述】

主动脉缩窄（coarctation of aorta，COA），是主动脉局部管腔狭窄性病变，常合并 VSD、PDA 等其他心血管畸形，国外报道占先天性心脏病的 6%~8%，国内报道占先天性心脏病的 1%~3%。男性发病率较女性高 2~5 倍。先天性 COA 多位于主动脉弓左锁骨下动脉开口远端，近动脉导管或导管韧带。后天性 COA 多继发于大动脉炎。本文主要讨论先天性 COA。COA 患者临床症状的轻重与缩窄的病理类型有关。诊断方法主要依靠影像学检查。先天性 COA，手术治疗是唯一的根治方法，手术方式包括外科手术及经导管介入治疗。

【病理解剖】

COA 是指主动脉局部管腔狭窄性病变，基本病理改变是主动脉中膜组织构成嵴状或隔膜，凸向管腔内，形成狭窄。COA 可以发生在主动脉升、弓、降部的任何部位，多发生在主动脉峡部，即主动脉弓、降交界部位。COA 的形成与胚胎发育异常及出生后主动脉血流量有关。

主动脉弓在胚胎期第 4~8 周发育，左第 4 动脉弓发育为左位主动脉弓，内壁光滑，左第 6 动脉弓发育为动脉导管，内壁高低不平。正常情况下，第 4 动脉弓与第 6 动脉弓在主动脉峡部水平汇合。如果在汇合过程中，二者连接不完全，则动脉导管组织延伸到降主动脉，动脉导管与降主动脉形成结构连续的共同峡部。当出生后动脉导管开始收缩，主动脉峡部也随之收缩，发生狭窄。

正常胎儿时期，主动脉峡部血流较少，主动脉峡部较窄。出生后动脉导管关闭，主动脉峡部血流增加，促进峡部扩张。如果患儿出生后因各种原因导致主动脉血流量少，缺乏对主动脉峡部的扩张刺激，可能逐渐发展为 COA。

根据缩窄的范围可将 COA 分为局限性缩窄及管状缩窄。局限性缩窄，缩窄段长度≤10mm，较为多见，约占 90% 以上。管状缩窄，缩窄段长度＞10mm，较少见，低于 10%。

根据缩窄部位与动脉导管的位置关系，可以分为导管前型、导管后型、近导管型。

（1）导管前型：多见于婴儿期，又称为复杂型或婴儿型。缩窄位置在动脉导管发出之前，多合并其他心脏畸形，如 PDA、VSD、ASD、主动脉瓣狭窄、主动脉瓣上狭窄、二尖瓣狭窄等。此种类型病情多较重，婴儿期可发现。

（2）导管后型：多见于成年人，又名单纯型或成年人型。缩窄位置在动脉导管发出之后，多呈隔膜状。狭窄程度重，血流明显受阻时，头臂动脉可扩张、迂曲。此种类型多单独存在。因侧支循环较丰富，病情相对较轻，多数患儿可存活至成年。

（3）近导管型：动脉导管发出部位降 COA。

【病理生理】

COA 的病理生理基础为缩窄近端主动脉血管阻力增加，血液灌注过多，血压升高，左心室负荷加重，左心室肥厚，缩窄远端主动脉血供减少，血压降低，组织器官血液灌注减少。不同时期，病理生理表现不同。

胎儿期主要由动脉导管供应下半身血液，来自主动脉的血供仅占 1/10，COA 影响较小。但左心室后负荷增加、输出量降低，右心室输出量增加，可见两侧心室发育不均衡。

新生儿及婴儿期，左心室后负荷增加，心功能代偿期，上半身血压升高，缩窄远端供血区血压降低。心功能失代偿期，心输出量减低，全身血液灌注减少，出现少尿、酸中毒、休克等。导管前型 COA 患者，降主动脉远端血液供应主要依靠右向左分流的动脉导管或侧支血管，收缩早期血液由肺动脉流向降主动脉，收缩晚期血流可由降主动脉流向肺动脉，增加右心室负荷，可较早出现 PH，导致心力衰竭。

年长儿和成年人中，缩窄近端和远端间多形成侧支血管，如侧支循环丰富，下肢血压可接近正常。

【临床特征】

COA 患儿临床症状的轻重与缩窄的类型及程度有关。

导管前型、缩窄程度重的患儿，症状出现较早，婴儿期即可出现明显症状，如食欲不振、气促、喘息、肢端凉、发绀等。如动脉导管突然关闭，可短期内出现充血性心力衰竭和休克。

　　导管后型、缩窄程度较轻的患儿，早期可无明显自觉症状，逐渐出现胸闷、胸痛、头晕、下肢乏力、间歇跛行等症状。多因血压升高、心脏杂音就诊。

　　查体可发现上肢血压增高，脉压增大，水冲脉或脉洪大。下肢血压低，脉细弱。上肢血压≥下肢血压。缩窄程度较重的患儿，差异性发绀明显。叩诊心界向左下扩大，沿胸骨左缘、中上腹部、左侧背部听诊可闻及收缩期吹风样杂音。肩胛骨附近、腋下、胸骨旁可听到侧支循环的收缩期或连续性杂音。

【超声心动图表现】

1. M 型超声心动图

　　M 型超声心动图通常不能直接显示 COA 的病理解剖改变，但可以观察继发性改变，如左心室壁和室间隔增厚、运动幅度增强（图 3-2-6）。

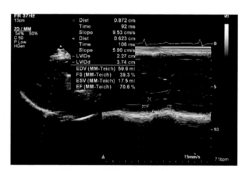

室间隔和左心室壁增厚、运动幅度增强

图 3-2-6　COA 左心室长轴 M 型超声心动图

2. 二维超声心动图

　　二维超声心动图可以清晰显示 COA 的部位、范围、程度，以及引起的继发性改变。

　　胸骨上窝主动脉弓长轴切面可显示完整的主动脉升、弓、降部。剑突下切面可以补充观察胸降主动脉段。典型的缩窄表现：①局限性管腔峡窄：多发于主动脉峡部，缩窄前主动脉管腔径一般正常，缩窄范围较局限，缩窄后可出现管腔扩张。②长段狭窄：缩窄部位以左锁骨下动脉开口以远多见，狭窄段较长。③降主动脉内隔膜：常见于峡部，局部内径狭窄（图3-2-7）。

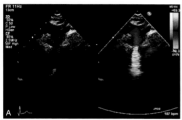
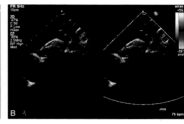
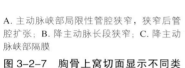
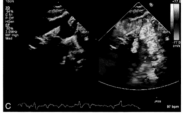

A. 主动脉峡部局限性管腔狭窄，狭窄后管腔扩张；B. 降主动脉长段狭窄；C. 降主动脉峡部隔膜

图 3-2-7　胸骨上窝切面显示不同类型 COA

左心室长轴、左心室短轴等切面可显示 COA 的继发性改变，最主要的为左心室壁肥厚。合并PH时可见主肺动脉内径增宽（图3-2-8）。

COA 超声心动图诊断标准：

近段缩窄：缩窄位于无名动脉与左颈总动脉之间，血管内径≤升主动脉内径的 60%。

中段缩窄：缩窄位于左颈总动脉与左锁骨下动脉之间，血管内径≤升主动脉内径的 50%。

远段缩窄：左锁骨下动脉开口以远，血管内径≤升主动脉内径的 40%。

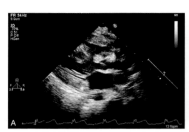
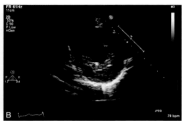
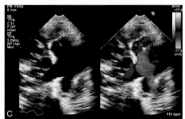

A. 室间隔及左心室后壁增厚，合并 VSD；B.
左心室短轴示左心室壁增厚；C. 合并 PH，
主肺动脉内径明显增宽

**图 3-2-8　COA 继发心脏改变及合并
畸形**

3. 多普勒超声

COA 局部内径狭窄，血流速度增快，彩色多普勒可观察到五彩
镶嵌的高速血流（图 3-2-9 ~ 图 3-2-11）。连续多普勒检查可获得高
速血流频谱（图 3-2-12）。

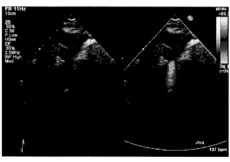

降主动脉狭窄处可见高速花彩血流，狭窄后管腔扩张

图 3-2-9　主动脉峡部局限性管腔狭窄动态图

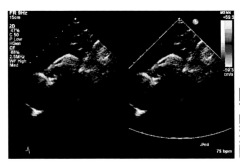

显示狭窄段较长，走行迂曲

图 3-2-10　降主动脉长段狭窄动态图

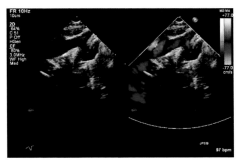

显示隔膜部位高速花彩血流通过

图 3-2-11　降主动脉峡部隔膜动态图

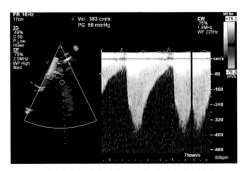

可测得狭窄部位高速血流，频谱形态为匕首样

图 3-2-12　COA 部位连续多普勒频谱

【鉴别诊断】

主动脉弓离断（IAA）：重度 COA 与 IAA 需注意鉴别。IAA 于胸骨上窝切面可显示升主动脉与降主动脉间延续性中断，彩色多普勒超声于中断位置不显示血流通过。

【要点提示】

1. 图像观察要点

（1）胸骨上窝主动脉弓长轴切面显示清晰升主动脉至降主动脉全程。

（2）注意缩窄位置、形态、程度、范围。

（3）掌握 COA 间接征象。

（4）可以利用剑突下切面补充观察胸降主动脉段有无狭窄。

2. 诊断思路

对于临床下肢血压低于上肢、差异性发绀患儿，应考虑存在 COA 可能。进行超声心动图检查时，应注意探查胸骨上窝及剑突下切面，清晰显示主动脉弓降部及胸降主动脉结构，注意有无局部 COA。超声心动图提示左心室壁肥厚、心功能减低患儿，应警惕 COA 可能。结合超声表现、临床病史和体征诊断缩窄的部位和类型。

（李　培　马　宁）

【参考文献】

[1]　刘延玲，熊鉴然. 临床超声心动图学. 3 版. 北京：科学出版社，2014.

[2]　黄国英. 小儿超声心动图学. 上海：上海科学技术出版社，2015.

主动脉弓离断

【概述】

IAA 是升主动脉与降主动脉无直接连接、无血流通过的先天性主动脉弓畸形，约占所有先天性心脏病的 1.5%。如不治疗，该病的自然预后差。

【病理解剖】

胚胎发育过程中，有 6 对动脉弓与背侧、腹侧主动脉相连接。随着胎儿发育，第 1、2、5 对动脉弓相继退化消失，第 3 对动脉弓近端形成颈总动脉，第 4 对动脉弓的左侧动脉弓形成左颈总动脉与左锁骨下动脉之间的部分主动脉弓。腹侧主动脉参与形成升主动脉及左颈总动脉起始部近段的主动脉弓。左侧背主动脉形成主动脉弓的远端，随后与右侧背主动脉汇合形成降主动脉。在此演变过程中如果出现异常，造成升主动脉与降主动脉间延续中断，两者之间某一段主动脉完全缺如，则为 IAA。如果升主动脉与降主动脉间仅以残留的纤维束带相连，称为主动脉弓闭锁。IAA 的长度可短至数毫米，也可长至数厘米。

主动脉弓分为近弓、远弓和峡部。近弓部分指无名动脉起始处至左颈总动脉，远弓部分指左颈总动脉至左锁骨下动脉起始处，连接远弓及降主动脉近导管区部分称为峡部。根据 IAA 的部位，分为 A、B、C 三型。

A 型：离断位于左锁骨下动脉开口远端，约占 29%。为胚胎发育第 7 周后，左侧第 7 节间动脉形成的左锁骨下动脉上移，背主动脉左第 4 动脉弓与第 6 动脉弓之间的发育障碍引起。

B 型：离断位于左颈总动脉和左锁骨下动脉之间，约占 70%，为最常见的 IAA 类型。为胚胎发育第 7 周前，左锁骨下动脉未上移时，左第 4 动脉弓退化或发育障碍引起。

C 型：离断位于无名动脉至左颈总动脉之间，此型极少见，约占 1%。为主动脉囊左侧与左颈总动脉弓的左第 3、4 动脉弓未能融合引起。

IAA 大多合并 PDA。左心室与发育不良的升主动脉相连，右心室发出肺动脉，通过动脉导管与降主动脉相连。主动脉弓可为正常的左位主动脉弓，也可为右位主动脉弓。不合并 PDA 者，离断远端的血液完全由侧支血管供应，较为罕见。IAA 经常合并 VSD，缺损往往较大或多处。IAA 同时伴有 PDA 和 VSD 时，称为 "Steidele 综合征"。如 IAA 不合并 VSD，离断远端的血液依赖于经动脉导管供应，即 "动脉导管依赖型"。其他合并畸形有 ASD、大动脉转位、DORV、单心室、永存动脉干（persistent truncus arteriosus，PTA）等。

【病理生理】

IAA 部位前动脉血管及分支由左心室供血，离断后分支动脉由右心室通过动脉导管供血，动脉导管血流方向为右向左。合并 VSD 时，左心室的血流有两条去路，一条是升主动脉，一条是通过 VSD 进入右心室，经肺动脉、动脉导管入降主动脉。降主动脉虽然由右心室供血，但因为右心室内有来自左心室的动脉血，下半身青紫可不明显。如果 VSD 较大，大量左向右分流促使肺血管发生病理改变，导致 PH。如不合并 VSD 或其他间隔缺损，降主动脉血供主要来自动脉导管或肋间动脉，以及离断前后的头臂动脉侧支血管。随着动脉导管的关闭，下半身血供减少，出现下肢发绀、肾功能减退和代谢性酸中毒。

【临床特征】

IAA 患儿，出生后较早即出现严重的 PH 和心功能不全症状。随动脉导管闭合，下半身血供减少，动脉搏动减弱，腹腔脏器缺血，可出现肝、肾功能减退、缺血性小肠结肠炎、代谢性酸中毒等。

动脉导管依赖型或其他危重患儿，应及早使用前列腺素 E1 维持动脉导管开放，改善降主动脉血供，缓解代谢性酸中毒。IAA 确诊后应尽快手术治疗。

【超声心动图表现】

1. M 型超声心动图

M 型超声心动图不能直接显示 IAA 的解剖结构，可评估心腔大小、室壁厚度及运动。

2. 二维超声心动图

二维超声心动图可以直接显示 IAA 部位及周围组织结构（图 3-2-13）。胸骨上窝主动脉弓长轴切面：升主动脉正常的上升弧度消失，几乎垂直向上延伸，发出头臂动脉，升主动脉与降主动脉间延续中断。可见动脉导管连接离断远端的降主动脉及主肺动脉。粗大的动脉导管与降主动脉间的界限有时难以界定，类似主动脉弓样结构，但位置较正常主动脉弓低。主动脉升、弓部内径可正常或偏细。

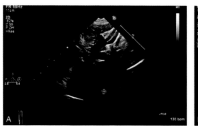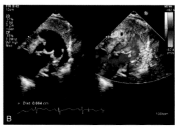

A. 升主动脉与降主动脉间延续中断，离断部位在左锁骨下动脉开口远端，为 A 型离断；B. 显示动脉导管连接离断远端的降主动脉及主肺动脉

图 3-2-13　IAA 二维超声心动图

　　除直接显示病变部位外，二维超声心动图还可观察心腔大小、室间隔及室壁厚度、运动幅度、瓣膜启闭情况等继发心脏改变及合并畸形，当 IAA 合并 PH 时，图像上可见肺动脉增宽（图 3-2-14）。

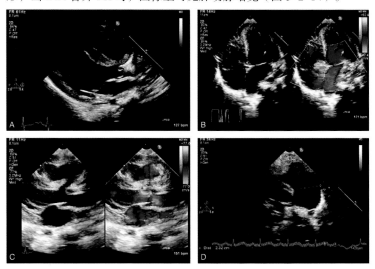

A. 室间隔增厚，心脏增大；B. 室间隔、左心室壁增厚，二、三尖瓣关闭欠佳；C. 合并 VSD，可见室间隔回声脱失；D. PH，肺动脉内径增宽

图 3-2-14　IAA 心脏继发性改变及合并畸形

3. 多普勒超声

　　彩色多普勒显示升主动脉与降主动脉间血流延续中断（图 3-2-15，

图 3-2-16），主肺动脉血经动脉导管进入降主动脉，为右向左血流，脉冲多普勒可测定动脉导管血流。当动脉导管管径较细，可为高速湍流，彩色多普勒表现为五彩镶嵌血流，连续多普勒可测得高速血流（图 3-2-17）。

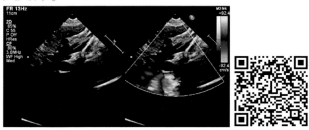

升主动脉与降主动脉间于左锁骨下动脉开口远端延续中段，血流中断

图 3-2-15　A 型 IAA 动态图

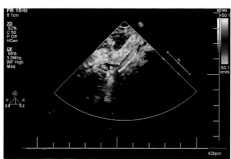

升主动脉与降主动脉间延续中断，离断部位在左颈总动脉与左锁骨下动脉之间

图 3-2-16　B 型 IAA

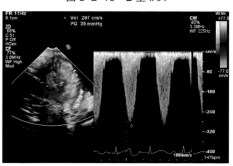

连接肺动脉与降主动脉的动脉导管内高速血流

图 3-2-17　IAA 合并动脉导管的连续多普勒频谱

【鉴别诊断】

胸骨上窝切面显示升主动脉与降主动脉连续性中断，一般可诊断 IAA，但需要与重度 COA 相鉴别。重度 COA 血流动力学近似 IAA，但超声可见升主动脉与降主动脉间仍有延续。

【要点提示】

1. 图像观察要点

（1）观察主动脉弓的位置形态及分支血管走行方向，判断主动脉弓连续性。

（2）判断 IAA 发生部位和分型。

（3）注意观察心内是否合并间隔缺损，判断是否为动脉导管依赖型弓离断。

2. 诊断思路

包括新生儿在内的小儿超声心动图检查中，应常规探查胸骨上窝切面，清晰显示主动脉弓长轴，如发现升主动脉正常弧度消失，升主动脉和头臂动脉发育不良，主动脉弓显示不清，应警惕离断可能。彩色多普勒可显示弓降部血流连续性，如出现中断，提示存在 IAA。VSD 大，合并严重 PH，肺动脉内径明显增宽，升主动脉细小时，需注意 IAA 可能。注意辨别肺动脉—动脉导管—降主动脉组成的"动脉导管弓"与正常的主动脉弓部结构。如果判断患儿为动脉导管依赖型血管畸形，应及时告知临床医生。

（李　培　马　宁）

【参考文献】

1. 杨思源，陈树宝 . 小儿心脏病学 . 4 版 . 北京：人民卫生出版社，2012.
2. 刘延玲，熊鉴然 . 临床超声心动图学 . 3 版 . 北京：科学出版社，2014.

永存第五主动脉弓

【概述】

永存第五主动脉弓（persistent fifth aortic arch，PFAA），是由于胚胎期第 5 对鳃动脉弓没有及时退化而残留下来，形成的一种非常罕见的先天性心血管畸形，又称第 5 主动脉弓残存或第 5 弓残存。由于胚胎期第 5 对腮动脉弓发育很差，其连接结构模糊并迅速退化消失，因此，在胚胎学关于它的存在仍有争议，然而，有一些研究非常确切地证明了人类胚胎中第 5 对主动脉弓的存在。1969 年，Van Praagh 兄弟在尸检中第 1 次描述了人类 PFAA 的存在。1973 年，Lzukawa 首次报道一例存活的 PFAA 病例。此后，对于该病出现了陆续报道，描述了 PFAA 的不同表现形态。该病的具体发病率不详，在先心病中约占 1/330，曾被称为"最大的隐藏者"，主要因为对该病还缺乏足够的认识易导致漏诊及误诊。PFAA 可以和多种心脏大血管畸形并存，单纯依靠超声诊断难度较大，联合心脏增强 CT 检查可大大提高确诊率。患儿的临床症状多种多样，从无任何症状到病情危重均可出现，根据不同的病理生理及血流动力学改变，可以采用不同的治疗方案。

【病理解剖】

该病的发病机制为第 5 对腮动脉弓在胚胎期形成后，正常情况下很快退化消失，但由于不明原因未及时退化残留而形成的一种畸形，残留可发生在单侧或双侧，既可全部残存也可部分残存，因此形成了多种多样的临床类型，有研究根据其连接部位及其内血流方向对 PFAA 进行了总结及分类（表 3-2-1），分为体-体连接、体-肺连接、肺-体连接及混合连接四大类，每类又分为不同的亚型。超声心动图能确诊其中几种常见类型（图 3-2-18），并能对 PFAA 连接部位、走行、血流动力学特点进行精确描述。因其他类型均极其罕见，本章节仅就这 3 种常见类型进行介绍。

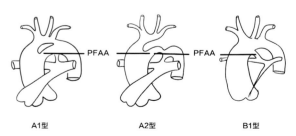

图 3-2-18　3 种常见 PFAA 类型（曾经的 Weinberg 分型）

表 3-2-1 PFAA 的分型

分型	亚型
A 型：体 – 体动脉连接	A1：双腔主动脉弓 A2：单腔主动脉弓 A3：头臂动脉起源异常
B 型：体 – 肺动脉连接	B1：合并肺动脉闭锁 B2：不合并肺动脉闭锁 B3：肺动脉分支起源于升主动脉远端
C 型：肺 – 体动脉连接	合并主动脉闭锁
D 型：混合连接	D1：体 – 体、体 – 肺混合 D2：双侧第 5 弓并存

1. A1 型：体 – 体动脉连接双腔主动脉弓

双腔主动脉弓，又称为双通道主动脉弓或地下通道，是第 1 个被描述为 PFAA 的类型，也是最常见的类型。此型第 5 主动脉弓位于真正的主动脉弓（第 4 弓）的下方，从升主动脉远端第 1 支头臂动脉的对侧或之前发出，延伸到弓降部的不同水平，共同组成双腔通道。根据不同个案报道，第 5 弓和（或）第 4 弓可以没有或存在不同程度的狭窄；可以同时出现在左侧或右侧；可以合并多种多样的心脏大血管畸形及染色体异常。

2. A2 型：体 – 体动脉连接单腔主动脉弓

此型 PFAA 常常合并第 4 弓的离断，第 5 弓起自升主动脉远端第 1 支头臂动脉的对侧或之前发出，延续形成横弓部后直接与降主动脉连接，连接部位多存在狭窄。可能的解释是胚胎发育期第 5 弓的存在，导致流经第 4 弓的血液量明显减少而形成第 4 弓离断或闭锁。

3. B1 型：合并肺动脉闭锁的体 – 肺动脉连接

肺动脉闭锁可以合并 VSD，也可以是完整的室间隔，由第 5 弓形成的体 – 肺动脉连接可以发生在右侧弓或者左侧弓上，近端起自升主动脉的远端，远端连接肺动脉共汇或一侧肺动脉分支上。

【病理生理】

1. 双腔主动脉弓

第 4 弓及第 5 弓形成双通道连接升主动脉和降主动脉，不存在任何狭窄的情况下，血流动力学没有任何改变；但是往往第4号或第5号与降主动脉连接的部位会出现不同程度的狭窄，形成类似COA的血流动力学改变，而由于存在另一个通道的代偿作用，狭窄所造成的影响低于单腔主动脉弓。

2. 单腔主动脉弓

此型第4号离断，仅存第5号连接升主动脉和降主动脉，成为维持生命的重要通道。报道中，此型第5号均存在不同程度的狭窄，血流动力学改变与COA相同。

3. 合并肺动脉闭锁的体-肺动脉连接

在肺动脉闭锁的情况下，由升主动脉远端第1支头臂动脉的对侧或之前发出的第5号连接肺动脉共汇，供应左、右肺动脉，此型也是维持生命的重要通道。血流动力学改变同PA情况下动脉导管（第6号）供应肺动脉的情况，据报道，该型还可合并PDA，或弓降部的粗大侧支血管，共同为肺动脉分支供血。

PFAA可合并多种心脏大血管畸形，如TAC、三尖瓣闭锁、三房心、肺动脉狭窄、肺动脉闭锁（合并VSD或室间隔完整）、PDA、COA、主动脉弓（第4号）离断或闭锁、右冠状动脉单冠畸形、主肺动脉间隔窗、主动脉瓣二叶畸形、大动脉转位、TOF、DORV、ASD、左锁骨下动脉起始处狭窄、非随机结合的先天性缺损及染色体异常等的报道。

【临床特征】

PFAA患儿的临床表现多种多样，根据其分型及引起的血流动力学改变，可以表现为没有任何临床症状或不同程度的高血压、青紫、呼吸急促、心动过速。查体可以无特异性杂音，也可闻及收缩期喷射性杂音，或双期隆隆样杂音，可以出现心脏浊音界增大，心前区抬举样搏动。随病情的加重，可进一步出现充血性心力衰竭的表现。

【超声心动图表现】

1. 双腔主动脉弓

胸骨上窝主动脉弓长轴切面显示，主动脉弓（第4号）为左弓或右弓，在其下方探及一与其平行异常通道，起自升主动脉远端第1支头臂动脉的对侧，终止于主动脉弓部或降主动脉的近端，为 PFAA，彩色多普勒显示可以不存在狭窄，也可以存在不同程度的狭窄，连续多普勒可测量狭窄部位的峰值流速及压差。

2. 单腔主动脉弓

直接征象：胸骨上窝主动脉弓长轴切面显示，主动脉弓（第 4 号）为左弓或右弓，可以在不同水平发生离断，最常见的为 A 型离断，即第 4 号呈簇状发出三支头臂动脉后发生离断，未与降主动脉连接，同时在其下方，即升主动脉远端第 1 支头臂动脉的对侧发出一支异常血管，横形走行与降主动脉近端相连为 PFAA，彩色多普勒显示其与降主动脉连接处多存在不同程度的狭窄，连续多普勒可测量狭窄部位的峰值流速及压差，是评估此型治疗方案及预后的重要依据（图 3-2-19，图 3-2-20）。

间接征象：由于第 5 号狭窄的存在，左心室长轴切面及四腔心切面显示左心房室增大，室间隔及左心室壁增厚，左心室心内膜回声粗糙增厚，左心室功能明显减低，二尖瓣反流等等（图 3-2-21）。

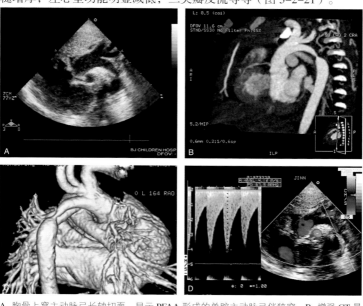

A. 胸骨上窝主动脉弓长轴切面，显示 PFAA 形成的单腔主动脉弓伴狭窄；B. 增强 CT 最大密度投影重建图；C. 增强 CT 三维重建图；D. 胸骨上窝主动脉弓长轴切面，连续多普勒测量 PFAA 狭窄的血流速度及压差

图 3-2-19　PFAA 单腔主动脉弓超声心动图直接征象

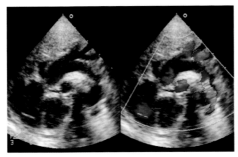

胸骨上窝主动脉弓长轴切面，显示第 4 弓 A 型离断，三支头臂动脉呈簇状发出后未与降主动脉连接，PFAA 形成的单腔主动脉弓与降主动脉连接，连接处狭窄

图 3-2-20 PFAA 单腔主动脉弓超声心动图直接征象动态图

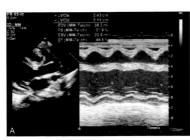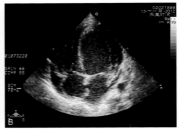

A. 心尖四腔心切面，显示左心室内径增大，左心室心内膜回声粗糙增厚；B. 左心室长轴切面 M 型显示，室间隔及左心室后壁运动幅度减低，左心室射血分数减低

图 3-2-21 PFAA 单腔主动脉弓超声心动图间接征象

3. 合并肺动脉闭锁的体 - 肺动脉连接

经胸各切面显示肺动脉闭锁的超声征象，同时胸骨上窝切面显示于升主动脉远端第 1 支头臂动脉的对侧或之前发出一异常血管，远端与肺动脉共汇或某一支肺动脉分支相连，为 PFAA，彩色多普勒血流显像及连续多普勒可显示及测量其与肺动脉连接部位的峰值流速及压差。

【鉴别诊断】

1. 须与双腔主动脉弓相鉴别的疾病

双主动脉弓：是由于左侧和右侧的第 4 弓同时存在而形成的主动脉环，将气管食管包绕其中，多对其形成压迫。而 PFAA 的双腔主动脉弓是某一侧的第 4 弓和第 5 弓同时存在，位于气管和食管的一侧，未形成环绕关系，不会对其造成压迫。

2. 须与单腔主动脉弓相鉴别的疾病

COA 是指第 4 弓依次发出三支头臂动脉后其远端与降主动脉连接处形成的狭窄。而 PFAA 的单腔主动脉弓，形成主弓的第 5 弓上未发出头臂动脉，第 5 弓与降主动脉连接处多存在狭窄，同时第 4 弓呈簇状发出三支头臂动脉后离断（A 型离断），或发出两支头臂动脉后离断（B 型离断），第 3 支从降主动脉与第 5 弓连接处附近发出，或呈现 C 型离断的征象，同时头臂动脉也可以出现四支或五支的变异。总之，头臂动脉的多种异常表现可提示 PFAA 的可能，必要时可行心脏大血管增强 CT 检查协助诊断。

3. 须与肺动脉闭锁的体 – 肺动脉连接相鉴别的疾病

肺动脉闭锁合并 PDA，即肺动脉供血的血管为动脉导管（第 6 号），其起自主动脉峡部即降主动脉起始处，远端与肺动脉共汇或一侧分支相连。而第 5 弓的肺动脉闭锁体-肺动脉连接，其起始部位为升主动脉的远端，这一点可以用来鉴别。

【要点提示】

1. 图像观察要点

（1）双腔主动脉弓是某一侧的第 4 弓和第 5 弓同时存在，形成双通道连接升主动脉和降主动脉，可以不存在狭窄，也可以存在不同程度的狭窄。

（2）单腔主动脉弓是第 4 弓发生离断，第 5 弓单独连接升主动脉和降主动脉，与降主动脉连接处多存在狭窄。

（3）合并肺动脉闭锁的体-肺动脉连接第 5 弓，是在心内结构为 PA 的超声征象基础上，升主动脉远端发出第 5 弓与肺动脉共汇或某一支肺动脉分支相连，多合并肺动脉共汇及分支发育狭窄。

2. 诊断思路

PFAA 均起自升主动脉远端，第 1 支头臂动脉的对侧或偏前位置，在检查过程中若发现此水平有异常血管发出，即可怀疑 PFAA 可能。根据其远端终止的部位及其内血流的方向形成了不同的连接，如体-体连接、体-肺连接、肺-体连接及混合连接，再根据其合并的一些相关的畸形形成不同的临床类型，具体参考前表 3-2-1。还要详细观察第 5 号的长度及其内径是否存在狭窄，并全面检查是否合并其他的心内或大血管畸形，最终做出正确的超声诊断。

（郑　淋）

【参考文献】

[1] Freedom RM, Yoo SJ, Mikailian H, et al. The Natural and Modified History of Congenital Heart Disease. New York, Wiley-Blackwell, 2008: 54-58.

[2] Lloyd DFA, Ho SY, Pushparajah K, Persistent fifth aortic arch: the "great pretender" in clinical practice. Cardiology in the Young 2017; 28(2): 1-7.

[3] 郑　淋 . 永存第五对主动脉弓的超声心动图诊断及分型 . 中国超声医学工程学会全国超声心动图学术会议，2014.

肺动脉闭锁

【概述】

肺动脉闭锁（PA）是指右心室与肺动脉之间的交通中断，右心室血流被阻断，完全不能经肺动脉瓣进入肺动脉。闭锁可以发生在右心室流出道—肺动脉分叉的任何部位，以肺动脉瓣闭锁最为常见，占先天性心脏病的 1% ~ 3%。根据是否伴有 VSD 分为两大类：PA 伴室间隔完整（pulmonary atresia with intact ventricular septum，PA/IVS）、PA 伴 VSD（pulmonary atresia with ventricular septal defect，PA/VSD）。胚胎发生学机制推测：PA/VSD 发生在心室分隔前、圆锥干分隔或分隔后不久，来源于圆锥干的主肺动脉不能与肺内动脉相连；PA/IVS 发生于心室分隔后，是圆锥干中间部分分化异常，是严重 PS 的极端。PA 时肺血供来源于动脉导管或体-肺侧支等，如动脉导管、体-肺侧支供血不足则会发生严重低氧血症，出生后即应积极干预。

（一）肺动脉闭锁伴室间隔完整

【病理解剖】

PA/IVS 病理解剖变异较多，常根据右心室发育情况简单分为两类（图 3-2-22）：右心室发育不良型（Ⅰ型 90%）、右心室扩大型（Ⅱ型 < 10%）。也可根据 PA 的性质分为膜性闭锁、肌性闭锁。右心房扩大、存在 ASD 或卵圆孔未闭，PA 时总干及分支通常发育较好，动脉导管开放维持肺血供是 PA/IVS 的共同病理解剖特征。

右心室发育不良型：三尖瓣瓣环不同程度的发育不良、瓣膜功能相对完好，右心室肥厚、存在不同程度的发育不良；漏斗部多数发育较好，部分狭窄甚至闭锁；肺动脉瓣闭锁以膜性闭锁为主，也可呈肌性闭锁；冠脉循环可有心肌窦状隙开放、冠状动脉 - 右心室瘘，有作者报道在 145 例 PA/IVS 造影的病例中 9% 存在右心室依赖性冠脉循环（right ventricle-dependent coronary circulation，RVDCC），即冠状动脉与右心室相连，伴有 1 支以上主要冠状动脉阻塞，心肌供血依赖高压的右心室，右心室解压后会出现心肌缺血。显著的右心室及三尖瓣环发育不良、肺动脉肌性闭锁时易发生 RVDCC。

右心室扩大型：右心房扩大更明显；右心室腔大、壁较薄、三尖瓣环增大，瓣膜发育差，可合并三尖瓣下移畸形，三尖瓣反流较严重；肺动脉瓣闭锁呈膜性闭锁；动脉导管开放是肺血的主要来源；罕见发生冠状动脉循环异常。

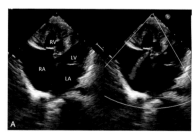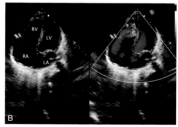

A. 图显示右心室显著发育不良、壁厚、三尖瓣环小、反流轻度；B. 图显示右心室稍扩大、壁薄、三尖瓣反流严重。RV：右心室；LV：左心室；RA：右心房；LA：左心房

图 3-2-22　PA/IVS 类型

【病理生理】

PA/IVS 的病理生理及血流动力学变化主要包括以下两方面：一方面，右心室前向血流无出路，右心室收缩期压力增高（可超过体循环压力），血流必须经过三尖瓣反流回右心房，再经 ASD 或卵圆孔分流至左心房，三尖瓣反流越重则右心房扩大越明显；相反，如果三尖瓣启闭功能较完好、进入右心室及反流回右心房的血流量少、右心房扩大的程度轻，此时右心室的血流可以通过开放的心肌窦状隙或右心室—冠脉瘘与冠状动脉相通，甚至存在 RVDCC。另一方面，肺动脉缺乏前向血流、主要依赖动脉导管供应肺部血流。因肺血减少、心房水平右向左分流导致低氧血症，心房水平分流受限者可存在循环灌注不足。

【临床特征】

因肺血减少、房水平右向左分流，患儿出生后早期即出现严重发绀、呼吸急促、低氧血症、酸中毒，病情严重程度取决于肺血流量的多少。出生后当动脉导管内径变小趋于自然闭合时，发绀加重，需紧急干预：静脉滴注前列腺素、介入或外科手术建立右心室流出道前向血流。三尖瓣反流严重者胸骨左缘可闻及全收缩期杂音、动脉导管或侧支较粗大者偶可闻及连续性杂音。因右心房扩大、压力增高，可出现肝大，房水平分流不足则导致左心室心输出量降低，引起四肢末梢灌注不良。

【超声心动图表现】

1. 经胸超声心动图

（1）间接征象：四腔心切面可见右心房扩大，三尖瓣环及右心室不同程度的发育不良、右心室肥厚，三尖瓣开放幅度小、不同程度瓣膜反流。通常右心室发育不良型反流不明显，右心室扩大型多见三尖瓣大量反流。根据反流速度可以评价右心室收缩压，通常与左心室相当或超过左心室压。房水平可见右向左分流。在心尖四腔切面可以获取评价右心室发育的指标：三尖瓣环（TV）内径、右心室面积；轻度右心室发育不良：右心室≥正常的 2/3（TV Z 值相当于 0 ~ –2）；中度发育不良（TV Z 值相当于 –2 ~ –4）：右心室大小介于正常的

1/3 ～ 2/3；重度右心室发育不良小于正常的 1/3（TV Z 值＜ –4）。右心室发育不良型可见右心室壁肥厚、腔小、室间隔凸向左心室。多切面显示室间隔完整，少部分患儿可见心肌窦状隙开放、冠状动脉 – 右心室瘘。在右心室扩大型 PA/IVS 中可见右心室扩大、壁较薄、三尖瓣发育异常（如三尖瓣下移畸形）、严重的三尖瓣反流。胸骨旁大动脉短轴、胸骨上窝切面可观察肺动脉及其分支发育情况、有无动脉导管及体 – 肺侧支等（图 3-2-23）。

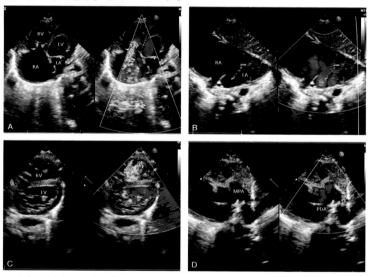

A. 心尖四腔切面显示右心房明显扩大、右心室轻度发育不良、中度三尖瓣反流；B. 剑突下双房心切面显示卵圆孔开放、房水平右向左分流；C. 心室短轴切面显示右心室心肌内窦样隙开放；D. 胸骨旁大动脉短轴显示动脉导管开放，左向右分流。PDA：动脉导管；MPA：主肺动脉；RV：右心室；LV：左心室；RA：右心房；LA：左心房

图 3-2-23　PA 伴室间隔完整间接征象

（2）直接征象：胸骨旁大动脉短轴、右心室流出道切面可显示肺动脉瓣闭锁征象（膜性为主）；肺动脉瓣无开放、无跨肺动脉瓣的前向血流，同时显示右心室流出道发育情况（图 3-2-24）。

2. 经食管超声心动图

术前诊断多不需要经食管超声检查，术中可精确测量肺动脉瓣环，依此选择合适的球囊，指导穿刺针指向瓣膜中央，引导导丝及球囊的置入，监测球囊扩张过程，评价即刻治疗效果。

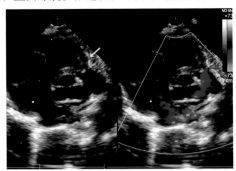

箭头为大动脉短轴肺动脉膜性闭锁

图 3-2-24　肺动脉膜性闭锁动态图

【鉴别诊断】

膜性 PA 需要与下列疾病鉴别：

（1）功能性肺动脉瓣闭锁：不同病因导致右心室功能差合并肺循环压力、阻力增高，收缩期右心室压力小于肺动脉时，肺动脉瓣不能开放，但可以观察到收缩期、舒张期跨肺动脉瓣逆向血流，在正压通气时可有短暂的肺动脉瓣开放。

（2）重度肺动脉动脉瓣狭窄：仔细观察可以见到极少量跨肺脉瓣前向血流、探测到其血流频谱。临床处置与 PA/IVS 相同。

【要点提示】

1. 图像观察要点

（1）心尖四腔心切面，观察心腔大小，通过测量心室内径及三尖瓣环径等判断右心室发育情况，彩色多普勒引导下观察三尖瓣反流程度、心房水平右向左分流。

（2）胸骨旁大动脉短轴、右心室流出道长轴切面，评估右心室流出道部分的发育，右心室流出道是否通畅；观察肺动脉瓣膜的形态及有无启闭运动；肺动脉总干及分支发育，合并动脉导管、体—肺侧支数量。

（3）多切面观察室间隔连续性是否完整、是否存在心肌窦状隙开放或冠状动脉—右心室瘘，根据右心室发育情况及是否三尖瓣大量反流判断是否有右心室依赖型冠状动脉循环可能。

（4）剑突下双房心切面观察房水平间的交通是否通畅，或是否限制性分流。

（5）胸骨上窝切面观察动脉导管、体-肺侧支，左右肺动脉分支发育情况。

（6）全面扫查是否合并其他畸形。

2. 诊断思路

新生儿早期即出现明显青紫，经胸超声心动图见右心房增大、右心室不同程度的发育不良、三尖瓣反流、右心室收缩压增高、心房水平右向左分流，此时应想到右心室流出道的梗阻：肺动脉狭窄或闭锁；进一步检查显示肺动脉瓣无启闭活动，没有跨肺动脉瓣前向血流，肺动脉内见动脉导管或体-肺侧支供血，各切面检查确认室间隔完整，至此 PA 伴室间隔完整诊断确立。检查过程中需明确是否存在心肌窦状隙开放、冠脉-右心室瘘，评价三尖瓣及右心室发育情况，根据右心室发育情况及是否三尖瓣大量反流判断是否有右心室依赖型冠状动脉循环可能；确定动脉导管或体-肺侧支供血是否充足，房水平分流是否足够大，为制定临床干预方案提供依据。

（二）肺动脉闭锁伴室间隔缺损

【病理解剖】

PA 伴 VSD（PA/VSD）多位于膜周或漏斗部，主动脉增宽骑跨，右心室肥大，其流出道呈盲端。此型 PA 可以累及漏斗部—肺动脉分支的任何一段，肺动脉可有主干及共汇，也可仅有分支而无共汇，甚至一侧或双侧肺外肺动脉缺如。PA/VSD 的特点是肺动脉血供来源存在较多变异：可以来源于动脉导管、体-肺侧支、支气管动脉、甚至冠状动脉，可以是单源血供，也可以是多源血供。2000 年，胸外科医师学会（the Society of Thoracic Surgeons，STS）根据肺循环的解剖形态特征，即是否存在固有肺动脉（native pulmonary arteries，NPA）、主要体-肺侧支动脉（major aortopulmonary collateral arteries，MAPCA），将 PA/VSD 分为 A、B、C 三型（图 3-2-25）。

A 型：只存在 NPA，没有 MAPCA，完全由动脉导管供应全部肺血，肺动脉不需要单源化处理。

B 型：NPA 和 MAPCA 同时存在，肺动脉需要单源化处理。

C 型：NPA 缺如，只有 MAPCA 供应肺血、肺动脉需要单源化处理常合并其他心内外畸形。

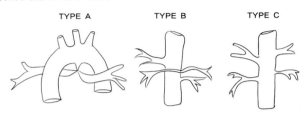

图 3-2-25 PA 伴 VSD 依据肺部血供来源分类示意图

【病理生理】

PA/VSD 的病理生理及血流动力学变化主要包括两方面：一方面肺动脉缺乏前向血流，需依赖动脉导管和（或）体-肺侧支供应肺部血流，总体存在肺血减少，不同的肺段可能存在灌注不均匀，灌注过多的节段会引起高血压、梗阻性肺血管病，灌注不足的节段存在缺血、血液淤滞及血栓形成；另一方面，左、右心室血流全部经骑跨的主动脉进入体循环，左右心室压力相同。

【临床特征】

多数患儿出生后早期即出现严重发绀、呼吸急促、低氧血症、酸中度，病情严重程度取决于肺血流量的多少。出生后数日，当动脉导管内径变小趋于自然闭合时，发绀加重，需紧急干预，静脉滴注前列腺素保持动脉导管开放。也有部分病例动脉导管或体-肺侧支供血较充足，新生儿期缺氧并不严重，但随着年龄增长，缺氧渐进加重。少数病例因动脉导管粗大或体-肺侧支供血过多，在出生后 4～6 周出现肺血增多表现及心力衰竭。存在动脉导管时在出生后 4～6 周可闻及连续性杂音，体-肺侧支也可导致连续性杂音，这种杂音往往是广泛而浅表，以背部明显。

【超声心动图表现】

1. 经胸超声心动图（图3-3-26）

（1）间接征象：五腔心及左心室长轴切面可显示主动脉骑跨及大面积对位不良性的VSD；四腔心及其他切面可显示右心房室轻度扩大、右心室壁肥厚，左心房上方肺动脉内花彩血流。

（2）直接征象：多切面显示右心室流出道肥厚闭塞呈盲端，肺动脉瓣发育差、无开放、无跨肺动脉瓣的前向血流，PA多为肌性闭锁，偶为膜性闭锁。胸骨旁大动脉短轴、胸骨上窝切面可见肺动脉及分支发育较差或显示不清甚至无共汇。彩色多普勒血流显像可观察到动脉导管一至多支迂曲走行的体-肺侧支向肺动脉分支供血。

（3）多切面全面扫查可发现其他心内外合并畸形。

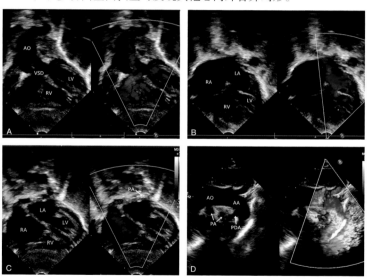

A. 剑突下冠状切面显示主动脉增宽骑跨、VSD；B. 心尖四腔切面显示右心房室增大；C. 显示右心房增大、右心室肥厚、左心房上方肺动脉内见花彩血流；D. 主动脉弓长轴切面显示动脉导管血流进入肺动脉。PA：肺动脉；AA：主动脉弓；RV：右心室；LV：左心室；RA：右心房；LA：左心房；PDA：动脉导管；VSD：室间隔缺损；AO：升主动脉

图3-2-26 PA伴VSD间接征象

2. 经食管超声心动图

对经胸超声心动图显示不满意者，可通过经食管超声心动

图清晰显示 VSD、主动脉骑跨，对体-肺侧支的显示也有所帮助（图 3-2-27）。

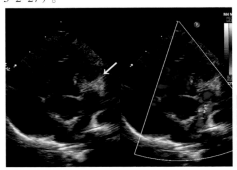

箭头显示大动脉短轴 PA，同时可见 VSD

图 3-2-27　PA 伴 VSD 动态图

【鉴别诊断】

该病主要与下列疾病鉴别：

（1）永存动脉干（PTA）：PTA 仅存在一组半月瓣，肺动脉主干或左右分支可从共干的不同部位发出。

（2）重症 TOF：仔细观察仍有肺动脉瓣的启闭活动，可见少量血流通过。

【要点提示】

1. 图像观察要点

（1）四腔心切面可显示右心房室轻度扩大、右心室壁肥厚，左心房上方肺动脉内花彩血流。

（2）胸骨旁左心室长轴及心尖五腔心切面可见较大的对位不良型 VSD、主动脉增宽骑跨、心室水平右向左分流。

（3）胸骨旁大动脉短轴切面观察右心室流出道有无狭窄或闭塞，是否存在肺动脉瓣并有无启闭运动，确定无跨肺动脉瓣前向血流。

（4）胸骨旁大动脉短轴及胸骨上窝切面观察肺动脉主干及分支血管发育情况，是否存在共汇，并分析判断肺部供血的来源。

（5）全面扫查是否合并其他畸形。

2. 诊断思路

新生儿早期青紫，经胸超声心动图见对位不良型VSD、主动脉增宽及骑跨、右心室肥厚，此时应想到右心室流出道梗阻；进一步检查显示肺动脉瓣无启闭活动，没有跨肺动脉瓣前向血流，肺动脉主干及左右分支任何部位均可能闭锁，见动脉导管或体-肺侧支给肺部供血，至此PA伴VSD诊断确立。检查过程中需明确肺动脉主干及分支的发育、左右肺动脉是否有共汇、肺动脉血供来源，为临床制定干预方案提供依据。

（朱善良）

【参考文献】

[1] 任卫东，张玉奇，舒先红.心血管畸形胚胎学基础与超声诊断.北京：人民卫生出版社，2015.

[2] Christo IT, Natialie R. Congenital Heart Surgery Nomenclature and Database Project：Pulmonary Atresia−Ventricular Septal Defect. AnnThorac Surg. 2000, 69(3)：S97−105.

右肺动脉异常起源于升主动脉

【概述】

肺动脉异常起源于升主动脉（anomalous origin of pulmonary artery from the ascending aorta, AOPA），是一种罕见的先天性心脏病，是指右肺动脉或左肺动脉中的一支异常起源于升主动脉，而另一支仍与肺总动脉延续，又称为半PTA。根据病理解剖可以分为两型：右肺动脉异常起源于升主动脉（anomalous origin of right pulmonary artery from the ascending aorta, AORPA）和左肺动脉异常起源于升主动脉（anomalous origin of left pulmonary artery from the ascending aorta, AOLPA），其中以AORPA相对多见，占70%~90%。由于AOPA患儿临床表现缺乏特异性，容易出现漏诊及误诊，如果患儿未接受治疗将导致充血性心力衰竭和PH，30%患儿在3个月内死亡。本文中主要介绍AORPA。

【病理解剖】

右肺动脉异常起源于升主动脉根据右肺动脉的起源位置距主动脉

瓣和无名动脉的距离，AORPA 可以分为以下 2 种类型。

1. 近端型（Ⅰ型）

右肺动脉起源于升主动脉的后壁、侧壁，此类型较多见，约占 85%。胚胎时主动脉 6 对动脉弓连接腹侧动脉及成对的背主动脉。胚胎早期前 4 对动脉弓和肺动脉胚芽起源于主动脉囊，主动脉囊的背侧壁在第 4 及第 6 号之间向内凹陷，即成主动脉肺动脉隔，与动脉圆锥间隔的远端部分融合，将早期胚胎心脏的 TAC 分成主动脉及肺动脉根部。左右两侧的第 6 对主动脉弓先出现于腹侧，从背侧已存在的肺动脉上则发出更大的胚芽；而原已存在的肺动脉分别从腹侧腮丛和背侧的主动脉衍生而来。所以严格地说，肺动脉不是第 6 对弓的分支，第 6 对弓连接原始肺动脉至背主动脉，右侧第 6 弓存在非常短暂，左侧第 6 弓即为动脉导管。右肺动脉向左侧迁移，与左肺动脉近端融合并完成肺动脉的近端部分。若右肺动脉向左侧迁移延迟，则主肺动脉间隔向内凹陷较正常偏向左侧，使右肺动脉连接于升主动脉。此类型 AORPA 常合并 APSD 及 IAA 等畸形。

2. 远离型（Ⅱ型）

右肺动脉发自于升主动脉远端或无名动脉，此类型较少见。其发生有多种解释：①右第 5 号发育，第 6 弓未发育，第 6 弓如有发育，则退化较早；②第 5、6 号均不发育，早期胚胎肺动脉离开原来近第 3、四弓的位置，向上迁移至升主动脉；③第 5 对弓发育，肺动脉的近端以及第 6 弓远端（背部）消失，此类型常合并肺动脉狭窄。

另外，根据合并其他心脏畸形，AORPA 可以分为两型：一类是合并 PDA、卵圆孔未闭等简单的心脏畸形，外科手术治疗预后较好；另一类是合并 TOF、IAA、APW 或 VSD 等心脏畸形，此类治疗效果与合并的心脏畸形密切相关。

【病理生理】

AORPA 的血流动力学变化主要是动脉干水平存在大量的左向右分流，右侧肺血管接受升主动脉的高压灌注，称为"体循环肺"，肺部小动脉中层弹力纤维增生及内膜增厚、硬化，很快进展至 PH。与肺动脉相延续的左侧肺，接受全部右心室的输出血，称为"肺循环肺"，加之伴发的 PDA 早期左向右分流，均可使左肺动脉的压力和容量负荷加重，也会在早期出现 PH。因此，双侧肺血管很容易早期出现梗阻性病变。肺动脉压力增高，导致右心室压力增高，右心室室壁肥厚。双侧肺静脉回流入左心房的血流量增多，导致左心容量负荷增加，使左心房、左心室增大。由于 AORPA 很少单独存在，常常合并其他心脏畸形，其血流动力学变化根据所合并的不同畸形而不同。

【临床特征】

AORPA 患儿常出现发绀、反复呼吸道感染、呼吸困难及慢性充血性心力衰竭等表现。查体时可闻及肺动脉瓣区第 2 心音亢进，合并其他心脏畸形时，可闻及相应的杂音。心前区略饱满，胸骨左缘可触及右心室肥厚所致的抬举感。心电图检查可以发现右心室肥厚或双心室肥厚。X 线胸片可以显示双侧肺血不对称，"体循环肺"侧肺血增多。诊断 AORPA 后应尽早行手术治疗，若出现不可逆的肺血管病变，预后很差。

【超声心动图表现】

1. 二维超声心动图

直接征象：左心室长轴切面可以显示主动脉根部或者升主动脉发出肺动脉，单凭左心室长轴此征象不能确诊，需要与 PTA、APW 及大动脉转位相鉴别。大动脉短轴切面可以显示肺动脉分叉结构消失，肺动脉远端呈圆弧形改变，主肺动脉直接延续成为左肺动脉，稍微调整探头可见右肺动脉发自升主动脉。胸骨上窝主动脉弓长轴切面能够较好地显示右肺动脉起源于升主动脉，并可以清晰显示右肺动脉起源于主动脉的位置，右肺动脉起源于升主动脉为近端型，起源于主动脉弓或无名动脉为远端型（图 3-2-28 ~ 图 3-2-30）。

间接征象：重度 PH 是该病的间接征象。当持续存在 PH 时，左心室长轴切面及四腔心切面可以显示左右心房室比例失调，右心房室内径明显增大，右心室游离壁增厚。大动脉短轴切面显示肺动脉内径增宽。左心室短轴切面显示右心室增大，室间隔偏向左心室侧，致左心室呈"D"字形改变。此外，还可以观察合并其他心脏畸形情况。

2. M 型超声心动图

右心室前后径增大，右心室前壁增厚。

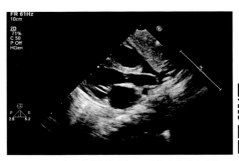

左心室长轴切面显示升主动脉后壁发出一支血管

图 3-2-28　右肺动脉异常起源于升主动脉动态图

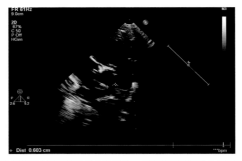

大动脉短轴切面显示肺动脉分叉消失，右肺动脉起自升主动脉后侧壁

图 3-2-29　右肺动脉异常起源于升主动脉

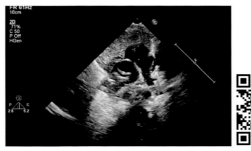

大动脉短轴切面显示右肺动脉起自升主动脉后侧壁

图 3-2-30　右肺动脉异常起源于升主动脉动态图

3. 彩色多普勒超声心动图

在左心室长轴、大动脉短轴及胸骨上窝主动脉长轴基础上叠加彩

色多普勒,可以更加直观清晰地显示右肺动脉起自主动脉(图3-2-31)。彩色多普勒超声心动图结合二维超声心动图可以更好地显示合并的其他心脏畸形及血流动力学改变,如PDA(图3-2-32,图3-2-33)。应用频谱多普勒可以通过三尖瓣反流及肺动脉瓣反流的峰值压差估测肺动脉压力,如果合并VSD或者PDA,可以根据体肺循环之间的分流压差估测肺动脉压力。

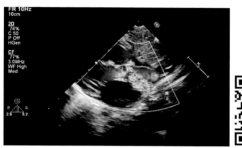

彩色多普勒超声心动图左心室长轴切面显示升主动脉后壁发出一支血管

图 3-2-31　右肺动脉异常起源于升主动脉动态图

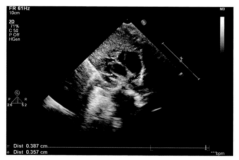

二维超声心动图大动脉短轴切面显示迂曲走形的动脉导管

图 3-2-32　PDA

4. AORPA 术后超声心动图

由于 AORPA 会导致进行性加重的 PH,因此,唯一有效的治疗方法是及早进行外科手术矫治恢复正常血流动力学改变。术后主要问题是主动脉瓣上狭窄及肺动脉吻合口狭窄。因此,AORPA 患儿术后应长期进行超声心动图随访,重点观察主动脉瓣上及肺动脉吻合口情况。

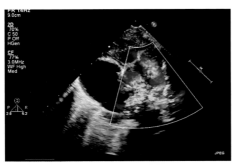

彩色多普勒超声心动图大动脉短轴切面显示 PDA，其内可见右向左分流的蓝色血流信号

图 3-2-33　PDA 动态图

【鉴别诊断】

需要与 AORPA 进行鉴别的疾病：

（1）PTA：PTA 可见 TAC 上发出血管，若将 PTA 误认为主动脉，并且未能准确判断左、右肺动脉，则可能发生误诊。但 PTA 只有一支大动脉从心腔发出，并且只存在一组半月瓣，而 AORPA 可以显示两支动脉分别从左右心室发出，并且存在两组半月瓣。

（2）大动脉转位：AORPA 患儿左心室长轴切面显示右肺动脉从主动脉近端发出，形成一个分叉，故将主动脉当作是较早发出分叉的肺动脉，而将无右肺动脉的肺动脉主干当作升主动脉而诊断为大动脉转位，但是 AORPA 患儿大动脉短轴切面可以显示两组半月瓣位置正常，胸骨上窝主动脉弓长轴切面可以显示主动脉的头臂分支血管。

（3）APW：在大动脉短轴切面显示升主动脉横断面左侧与肺动脉主干右侧之间回声缺失，当缺损位置较高时，可能会出现右肺动脉部分骑跨于升主动脉，此时在肺动脉长轴切面同时显示左、右肺动脉分支可与右肺动脉异常起源于升主动脉相区别。

【要点提示】

1. 图像观察要点

（1）多切面观察，明确心内是否为两组半月瓣。

（2）大动脉短轴切面观察肺动脉左右分支是否正常。

（3）多切面观察升主动脉，是否存在异常起源的血管。

（4）估测肺动脉压力。

（5）除外或诊断合并其他心脏畸形。

（6）术后应重点观察主动脉瓣上及吻合口情况。

2. 诊断思路

超声心动图提示右心房室增大，除应该注意 ASD、PS 及 APVC 之外，还应该注意右肺动脉异常起源于升主动脉。当超声心动图提示心内结构正常，但不能解释存在的 PH 和心功能衰竭时，应怀疑右肺动脉异常起源于升主动脉。大动脉短轴切面对诊断右肺动脉异常起源于升主动脉十分重要，在大动脉短轴切面应该清晰显示肺动脉主干、肺动脉分叉及左右肺动脉，若肺动脉分叉显示不清，需要进一步探查分支肺动脉的起源位置。注意，胸骨上窝主动脉弓长轴切面是非常重要的补充探查切面，在进行诊断时不能遗漏这个切面。AORPA 术后应该仔细探查主动脉瓣上及肺动脉吻合口，注意是否存在狭窄情况。

（杨　娇　马　宁）

【参考文献】

[1] Wang J, Song Y, Cheng TO, et al. The value of transthoracic echocardiography in the diagnosis of anomalous origin of the right pulmonary artery from the ascending aorta：a single center experience from China. International Journal of Cardiology. 2015,184(1)：750-754.

[2] 黄国英 . 小儿超声心动图学 . 上海：上海科学技术出版社 , 2015.

第三节

圆锥动脉干异常

法洛四联症

【概述】

法洛四联症（TOF）是儿童最常见的发绀型先天性心脏病，主要病理改变包括主动脉骑跨、VSD、肺动脉狭窄、右心室肥厚。1671 年，Stensen 首次描述 TOF 的解剖特征。1888 年，Fallot 详细描述其病理改变及临床表现。1924 年，Abbott 与 Dawson 将此畸形命名为 TOF。TOF 约占儿童发绀型先天性心脏病的 50%，约占所有先天性心脏病的 10%，占活产婴儿的 0.018% ~ 0.026%。

【病理解剖】

TOF 的心脏血管畸形均与胚胎期圆锥动脉干发育不良有关。肺动脉下圆锥发育不良，圆锥间隔向前移位，导致右心室漏斗部狭窄；圆锥间隔向前移位而未能与正常位置的窦部室间隔对拢，形成的间隙称为对位不良型室缺；肺动脉未能正常向上、向前发育，主动脉不能正常旋转，造成主动脉骑跨；容量负荷和压力负荷增加导致继发性右心室肥厚。

根据病理解剖特点可将 TOF 分为以下 3 种类型。

1. TOF 合并肺动脉狭窄

漏斗间隔向前、向右移位是 TOF 的基本病理改变，导致右心室流出道狭窄，程度轻重不一。狭窄可以局限，即仅存在于右心室流出道起始段，也可从右心室流出道到肺动脉分支广泛狭窄。大部分 TOF 均合并 PS、二叶瓣及单叶瓣等畸形。肺动脉主干及分支发育不良，瓣上狭窄及肺动脉分叉处狭窄常见，包括左、右肺动脉分支起始部，尤其是左肺动脉。一侧肺动脉可起自动脉导管或升主动脉，常见的是左肺动脉。

典型 TOF 的 VSD 较大，为非限制性缺损，常位于嵴下部位，缺损的上缘为主动脉瓣，前上缘为漏斗间隔，主动脉瓣、二尖瓣及三尖瓣呈纤维连接。漏斗部间隔缺如者，缺损延伸至肺动脉下时为双动脉下型缺损，东方人约占 11.4%。多发性 VSD 约占 5%，大多位于肌部小梁部，走行迂曲，右心室面常被肌小梁遮挡，容易漏诊。

主动脉增宽、右移骑跨于室间隔之上，骑跨的程度自 15% 至 95% 不等，一般为 50% 左右，也有学者认为骑跨率超过 75% 则应归为 DORV。正常时，主动脉右冠瓣在正前方，左冠瓣及无冠瓣延续于二尖瓣前叶。TOF 的主动脉右冠瓣偏前左，无冠瓣偏右，主要是左冠瓣延续于二尖瓣前叶。

TOF 患儿中有 2.5% ~ 9.0% 合并冠状动脉畸形，常见左前降支发自右冠状动脉、左冠状动脉主干发自右冠状动脉、圆锥支发自右冠状动脉及冠状动脉肺动脉瘘。其中最常见左前降支起自右冠状动脉，横跨过右心室流出道表面，增加了右心室流出道成形术的难度。肺动脉瓣严重狭窄或闭锁时，可合并冠状动脉–肺动脉瘘，向肺动脉供血。

2. TOF 合并房 VSD

TOF 合并房 VSD 少见，约占所有 TOF 患儿的 1.6%，大多合并基因异常及心外其他系统的畸形。合并的房 VSD 大多为 Rastelli 分型中的 C 型，A 型少见。

3. TOF 合并肺动脉瓣缺如

TOF 合并肺动脉瓣缺如约占所有 TOF 患儿的 3.0%。病理特点为肺动脉瓣环发育小，瓣环处仅见少量残留的纤维条索样组织，肺动脉总干短，总干及分支明显扩张。常合并动脉导管缺如，与 TOF 合称为肺动脉瓣缺如综合征。

TOF 其他心血管系统合并畸形有 ASD 或卵圆孔未闭、PDA、右位主动脉弓、左侧上腔静脉残存、侧支血管形成等。

【病理生理】

TOF 的病理生理取决于引起的不同程度血流动力学改变，主要与右心室流出道的狭窄程度及 VSD 的大小有关。右心室流出道梗阻的程度决定了出现症状的时间及青紫程度。当右心室流出道轻到中度狭窄时，心室水平为左向右分流；此时患儿可无明显的青紫（非青紫型 TOF）。肺动脉狭窄严重、VSD 较大时，收缩期右心室血液通过

VSD 进入骑跨的主动脉，造成持续的低氧血症和发绀。右心室受压力负荷及容量负荷增大，导致右心室增大、肥厚；右心房一般增大。肺血流量减少可导致左心室舒张末期容量减低，左心房、室腔较小。当体-肺动脉侧支血管供应肺动脉血量较大时，左心大小可轻度减小或正常。

【临床特征】

TOF 患儿可出现不同程度的发绀，主要表现在口唇、指（趾）甲、耳垂、口腔黏膜等毛细血管丰富的部位，新生儿初期发绀多不明显，随年龄增长逐渐明显，哭闹及活动后加重。部分患儿喂养、哭闹、活动后气促明显，发绀加重，甚至出现昏厥、抽搐等症状，被称为缺氧发作。婴幼儿常双膝屈曲体位，儿童活动后喜蹲踞。杵状指（趾）是四联症的典型体征。胸前可闻及收缩期喷射性杂音，少数伴收缩期震颤。心电图表现为电轴右偏，右心室肥厚，右心房肥大。X 线平片表现为肺血减少、肺动脉段平直或凹陷，心尖上翘，心影呈靴型。

【超声心动图表现】

1. 经胸超声心动图

（1）右心室流出道及肺动脉狭窄：肺动脉狭窄是 TOF 的最基本病理特征，超声检查应明确狭窄的部位及程度。剑突下右心室流出道切面、胸骨旁大动脉根部短轴切面、胸骨旁右心室流出道长轴切面均可显示向左、向前移位的圆锥隔，明确右心室流出道狭窄的程度（图 3-3-1，图 3-3-2）。胸骨旁及高位胸骨旁肺动脉长轴切面可显示肺动脉总干及肺动脉分支，主要显示肺动脉分支近端（图 3-3-3）。彩色多普勒超声显示狭窄处血流呈五彩镶嵌状射流（图 3-3-4），应用频谱多普勒超声可以测量肺动脉血流速度，根据简化 Bernoulli 方程可以算得梗阻处压差的大小，判断狭窄的严重程度。

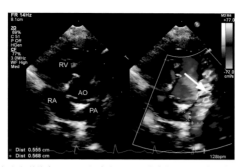

箭头为右心室流出道狭窄；AO：主动脉；PA：肺动脉；RA：右心房；RV：右心室

图 3-3-1 右心室流出道切面显示圆锥隔前移

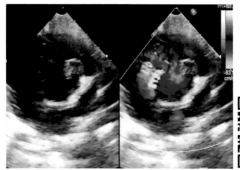

图 3-3-2 显示右心室流出道内径狭窄动态图

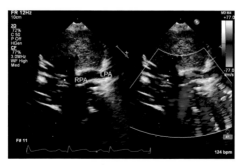

LPA：左肺动脉；RPA：右肺动脉

图 3-3-3 胸骨旁高位切面显示肺动脉分支发育差

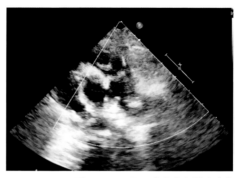

图 3-3-4　显示肺动脉内射流动态图

肺动脉发育情况的评估对手术治疗有重要意义。定性判断肺动脉狭窄的方法：①婴儿期肺动脉总干小于 0.7cm、儿童期肺动脉总干小于 1.3cm，一般认为肺动脉重度狭窄；②根据肺动脉总干（MPA）与升主动脉（AAO）的比值判断，MPA/AAO ＞ 1/2 属于轻度狭窄，1/3 ＜ MPA/AAO ＜ 1/2 属于中度狭窄，MPA/AAO ＜ 1/3 属于重度狭窄。

定量判断肺动脉狭窄的指标有 McGoon 指数、Nakata 指数等。① McGoon 指数：1978 年提出，定义为左、右肺动脉近第 1 分支处内径之和与横膈水平降主动脉内径的比值，正常值大于 2.0；一般认为大于 1.5 可考虑进行 TOF 根治手术。② Nakata 指数：左、右肺动脉近第 1 分支处的截面积相加值（mm^2）除以体表面积，称为肺动脉指数，又名 Nakata 指数；正常值为（330 ± 30）mm^2/m^2；一般认为大于 $100mm^2/m^2$ 才能承受根治手术，小于 $150mm^2/m^2$ 低心排发生率较高。

（2）VSD：剑突下及心尖五腔切面、胸骨旁长轴切面可显示对位不良型 VSD，室间隔残端到主动脉前壁根部的距离为室缺的大小，结合胸骨旁大动脉短轴切面可以判断 VSD 的类型。圆锥隔缺如者为双动脉下 VSD，可在左心室长轴切面、胸骨旁大动脉短轴切面、胸骨旁右心室流出道长轴切面显示。

TOF 的 VSD 一般为大型对位不良型，室水平为双向分流（图 3-3-5）。多发性 VSD 大多为对位不良型 VSD 与肌部小梁部缺损的组合，由于右心室面肌小梁粗糙，右心室面常有多束分流；由于右心室流出道梗阻，左右心室间无明显压力阶差，双向分流彩色不易显示；

此时应降低彩色血流标尺，多切面仔细探查，以明确诊断。

（3）主动脉骑跨：胸骨旁左心室长轴及心尖五腔切面可显示增宽的主动脉及主动脉骑跨征象,主动脉瓣与二尖瓣呈纤维连接(图3-3-6)。主动脉骑跨程度的判断：标准左心室长轴切面，骑跨率 =(主动脉前壁内缘至室间隔的距离 / 主动脉根部内径)×100%；骑跨率＜ 25% 为轻度骑跨，25% ~ 50% 为中度骑跨，＞ 50% 者为重度骑跨。彩色多普勒超声显示五腔心切面上来自左心室的血流及来自右心室的血流同时进入升主动脉（图 3-3-7 ）。

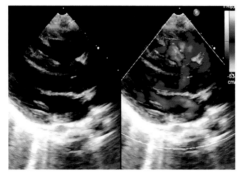

图 3-3-5　显示室水平双向低速分流动态图

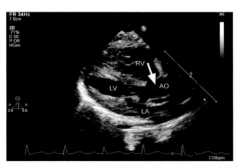

箭头为 VSD，并可见主动脉增宽，骑跨于室间隔上，主动脉瓣与二尖瓣前瓣呈纤维性连接；AO：主动脉；LA：左心房；LV：左心室；RV：右心室

图 3-3-6　胸骨旁左心室长轴切面显示对位不良型 VSD 与主动脉骑跨

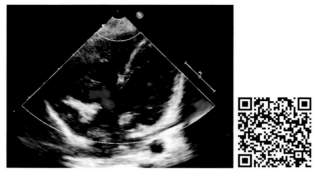

图 3-3-7　显示左、右心室血流均流入骑跨的主动脉动态图

（4）右心室肥厚：TOF 患儿的右心室肥厚是继发性改变，可应用四腔心切面及右心室流出道切面综合判断。右心房也可增大，左心房、左心室偏小（图 3-3-8）。

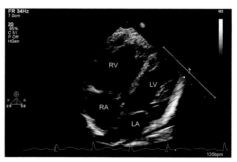

LA：左心房；LV：左心室；RA：右心房；RV：右心室

图 3-3-8　胸骨旁四腔心切面显示右心房增大，
右心室肥厚，左心房与左心室心腔小

（5）合并冠状动脉异常：TOF 常合并冠状动脉畸形，超声心动图需常规探查左、右冠状动脉起源及走行。术中由于需要切开右心室流出道进行疏通，故左前降支起源于右冠状动脉，并异常走行于右心室流出道前方时需特别诊断提示。此外也存在合并右冠状动脉起源异常的情况，右冠状动脉起源于左冠状动脉窦（图 3-3-9）。

（6）合并主动脉弓异常，常见右位弓，可合并迷走左锁骨下动

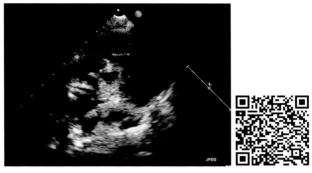

图 3-3-9　显示右冠状动脉起源异常动态图

脉等畸形。TOF 也常合并主动脉弓异常，其中，右位主动脉弓最为常见，又以镜像右位为主，超声心动图探查胸骨上窝切面时，左侧常规位置未见主动脉弓形态，仅可见向左侧走行的头臂干，向右扫查可显示右位弓长轴图像，一般较之正常左位弓弧度小。并可合并右位主动脉弓并迷走左锁骨下动脉，迷走左锁骨下动脉异常起于降主动脉起始段，起源部位可形成憩室，随后向左侧走行，形成不完全性血管环，造成对气道与食管的压迫（图 3-3-10）。

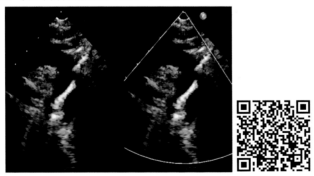

图 3-3-10　显示右位主动脉弓、迷走左锁骨下动脉与憩室动态图

【鉴别诊断】

须与 TOF 相鉴别的疾病：

（1）VSD 合并 PS：当 VSD 合并 PS 时应与 TOF 相鉴别，尤其是较大的嵴下 VSD，常可表现主动脉骑跨于室间隔之上的征象，鉴别

要点在于评估右心室流出道至肺动脉的狭窄程度，部分超声心动图表现介于两者之间的，可以考虑诊断为不典型或轻症 TOF。

（2）DORV：胸骨旁左心室长轴切面可以显示主动脉后壁与二尖瓣的连接关系，结合剑突下切面，判断主动脉瓣下是否存在圆锥结构；若主动脉瓣与二尖瓣间为纤维连接，诊断为 TOF；若主动脉瓣与二尖瓣间为肌性连接，诊断为 DORV。

（3）TAC：两者均有 VSD 与主动脉骑跨，鉴别点是 TAC 无右心室流出道，而肺动脉起自 TAC。

【要点提示】

1. 图像观察要点

（1）评价右心室流出道、肺动脉瓣环及肺动脉狭窄程度。

（2）明确 VSD 的位置及大小。

（3）确定主动脉骑跨的程度。

（4）测量右心室壁厚度。

（5）注意有无合并冠状动脉畸形。

（6）注意有无动脉导管及侧支血管。

（7）仔细探查主动脉弓，除外主动脉弓及分支血管的先天畸形。

（8）TOF 根治术后需对右心室流出道疏通、室间隔修补情况进行评价，需重点观察肺动脉正向血流是否通畅，评估肺动脉反流程度，并观察室间隔补片周围是否有残余分流存在。

2. 诊断思路

当患儿因发绀和心脏杂音就诊，查体心前区可闻及杂音，口唇、指（趾）末端发绀，大龄儿童表现为特征性的杵状指（趾）及蹲踞，经皮氧饱和度减低等提示缺氧的表现时，应考虑 TOF。结合超声心动图典型四联症表现主动脉骑跨、VSD、肺动脉狭窄、右心室肥厚可明确诊断，且诊断的重点在于评价右心室流出道及肺动脉的狭窄程度。超声心动图是诊断的首选影像学方法，多层螺旋 CT、CMR 和心血管造影检查用于肺动脉分支发育情况的判断、侧支血管形成及冠状动脉畸形的检出等。

（李静雅　马　　宁）

【参考文献】

[1] 王新房.超声心动图学.4版.北京：人民卫生出版社,2009.

[2] 李静雅，李嵘娟，金兰中，等.超声检测肺动脉参数及肺动脉瓣环Z值在小儿法乐四联症根治术式选择中的临床价值.中国循环杂志，2018，33（3）：275-278.

右室双出口

【概述】

右室双出口（DORV）是指两大动脉完全起自右心室，或一支大动脉100%、另一支大动脉的50%以上起自解剖右心室。DORV是对心室—动脉连接关系的一种描述。通常认为DORV存在主动脉瓣下圆锥结构，即二尖瓣与主动脉瓣间的纤维连续消失，被肌性结构取而代之，而目前也有观点认为，长纤维连续也是诊断DORV的依据之一。该病发病率占先天性心脏病的1%～2%，占活产婴儿的0.009‰～0.157‰。DORV的病理分型主要取决于以下三点：①心室与大动脉的空间位置关系；②VSD与大动脉的空间位置关系；③是否存在右心室流出道梗阻及肺动脉的狭窄。DORV临床症状出现的早晚及严重程度主要取决于DORV的病理类型及其合并肺动脉狭窄的程度。多数DORV适宜进行双心室矫治。然而当大动脉与VSD为远离型，或合并严重的左心室发育不良时，需要进行单心室矫治。DORV可以合并主动脉弓缩窄、IAA、房室瓣畸形、心室发育不良及完全性ECD等畸形。

【病理解剖】

DORV并非一种单一的心脏畸形，而是在心脏畸形基础上对动脉与心室连接关系的一种描述。胚胎时期大动脉下的圆锥在发育过程中未能正常吸收和扭转，会导致不同程度的心室—大动脉关系异常，从单纯的主动脉瓣下VSD、TOF、DORV到完全性大动脉转位是一系列逐渐演变的过程，而DORV是存在于此演变过程的某一个阶段。DORV时常存在双动脉下圆锥，此时二尖瓣与主动脉瓣之间的正常纤维连续消失，取而代之的是肌性结构，两大动脉完全起自右心室，或一支大动脉全部、另一支大动脉的50%以上起自解剖右心室。

　　DORV 的病理分型主要取决心室与大动脉的空间位置关系、VSD 与大动脉的空间位置关系，以及是否存在右心室流出道梗阻和肺动脉的狭窄。从以下几方面介绍 DORV 的病理解剖改变。

　　（1）VSD 与大动脉空间位置关系：绝大多数 DORV 都合并 VSD，且缺损通常较大，超过主动脉根部内径，仅有大约 10% 的病例 VSD 相对较小引起左向右限制性分流。缺损可单发或多发，没有 VSD 者极为罕见。根据 VSD 的位置将 DORV 分为以下四类（图 3-3-11）：① VSD 位于主动脉瓣下，最为常见（约 68%）；② VSD 位于肺动脉瓣下（约 22%）；③ VSD 位于双动脉瓣下，相对少见（约 3%）；④ VSD 远离两大动脉（约 7%）。患儿可合并或不合并 PS。当 VSD 位于主动脉瓣下时，缺损与主动脉瓣的距离长短取决于瓣下圆锥的长度。此时 VSD 位于室间隔偏后偏下的位置。当存在主动脉瓣下圆锥时，缺损紧邻圆锥间隔下方；当不存在主动脉瓣下圆锥时，缺损紧邻主动脉瓣，且有主动脉瓣骑跨。当 VSD 位于肺动脉瓣下时，通常存在圆锥间隔的对位不良。Taussig-Bing 是 DORV 合并肺动脉瓣下室缺的一个常见类型。此时 VSD 位于室间隔偏前偏上的位置。如果存在肺动脉瓣下圆锥，则圆锥间隔构成缺损的上缘；如果不存在肺动脉瓣下圆锥，则 VSD 直接位于肺动脉瓣下，有肺动脉瓣骑跨。当 VSD 位于主动脉瓣或肺动脉瓣下时，由于相邻动脉瓣下圆锥结构的存在，可能出现瓣下的局部狭窄。

　　VSD 位于双动脉瓣下的情况并不多见，通常在圆锥间隔缺如或发育不良时出现，主动脉瓣及肺动脉瓣汇合，导致 VSD 位于双动脉瓣下，这种情况通常不存在动脉下圆锥，即使存在动脉下圆锥，也十分有限。远离型 VSD 包括流入道及肌部 VSD。因上述 2 种情况下，缺损边缘与主、肺动脉瓣之间均有一定距离，故认为是远离型 VSD。

　　（2）大动脉的空间位置关系：对于 DORV 患儿而言，两支大动脉之间的相互位置关系也是多变的（图 3-3-12）。多数 DORV 患儿主动脉位于肺动脉的右后方，接近正常位置；有时也可呈左右排列，主动脉在右、肺动脉在左；右转位时主动脉可位于肺动脉的前方偏右或正前方；最少见的情况是主动脉位于肺动脉的前方偏左。

　　（3）右心室流出道和肺动脉狭窄：最常见于 VSD 位于主动脉瓣下的 DORV，通常合并漏斗部狭窄，这是由于主动脉瓣下圆锥的存在导致主动脉前移，VSD 位置较正常偏后，室间隔成为左心室流出道的

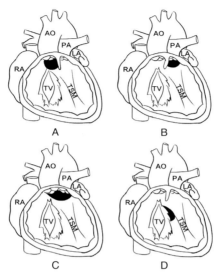

A. 主动脉瓣下 VSD；B. 肺动脉瓣下 VSD；C. 双动脉瓣下 VSD；D. VSD 远离两支大动脉。
AO：主动脉；PA：肺动脉；RA：右心房；LA：左心房；TV：三尖瓣；TSM：小梁化间
隔缘

图 3-3-11　DORV 合并 VSD 分类示意图

[图片引自：Yim D, Dragulescu A, Ide H, et al. Essential Modifiers of Double Outlet Right Ventricle：Revisit With Endocardial Surface Images and 3-Dimensional Print Models. Circ Cardiovasc Imaging. 2018；11(3)：e006891.]

一部分，因此挤压右心室流出道，导致局部狭窄。肺动脉狭窄还可见
于 VSD 位于双动脉瓣下者。而当 VSD 位于肺动脉瓣下或远离型时，
很少出现漏斗部狭窄。

　　结合上述病理改变，Van Pragh 根据 VSD 和两支大动脉的关系，
以及是否合并肺动脉狭窄，将 DORV 进行了分型。①根据 VSD 的位置，
将 DORV 分为缺损位于主动脉瓣下、缺损位于肺动脉瓣下、缺损位于
双动脉下、缺损远离两支大动脉；②根据有无肺动脉狭窄，将 DORV
分为合并肺动脉狭窄型（TOF 型）和无肺动脉狭窄型（艾森曼格型）。
大动脉的相互位置关系包括：①主动脉瓣和肺动脉瓣的相互位置关系
基本正常，主动脉瓣位于肺动脉瓣的右后方；②两支大动脉呈平行关
系，主动脉瓣位于右侧；③主动脉瓣位于肺动脉瓣右前方；④主动脉
瓣位于肺动脉瓣左前方。

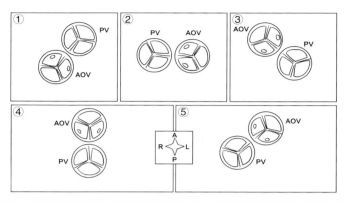

胸骨旁大动脉短轴切面提示主动脉及肺动脉位置关系。①主动脉瓣位于肺动脉瓣的右后方
（大动脉位置关系正常）。②主动脉瓣及肺动脉瓣左右排列，主动脉瓣位于肺动脉瓣左侧。
③主动脉瓣位于肺动脉瓣右前方（大动脉转位型）。④主动脉瓣与肺动脉瓣前后排列，主
动脉瓣位于肺动脉瓣前方。⑤主动脉瓣位于肺动脉瓣左前方。A：，前方；P：，后方；R：
右侧；L：左侧；PV，肺动脉瓣；AoV，主动脉瓣

图 3-3-12　DORV 主、肺动脉瓣位置关系示意图

[图片引自：Peixoto, Luciana Braz, Leal, et al. Double Outlet Right Ventricle with Anterior and
Left-Sided Aorta and Subpulmonary Ventricular Septal Defect. Arq. Bras. Cardiol, 1999, 73(5):
441-450.]

【病理生理】

　　DORV 的病理生理改变取决于 VSD 的位置、两支大动脉的相互
位置关系，以及是否合并肺动脉狭窄。不同解剖类型的 DORV，其病
理生理改变亦不相同。

　　当 VSD 位于主动脉瓣下，且不合并肺动脉狭窄时，肺血流量增加，
大量血液在肺部得到充分氧合，而后经过 VSD 直接进入主动脉，病理
生理改变类似非限制性 VSD 合并 PH 者。同时，肺循环血量增加，早
期表现为肺循环容量负荷加重，患儿可存在动力性肺高压，如解剖畸
形未早期纠正，则导致肺血管病变，形成不可逆的阻力性 PH，即艾森
曼格综合征。另外，由于肺血量增加，经过肺静脉回流左心室血液量
增多，左心室容量负荷增加，可导致心功能不全及充血性心力衰竭。

　　当 VSD 位于肺动脉瓣下，且不合并肺动脉狭窄时，如 Taussig-
Bing（DORV 的一种类型）时肺动脉骑跨，主动脉完全发自右心室。

此时左心室内大量氧合较好的血液直接经过 VSD 进入肺动脉，而进入主动脉的血液为右心室内氧合程度较差的静脉血，病理生理及血流动力学类似完全型大动脉转位。此外，大量氧合充分的血液进入肺动脉，亦可导致肺动脉异常收缩，引起肺血管病变。

当 DORV 患儿合并漏斗部狭窄或肺动脉狭窄时，由于肺血流量减少，氧合不足，亦可出现发绀表现，与 TOF 患儿相似，肺动脉狭窄程度越重，发绀越严重。

【临床特征】

患儿可存在青紫、充血性心力衰竭等症状，少数患儿早期可无明显临床症状。临床症状的出现时间及轻重程度取决于 DORV 的病理分型及其合并畸形。当 VSD 位于主动脉瓣下时，患儿无青紫表现，但由于肺血容量增加，可出现充血性心力衰竭，类似小婴儿合并大型 VSD 伴 PH 的状况。患儿临床表现为发育迟缓、多汗、气促，以及反复呼吸道感染等。查体可闻及因左向右分流导致的收缩期杂音及震颤，肺动脉瓣第 2 心音亢进。当 VSD 位于肺动脉瓣下时（如 Taussig-Bing），发绀较明显。此外，伴有肺动脉狭窄者，也可出现发绀症状，类似 TOF 的患儿，且狭窄越重，发绀越明显。

【超声心动图表现】

1. 经胸超声心动图

（1）DORV 合并主动脉瓣下室缺，不存在肺动脉狭窄：此型 DORV 的血流动力学改变类似非限制性 VSD 合并 PH，大动脉位置关系基本正常，又称"艾森曼格型"DORV。二维超声心动图在左心室长轴切面及剑突下左心室流出道切面均可观察到主动脉骑跨室间隔超过 50%，大部分起自右心室；胸骨旁大动脉短轴切面及剑突下大动脉短轴切面可观察到对位不良的 VSD；二尖瓣前叶与主动脉瓣之间的纤维连续被肌性连接取代，即存在主动脉瓣下圆锥（图 3-3-13）。彩色多普勒显示室水平存在左向右低速分流；同时主肺动脉及分支均可增宽，连续多普勒测定肺动脉瓣反流可协助评估肺动脉压力。胸骨旁四腔心切面显示右心房室内径增大，右心室室壁增厚，彩色多普勒血流显像通常可观察到三尖瓣反流。

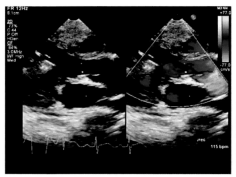

胸骨旁左心室长轴切面显示肺动脉及主动脉的大部分起自右心室，室水平可见左向右分流。VSD 位于主动脉瓣下

图 3-3-13   DORV 合并主动脉瓣下 VSD 超声动态图

（2）DORV 合并主动脉瓣下室缺，同时存在肺动脉狭窄：该型 DORV 又称"法四型"DORV，超声心动图表现与 TOF 相似。二维超声心动图于胸骨旁左心室长轴、胸骨旁五腔心及剑突下左心室流出道切面均可观察到主动脉骑跨室间隔超过 50%，也有观点认为超过 75%，主动脉大部分起自右心室，大动脉关系基本正常；存在主动脉瓣下圆锥，二尖瓣与主动脉瓣之间为肌性回声；存在对位不良的 VSD，频谱多普勒可显示室水平为左向右或双向低速分流。右心室室壁增厚，运动幅度增强。胸骨旁及剑突下右心室流出道切面观察右心室流出道和（或）肺动脉狭窄的情况，肺动脉瓣可增厚、粘连，或呈二叶化改变，彩色多普勒血流显像测得经过右心室流出道和（或）肺动脉的高速血流信号。四腔心切面观察右心房室内径增大。

（3）DORV 合并肺动脉瓣下 VSD：二维超声心动图在胸骨旁左心室长轴、胸骨旁五腔心及剑突下左心室流出道长轴切面可观察到大动脉起源判断关系异常，主动脉在前，肺动脉在后，肺动脉可完全起自右心室，亦可骑跨室间隔。肺动脉下方可见较大的非限制性 VSD（图 3-3-14）。此型罕见肺动脉狭窄，通常合并 PH。大动脉短轴切面观察到主肺动脉及分支内径明显增宽，彩色多普勒显示存在肺动脉瓣反流，采用连续多普勒测定肺动脉瓣反流的压差，估测肺动脉压力。

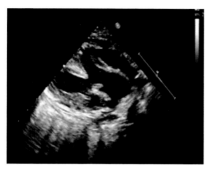

胸骨旁左心室长轴切面可见主动脉位于前方，肺动脉位于后方，均起自右心室。VSD 紧邻肺动脉瓣，肺动脉部分骑跨室间隔之上

图 3-3-14　DORV 合并肺动脉瓣下 VSD 动态图

（4）DORV 合并远离型 VSD：当 VSD 位于流入道或肌部时，由于缺损边缘距离两支大动脉均有一定距离，因此称为远离型 VSD（图 3-3-15）。二维超声心动图在左心室长轴切面、胸骨旁五腔心及剑突下五腔心切面观察到两支大动脉均完全起自右心室，均未与左心室相连。大动脉位置关系可接近正常或异常。胸骨旁四腔心切面观察到流入道 VSD，同时要通过该切面观察二尖瓣、三尖瓣及腱索、乳头肌的附着及连接情况，注意有无腱索跨立的情况。肌部 VSD 通常位于小梁部，可通过心室短轴切面或其他过渡切面测定缺损大小。

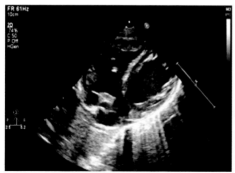

剑突下切面可见 VSD 位于肌部流入道，VSD 与两支大动脉间均存在一定距离

图 3-3-15　DORV 合并远离型 VSD 超声动态图

2. 经食管超声心动图

经食管超声心动图可用于经胸图像不清晰的患儿，通过调整食管探头方向及角度，观察血流从心室到两支大动脉的血流束方向诊断 DORV。同时可以观察动脉下圆锥结构及 VSD 的大小、位置。

3. 心脏声学造影

当存在主动脉或肺动脉骑跨室间隔的 DORV 时，判断骑跨程度并与大动脉转位、TOF 相鉴别可能存在困难，可进行心脏声学造影，有助于协助诊断。

【鉴别诊断】

须与右室双出口相鉴别的疾病：

（1）TOF：TOF 存在主动脉骑跨及右心室流出道狭窄，需要和法四型的 DORV 鉴别。鉴别要点包括：TOF 主动脉骑跨室间隔大约 50%，而 DORV 通常骑跨程度可超过 75% 或 90%。另外，法四型 DORV 存在双动脉下圆锥与 TOF 不同。

（2）对位不良的 VSD 伴 PH：对位不良的 VSD 超声图像可观察到主动脉骑跨，需要与 DORV 合并主动脉瓣下 VSD 合并 PH 相鉴别，两者血流动力学改变相似，鉴别要点同样包括主动脉骑跨程度及主动脉瓣下圆锥的观察。VSD 的主动脉瓣与二尖瓣之间的纤维连接是鉴别要点。另外，观察左心室血液的方向，如果血流由左心室到右心室，则支持 DORV 的诊断；如果血流方向由左心室至主动脉，则支持 VSD 的诊断。

（3）大动脉转位：大动脉转位为心室动脉连接不一致，需要和 DORV 合并肺动脉瓣下 VSD 鉴别。鉴别要点同样包括圆锥间隔的观察及肺动脉骑跨程度的观察。

【要点提示】

1. 图像观察要点

（1）观察心室 – 动脉连接关系。
（2）观察两支大动脉的相互位置关系。
（3）明确 VSD 的大小、位置，与大动脉的空间位置关系。
（4）明确是否存在流出道梗阻及 PS。

（5）观察房室瓣的连接，判定是否存在房室瓣跨立。

（6）观察冠状动脉位置及走行。

（7）明确是否存在合并畸形，如 PDA、卵圆孔未闭或 ASD，以及主动脉弓发育异常等。

2. 诊断思路

DORV 分类主要依据两大动脉的位置关系和大动脉与 VSD 的位置划分，同时结合是否存在肺动脉狭窄来进行区分。在对患儿进行超声心动图检查时，当观察到两支大动脉均起自右心室，或一支大动脉的全部及另一支大动脉 50% 以上起自右心室即可考虑 DORV 诊断。观察两支大动脉相互位置关系，包括大动脉位置正常和大动脉位置异常。之后观察 VSD 与大动脉的位置关系，判断属于主动脉瓣下室缺、肺动脉瓣下室缺、双动脉瓣下室缺还是远离两大动脉的室缺。测量 VSD 大小，观察内隧道建立途径上是否存在腱索、乳头肌的遮挡，内隧道建立后是否需要扩大 VSD，以避免流出道梗阻。而后对肺动脉是否存在狭窄进行描述，是否合并肺动脉狭窄；若无肺动脉狭窄，是否合并 PH，并评估肺高压程度，制定治疗方案。

（张晓琳　马　宁）

【参考文献】

[1] 王新房 . 超声心动图学 . 4 版 . 北京：人民卫生出版社，2009.

[2] Jonas RA. Comprehensive surgical management of congenital heart disease. 2nd. FL: 2014.

完全型大动脉转位

【概述】

大动脉转位（TGA）是一种严重而相对罕见的疾病。广义的大动脉转位也是一种病理生理状态的改变，最典型的标志为房室连接一致，而心室动脉连接不一致。其包括 2 种类型，最常见的类型为内脏心房正位者，即 D-looped 的大动脉转位，即完全型大动脉转位；另一种罕见类型为内脏心房反位者，即 L-looped，为矫正型大动脉转位。本节重点描述完全型大动脉转位，即 D-looped 大动脉转位，指心房正位、心室右袢、房室连接一致、心室－动脉连接不一致、肺动脉发自解剖左心室、主动脉发自解剖右心室者。患儿主动脉连接解剖右心室、肺动脉连接解剖左心室，通常存在大动脉位置关系的异常，主动脉多位于右前方，而肺动脉位于左后方。该病发生率为 0.02% ~ 0.03%，占先天性心脏病总数的 5% ~ 7%，男女发病率之比为（2 ~ 4）∶1。完全型大动脉转位改变了体、肺循环的途径，使血氧含量低的静脉血进入体循环，而血氧含量较高的动脉血再次进入肺循环，故导致机体供氧不足，患儿可因重要器官功能障碍而致死亡。该病为典型的青紫型先天性心脏病，因此，患儿出生后数周即可发现。通过超声心动图检查可明确诊断。胎儿产前超声心动图检查是该病早期筛查的重要手段。对于室间隔完全型大动脉转位，一经诊断，应立即行动脉调转术进行双心室矫治，延迟手术时间可导致左心室退化，失去最佳手术时机。对于手术延误的患儿，需要进行分期手术治疗，未手术治疗的患儿 90% 通常在 1 岁以内死亡。

【病理解剖】

圆锥动脉干发育异常是导致大动脉转位的主要原因。由于圆锥间隔发育异常，未能正常旋转，导致心室-动脉连接不一致。Van Praagh 认为大动脉转位最根本问题在于肺动脉瓣下圆锥间隔未能正常发育，从而导致肺动脉瓣与二尖瓣之间纤维连续的存在，而主动脉下圆锥形成使主动脉前移起自右心室。采用 Van Praagh 分段法对大动脉转位进行描述，在心管结构的发育过程中，心管向右侧弯曲，形成右环（detro-loop）。绝大多数的大动脉转位为右环，描述为 D-TGA，即解剖左心室位于左侧偏后，解剖右心室位于右侧偏前，这与正常形态下心管旋转形成的心室位置是一致的。需要注意的是，不要把 D-TGA 与描述主动脉、肺动脉之间相互位置关系的主动脉在右侧（d-malposition of aorta）相混淆。而另一方面，心管左侧成环，即 L-loop 大动脉转位（先天性矫正型大动脉转位），则具有完全不同的病理生理改变。本节重点描述 D-TGA。

大动脉转位的病理解剖特点是心室与动脉连接不一致，即主动脉起自解剖右心室，肺动脉起自解剖左心室。特征性的病理改变为主动脉瓣下存在圆锥，将其与肺动脉瓣及房室瓣相隔。与正常解剖时二尖瓣与主动脉瓣间的纤维连续表现相似，D-TGA 患儿则在肺动脉瓣与二尖瓣之间存在纤维连续。

45% ~ 50% 的大动脉转位合并 VSD，缺损可以位于流入道、流出道、膜部及肌部。对位不良的 VSD，常伴有一侧的动脉发育不良或流出道狭窄，当对位不良的 VSD 偏前时，此时圆锥间隔作为右心室的一部分，此种情况下主动脉内径常小于主肺动脉内径，可合并主动脉发育不良、COA 及 IAA。如果对位不良的 VSD 偏后时，即圆锥间隔成为左心室的一部分，此时可合并右心室流出道及 PS，或肺动脉发育不良。ASD 及 PDA 是大动脉转位常见的合并畸形。

D-TGA 合并冠状动脉的变异较多，包括回旋支起自右冠状动脉、回旋支及右冠状动脉反向、左冠状动脉壁内走行、单冠畸形、左右冠状动脉反向、左前降支壁内走行。

【病理生理】

由于心室-动脉连接不一致，导致上下腔静脉血液回流至右心，通过主动脉再次进入体循环；肺静脉回流的氧合血回流至左心，通过肺动脉再次进入肺循环，故而造成体循环和肺循环的完全独立。如无心内交通或动脉水平的交通，肺循环中的氧合血无法进入体循环，患儿因缺氧而致死亡。当患儿存在房、室水平或动脉水平的分流时，才能保证体－肺循环部分血液混合，保证体循环的氧供，患儿能得以存活。TGA 的血流动力学改变取决于左、右心血液交通混合的程度以及是否合并 PS。根据上述不同，可将 TGA 分为以下 3 种类型。

（1）室间隔完整的完全型大动脉转位（TGA/IVS）：此型患儿出生后随动脉导管逐渐关闭导致氧合不足，患儿出生后很快出现青紫症状，此时应用前列腺素 E1 维持导管开放可以挽救生命。虽然导管可使血流由主动脉进入肺动脉，进行氧合，但只有房水平的左向右分流能让氧合血经右心室进入体循环，因此，房水平的非限制性分流对于维持患儿生命体征的相对稳定具有十分重要的意义，因此，房间隔扩大术可为患儿赢得手术时机。TGA/IVS 患儿出生后随着肺血管阻力的下降，左心室后负荷降低，如左心室长期处于低压状态，则心室功能退化，失去最佳手术治疗时机。

（2）完全型大动脉转位合并 VSD（TGA/VSD）：此型患儿的临

床表现常取决于 VSD 的大小，非限制性 VSD 患儿双侧心室压力平衡，很少发现左心室功能的退化，同时由于双心室混合血流量较大，患儿缺氧症状轻微；限制性 VSD，由于缺损不足以平衡双心室压力，出生后患儿肺动脉压力下降，如左心室持续低压状态，则长时间作用下也会发生左心室退化。此外，由于肺动脉处于高容量、高压力及氧饱和度较高的血液灌注，因此，肺血管病变发生早，一经诊断，需早期手术治疗。

（3）完全型大动脉转位合并 VSD 及肺动脉狭窄：此型患儿 VSD 多为非限制性，保证了双心室之间的血液混合。PS 的存在，有助于防止早期形成 PH 及肺血管病变。患儿血流动力学状态可相对稳定，但 PS 的患儿，多数不能进行动脉调转手术，需要选择其他手术方法。

【临床特征】

TGA/IVS 发绀出现早，出生后数小时可因导管趋于闭合出现明显的青紫加重，甲床及黏膜是最容易出现青紫的部位，且青紫在吸氧后无改善，哭闹、活动及进食后可加重。当房水平为限制性分流时，双心室血液混合较少，患儿可出现严重的缺氧表现，重者可死亡。大动脉转位合并非限制性 VSD 时，动静脉血液混合较好，患儿青紫症状出现相对较晚，但由于非限制 VSD 存在，导致肺血流量增多及肺动脉压力增高，患儿可早期发生肺血管病变。此外，多汗、喂养困难、发育延迟等亦为该病常见的临床表现。心脏杂音是否出现取决于双心室压力差及合并畸形，若伴 VSD 则可于胸骨左缘闻及全收缩期杂音，合并肺动脉狭窄可在胸骨左缘第 2、3 肋间闻及收缩期喷射性杂音。大动脉转位通常没有特异性的心电图改变。当患儿存在缺氧和酸中毒时，为提高心输出量可出现窦性心动过速。由于右心室压力负荷增加，可呈现电轴右偏。胸部 X 线检查可呈斜置的"蛋形"。

【超声心动图表现】

1. 经胸超声心动图

（1）TGA/IVS：胸骨旁左心室长轴切面观察两根大动脉呈前后排列，左心室与肺动脉相连，肺动脉瓣与二尖瓣环之间存在纤维连接（图 3-3-16，图 3-3-17）。向大动脉短轴切面过渡，可探查到主动脉与右心室相连。两根大动脉位置关系异常，主动脉可位于肺动脉的左前、右前、右侧或正前方（图3-3-18），最常见位于右前方（图3-3-19）。胸骨旁五腔心切面及剑突下左心室流出道切面也可以清楚观察心室-动脉连接及两支大动脉的空间位置关系：肺动脉起自左心室，其上可探及肺动脉分叉；主动脉起自右心室，其上可探及头臂动脉及分支。心室短轴切面观察室间隔的位置和形态，协助判断左、右心室腔压力。当TGA/IVS型患儿左心室退化后，右心室扩张，左心室减小，室间隔向左心室偏移，且与左心室室壁运动不同步。

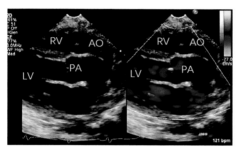

肺动脉起自左心室，主动脉起自右心室。LV：左心室；RV：右心室；AO：主动脉；PA：肺动脉

图3-3-16　大动脉转位左心室长轴切面观

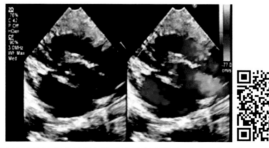

左心室长轴切面可见主动脉与肺动脉呈前后排列，主动脉位于前方，起自右心室；肺动脉位于后方，起自左心室，其上可探及肺动脉分叉

图3-3-17　大动脉转位左心室长轴切面动态图

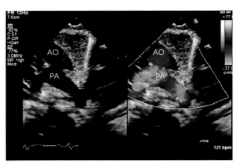

主动脉和肺动脉呈前后排列，主动脉位于前方，肺动脉位于后方。AO：主动脉；PA：肺动脉

图3-3-18　大动脉短轴切面观

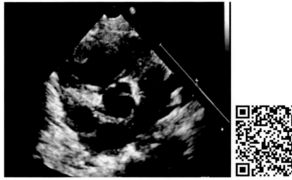

大动脉短轴切面可观察主动脉及肺动脉位置关系，主动脉位于右前，肺动脉位于左后

图3-3-19　大动脉转位短轴切面动态图

（2）大动脉转位合并VSD，无肺动脉狭窄：胸骨旁左心室长轴切面、胸骨旁五腔心及剑突下左心室流出道切面可观察到两根大动脉前后排列，与室间隔完整的大动脉转位相同，都存在心室-动脉连接异常，呈左心室连接肺动脉，右心室连接主动脉。VSD可位于膜周、流入道、流出道及肌部。通过左心室长轴切面、四腔心切面、五腔心切面及大动脉短轴切面可观察VSD形态，测量缺损大小（图3-3-20）。大动脉转位合并的VSD，通常为膜周部位非限制性室缺，可合并PH，超声心动图表现为主肺动脉增宽，肺动脉频谱峰值前移，测定肺动脉瓣反流可估测肺动脉压。合并PH者，左心室压力相对较高，有利于维持左心室功能。此外，对于合并圆锥间隔前移的对位不良型VSD，需

要注意测量主动脉瓣环内径,同时通过胸骨上窝切面探查主动脉全程走行,协助判断是否合并主动脉瓣狭窄、主动脉发育不良及IAA等情况。

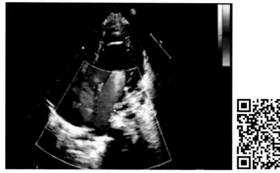

胸骨旁五腔心切面,可见VSD位于膜周部位

图 3-3-20 大动脉转位五腔心切面动态图

(3)大动脉转位合并VSD及肺动脉狭窄:胸骨旁左心室长轴切面观察到两根大动脉呈前后排列,左心室连接肺动脉,右心室连接主动脉。胸骨旁左心室长轴切面及大动脉短轴切面均可观察到VSD,通常为圆锥间隔后移的对位不良型VSD。胸骨旁五腔心切面可观察到圆锥间隔位置,以及是否存在肺动脉瓣下流出道狭窄,和(或)肺动脉瓣发育不良或PS(图3-3-21)。彩色多普勒血流测定流出道及肺动脉瓣口血流速度,可发现血流加速。由于肺动脉瓣下及瓣口狭窄患儿不能进行双动脉调转手术,因此,术前评估对手术方式的选择具有重要的影响。

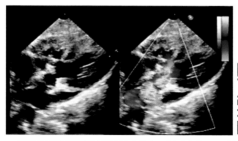

五腔心切面观察肺动脉连接左心室,同时存在PS,局部血流速度增快

图 3-3-21 大动脉转位合并PS动态图

除上述超声心动图表现外，完全型大动脉转位还可合并 ASD、PDA 及冠状动脉畸形等，在进行超声心动图检查时，需逐一排查，减少漏诊。

2. 经食管超声心动图

经食管超声心动图检查可获得较经胸超声心动图检查更清晰的图像，对于图像质量差的患儿，可以通过食管超声心动图对该病进行确诊。

3. 心脏声学造影

心脏声学造影，有助于观察心室 – 动脉连接，减少漏诊及误诊。观察血流束方向，有助于协诊与 DORV 进行鉴别诊断。

【鉴别诊断】

须与完全性大动脉转位相鉴别的疾病：

（1）右肺动脉异常起源于升主动脉：因该病升主动脉发出右肺动脉易被当成是主肺动脉分叉，主肺动脉仅延续为左肺动脉容易被当作主动脉，因此容易和完全型大动脉转位混淆。通过超声心动图观察动脉结构，结合冠状动脉及头臂动脉判定主动脉，可进行鉴别。

（2）DORV：VSD 位于肺动脉瓣下的 DORV 需要和合并对位不良 VSD 的大动脉转位相鉴别。两者超声心动图均提示主动脉起自右心室，肺动脉骑跨室间隔。区别在于，DORV 及大动脉转位的肺动脉骑跨程度不同，DORV 大部分肺动脉起自右心室，而大动脉转位大部分的肺动脉起自左心室。除此以外，观察动脉下圆锥结构也有助于判断，大动脉转位二尖瓣与肺动脉瓣间通常为纤维连接，而 DORV 通常存在双动脉下圆锥，为肌性连接。

【要点提示】

1. 图像观察要点

（1）观察内脏心房位置。

（2）判断心房与心室连接关系。

（3）探查心室-动脉连接。

（4）探查瓣下圆锥结构。

（5）观察 VSD 的位置、大小，判断 VSD 的类型。

（6）观察室间隔的形态、位置，左心室大小及室壁运动，判定心室功能及心腔压力。

（7）观察是否存在流出道狭窄、半月瓣形态及功能。

（8）观察主动脉及肺动脉内径，判断是否存在主动脉、肺动脉发育不良。

（9）探查冠状动脉起源及走行。

（10）检查合并畸形，如 ASD、PDA 等。

2. 诊断思路

当新生儿或小婴儿临床以青紫为主要表现，经皮血氧饱和度降低时，要考虑完全型大动脉转位可能。对于室间隔完整的大动脉转位，新生儿期观察四腔心切面的心脏大小、形态及各房室比例均可接近正常，当患儿哭闹严重或经胸图像不清晰时，务必按照超声心动图节段分析法进行仔细检查，以免漏诊。此类患儿常合并 ASD 和（或）PDA，体循环、肺循环的血液混合取决于房水平及动脉水平分流，因此准确测量缺损大小及评估分流量对于室间隔完整大动脉转位患儿的病情评估具有重要意义，也是决定是否行急诊手术的判定依据之一。对于存在 VSD 的大动脉转位，亦应仔细观察心室-动脉连接，做出诊断。超声心动图检查依据以下步骤进行，判定内脏心房位置、心房-心室连接以及心室-动脉连接。在胸骨旁左心室长轴切面，注意观察与左心室及右心室连接的大动脉位置关系，如两大动脉呈前后或平行排列，需要观察动脉远端分支，予以区分。当左心室连接的动脉远端出现分叉，可判断为肺动脉。进一步探查与右心室连接的大动脉，如远端出现头臂动脉分支，则提示为主动脉。心室-动脉连接不一致，诊断大动脉转位成立。冠状动脉畸形也是该病常见的合并畸形，冠状动脉异常包括回旋支起自右冠状动脉、单左冠畸形、单右冠畸形、冠状动脉反转、冠状动脉主干及分支的壁内走行等。冠状动脉的走行及变异对于动脉调转手术时冠状动脉移植提出了更高要求，增加了手术难度，因此需要在术前予以明确。因冠状动脉的变异较多，故探查切面不固定，需要通过胸骨旁高位大动脉短轴、主动脉长轴及其过渡切面进行延续扫查以助鉴别。当超声心动图诊断存在困难时，需要借助增强 CT、磁共振或造影检查予以明确。

（张晓琳　马　宁）

【参考文献】

[1] 王新房.超声心动图学.4版.北京：人民卫生出版社,2009.

[2] Jonas RA. Comprehensive surgical management of congenital heart disease. 2nd FL: 2014.

永存动脉干

【概述】

永存动脉干（PTA）又称共同动脉干（TAC），是指仅一支动脉干通过一组半月瓣自心底发出，此动脉干直接发出冠状动脉、主动脉、一支或两支肺动脉，是因胚胎期圆锥动脉干未能分隔所致。发病率占先天性心脏病的 1% ~ 4%，多数在 1 岁前发生不可逆性肺血管梗阻性病变，如果不及时进行手术干预，1 岁以后的生存率仅为 15% ~ 30%，尽早诊断治疗至关重要。

【病理解剖】

PTA 的特征是两侧心室底部仅有一条动脉干，通过仅有的一组半月瓣（即共同动脉瓣）发出。从这个单一的动脉干上直接发出冠状动脉、体循环动脉，以及一支或两支肺动脉，绝大多数合并大的流出道 VSD，少数延伸至膜部室间隔，罕见室间隔完整或小型 VSD。动脉干多数骑跨于室间隔之上，也可以偏向一个心室（偏向右心室更多见）。共同动脉瓣的病理解剖形态变异较多，以三叶瓣多见（62.5%），其次为四叶瓣（23.8%）、二叶瓣（12.5%），单瓣、五叶瓣罕见。共同动脉瓣多数存在不同程度的发育不良，三叶瓣者中存在中 – 重度发育不良者相对较少（14% ~ 28%），四叶瓣者存在中 – 重度发育不良者明显较多（67% ~ 80%），单瓣及五叶瓣者几乎全部存在较重的发育不良。部分存在冠脉起源和走行异常，与半月瓣的数量及分布有关，二叶瓣者合并单支冠状动脉较多。肺动脉狭窄少见，罕见肺动脉总干闭锁病例报道。

PTA 的病理解剖分型主要有 2 种分类方法，即 Collett、Edward 分型，Van Praagh 分型，这 2 种分型仍不能完全涵盖所有 PTA 的解剖病变。

1. Collett 和 Edward 分型（图 3-3-22）

Ⅰ型：TAC 发出短的主肺动脉（通常在左后侧），并由此分出左、右肺动脉，主动脉 – 肺动脉间隔大部分存在。

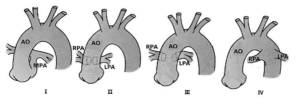

AO：主动脉；MPA：主肺动脉；RPA：右肺动脉；LPA：左肺动脉

图 3-3-22　PTACollett 和 Edward 分型

Ⅱ型：左、右肺动脉直接发自 TAC 后壁，两者相距很近，无主肺动脉。

Ⅲ型：左、右肺动脉直接发自共同动脉两侧壁，两者相距较远，无主肺动脉。

Ⅳ型：没有真正的肺动脉，肺部供血来自体 – 肺侧支，现认为属于 PA 伴 VSD。

2. van Praagh 分型

首先根据是否合并 VSD 分为 A 型（合并 VSD）、B 型（无 VSD）两大类，然后再根据肺动脉起源、主动脉弓发育分为 A1/B1、A2/B2、A3/B3、A4/B4 型（图 3-3-23）。

A1/B1 型：升主动脉、肺动脉主干从共干上发出，有一短小的肺总动脉，并由此分出左、右肺动脉。此型最多见，约占 50%。

A2/B2 型：左、右肺动脉分别发自动脉干，无主肺动脉。

A3/B3 型：仅一侧肺动脉发自动脉干，另一侧肺动脉缺如，缺如通常发生在主动脉弓的同侧，如右位主动脉弓易发生右肺动脉缺如，无主肺动脉。此型最少见，约占 8%。

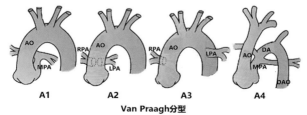

AO：主动脉；MPA：主肺动脉；RPA：右肺动脉；LPA：左肺动脉

图 3-3-23　PTA Van Praagh 分型

A4/B4 型：PTA 合并有主动脉弓发育不良、缩窄或离断。

【病理生理】

该病的主要病理生理是动脉干同时接受左、右心室的混合血，体循环、肺循环承受同样的高压。因肺动脉的解剖特征不同可出现下列3 种情形。①多数情况下，肺动脉无狭窄，在新生儿期，由于肺循环阻力较高，肺血增加不多；随着肺循环阻力的下降，肺血增多，首先出现动力性 PH，继而较早出现阻力性 PH，此类婴儿低氧血症不重，但充血性心力衰竭明显，如果同时合并共同半月瓣反流，则病情程度加重。②少数情况下，肺动脉存在明显狭窄，则肺血减少，低氧血症明显，但无心力衰竭表现。③少数情况下，肺动脉狭窄不严重，肺血可以正常或稍减少，此时低氧血症不严重，也无明显心力衰竭表现。

【临床特征】

病理生理变化决定临床特征，大部分婴儿在出生后 1 ~ 3 个月出现严重的心力衰竭表现（呼吸急促、喂养困难、烦躁不安等）伴轻度的低氧血症。少部分以明显低氧血症为主。

【超声心动图表现】

1. 经胸超声心动图

（1）间接征象：四腔切面多数可见左心房、左心室增大，左心室长轴切面见动脉干增宽骑跨、非限制性流出道 VSD、动脉干和二尖瓣前瓣之间为纤维连接，大动脉短轴切面可见 VSD 及心室水平右向左分流，多切面见右心室肥厚（图 3-3-24）。

（2）直接征象：多切面显示仅一支动脉干自心室发出，此动脉干增宽、骑跨于 VSD 之上，仅见一组共同动脉瓣，可以存在共同动脉瓣的狭窄和(或)关闭不全；至少见一支肺动脉发自动脉干。A1 型（Ⅰ型）：升主动脉、肺动脉主干从共干上发出，有一短小的肺总动脉，并由此分出左、右肺动脉（图 3-3-25，图 3-3-26）。肺动脉总干极短者与Ⅱ型难以区别。A2 型（Ⅱ / Ⅲ型）：左、右肺动脉分别发自动脉干，无主肺动脉（图 3-3-27）。A3 型：仅一侧肺动脉发自 TAC，

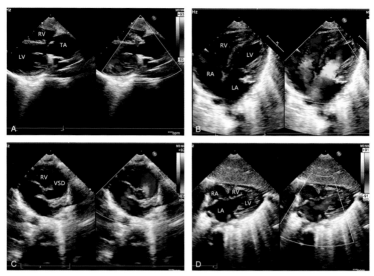

A. 胸骨旁左心室长轴切面显示动脉干增宽骑跨，非限制性动脉干下 VSD，左心室增大，右心室肥厚，动脉干和二尖瓣前瓣之间为纤维连接；B. 心尖四腔切面心室左心房室增大；C. 大动脉短轴切面显示大的流出道间隔缺损及心室水平右向左分流，右心室肥厚；D. 剑突下四腔切面显示左房室增大；RV 右心室；LV 左心室；RA 右心房；TA:TAC

图 3-3-24　PTA 间接征象

另一侧肺动脉缺如，无主肺动脉。A4 型：PTA 合并有主动脉弓发育不良、缩窄或离断，此时共干上发出较粗大的肺动脉及分支，主动脉则细小（图 3-3-28，图 3-3-29 分别显示年长儿、婴儿的 PTA 合并有 IAA）。

2. 经食管超声心动图

术前经食管探头在食管中段多切面仔细扫查（升主动脉短轴、长轴等）结合彩色血流可显示肺动脉的起源，共同动脉瓣的形态、反流，VSD，共同干骑跨等诊断，术后对室缺修补的残余分流、右心室-肺动脉管道是否通畅、心功能等有监测作用。

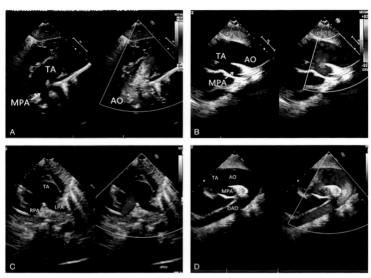

A. 剑突下五腔切面显示 MPA 自 TA 左侧发出，继而分为左、右肺动脉；B. 高位胸骨旁长轴切面显示 MPA 自 TA 后侧发出；C. 胸骨旁大动脉短轴切面显示极短 MPA 自 TA 左侧发出，继而分为左、右肺动脉；D. 胸骨上窝长轴切面显示 MPA 自 TA 后侧发出。TA：TAC；AO：升主动脉；MPA：主肺动脉；RPA：右肺动脉；LPA：左肺动脉；DAO：降主动脉

图 3-3-25　PTA Ⅰ型直接征象

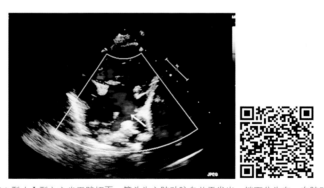

PTAA1 型（Ⅰ型）心尖五腔切面，箭头为主肺动脉自共干发出，继而分为左、右肺动脉

图 3-3-26　肺动脉自共干发出，继而分为左右肺动脉动态图

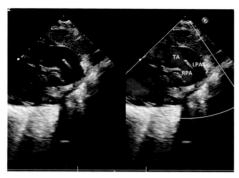

胸骨旁短轴切面显示左、右肺动脉分别发自动脉干后壁。TA：共同动脉干；LPA：左肺动脉；RPA：右肺动脉

图 3-3-27　PTAA2 型直接征象

【鉴别诊断】

需要与 PTA 鉴别的疾病：

（1）PA 伴 VSD：该病属于肺动脉血流灌注减少的疾病，而 TAC 多数情况无肺动脉狭窄属于肺血流量增多，容易发生心力衰竭。PA 病理解剖有 2 组半月瓣结构，肺动脉总干或分支不是从 TAC 上发出，但肺动脉瓣或主干发生肌性闭锁，肺动脉供血来自开放的动脉导管和（或）体-肺侧支，且动脉导管及体-肺侧支多迂曲走行，彩色多普勒可显示肺动脉分支的花彩血流，但在右心室漏斗部及肺动脉总干明显发育不良时鉴别仍较困难。

（2）主-肺动脉窗：该病有正常的肺动脉瓣、肺动脉总干及肺动脉下流出道，而在 PTA 中，肺动脉下没有流出道，也不能追踪到与共干分开、朝向心底、并列走行的肺动脉。

（3）左或右肺动脉异常起源于升主动脉：该病仍有两组动脉瓣，一侧肺动脉分支与主肺动脉延续。

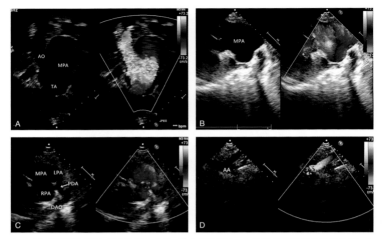

A. 心尖五腔切面见粗大肺动脉发自共干，升主动脉细小；B. 胸骨旁短轴肺动脉及分支；C. 高位胸骨旁长轴切面见动脉导管开放，右向左分流；D. 主动脉弓长轴切面未见主动脉弓（AA）与降主动脉延续。TA：共同动脉干；MPA：主肺动脉；LPA：左肺动脉；RPA：右肺动脉；PDA：动脉导管；AO：主动脉；AA：主动脉弓；DAO：降主动脉

图 3-3-28　PTAA4 型直接征象

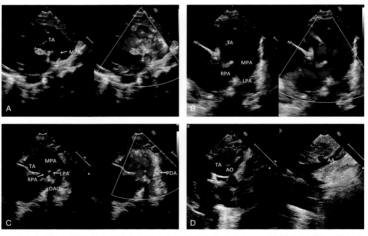

A. 左心室长轴切面见肺动脉发自共干发出，并分为左右分支；B. 胸骨旁短轴肺动脉及分支；C. 高位胸骨旁长轴切面见动脉导管开放，右向左分流；D. 主动脉弓长轴切面，左图见主动脉自共干发出，右图见主动脉弓（AA）及头臂干，弓与降主动脉无延续。TA：共同动脉干；MPA：主肺动脉；LPA：左肺动脉；RPA：右肺动脉；PDA：动脉导管；AO：主动脉；AA：主动脉弓；DAO：降主动脉

图 3-3-29　PTAA4 型直接征象

【要点提示】

1. 图像观察要点

（1）多切面观察与心室连接的大动脉主干是否为唯一 TAC。

（2）多切面连续探查确定肺动脉的起源位置，是否存在肺动脉总干，并明确左、右肺动脉的起源和走行，是否存在主动脉弓缩窄或离断。

（3）确定共同动脉瓣的数量、形态，评估其功能。

（4）观察冠状动脉的起源和走行。

（5）观察 VSD 位置和大小。

2. 诊断思路

出生后 1 个月左右出现明显心功能不全伴轻度低氧血症的婴儿，经胸超声心动图多切面探查只发现一支动脉干自心底发出，骑跨于大的室缺之上，此时应仔细探查排除 PA 或主动脉瓣闭锁。明确肺动脉是否有主干，左、右肺动脉分支起源及各自血供来源，并全面评估主动脉弓及分支血管的发育情况，有无离断或发育不良，最终确定 PTA 的诊断及其分型。检查中要准确评估共同动脉瓣的数量、功能状况，这一点对于患儿预后及手术方案非常重要。其他还需注意诊断和评估动脉干骑跨的程度、室缺大小、心室大小及功能；PH 程度；冠状脉起源及走行；及其他合并心内畸形。婴儿期以后就诊者，部分可能以青紫为主，在确定 PTA 诊断后，重点明确肺动脉起源和血供情况。超声对该病的诊断存在一定的局限性，PTA 的分型，以及肺动脉、主动脉弓、降主动脉的解剖形态在一定程度上要依赖于 CT 血管造影来协助诊断。

（朱善良）

【参考文献】

[1] Naimo PS,Fricke TA, Yong MS,et al.Outcomes of truncus arteriosus repair in children：35 years of experience from a single institution.Semin Thoracic Surg, 2016, 28(2)：500-511.

[2] Liguori GR, Jatene MB, Ho SY, et al. Morphological variability of the arterial valve in common arterial trunk and the concept of normality. Heart, 2017, 103(11)：848-855.

第四节
先天性血管环

【概述】

先天性血管环，是胚胎发育早期由成对的主动脉组成的血管环未能正常地向单一主动脉过渡，退化吸收不全或各段发育异常，主动脉弓依然保留完全或不完全的环形结构，走行在血管环内的食管和气管受到不同程度的压迫，这种主动脉弓各段组合方式的异常称为血管环畸形。该畸形于 1939 年由 Wolman 首先报道，占先天性心脏病发病率的 1% ~ 2%。先天性血管环包括完全型和部分型，完全型主要包括双主动脉弓、迷走锁骨下动脉并同侧 PDA 或导管韧带残存、右位主动脉弓并左侧动脉导管。部分型主要包括肺动脉吊带和无名动脉压迫综合征。血管环结构完全或部分包绕气管或食管。一旦压迫气管造成与呼吸困难相关的症状，包括咳嗽、反复的呼吸道感染、哮鸣、喘鸣、发绀、呼吸骤停；压迫食管可引起吞咽困难和喂养困难；还可压迫迷走神经和喉返神经引起相关症状。临床症状轻重不一，有些患儿症状严重，出生不久即发现；有些患儿则无明显症状，因其他病因进行影像学检查时偶然发现。临床症状的严重程度取决于气管和食管受压的程度，通常不完全型血管环引起的症状较轻，完全型血管环则引起较严重的临床症状。

肺动脉吊带

【概述】

肺动脉吊带（Pulmonary artery sling），又名迷走左肺动脉或左肺动脉异常起源于右肺动脉，是一种罕见的先天性心血管畸形，占整个先天性心脏病发病率的 1% 以下，该病由 Glaevecke 和 Doehle 于 1897 年为 1 例死于严重呼吸窘迫综合征、年龄为 7 个月的婴儿尸检时发现并首先报道。1958 年 Contro 等人将其命名为"肺动脉吊带"。异常的左肺动脉穿行于气管与食管之间，并环绕右侧主支气管和气管远段，到达左侧肺门，在气管远段和主支气管近段形成吊带，导致患儿呼吸困难、发绀、窒息和呼吸骤停等，严重者可引起意识丧失、抽搐甚至死亡。肺动脉吊带患儿若不及时实施外科手术治疗，1 岁内死亡率可高达 90%，故早期诊断、早期治疗是拯救患儿生命的关键。

【病理解剖】

肺动脉吊带主要表现为左肺动脉异常起源于右肺动脉。主肺动脉起始部自右心室发出后，不能分支为左、右肺动脉而直接向右延续为右肺动脉，而左肺动脉在心包外自右肺动脉后上壁发出，向左进入肺门时呈半环状跨在右主支气管的起始部，穿行于主气管后与食管前之间，形成血管环，因而它属于部分型血管环的一种特殊分类。肺动脉吊带可以左肺动脉起源于右肺动脉，也可以是左上肺动脉起源正常，左下肺动脉起源于右肺动脉，此种肺动脉吊带类型更为罕见。伴有 PDA 或导管韧带时，自主肺动脉与右肺动脉接合处发出，向后上方与降主动脉相连，与异常的左肺动脉一起形成完全型血管环。

【病理生理】

异常起源的左肺动脉环绕右主支气管，向左走行于气管后方和食管前方之间，达左侧肺门，在气管远段和主支气管近段形成不完全型血管环结构，对邻近的气管和食管造成不同程度压迫。新生儿和婴儿的气管环非常软，左肺动脉可以压迫气管环，所以，肺动脉吊带常常合并气管狭窄及气管性支气管畸形，导致临床上的气促、喘鸣、阻塞性肺气肿和肺不张。异常起源的左肺动脉通常较正常略细小，但由于它的压迫，常可造成严重的气道梗阻，如气管下段近分叉处、气管隆嵴上方和右主支气管常有狭窄或发育不良，气管后壁及食管前壁也可因挤压变形。至少有半数的病例伴有气管、支气管狭窄及完整的气管软骨环，故该综合征称为"环－吊带"复合体。另外，还常伴有气管分支异常，包括支气管异位、延长和缺如，桥形支气管，气管分支部位过低，气管分支角度加大，以及出现前肠异常即气管食管瘘和食管囊肿。如果同时合并左位动脉导管或韧带，向左后方与降主动脉相连，则与异常走行的左肺动脉形成完全型血管环，可造成对左主支气管的压迫。

【临床特征】

单纯肺动脉吊带患儿临床症状的产生多源自异常走行的左肺动脉对邻近气管和食管的压迫。气管受压表现出不同程度的气道梗阻，如气促、喘息，甚至呼吸困难、青紫发作，可伴有反复的呼吸系统感染或表现为慢性咳嗽、哮喘。严重患儿可发生呼吸衰竭，危及生命。食管受压可有不同程度的吞咽困难，甚至呕吐。轻症者可无明显临床症状，在体检过程中偶然发现。部分肺动脉吊带患儿可伴有其他类型先天性心脏病，如 PDA、VSD、ASD、TOF、永存左上腔静脉、DORV、单心室等。还可合并其他系统畸形如气管食管瘘、食管裂孔疝、膈疝、先天性巨结肠、先天性胆道闭锁或胆囊缺如、肛门闭锁、马蹄肾、肾发育不良、椎体畸形、唐氏综合征等。大多数患者阳性体征为呼吸系统表现，如呼吸频率增快、鼻扇、三凹征，严重者可有口周青、口唇发绀，肺部查体可闻及哮鸣音，合并感染者可闻及湿啰音，伴有发热症状。合并其他类型心血管畸形患者在查体过程中可听到杂音。合并心外其他系统畸形者可观察到相应系统疾病的体征。

【超声心动图表现】

彩色多普勒超声心动图诊断肺动脉吊带，有几个重要的切面。首先在胸骨旁大动脉根部短轴及剑下肺动脉长轴切面，主肺动脉直接延续为右肺动脉，并且右肺动脉扩张，正常的肺动脉分叉消失，在原左肺动脉起始部未见左肺动脉开口，此时应引起注意，继续于胸骨旁大动脉短轴切面跟踪扫查右肺动脉，若在右肺动脉近端，第 1 级分支前看到有一支血管发出，在开口处见血流自右肺动脉流入，彩色多普勒探查其血流频谱形态与右肺动脉相同，即可明确为左肺动脉（图 3-4-1，图 3-4-2）；再进一步于胸骨上窝右肺动脉长轴切面探查，更清楚地显示有 1 支血管自右肺动脉第 1 级分支之前发出，通过彩色多普勒探查血流方向及频谱情况与胸骨旁大动脉短轴探查结果一致，则可确认左肺动脉起源于右肺动脉（图 3-4-3，图 3-4-4）。同时还要在胸骨旁高位切面探查主、肺动脉间有无动脉导管的存在。胸骨上窝切面探查主动脉弓是左位弓还是右位弓。在心脏各个切面探查明确是否伴有其他心血管畸形，以完善对该病的全面诊断。

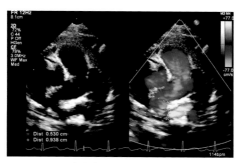

左肺动脉起源于右肺动脉

图 3-4-1 胸骨旁大动脉短轴切面肺动脉吊带征象

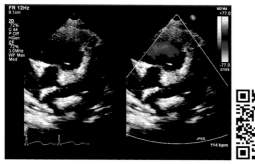

左肺动脉起源于右肺动脉

图 3-4-2 胸骨旁大动脉短轴切面肺动脉吊带征象动态图

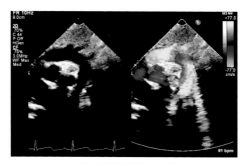

左肺动脉起源于右肺动脉

图 3-4-3 胸骨上窝切面肺动脉吊带征象

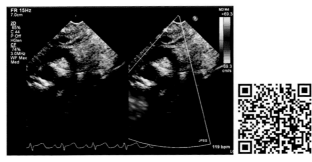

左肺动脉起源于右肺动脉

图 3-4-4　胸骨上窝切面肺动脉吊带征象动态图

【鉴别诊断】

需要与肺动脉吊带进行鉴别的疾病：

（1）PDA：动脉导管与肺动脉之间的连接，容易被误认为是正常的肺动脉延续发出的左肺动脉，尤其是在伴有 PH 时，动脉导管较粗大，血流方向是以右向左分流为主时，就更容易造成误诊。应结合二维超声、彩色多普勒及频谱多普勒超声多重探查以鉴别。

（2）右位主动脉弓：在右位主动脉弓时，若将右后弓误认为左肺动脉，则容易造成误诊，应多角度、多切面仔细沿血管长轴方向探查，以便区分。

（3）左肺动脉缺如：在所有的肺动脉长轴、右肺动脉长轴和主动脉及其分支长轴切面均未发现有左肺动脉起源，同时结合 X 线胸片检查结果，若显示有左侧肺发育不良，而不仅是肺气肿、肺炎和肺不张表现，则高度怀疑左肺动脉缺如。

（4）肺动脉分支起源异常：一般多见右肺动脉异常起源于主动脉，而左肺动脉异常起源于主动脉极少见。在超声心动图检查时，于主动脉长轴和主动脉弓长轴切面探查到肺动脉分支起源于升主动脉或降主动脉，彩色多普勒探查肺动脉内血流为双期高速连续性频谱，不同于正常肺动脉血流频谱，并且异常起源的肺动脉分支压力明显高于正常起源的肺动脉分支，则应诊断肺动脉分支异常起源于主动脉。

【要点提示】

1. 图像观察要点

（1）多切面探查主肺动脉是否在正常分叉处发出左肺动脉。

（2）多切面、多角度探查左肺动脉是否自右肺动脉近段发出。

（3）应用频谱多普勒超声证实自右肺动脉近段发出的血管是左肺动脉。

（4）多角度测量评估左肺动脉内径及血流流速。

（5）探查左肺动脉近段走行方向。

（6）各切面全面扫查是否合并其他心内结构异常。

2. 诊断思路

面对反复呼吸道感染、咳喘、喘憋的患儿，应重点于胸骨旁大动脉根部短轴及剑突下肺动脉长轴切面，探查正常的肺动脉分叉有无消失，主肺动脉直接延续为右肺动脉，并且伴有右肺动脉扩张，在原左肺动脉起始部未见其开口，此时应引起注意，继续于胸骨旁大动脉短轴切面跟踪扫查右肺动脉，可看到有一支血管发出，在开口处可见有右肺动脉血流流入，其内血流应用彩色多普勒血流频谱探查与右肺动脉相同，可认为此为左肺动脉；再在胸骨上窝右肺动脉长轴切面清楚地显示有一支血管自肺动脉第 1 级分支之前发出，通过彩色多普勒探查可确认左肺动脉发自右肺动脉。同时还要在胸骨旁高位切面确定有无动脉导管，胸骨上窝切面确定主动脉弓的左、右位，所有心脏切面探查明确是否伴有其他心血管畸形，即可完善该病的全面诊断。但是心脏超声无法显示左肺动脉与气道之间的关系。增强 CT 及磁共振检查是诊断肺动脉吊带的其他影像学方法，可以协助明确肺动脉与气道的相对空间关系，以及对气道的压迫情况。

（王芳韵）

【参考文献】

[1]　王芳韵，金兰中，李晓峰，等 . 肺动脉吊带的超声心动图诊断 . 中国超声医学杂志，2007（11）：871-873.

[2]　Healey D, Ron N, Hromada A, et al. Perinatal/Neonatal case presentation：pulmonary artery sling associated with respiratory distress. SpringerPlus, 2016, 5(1): 31.

双主动脉弓

【概述】

双主动脉弓是完全型血管环中最常见的类型，约占52%，可完整或部分地包绕气管、食管，造成压迫，多在患儿出生后不久即出现严重的临床症状，常表现为反复肺炎、顽固性气促、喘鸣及呼吸困难，是婴幼儿及小儿难以解释的呼吸道症状的原因之一。如未合并心内畸形，临床无明显心血管病变征象，易误诊为原发性呼吸系统疾病而延误诊断和治疗。

【病理解剖】

在主动脉弓的胚胎发育过程中，共有6对主动脉弓与2对原始腹侧和背侧主动脉相连。第1、第2和第3对主动脉弓的大部分在发育过程中退化，第4对和第6对主动脉弓持续存留至生后，第5对主动脉弓通常完全退化。正常情况下，胚胎发育期第4对主动脉弓右侧部分退化，最终形成正常人体的左位主动脉弓，降主动脉在脊柱左侧下行，主动脉弓上发出的血管分支由右向左依次为右无名动脉、左颈总动脉及左锁骨下动脉。如果在发育过程中第4对主动脉弓右侧部分没有退化，与左侧第4对主动脉弓同时持续存在至生后，则形成双主动脉弓畸形。病理分型分为两型：第1型为双主动脉弓完整且血流均通畅型；第2型为双主动脉弓伴一侧弓闭锁型，左侧弓闭锁多见。2种分型的病例分布各约占50%。在双主动脉弓且均通畅型中，分为左右弓平衡型、右弓优势型、左弓优势型，其中右位主动脉弓占优势多见，约占73%。双主动脉弓的病理特点为升主动脉位置正常，在气管前分为左、右主动脉弓，最终共同汇入不同位置的降主动脉。在双主动脉弓畸形中，动脉导管往往不参与血管环的形成。左、右主动脉弓上分别发出同侧颈总动脉和锁骨下动脉，常常对称向上走行。

【病理生理】

双主动脉弓形成完整的血管环环绕气管和食管，对气管和食管造成不同程度的压迫，可导致气管和食管的狭窄。双主动脉弓常伴有其他类型先天性心脏病，常见有 TOF、完全型大动脉转位、ASD、VSD、PDA 等。双主动脉弓压迫气管及食管，造成气道梗阻和吞咽障碍，导致患儿出现呼气性呼吸困难、呕吐及吞咽困难等相应表现和阻塞性肺气肿、肺不张和胃、食管炎等并发症，严重程度与气管、食管受压程度相关。

【临床特征】

双主动脉弓的症状轻重因食管、气管压迫程度的不同而不同：可以无任何临床症状，也可以在婴儿期即出现严重的呼吸困难和喂养困难。呼吸道症状表现为反复发作咳嗽、喘鸣、呼吸困难及反复呼吸道感染。消化道症状表现为吐奶、进食缓慢、吞咽困难。内科诊治效果不佳，长此以往导致生长发育落后。

阳性体征表现为呼吸频率增快、鼻扇、三凹征，严重者可有口周青、口唇发绀、肺部可闻及哮鸣音，合并感染者可闻及湿啰音；合并其他类型心血管畸形患儿可听到相应不同类型的杂音；合并心外其他系统畸形者可观察到相应系统疾病的体征。

【超声心动图表现】

超声心动图诊断双主动脉弓最主要的切面是胸骨上窝切面，以 12 点位置为基点，将探头顺时针旋转 30° 指向患儿的左肩方向，可清晰地显示左侧主动脉弓，再将探头尾部略向上扬，可同时显示左弓上发出的左锁骨下动脉和左颈总动脉（图 3-4-5，图 3-4-6）；将探头逆时针旋转 30° 指向患儿的右肩方向，可清晰地显示右侧主动脉弓，再将探头尾部略向下压，可同时显示右弓上发出的右锁骨下动脉和右颈总动脉（图 3-4-7，图 3-4-8）。左弓和右弓在位置高低、形态及内径粗细上稍有不同。通常右主动脉弓位置偏高靠后，左主动脉弓位置偏低靠前。占优势一侧弓内径正常或粗大，右侧弓多见。一侧主动脉弓狭窄时，应用彩色多普勒超声显示湍流信号，应用脉冲多普勒超声测量弓降部血流流速。应用胸骨上窝切面仔细探查，可较清晰地显示主动脉弓及头臂动脉形态结构，但是超声难以清晰地显示主动脉弓降部远端、头臂动脉分支的沿行途径及其与食管、气管之间的相对空间关系。

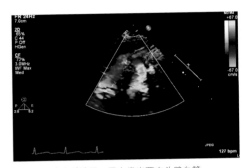

左主动脉弓，弓上发出两支头臂血管

图 3-4-5　胸骨上窝切面双主动脉弓征象

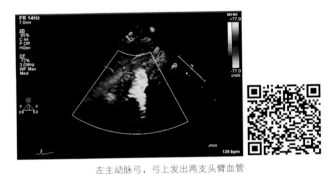

左主动脉弓，弓上发出两支头臂血管

图 3-4-6　胸骨上窝切面双主动脉弓征象动态图

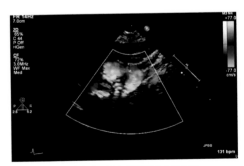

右主动脉弓，弓上发出两支头臂血管

图 3-4-7　胸骨上窝切面双主动脉弓征象

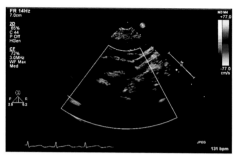

右主动脉弓，弓上发出两支头臂血管

图 3-4-8 胸骨上窝切面双主动脉弓征象动态图

【鉴别诊断】

需要与双主动脉弓相鉴别的疾病：

（1）右位主动脉弓：左、右主动脉弓均通畅型，胸骨上窝切面转动探头可清晰地显示左、右双弓，每侧弓上均发出同侧颈总动脉和锁骨下动脉，此时无须鉴别；双主动脉弓伴左弓闭锁，双侧主动脉弓持续存在，但左侧主动脉弓为韧带残留，与右侧主动脉弓及右侧的降主动脉形成血管环，左侧主动脉弓闭锁位置在左侧锁骨下动脉与降主动脉之间，则须与镜像右位主动脉弓鉴别。误诊为右位主动脉弓，主要是将左侧弓起始处误认为左无名动脉，而未仔细追踪左颈总动脉与左锁骨下动脉的原因。

（2）右位主动脉弓伴迷走左锁骨下动脉：双主动脉弓伴左弓闭锁，当左侧主动脉弓闭锁位置在左侧颈总动脉和左侧锁骨下动脉之间时，需鉴别右位主动脉弓伴迷走左锁骨下动脉。胸骨上窝切面探头略向上偏，能同时显示左颈总动脉和右颈总动脉，多见于双主动脉弓的诊断。

【要点提示】

1. 图像观察要点

（1）分别顺时针和逆时针转动探头角度，探查是否左、右主动脉弓均存在。

（2）转动探头探查每侧弓上是否分别发出两支头臂动脉。

（3）分别测量每侧弓内径大小，判断占优势弓位于左侧或右侧。

（4）若一侧弓狭窄时，应用频谱多普勒超声评估弓降部血流流速。

（5）若一侧弓闭锁时，应仔细探查一侧残端情况。

（6）各切面全面扫查是否合并其他心内结构异常。

2. 诊断思路

对于反复呼吸道感染、咳喘、喘憋及吞咽困难的患儿，应重点探查胸骨上窝切面，观察是否双侧主动脉弓均存在。尤其是探查到右侧主动脉弓存在时，一定注意是否双主动脉弓或是左侧弓闭锁。若双侧弓均存在时，要判断哪侧弓占优势，每侧弓的相对位置关系及走行，一侧弓狭窄时要评估狭窄程度。同时还要在胸骨旁高位切面确定有无动脉导管，所有心脏切面探查明确是否伴有其他心血管畸形，即可完善该病的全面诊断，但是心脏超声无法显示主动脉弓与气道之间的关系。增强 CT 及磁共振检查可以协助明确每一侧主动脉弓与气道的相对空间关系，以及对气道的压迫情况。

（王芳韵）

【参考文献】

[1] 陈　鑫，彭志远，陈险峰，等 . 双主动脉弓及合并畸形的 MSCT 和超声心动图诊断对比分析 . 影像诊断与介入放射学，2016，25（4）：276-281.

[2] Evans WN, Acherman RJ, Ciccolo ML, et al. Vascular Ring Diagnosis and Management: Notable Trends Over 25 Years. World J Pediatr Congenit Heart Surg 2016, 7(6): 717-720.

右位主动脉弓

【概述】

右位主动脉弓（right aortic arch），是一种较少见的先天性主动脉畸形，人群发病率约 0.1%，影像科 CT 与磁共振检查检出率为 0.05% ~ 0.1%，尸检比例为 0.04% ~ 0.1%。依据右位主动脉弓上血管分支分为两型：Ⅰ型为镜面分支型；Ⅱ型伴迷走左锁骨下动脉型。若同时伴左侧 PDA 或导管韧带残存，则形成完整血管环。血管环结构可完全包绕气管或食管，压迫气管造成呼吸困难相应的症状，包括喘鸣、发绀、呼吸骤停；压迫食管可引起吞咽困难；还可压迫迷走神经和喉返神经引起相关神经系统症状。临床症状轻重不一，严重程度取决于气管和食管受压的程度，是婴幼儿及小儿难以解释的呼吸困难的原因之一，如对此畸形认识不足，容易误诊为原发呼吸系统疾病，而延误诊断和治疗。

【病理解剖】

右位主动脉弓的胚胎学机制是胚胎期主动脉弓的发育异常。正常情况下，左侧第 4 对主动脉弓存留形成正常左位主动脉弓，降主动脉沿脊柱左侧下行。右侧第 4 对主动脉弓退化形成无名动脉和右锁骨下动脉干。若左侧第 4 对主动脉弓退化消失，右侧第 4 对主动脉弓存留发育，即形成了右位主动脉弓，降主动脉可位于脊柱左侧或右侧下行。根据右位主动脉弓血管分支位置、与食管的关系，或合并先天性心脏病的情况，将右位主动脉弓分为两型。Ⅰ型（镜面分支型）：自主动脉弓依次发出左无名动脉、右颈总动脉及右锁骨下动脉，常不形成血管环。当伴有旋主动脉（右弓左降）或伴有与主动脉憩室相连的动脉导管时，左侧动脉导管走行于右侧降主动脉和左肺动脉之间则形成完整血管环，该型是由于双主动脉弓在左侧锁骨下动脉远端离断的结果。Ⅱ型（伴迷走左锁骨下动脉型）：主动脉弓依次发出左颈总动脉、右颈总动脉、右锁骨下动脉及起源于降主动脉的迷走左锁骨下动脉。在这种情况下，迷走锁骨下动脉并不直接参与形成血管环，左侧动脉导管连接左肺动脉与降主动脉形成血管环。

【病理生理】

镜像右位主动脉弓单独存在，不形成完全型血管环，不会对气管形成压迫；当伴右侧降主动脉、主动脉憩室及左侧动脉导管，或伴左侧降主动脉者，降主动脉近端位于左侧并走行于食管后方时，均可形成血管环，会对其中的气管和食管造成压迫，引起气管、食管压迫症状，造成一系列病理生理性改变。此型多合并其他先天性心脏畸形，如 TOF、肺动脉狭窄合并 VSD、三尖瓣闭锁和 PTA 等。右位主动脉弓伴迷走左锁骨下动脉型，很少伴有其他心脏畸形，少数合并 TOF，多孤立发生，但容易导致气管、食管受压，出现呼气性呼吸困难和吞咽困难相应的病理生理性改变。

【临床特征】

单纯镜像右位主动脉弓，无明显临床症状，也无须任何治疗。伴有左侧 PDA 或导管韧带、伴迷走左锁骨下动脉者形成血管环，可造成气管、食管压迫症状，症状轻重与食管、气管压迫程度相关。呼吸道症状表现为反复发作咳嗽、喘鸣、呼吸困难及反复呼吸道感染。消化道症状表现为吐奶、进食缓慢、吞咽困难。内科诊治效果不佳，长此以往导致生长发育落后。阳性体征表现为呼吸频率增快、鼻扇、呼气性三凹征，严重者可有口周青、口唇发绀，肺部可闻及哮鸣音，合并感染者可闻及湿啰音；合并其他类型心血管畸形患儿可听到相应不同类型的杂音；合并心外其他系统畸形者可观察到相应系统疾病的体征。

【超声心动图表现】

超声心动图诊断右位主动脉弓最主要的切面是胸骨上窝切面，在胸骨上窝长轴切面，以 12 点位置为基点将探头逆时针旋转 30° 指向患儿的右肩方向，可清晰地显示右侧主动脉弓，再将探头尾部略向下压，可同时显示右弓上发出的左无名动脉、右颈总动脉和右锁骨下动脉。将探头逆时针旋转 30° 指向患儿的左肩方向，未见明显左侧主动脉弓显示，进一步沿第 1 支无名动脉向左上方探查，观察是否存在分支，若有则可明确诊断右位主动脉 I 型（镜像分支型）（图 3-4-9，图 3-4-10），若同时探查到左侧动脉导管，则可明确为右位主动脉弓伴左侧 PDA（图 3-4-11，图 3-4-12）；若无分支存在，进一步于降主动脉起始部仔细探查有无向左前方绕行的血管发出，若可见血管发出，应用彩色频谱多普勒超声证实，即可诊断为右位主动脉 II 型（伴迷走左锁骨下动脉型）。应用胸骨上窝切面仔细探查，可较清晰地显示主动脉弓及头臂动脉形态结构，但是超声难以清晰地显示主动脉弓降部远端、头臂动脉分支的沿途走行情况及其与食管、气管之间的相对空间关系，需结合增强 CT 和磁共振检查协助进一步诊断。

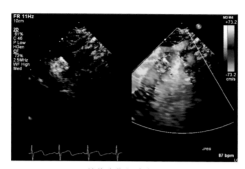

镜像右位主动脉弓

图 3-4-9 胸骨上窝切面右位主动脉弓征象

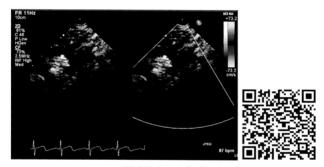

镜像右位主动脉弓

图 3-4-10 胸骨上窝切面右位主动脉弓征象动态图

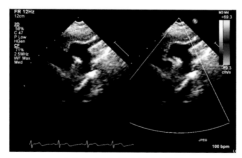

右位主动脉弓伴左侧动脉导管

图 3-4-11 胸骨上窝切面右位主动脉弓伴左侧动脉导管征象

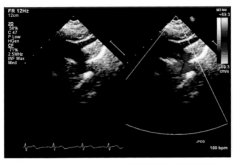

右位主动脉弓伴左侧动脉导管

图 3-4-12　胸骨上窝切面右位主动脉弓伴左侧动脉导管征象动态图

【鉴别诊断】

需要与右位主动脉弓进行鉴别的疾病是双主动脉弓伴左侧弓闭锁。

当左侧主动脉弓闭锁位置位于左侧颈总动脉和左侧锁骨下动脉之间时，应与镜像右位主动脉弓鉴别。误诊为右位主动脉弓，主要是将左侧弓起始处误认为左无名动脉，而未仔细追踪左颈总动脉与左锁骨下动脉的原因。胸骨上窝切面探头略向上偏，能同时显示左颈总动脉和右颈总动脉，多见于双主动脉弓伴左侧弓闭锁的诊断。

【要点提示】

1. 图像观察要点

（1）分别顺时针和逆时针转动探头角度，探查是否仅右侧主动脉弓存在。

（2）转动探头探查右弓上头臂动脉分支发出情况。

（3）若可探查到三支头臂动脉发出，再沿第 1 支分支探查是否有分支。

（4）若有分支，应用频谱多普勒超声证实。

（5）若无分支，继续于降主动脉起始段探查有无血管发出向左前方走行。

（6）各切面全面扫查是否合并其他心内结构异常。

2. 诊断思路

先天性血管环分为完全型血管环和部分型血管环，而完全型血管环很多需要右位主动脉弓的存在，如双主动脉弓、迷走左锁骨下动脉，以及连接肺动脉的动脉导管或韧带，都可以因为右位主动脉弓的存在形成一个完整的血管环，将气管和（或）食管环绕，导致相应的呼吸道或消化道梗阻表现。当然并不是所有的先天性心脏病合并右位主动脉弓患者都会有相应的表现，但右位主动脉弓同时合并血管环的患儿并不是很罕见，尤其是简单畸形，如 VSD 合并右位主动脉弓更应该引起注意。对于反复呼吸道感染、咳喘、喘憋及吞咽困难的患儿，应重点探查胸骨上窝切面，观察是否有血管环存在。

（王芳韵）

【参考文献】

[1] 陈　琳，周柳英，杨泽萱，等 . 镜面右位主动脉弓的产前超声诊断价值及误诊原因分析 . 中国超声医学杂志，2017（9）：87-90.

[2] Bhat SP, Girish GS, Mahimarangaiah J, et al. Right aortic arch with retroesophageal left innominate artery and left patent ductus arteriosus：a rare vascular ring. World J Pediatr Congenit Heart Surg. 2015, 6(1)：146-148.

迷走锁骨下动脉

【概述】

迷走锁骨下动脉（aberrant subclavian artery），并同侧 PDA 或导管韧带残存，是完全型血管环中相对少见的一种类型，发病率约占先天性心脏病的 1%，可完全包绕气管或食管，压迫气管造成与呼吸困难相关的症状，包括咳嗽、反复呼吸道感染、哮鸣、喘鸣、发绀、呼吸骤停；对食管压迫者可引起吞咽困难；还可压迫迷走神经和喉返神经引起相关症状。临床症状的严重程度取决于气管和食管受压的程度，即所形成的血管环结构对气管和食管的包绕松紧程度。严重者可出现顽固性气促、喘鸣及呼吸困难，明显影响生长发育，甚至威胁患儿生命，因此一经诊断，应立即手术治疗。

【病理解剖】

若胚胎期第 4 对主动脉弓吸收退化点位于右侧锁骨下动脉与右侧动脉导管之间，则可形成左位主动脉弓伴迷走右锁骨下动脉，连接右肺动脉和右侧降主动脉的右侧动脉导管；若胚胎期第 4 对主动脉弓吸收退化点位于左锁骨下动脉及左颈总动脉之间，则可形成右位主动脉弓伴迷走左锁骨下动脉，连接左肺动脉和左侧降主动脉的左侧动脉导管。迷走锁骨下动脉主要分为 2 种类型。第 1 种类型为左位主动脉弓伴迷走右锁骨下动脉，相对常见。迷走右锁骨下动脉不是来自无名动脉，而是来自左锁骨下动脉起始部之后的主动脉弓或降主动脉，根据走行部位可分为三型：①食管后型（80%）；②食管、气管间型（15%）；③气管前型（5%）。若左位主动脉弓右位降主动脉，同时合并右侧动脉导管或导管韧带时，则可形成完整血管环。第 2 种类型为右位主动脉弓伴迷走左锁骨下动脉，此类型较罕见。形成基础是右位主动脉弓、左颈总动脉和左锁骨下动脉之间的左弓离断，前部的左颈总动脉为升主动脉的第 1 分支，自升主动脉弓依次显示左颈总动脉、右颈总动脉、右锁骨下动脉及迷走左锁骨下动脉。

【病理生理】

单纯左位主动脉弓伴迷走右锁骨下动脉不能形成血管环，也不一定会对气道形成压迫。当左位主动脉弓、右位降主动脉同时合并右侧动脉导管或导管韧带，则可形成完整血管环，会对其中的气管和食管造成压迫，引起相应症状造成一系列病理生理性改变。右位主动脉弓伴迷走左锁骨下动脉，当食管后的左锁骨下动脉或右位主动脉瘤样扩张时，均可压迫食管出现吞咽困难相应的病理生理性变化；合并左侧动脉导管或导管韧带时形成完整的血管环，压迫气管造成呼气性呼吸困难的病理生理改变。

【临床特征】

迷走锁骨下动脉临床症状的轻重与其是否形成完全血管环有关：可以无明显临床症状，也可以有较轻的呼吸道症状，容易误诊为呼吸系统疾病。严重者在婴儿期即出现明显的呼吸困难和喂养困难，甚至窒息发作，威胁生命。呼吸道症状主要表现为发作性咳嗽、喘鸣、呼吸困难及反复呼吸道感染。消化道症状主要表现为吐奶、进食缓慢、吞咽困难。阳性体征主要表现为呼吸急促、鼻扇、呼气性三凹征，严重者可有口周青紫、口唇发绀，肺部可闻及哮鸣音；合并感染者可闻及湿啰音；合并其他类型心血管畸形患儿可听到相应不同类型的杂音；合并心外其他系统畸形患儿可合并相应系统疾病的体征。

【超声心动图表现】

诊断迷走锁骨下动脉的主要切面是胸骨上窝切面。超声心动图检查较难识别迷走锁骨动脉走行的直接征象，但是可以通过间接的征象来判断迷走锁骨下动脉存在的可能性。根据头臂动脉血管在主动脉弓上正常的发出顺序，当探查到正常左位主动脉弓上发出三支头臂动脉后，沿第1支头臂干向右上延续探查，若看到有分支，这样头臂动脉分支就基本可以明确为右无名动脉（发出右锁骨下动脉和右颈总动脉）、左颈总动脉和左锁骨下动脉顺序发出（多见此种情况，可有少数变异情况），基本上可以除外迷走右锁骨下动脉的存在；沿第1支头臂动脉探查，若未见分支，则高度怀疑迷走右锁骨下动脉的诊断，应继续于降主动脉上探查是否可见一支血管发出向右后方走行，应用彩色及频谱多普勒超声证实血流及频谱与其余头臂血管分支相同，则基本可以诊断为迷走右锁骨下动脉（图3-4-13，图3-4-14）。同样适用于镜像右位主动脉弓，在探查到有三支头臂血管后，延续探查左侧上行的第1支头臂动脉分支，若探查到分支，则基本可以明确左无名动脉（发出左锁骨下动脉和左颈总动脉）、右颈总动脉和右锁骨下动脉顺序发出（多见此种情况，可有少数变异情况），可基本除外迷走左锁骨下动脉的存在。若沿第1支头臂动脉探查，未见分支，则高度怀疑迷走左锁骨下动脉的诊断，应继续于降主动脉上探查是否可见一支血管发出向左前方走行，应用彩色及频谱多普勒超声证实血流及频谱与其余头臂血管分支相同，则基本可以诊断为迷走左锁骨下动脉（图3-4-15，图3-4-16）。但是，超声心动图检查难以清晰地显示主动脉弓降部远端、头臂动脉分支的沿途走行及其与食管、气管之间的相对空间关系，需结合增强CT检查协助进一步明确诊断。

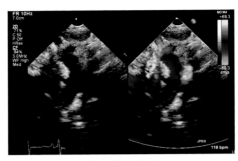

迷走右锁骨下动脉

图 3-4-13　胸骨上窝切面迷走右锁骨下动脉征象

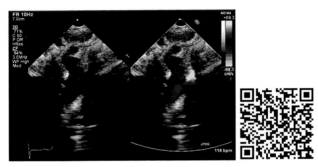

迷走右锁骨下动脉

图 3-4-14　胸骨上窝切面迷走右锁骨下动脉征象动态图

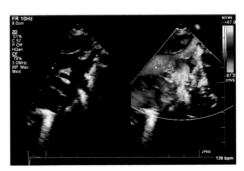

迷走左锁骨下动脉

图 3-4-15　胸骨上窝切面迷走左锁骨下动脉征象

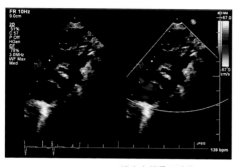

迷走左锁骨下动脉

图 3-4-16　胸骨上窝切面迷走左锁骨下动脉征象动态图

【鉴别诊断】

需要与迷走锁骨下动脉进行鉴别的疾病：

（1）正常左位主动脉弓或镜像右位主动脉弓：迷走右锁骨下动脉并右侧 PDA 或导管韧带残存，应与正常左位主动脉弓伴左侧 PDA 或导管韧带相鉴别。关键点在于，要仔细明确探查清楚主动脉弓上发出的各支头臂血管分支的分布及走行情况。同样，迷走左锁骨下动脉并左侧 PDA 或导管韧带残存，应与镜像右位主动脉弓伴左侧动脉未闭或导管韧带相鉴别。

（2）双主动脉弓伴一侧弓闭锁：双主动脉弓伴左侧弓闭锁，当左侧主动脉弓闭锁位置位于左侧颈总动脉和左侧锁骨下动脉之间时，应与镜像右位主动脉弓伴迷走左锁骨下动脉鉴别；双主动脉弓伴右侧弓闭锁，当右侧主动脉弓闭锁位置位于右侧颈总动脉和右侧锁骨下动脉之间时，应与左位主动脉弓伴迷走右锁骨下动脉鉴别。在胸骨上窝切面探头略向上偏，能同时显示左颈总动脉和右颈总动脉，多见于双主动脉弓的诊断。

【要点提示】

1. 图像观察要点

（1）于胸骨上窝切面分别顺时针、逆时针转动探头角度，探查明确是否仅一侧主动脉弓存在。

（2）转动探头探查主动脉弓上是否分别发出三支头臂动脉，右 /
左无名动脉、左 / 右颈总动脉和左 / 右锁骨下动脉动脉。

（3）分别沿第 1 支分支向右或左上方探查是否有分支出现，判
断是否存在迷走锁骨下动脉的可能。

（4）若无分支存在时，于降主动脉处探查有无血管发出。

（5）若有血管发出，应用彩色及频谱多普勒超声证实，并探查
其走行情况。

（6）各切面全面扫查是否合并其他心内结构异常。

2. 诊断思路

对于反复呼吸道感染，咳喘，喘憋及吞咽困难的患儿，应重点探
查胸骨上窝切面，观察是否双侧主动脉弓均存在。当明确仅一侧弓存
在时，应当进一步明确主动脉弓上发出的头臂血管分支情况，是两支
还是三支血管，若三支血管均存在，应继续沿第 1 支血管探查是否存
在分支，若有分支则可除外诊断，若无分支则应于降主动脉上探查有
无血管发出及血管走行方向，即可做出相应迷走锁骨下动脉诊断，同
时还要在胸骨旁高位切面确定有无动脉导管存在，所有心脏切面探查
明确是否伴有其他心血管畸形，即可完善对该病的全面诊断。但是心
脏超声无法显示主动脉弓及其分支与气道之间的相对空间关系，增强
CT 及磁共振检查可以协助明确诊断。

（王芳韵）

【参考文献】

[1] 曹　睿，刘特长，于明华，等 . 先天性血管环的超声心动图诊断价
值及漏诊分析 . 中国超声医学杂志，2017（8）：32-35.

[2] Ganie IS, Amod K, Reddy D. Vascular rings：a radiological review of
anatomical variations. Cardiovasc J Afr, 2016, 27(1)：30-36.

第五节
静脉异常

肺静脉异位引流

【概述】

肺静脉异位引流（APVC）是胚胎期肺静脉与左心房完全性或部分性地连接失败，使原应回流左心房的血液经异常途径回流右心房的先天性心脏畸形，占先天性心脏病的 1%～3%。根据肺静脉是完全还是部分异常回流，分为完全性肺静脉异位引流（total anomalous pulmonary venous connection，TAPVC）和部分性肺静脉异位引流（partial anomalous pulmonary venous connection，PAPVC）。TAPVC 患儿临床症状出现早，多在婴幼儿期起病，若未给予及时的手术治疗，死亡率高，给予积极手术治疗矫正心脏畸形后患儿可长期生存。PAPVC 较前者临床症状轻，常伴发其他心内畸形，依靠单一影像学检查诊断难度较大，也需通过手术矫治畸形。

【病理解剖】

1. TAPVC

TAPVC 是指所有肺静脉均不与左心房相通，而是全部与右心房直接或经异常回流途径相通。肺静脉正常的胚胎发育是在第 3 周原始肺芽与支气管树和喉同时由前肠发出，此时内脏血管丛通过主静脉和脐-卵黄静脉向其供血。第 27～29 天，肺静脉支逐渐融合并形成共同肺静脉腔，并与原始左心房后壁相融合。完全融合的表现为左、右各两支肺静脉分别开口入左心房。第 28～30 天，肺静脉开始将肺血连接入心脏，并与主静脉和脐-卵黄静脉逐渐中断联系。在这一过程中，若原始肺芽和原始左心房完全连接失败，则导致 TAPVC。

目前最常用的病理分型是根据肺静脉的回流途径将 TAPVC 分为四型，分别为心上型、心内型、心下型和出现 2 种以上异常回流途径的混合型。

（1）心上型（Ⅰ型）：大约占该病患儿的45%。根据肺静脉回流途径分为2个亚型。ⅠA型：左右肺静脉在左心房后方汇合形成共腔，共腔经垂直静脉–无名静脉回流至上腔静脉（图3-5-1A）；ⅠB型：共腔直接回流至上腔静脉，或经短垂直静脉回流上腔静脉，开口一般在距离右心房2cm以内上腔静脉的后壁。

（2）心内型（Ⅱ型）：大约占该病患儿的25%。根据肺静脉回流途径分为2个亚型。ⅡA型：左右肺静脉在左心房后方汇合形成共腔，共腔直接开口于冠状静脉窦，再回流右心房，约占该型的2/3（图3-5-1B）；ⅡB型：四支肺静脉直接回流至右心房，约占该型的1/3。

（3）心下型（Ⅲ型）：大约占该病患儿的25%。肺静脉形成共腔后经垂直静脉，穿过膈肌，经门静脉、下腔静脉等回流至右心房。（图3-5-1C）

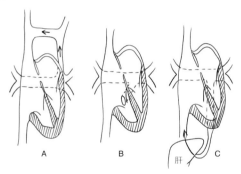

A. 心上型；B. 心内型；C. 心下型

图3-5-1　完全性肺静脉异位引流病理分型示意图

（4）混合型：发病率仅为5%，是指患儿肺静脉与体静脉间出现2种以上不同的回流途径。

TAPVC的病理分型虽可归纳总结为以上四型，但肺静脉回流途径可以出现多种多样的变化，并不拘泥于以上四型，随着TAPVC病例观察数量的增加，TAPVC也有很多少见的变异回流途径值得注意，以心上型为例可见双侧上行的垂直静脉分别回流无名静脉；以心内型为例可见肺静脉两两汇合后分别直接回流右心房。有研究者指出，可根据肺静脉走行及回流途径绘制肺静脉"路线图"，将 TAPVC 病理变化规律进行进一步的分类，对诊断会有明确的指导作用。

2. PAPVC

PAPVC 是指患儿的部分肺静脉与左心房正常连接，另有部分肺静脉直接或通过异常途径与右心房连接。通常情况肺静脉为四支，但要注意临床有肺静脉数目变异的情况，如五支或五支以上。

（1）与完全性肺静脉异位连接类似，根据肺静脉回流的途径和部位，可将 PAPVC 分为四型，分别为心上型、心内型、心下型和混合型。

1）心上型：常通过以下途径与右心房相连。①一支或多支右肺静脉和上腔静脉相连，回流右心房，绝大多数患儿伴有静脉窦型 ASD，左肺静脉与左心房连接正常；②右肺静脉与左心房连接正常，左肺静脉经心上途径回流右心房，此型可伴或不伴 ASD。

2）心内型：常伴或不伴 ASD。常见的连接途径为：①左肺静脉开口于冠状静脉窦，经心内途径回流右心房，右肺静脉回流左心房；②右肺静脉直接开口于右心房，左肺静脉开口于左心房。

3）心下型：右肺静脉与下腔静脉连接，然后回流右心房，常伴有右肺发育不全、隔离肺、右位心或心脏右移等。由于该类型在胸部 X 光片中有特殊表现，可见由右下肺静脉异位连接入下腔静脉而显示的镰刀状阴影，又称镰刀综合征。

4）混合型：部分患儿可混合出现上述三型。

（2）Brody 根据异常回流的肺静脉和连接途径将 PAPVC 分为以下五型。

1）A 型：右肺静脉经右上腔静脉回流右心房，占该病患儿的 10% ~ 19%。

2）B 型：右肺静脉直接回流右心房，占该病患儿的 68.7% ~ 83.0%。

3）C 型：左肺静脉经垂直静脉、左头臂静脉、右上腔静脉回流右心房，占该病患儿的 3.0% ~ 14.6%。

4）D 型：左肺静脉经冠状静脉窦回流右心房，占该病患儿的 3.0% ~ 14.3%。

5）E 型：即混合型，占该病患儿的 3.4% ~ 6.0%，存在上述 2 种或 2 种以上异位连接类型。

【病理生理】

TAPVC 病理生理性改变包括以下几个方面：①肺静脉与左心房的连接失败，同时肺静脉与体静脉的交通持续存在。②右心房室接受体循环和肺循环的血液，血流量增加，发生右心腔的扩张。③氧合的肺静脉血回流入右心房，ASD 和卵圆孔未闭是患儿生存的必要条件，因为通过 ASD 或未闭合的卵圆孔，才能提供左心系统的血液，当 ASD 小于 5mm 时，即为限制性 ASD，房水平分流减少，造成低氧血症。此外，房水平分流受限，右心房压力增高，肺静脉压力增高，出现肺淤血，从而继发 PH。④ 75% 的患儿有比较粗大的无明显狭窄或梗阻的垂直静脉，25% 的患儿则存在狭窄或者梗阻，那么，回流途径的梗阻会导致较早发生肺淤血和 PH。

血流动力学改变包括以下几个方面：①肺静脉血流回流右心，使右心容量负荷增加，肺循环灌注压增高，从而发生了 PH，TAPVC 肺动脉高压形成机制与 VSD 不同，呈非渐进式，发病时即有中至重度 PH；②房水平的右向左分流，是供应左心血液的唯一重要途径，左心容量减少，体循环血流量减少。

TAPVC 可以合并以下心内畸形：ASD、左上腔静脉残存、VSD、PDA、右心室流出道狭窄、大动脉转位、心房异构。复杂先心病中也常合并有 TAPVC 的发生。且 75% 无脾的患儿都合并 TAPVC。

PAPVC 患儿的血流动力学变化较 TAPVC 患儿轻，其程度取决于畸形引流的肺静脉数量、连接部位、有无梗阻、肺血管床阻力和 ASD 等合并畸形的情况。单纯 PAPVC 的血流动力学和 ASD 相似，表现为大量肺静脉血流进入右心房，导致右心血容量增加、右心房室增大、肺动脉增宽。

【临床特征】

TAPVC 患儿的临床表现包括面色青紫、呼吸急促和心动过速。查体时可无特异性杂音，也可在胸骨左缘肺动脉瓣区闻及 Ⅱ~Ⅲ 级的收缩期喷射性杂音，伴第 2 心音分裂并亢进。心脏浊音界增大，心前区呈抬举样搏动。生化检查时可以发现患儿存在一定程度的低氧血症和代谢性酸中毒，随着病情加重，可进一步出现充血性心力衰竭和弥漫性血管内凝血的表现。

PAPVC 患儿可无明显症状，尤其是不合并其他心内畸形时；但随着年龄增长，可出现类似 ASD 的症状，如心慌、咳嗽、心前区不适、疲劳等症状，一般不会出现明显发绀。

【超声心动图表现】

1. 经胸超声心动图

（1）TAPVC

间接征象：左心室长轴切面和四腔心切面都可探查到左右心比例严重失常，右心房室呈中到重度增大（图 3-5-2A）。可探查到较严重的三尖瓣反流，通过测量三尖瓣反流的峰值压差估测 PH 可达到中至重度（图 3-5-2B）。肺动脉增宽，与主动脉比例大于 1∶1（图 3-5-2C），肺动脉血流频谱的峰值前移。在胸骨旁或剑突下切面均可见未闭合的卵圆孔或 ASD，剑突下切面对缺损的断端和房水平的分流显示更为清晰，房水平分流为完全的右向左（图 3-5-2D）。当患儿出现以上四点间接征象时应高度怀疑 TAPVC。

直接征象：左心房室小，左心房内未见肺静脉的回流。在左心房的后方、上方或侧方探查到无回声结构，其两端有肺静脉汇入，此结构为共同肺静脉腔（图 3-5-3），简称共腔。确认共腔后，追踪探查共腔的回流途径。

1）心上型：ⅠA 亚型，在胸骨上窝切面可探查到由垂直静脉、无名静脉及上腔静脉组成的"静脉弓"（图 3-5-4A，图 3-5-5），其内血流方向与主动脉弓方向相反，若局部静脉内径变细，彩色血流明亮，测量局部流速大于 1.5m/s，则提示回流途径梗阻；ⅠB 亚型，走行路程短，变异多，探查难度增加，于胸骨旁左缘或右缘可见短小的垂直静脉直接回流上腔静脉（图 3-5-6）。

2）心内型：ⅡA 亚型，在胸骨旁或四腔心切面可见左心房顶部的共腔与增宽的冠状静脉窦延续（图 3-5-4B，图 3-5-7），ⅡB 亚型，在胸骨旁或剑突下切面可见肺静脉自右心房后壁直接回流（图 3-5-4C，图 3-5-8）。

3）心下型：垂直静脉回流途径较长且位于深方，诊断难度最大，明确心下回流途径也有简单准确的方法，即在剑突下切面大血管穿膈肌处显示"三血管征"，即除降主动脉、下腔静脉以外还可以显示另一支异常血管（图3-5-4D，图3-5-9），血流方向朝向膈下，继续追踪此血管，可见其回流扩张的肝静脉、门静脉或下腔静脉。

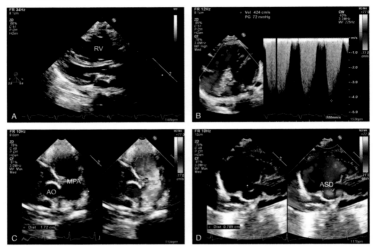

A. 胸骨旁左心室长轴切面显示右心室显著增大；B. 心尖四腔心切面显示三尖瓣反流及连续多普勒探查到三尖瓣反流峰值流速及压差；C. 大动脉短轴切面显示肺动脉增宽；D. 剑突下四腔心切面显示ASD及房水平右向左分流。RV：右心室；AO：主动脉；MPA：主肺动脉

图3-5-2　TAPVC间接征象

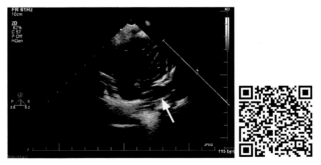

箭头显示四腔心切面左心房顶部的共同静脉腔

图3-5-3　显示共同静脉腔动态图

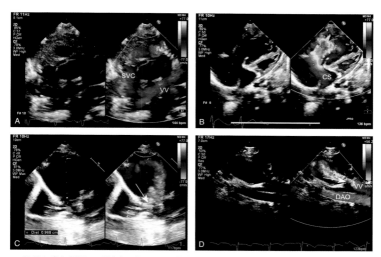

A. 胸骨上窝切面显示"静脉弓"；B. 胸骨旁四腔心切面显示肺静脉血流经增宽的冠状静脉窦回流；C. 剑突下切面显示肺静脉直接回流右心房，箭头为回流部位；D. 剑突下切面显示向膈肌下走行的垂直静脉，箭头所示为回流梗阻部位。VV：垂直静脉；IV：无名静脉；SVC：上腔静脉；CS：冠状静脉窦；DAO：降主动脉

图 3-5-4　TAPVC 直接征象

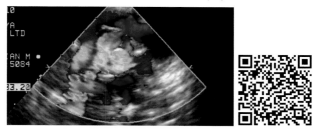

图 3-5-5　心上型ⅠA 亚型回流途径动态图

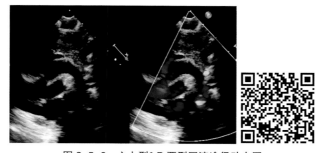

图 3-5-6　心上型ⅠB 亚型回流途径动态图

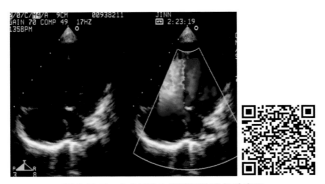

图 3-5-7　心内型ⅡA亚型回流途径动态图

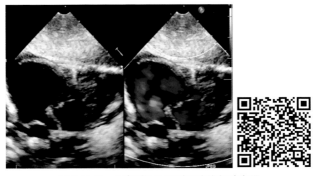

图 3-5-8　心内型ⅡB亚型回流途径动态图

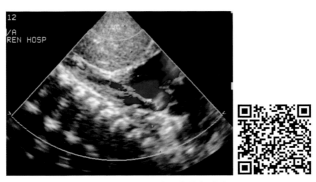

图 3-5-9　心下型回流途径动态图

（2）部分性肺静脉异位引流：二维超声心动图上表现为左心房

内不能探及全部的四支肺静脉入口及彩色血流。尤其是在肺静脉显示不清，且存在右心房室增大时，应考虑该病存在的可能，仔细探查肺静脉。对于不同亚型的患儿，心上型可于胸骨上窝探查"静脉弓"；心内型可见右心房内开口，或可见冠状静脉窦扩张；心下型可见下腔静脉增宽，下腔静脉入右心房开口部位可见异常血流回流右心房。

2. 经食管超声心动图

经食管探头结合各切面可显示每支肺静脉的入口及走行，可用于诊断 APVC。对于心上型和心内型，可显示畸形引流的共同静脉腔与上腔静脉、冠状静脉窦或右心房连接。彩色多普勒血流图上 TAPVC 患儿不能显示血流信号进入左心房，PAPVC 患儿仅能显示进入左心房的肺静脉血流信号。

3. 心脏声学造影

右心声学造影有助于该病与单纯 ASD 的鉴别。ASD 不伴 PH 时，右心声学造影下，右心房可见负性显影区，因房水平为左向右分流，而 TAPVC 或 PAPVC 造成房水平右向左分流时，则可见造影剂由右心房进入左心房。

【鉴别诊断】

需要与 TAPVC 进行鉴别的疾病：

（1）冠状静脉窦无顶综合征：冠状静脉窦无顶综合征也可认为是 ASD 中的冠状静脉窦型。TAPVC 中的ⅡA 型应与其鉴别，两者均存在冠状静脉窦增宽，但 TAPVC 冠状静脉窦壁完整，冠状静脉窦无顶综合征窦壁完全或部分缺损，超声心动图可见回声中断。

（2）左上腔静脉残存：左上腔静脉残存时，血流经冠状静脉窦回流右心房，冠状静脉窦增宽，故也应与 TAPVC 中的ⅡA 型鉴别。它与 PAPVC、TAPVC 可能同时发生。

（3）左心房三房心：左心房三房心与 TAPVC 中ⅡB 型难鉴别，当左心房三房心副房处 ASD 较大时尤其困难。超声心动图鉴别的要点还是在于对房间隔位置的判断和对肺静脉形态的观察，也建议借助其他影像手段综合判断。

（4）肺静脉共腔闭锁：该病非常少见，是肺静脉既不与左心房也不与体静脉交通的疾病，患儿往往在新生儿期死亡。

（5）肺静脉狭窄或发育不良：这也是一种少见病，可以单独发生，也可以合并 TAPVC 发生。

【要点提示】

1. 图像观察要点

（1）多切面探查心脏房室腔大小。

（2）观察双侧房室瓣的形态和启闭运动。

（3）有无 ASD、房水平分流方向。

（4）探查左心房附近（通常位于后上方）有无异常、无回声结构。

（5）联合多切面扫查共同静脉腔的回流途径与连接部位。

（6）共同肺静脉腔回流途径中有无梗阻。

（7）估测肺动脉压力。

（8）除外其他合并畸形。

2. 诊断思路

临床表现为青紫的患儿，经胸超声心动图提示左心房室小、右心房室增大时需要全面扫查，进一步观察两侧房室瓣的形态和启闭运动、有无合并 ASD 等表现。若双侧房室瓣形态及启闭运动未见异常，合并有 ASD 时，需要重点观察房水平的分流方向。如果右心房室大小与 ASD 大小不匹配，房水平分流存在右向左，则应警惕完全性肺静脉异位引流的可能。此时需进一步观察左心房内肺静脉回流情况，若左心房内肺静脉无明显血流回流或仅部分回流，则应继续扫查有无共同静脉腔及垂直静脉的存在，剑突下及胸骨上窝切面应常规扫查，避免漏诊混合型 APVC；若合并重度 PH 时，注意观察肺静脉引流途径有无狭窄或梗阻的表现。需要提醒大家注意肺静脉可以有变异的情况，可能存在四支以上肺静脉回流。

（李静雅　马　宁）

【参考文献】

[1]　王新房.超声心动图学.4版.北京：人民卫生出版社，2009.

[2]　任卫东，张玉奇，舒先红.心血管畸形胚胎学基础与超声诊断.北京：人民卫生出版社，2015.

[3]　李静雅，王芳韵，金兰中，等.完全性肺静脉异位引流超声心动图

诊断价值及局限性 . 中华医学超声杂志（电子版），2013，10（2）：129-133.

体静脉畸形引流

【概述】

体静脉畸形引流（anomalous systemic venous drainage，ASVD），是一组包括上、下腔静脉及冠状静脉窦位置、起源、走行及引流入口异常在内的一组先天性心血管畸形。它是由于胚胎期体静脉融合、吸收及移动过程异常所造成的。体静脉最终的引流部位决定它的血流动力学改变、临床表现及是否需要矫治。如果体静脉最终引流至右心房，一般对血流动力学无明显影响；如最终引流至左心房则会导致右向左分流及发绀等，需要进行手术矫治。体静脉畸形引流常见类型包括：右上腔静脉连接异常、左上腔静脉连接异常、冠状静脉窦连接异常、下腔静脉连接异常和全部体静脉连接异常。最常见的体静脉畸形引流为左上腔静脉引流至冠状静脉窦，普通人群发病率 0.3%～0.5%，在先天性心脏病患者中占 2%～10%。体静脉畸形引流可单独存在或合并其他心脏畸形。70% 以上的内脏异位综合征患者合并体静脉畸形引流。

【病理解剖】

ASVD 包含体静脉回流路径和（或）回流终点的异常。回流路径异常是指体静脉沿异常路径走行，但最终回流入右心房。回流终点异常是指体静脉直接或通过异常路径引流入右心房之外的其他心血管腔，常见引流入左心房。体静脉畸形连接包括下面几种常见类型：

1. 左上腔静脉畸形引流

（1）左上腔静脉引流入右心房（回流路径异常）：可以通过 3个途径：①经冠状静脉窦，由于进入冠状静脉窦的血量明显增多而导致冠状静脉窦扩大。此类最多见，约占左上腔静脉连接异常的 90%。②冠状静脉窦口闭锁时，心脏的静脉血经左上腔静脉上行，经过无名静脉入右上腔静脉。③左上腔静脉直接引流入右心房。

（2）左上腔静脉引流入左心房（回流终点异常）：少见，一般在左心耳与左上肺静脉间开口于左心房，或直接开口于左上肺静脉。

2. 右上腔静脉畸形引流

（1）右上腔静脉缺如（回流路径异常）：非常罕见，左侧半身血经奇静脉或左上腔静脉入右心房。其包括右上腔静脉远心段缺如、近心段缺如及完全缺如。

（2）右上腔静脉引流入左心房（回流终点异常）：可以为单独右上腔静脉连接左心房或双上腔静脉中右上腔静脉连接左心房。后者由于分流量不多，发绀常不明显或仅为轻度发绀。

3. 无名静脉走向异常

走行于主动脉弓下方入右侧上腔静脉，常见于 TOF 或伴有 VSD 的 PA 患儿。

4. 下腔静脉畸形引流

（1）下腔静脉缺如（回流路径异常）：包括下腔静脉近心段、远心段及全段缺如。相对常见的为下腔静脉近心段缺如，下腔静脉的血经奇静脉入右上腔静脉或经半奇静脉入左上腔静脉，最终回流入右心房。该畸形可单独存在。由于引流终点为右心房，并无临床症状和体征，如不合并其他畸形可无症状。左心房异构（多脾综合征）患儿约 84% 合并下腔静脉近心端缺如，右心房异构（无脾综合征）患儿合并下腔静脉近心端缺如者较罕见。

（2）下腔静脉畸形引流入左心房（回流终点异常）：下腔静脉直接引流入左心房极为罕见；低位 ASD 亦可使下腔静脉部分入左心房（下腔静脉骑跨）。由于下腔静脉血流量大，该类患儿一般发绀明显，需要手术矫治。

5. 完全性体静脉异常连接

上、下腔静脉及冠状静脉都引流入左心房，极为罕见。患儿均合并 ASD，使上、下腔静脉血能入右心房经肺循环氧合，使患儿得以生存。

【病理生理】

ASVD 的病理生理性改变按是否存在回流终点异常可分为两类。①仅回流路径异常，回流终点正常（如永存左上腔静脉引流入冠状静脉窦）：一般情况下，若这类畸形单独存在，对循环不产生影响，无任何临床意义，不需要手术矫治。②回流终点异常：指体静脉直接或通过异常路径引流入左心房。它的血流动力学特点是：体静脉血回流入左心系统，使左心前负荷增加；另外，异常回流入左心系统的血为体循环未经氧合的低氧血，它与肺静脉的氧合血混合后经左心室-主动脉进入体循环，进而导致体循环不同程度的缺氧。此类患儿根据异常引流量的多少有不同，病理生理性改变也不尽相同。如果引流量少，血流动力学变化较小（如左上腔异常引流入左心房）。如果为完全性体静脉畸形连接，右心房的血完全来自房水平的左向右分流，右心血量较少，患儿出现严重低氧血症。同时，大量低氧血入左心系统，导致左心前负荷过重，左心力衰竭及组织缺氧。

【临床特征】

该类患者根据是否存在引流终点异常及引流量不同可有不同临床表现。

1. 引流路径异常而终点正常者，并不合并其他畸形，则无临床症状及体征，该类畸形往往在造影等检查时发现。

2. 引流终点异常者，可出现不同程度的发绀。患儿发绀的程度与分流量相关。由于人体 1/3 的体静脉血经上腔静脉回流，2/3 的体静脉血经下腔静脉回流，如仅有单侧上腔静脉回流入左心房而造成的右向左的分流量通常能被良好耐受，患儿常无发绀或发绀症状较轻。如果为下腔静脉畸形引流入左心房，由于分流量大，患儿缺氧及发绀明显，可存在杵状指（趾）。如果为完全性体静脉畸形连接，右心房的血完全来自房间隔的左向右分流，因而右心血量较少，进而导致右心容积较小，甚至右心发育不良；同时，左心血量较大而导致左心负荷过重，左心力衰竭。体循环和肺循环相交通的患者，出现脑栓塞和脓肿的风险增加。

【超声心动图表现】

1. 上、下腔静脉的引流途径及引流终点

正常情况下，剑突下腹腔大血管短轴切面，腹主动脉位于脊柱左侧，下腔静脉位于脊柱右侧，两组呈对称关系。在此切面顺时针旋转探头 90°，可显示腹腔大血管长轴切面，左偏显示腹主动脉长轴，右

偏显示肝内行走的下腔静脉长轴。二维超声及彩色多普勒引导下仔细观察下腔静脉血流方向及是否入右心房。胸骨上窝纵切并向右平移探头，可显示右上腔静脉长轴。剑突下上下腔切面，显示上下腔静脉长轴，彩色多普勒可清晰显示上下腔静脉回流入右心房。

2. 左上腔静脉与冠状静脉窦

左胸骨旁高位矢状面，可以探及左上腔静脉整个行程，沿左心房后侧下行，与扩张的冠状静脉窦或左心房相连（图3-5-10）。存在左上腔静脉引流入冠状静脉窦时，往往在左心室长轴切面、心脏后方房室沟附近可观察到显著扩大的孤立圆形结构（冠状静脉窦的矢状面）（图3-5-11）。在四腔心切面向后扫查，可观察到左心房后方房室沟水平出现一条较宽的血管（冠状静脉窦的冠状面），开口于右心房（图3-5-12）。

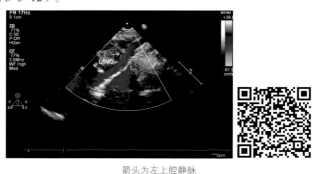

箭头为左上腔静脉

图 3-5-10　左胸骨旁高位矢状面动态图

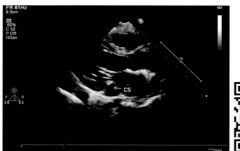

箭头为扩大的冠状静脉窦（CS）

图 3-5-11　左心室长轴切面动态图

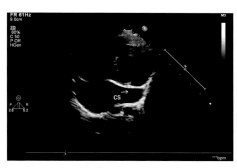

箭头为扩大的冠状静脉窦（CS）

图 3-5-12 四腔心切面向后方扫查动态图

3. 肝静脉与下腔静脉肝段

正常在剑突下腹腔大血管切面向左上倾斜探头，可探及肝静脉入下腔静脉。当存在下腔静脉肝段缺如时，剑突下腹腔大血管切面可见下腔静脉在此中断，三支肝静脉在肝门处汇合或分别入右心房（图 3-5-13）。

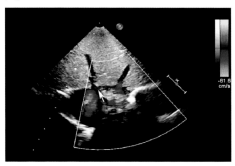

箭头为直接汇入心房的肝静脉

图 3-5-13 剑突下腹腔大血管切面

4. 奇静脉及半奇静脉

剑突下腹腔大血管切面显示：腹主动脉位于脊柱前方，异常粗大的奇静脉或半奇静脉位于腹主动脉后方（脊柱左侧为半奇静脉，右侧为奇静脉）。顺时针旋转探头 90°，左右略偏移扫查，可同时显示腹主动脉与半奇静脉或奇静脉，彩色多普勒显示两支大血管血流方向相反，频谱多普勒显示向上走行的血管为静脉频谱（图 3-5-14）。

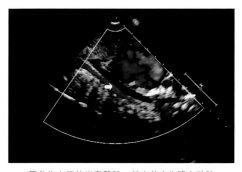

箭头为上行的半奇静脉，其右前方为降主动脉

图 3-5-14　剑突下矢状切面

5. 脾脏形态：多脾，无脾

正常脾脏位于腹膜腔内左季肋部后外侧，处于第 9 ~ 11 肋腋前线及腋后线之间。超声可在左侧肋间斜切及侧腰部冠状切面探查脾脏。无脾和多脾患儿需要多部位寻找脾脏，以及观察是否脾脏有分叶。无脾或多脾患儿常伴随体静脉异位引流。

6. 其他合并畸形

根据节段分析法采用多个切面观和多种显像方式进行系统探查，检出其他的合并畸形。

【鉴别诊断】

肺静脉畸形引流，是指肺静脉未能直接与左心房连接，而与右心房或体静脉系统连接的先天性心血管异位。常合并 ASD 或其他心血管异位。在胚胎发育控制过程中，肺静脉没有和肺静脉原基连接，而与内脏静脉 (如右前、左前主要静脉，脐卵黄静脉) 连接，导致一部分或全部肺静脉开口在右心房，或通过腔静脉系统，再注入右心房。

两者相同点：①均为静脉系统引流途径异常，并根据种类不同可在不同部位探及异常的引流血管，或在心房探及异常血管回流。②两者都可能出现发绀。③两者可以同时存在，如内脏异位综合征患儿。

两者区别点：①异常引流血管收集的静脉不同，分别为体静脉和肺静脉。②血流方向可能不同，如心上型肺静脉畸形引流的上行垂直静脉与体静脉畸形引流中的左上腔静脉入冠状静脉窦；心下型肺静脉畸形引流的下行共同静脉干与体静脉畸形引流中下腔静脉近心端缺如患儿上行的半奇静脉或奇静脉。③引流血管频谱差异，分别为肺静脉及体静脉频谱。

由于静脉畸形引流种类繁多，变异复杂，以及超声探查时声窗的局限性，部分患儿需要进行 CT 检查，明确诊断。

【要点提示】

1. 图像观察要点

（1）多切面探查心脏房室腔大小。

（2）多切面观察上、下腔静脉的引流途径及引流终点。

（3）观察左上腔静脉与冠状静脉窦及窦壁的完整性。

（4）肝静脉与下腔静脉肝段。

（5）奇静脉和半奇静脉是否有增宽及血流量增多表现。

（6）脾脏形态：多脾，无脾。

（7）观察是否存在合并畸形。

2. 诊断思路

当超声检查探及左心房室沟后方增大的冠状静脉窦时，要考虑到永存左上腔静脉的存在，多切面扫查，常能探及左上腔静脉全程。注意观察冠状静脉窦窦壁是否完整，左上腔静脉的血液有无通过不完整的窦壁入左心房。对于存在发绀的患儿，如果超声心动图发现左心增大，右心偏小，考虑该病的可能，需要仔细探查回流入左心房的血管走行。判断其是否为异常走行的体静脉。另外，当发现内脏位置异常，如合并左心房异构（多脾综合征）时，务必仔细探查腔静脉，尤其是下腔静脉走行，此类患儿约 84% 合并下腔静脉近心端缺如。

（孙　妍）

【参考文献】

[1]　王新房 . 超声心动图学 . 北京：人民卫生出版社，2009.

[2]　朱晓东 . 心脏外科基础图解 . 二版修订 . 中国协和医科大学出版社，2010.

[3]　王剑鹏，孙　妍，李　慧，等 . 无脾综合征患者体肺静脉回流特点分析 . 中华医学超声杂志（电子版），2015，（2）：160-164.

第六节
冠状动脉异常

冠状动脉瘘

【概述】

冠状动脉瘘（coronary artery fistula，CAF），指左、右冠状动脉的主干或分支与心腔、大血管或其他血管之间存在先天性异常交通。Krause 于 1866 年首次描述了该病。近年来，由于心血管造影与超声心动图诊断技术及水平的提高，该病的报道逐渐增多。细小冠状动脉瘘患儿一般无临床表现，可在进行其他影像学检查时偶然发现，这部分患儿 CAF 有自发闭合趋势，无须特殊临床处理。有临床意义的 CAF 患儿发病率低，占先天性心脏病的 0.25% ~ 0.4%。

【病理解剖】

CAF 有先天性和后天性两类。先天性 CAF 是由于胚胎期心肌中血管窦状间隙的发育障碍所引起。胚胎期心肌血流最初是由心肌中内皮细胞组成的小梁间隙供应，这些间隙与心腔和心外膜交通。随着心脏的生长发育，冠状动脉、冠状静脉与窦状间隙相通。正常发育过程中，心肌中的窦状间隙逐渐压缩成细小管道，形成正常的冠脉循环的一部分。出现发育障碍时，窦状间隙持续存在，使冠状动脉与心腔或血管发生异常交通。

后天性 CAF 常为医源性损伤，临床上最常见于右心室流出道疏通术后和肥厚型心肌病（hypertrophic cardiomyopathy，HCM）室间隔切除术后患儿，因术者对心肌进行了切除，被切除部位的小冠状动脉被切断，使其直接开口于心腔。除此以外，冠状动脉旁路移植术累及冠状动脉、主动脉瓣置换术、经皮冠状动脉成形术、消融术等也可能导致 CAF。

CAF 可发生于右侧或左侧冠状动脉，也可以双侧发生，又以单支瘘、右冠瘘常见，瘘入部位以右心腔常见。引流入右心系统约占

90%，引流入左心系统仅占10%。冠状动脉表现的病理解剖特点包括：受累冠状动脉显著扩张、扭曲，管壁变薄，局部可形成瘤样扩张；末端瘘口的形态可为细小单一瘘口、多个瘘口、形成冠状动脉瘤后再瘘入心腔等。

依据CAF发生的部位及引流的部位可将其分为以下几种病理分型。

1. 右冠状动脉瘘

（1）右冠状动脉—右心室瘘：此型较多见，瘘口多位于右心房室间沟走行路径之上，也可位于右心室流出道及心尖部。

（2）右冠状动脉—右心房瘘：包括引流入腔静脉及冠状静脉窦，引流入右心房的部位常为右心房的前壁、房间隔附近和上腔静脉汇入处。

（3）右冠状动脉—肺动脉瘘：引流入肺动脉近段。

（4）右冠状动脉—左心房瘘：包括引流入肺静脉，引流入左心房的部位可为前壁。

（5）右冠状动脉—左心室瘘：引流部位位于左心室基底部。

2. 左冠状动脉瘘

（1）左冠状动脉—右心室瘘：较常见。

（2）左冠状动脉—右心房瘘：包括引流入腔静脉及冠状静脉窦。

（3）左冠状动脉—肺动脉瘘：引流入肺动脉近段。

（4）左冠状动脉—左心房瘘：包括引流入肺静脉，较少见。

（5）左冠状动脉—左心室瘘：较少见。

3. 双侧冠状动脉瘘

较少见。

【病理生理】

CAF血流动力学变化以瘘口的大小可出现不同情况：瘘口小，分流量少者，对血流动力学的影响不大；瘘口大，分流量大者，使相应心腔容量负荷增加，瘘入右心系统，则会引起右心容量负荷增加及PH，瘘入左心系统，则会引起左心容量负荷增加，出现左心扩大及左心功能衰竭。

CAF受累冠状动脉的血流方向是由高阻力心肌血管床转向低阻力瘘管，导致冠状动脉缺血。引起心肌缺血表现，所以，患儿临床可以表现为缺血性心绞痛。注意要和冠心病导致的心肌缺血鉴别。

【临床特征】

儿童期患儿多因为"心脏杂音"就诊。心前区可闻及连续性杂音。成年人患者临床症状的变异较大，可从无症状心绞痛到心肌梗死、感染性心内膜炎（infective endocarditis，IE）、心源性猝死等。心肌缺血表现者临床怀疑为冠心病，行冠状动脉影像学检查时明确诊断。

【超声心动图表现】

1. 经胸超声心动图明确诊断

二维超声心动图可显示增宽的冠状动脉，沿着增宽的冠状动脉追踪瘘管的走行、瘘口的瘘入部位及瘘口的形态。彩色多普勒是在二维图像的基础上，显示冠状动脉起始处的血流，瘘管内血流，瘘口处血流。频谱多普勒可用于探查瘘口处血流，评价分流量情况（图 3-6-1，图 3-6-2）。

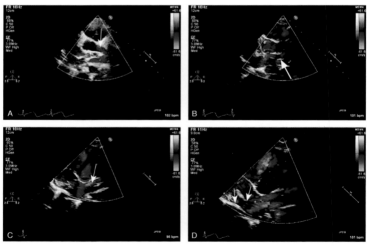

A. 胸骨旁大动脉短轴切面显示增宽的左冠状动脉起始部位，箭头为增宽的左冠状动脉；B. 继续追踪瘘管走行，箭头为瘘管；C. 瘘管中血流充盈，箭头为蓝色血流的是瘘管内血流；D. 动态追踪可见瘘入右心房，箭头为两处瘘口

图 3-6-1 CAF

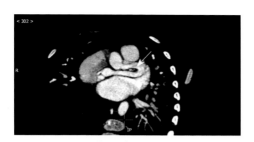

箭头为瘘管走行

图 3-6-2 CT 断层扫描显示瘘管

以下以不同病理类型的超声心动图动态图像进行展开说明（图 3-6-3 ~ 图 3-6-8）。

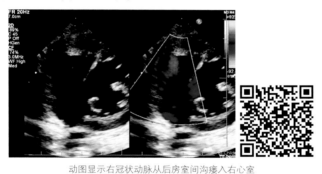

动图显示右冠状动脉从后房室间沟瘘入右心室

图 3-6-3 右冠状动脉—右心室瘘动态图

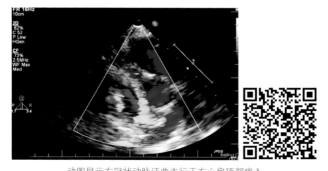

动图显示右冠状动脉迂曲走行于右心房顶部瘘入

图 3-6-4 右冠状动脉—右心房瘘动态图

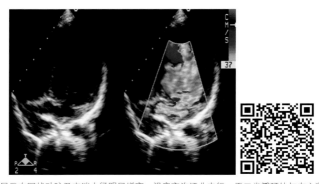

动图显示右冠状动脉及末端内径明显增宽，沿房室沟迂曲走行，于二尖瓣环处与左心室相通

图 3-6-5　右冠状动脉—左心室瘘动态图

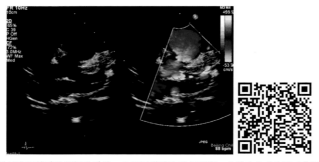

动图显示左冠状动脉起源主动脉，主干及前降支明显增宽，前降支向前向下走行至心尖部后，向后沿后室间沟方向迂曲向上走行，与右心室后部中下段相通

图 3-6-6　左冠状动脉—右心室瘘动态图

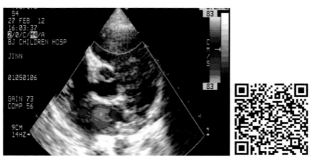

动图显示左冠状动脉主干及回旋支内径明显增宽，沿左心房后侧走行，于房间隔顶部近上腔静脉处瘘入右心房

图 3-6-7　左冠状动脉—右心房瘘动态图

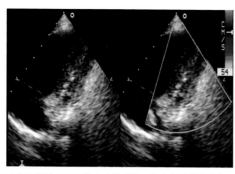

动图显示左冠状动脉及前降支内径增宽，其内血流信号丰富；左心室侧后壁可见一束以收缩期为主的血流信号沿室壁走行，瘘入左心室

图 3-6-8　左冠状动脉—左心室瘘动态图

2. 观察心脏合并畸形

约有 20% 的 CAF 患儿合并其他心脏畸形，如肺动脉瓣闭锁、主动脉瓣闭锁、TOF，超声心动图对合并畸形的检出具有优势。国外研究者也曾报道 PA 或 TOF 合并冠状动脉—肺动脉瘘的病例，有研究者还指出在 PA 的患儿中合并冠状动脉—肺动脉瘘的概率高达 10%。此类患儿由于存在冠状动脉增宽、瘘管粗大，瘘口清晰和肺动脉内连续性血流等典型超声表现，故应用超声心动图明确诊断并不困难。

3. 手术疗效评价

CAF 的治疗依据病情轻重可有随访观察、弹簧圈封堵、手术结扎等多种，超声心动图在术前可用于描述 CAF，有助于术式选择。术后对于封堵患儿，可观察封堵器位置、形态、有无残余分流、有无脱落和移位；对于结扎患儿，可观察是否存在残余瘘，并评价残余分流情况。

【鉴别诊断】

该病须与引起冠状动脉增宽和（或）出现冠状动脉与心腔或血管内分流的疾病鉴别：

（1）冠状动脉瘤：先天性冠状动脉瘤是一种少见的先天性畸形，表现为冠状动脉的局部或多段的扩张，通常位于冠状动脉的分叉处，可累及一支或多支冠状动脉。探查全程，冠状动脉瘤与心腔或大血管无交通可资鉴别。

（2）冠状动脉起源异常：冠状动脉—肺动脉瘘应与冠状动脉异常起源于肺动脉相鉴别，两者均可有冠状动脉内径增宽及肺动脉内异常血流束。首先，本病是病变冠状动脉增宽，而冠状动脉异常起源于肺动脉时是异常起源对侧的冠状动脉增宽。此外，若左冠状动脉异常起源于肺动脉（anomalous origin of the left coronary artery from the pulmonary artery, ALCAPA）还有其他较为特征性的直接征象，如左冠窦未见明确左冠状动脉开口，前降支内倒灌血流，丰富冠状动脉侧支血流显示；也有较为特征性的间接征象，如左心室扩大、二尖瓣及瓣器发育不良等。后者临床症状一般较重，发病时间早，左心室明显增大，通过超声心动图典型征象可供鉴别。

（3）KD：KD患儿冠状动脉可出现增宽或瘤样扩张，应与该病相鉴别。川崎病有较为典型的临床表现，持续性高热，淋巴结肿大，双眼结膜充血，口唇潮红、皲裂、出血，口腔黏膜发炎，手足红肿、变硬和掌跖红斑，指端膜状脱皮，多形性皮疹。心脏受累可有心包炎、心肌炎、心内膜炎、心律失常表现。瘤样扩张的冠状动脉内可有血栓形成，但与心腔或大血管间无交通。

【要点提示】

1. 图像观察要点

（1）二维超声心动图探查受累增宽的冠状动脉。

（2）动态扫查瘘管的走行、瘘口的瘘入部位及瘘口的形态。

（3）彩色多普勒是在二维图像的基础上，显示冠状动脉起始处的血流、瘘管内血流、瘘口处血流。

（4）频谱多普勒可用于探查瘘口处血流，评价分流量情况。

2. 诊断思路

儿童患者有心脏杂音，或有心肌缺血表现者，经二维超声心动图探查发现一侧或双侧冠状动脉内径增宽，应考虑是否存在CAF。此时需要仔细扫查判断冠状动脉起源位置，并在彩色多普勒引导下观察心腔或肺动脉内有无异常分流信号。在短轴切面观察心肌内是否出现异常侧支循环。观察心内结构，尤其是二尖瓣装置的形态功能。经鉴别诊断确定是冠状动脉瘘后，依据图像观察要点依次探查受累冠状动脉、瘘管及瘘口，同时注意评价因容量负荷造成的相应心腔扩大或 PH 等合并症的情况。此外，对于心脏合并畸形，也应一并检出。

（李静雅　马　宁）

【参考文献】

[1] 王新房 . 超声心动图学 . 4 版 . 北京：人民卫生出版社，2009.

[2] Amin Z, McElhnney DB, Reddy VM, et al. Coronary to pulmonary artery collateral in patients with pulmonary atresia and ventricular septal defect. Ann Thorac Surg, 2000, 70(1): 119−123.

冠状动脉异常起源于肺动脉

【概述】

冠状动脉异常起源于肺动脉（anomalous origin of coronary artery from pulmonary artery, ACAPA），是指左、右冠状动脉及其主要分支部分或全部起自肺动脉而未起自相应的主动脉窦。该病发病率极低，约 1/300 000 为活婴，占先天性心脏病的 0.24%～0.46%。最常见类型为左冠状动脉异常起源于肺动脉（ALCAPA），约占该类患儿的 90%，此类型极其危险，是导致婴幼儿心肌缺血、心肌梗死的常见病因之一。该类型患儿在出生后往往随着肺动脉压力的降低出现严重心肌缺血，85%～90% 在一岁以内死亡，少数可存活至青少年或成年。右冠状动脉异常起源于肺动脉（anomalous origin of the right coronary artery from the pulmonary artery，ARCAPA），少见，一般无临床症状。双侧冠状动脉均起自肺动脉极为罕见，约占该病的 2%，绝大多数出生后即死亡。

【病理解剖】

胚胎期主动脉窦部长出左、右冠状动脉芽与心内膜下左、右冠状动脉丛进行对接。如果连接过程中出现错误或动脉干分隔异常，可能导致冠状动脉与肺动脉相连接。该类疾病虽然冠状动脉起源位置多变，但冠状动脉的供血区域相对固定，所以一般异常起源的冠状动脉仅是开口及近端走行异常，中远段走行基本正常。常见的类型如下。

（1）ALCAPA：最常见的冠状动脉异常起源类型。其病理解剖改变主要包括两方面异常：①冠状动脉：左冠状动脉异常开口的位置常在肺动脉瓣上方 10mm 范围内，左后瓣交界上方。左、右冠状动脉的分支走行位置基本正常，但右冠状动脉内径通常明显粗大迂曲，扩张。左冠状动脉壁变薄，静脉化。右冠状动脉与左前降间的侧支不同程度发育。②左心房室及瓣膜装置：左冠状动脉供血区域心肌缺血，弥漫纤维化（包括二尖瓣乳头肌及腱索），严重者出现心内膜弹力增生。左心房增大，心室内径极度扩张，室壁运动幅度减低，二尖瓣乳头肌变小，瓣环扩大，关闭不全。

（2）ARCAPA：极为罕见，右冠状动脉开口于肺动脉，分支走行大致正常，管壁变薄。左冠状动脉起源及走行正常，常伴有内径的扩张。左、右冠状动脉间探及大量侧支血管。

（3）ALCAPA、ARCAPA：极为罕见，患儿整个冠状动脉系统血供障碍。

【病理生理】

1. ALCAPA

胚胎期及出生早期，肺循环阻力高，左冠血流可以正常灌注心肌。2～3 周后，随着出生后患儿肺动脉压力的逐步下降，冠状动脉内的灌注压进行性下降，出现缺血。根据是否建立良好的侧支分为 2 种类型：①婴儿型，占该类患儿的 85%～90%，左、右冠状动脉间没有建立良好的侧支循环。左冠状动脉供血区心肌缺血、梗死、心内膜及二尖瓣器纤维化。由于左心室收缩功能的减低及二尖瓣关闭不全等导致心脏前负荷增加，逐步出现心力衰竭表现并进行性加重。②成人型，占该类患儿的 10%～15%，左、右冠状动脉间存在丰富的侧支血管。右冠状动脉血流通过侧支血管逆灌左冠状动脉，最终回流至低压的肺动脉。左冠状动脉供血区存在缺血但程度较婴儿型轻，患儿可生存至成年人，80%～90% 在平均年龄 35 岁左右猝死于恶性心律失常。

2. ARCAPA

由于右心室壁薄且右心室压低，所以起源于肺动脉的右冠状动脉虽然存在舒张期的缺血，但仍可以达到右心室的部分灌注。随着侧支血管的建立，左冠状动脉血流通过侧支血管供应右冠状动脉，并逆向分流至肺动脉，左冠状动脉可见代偿性扩张。一般患者分流量不大，不存在显著的病理生理改变。如果分流量大，可出现肺血量增多、左心房室增大、左心室前负荷增加，甚至会出现心力衰竭表现。

3. 左、右冠状动脉异常起源于肺动脉

出生后随着肺动脉压力的下降及冠脉内低氧血液灌注，心肌缺血明显，胎儿期或新生儿期死亡。如果同时合并左向右分流，导致肺动脉内压力和氧饱和度增高的先天性心脏病，患儿可以生存。

【临床特征】

1. ALCAPA

出生早期可无症状，发育尚好。随着肺动脉压的降低，婴儿型最早在 2～3 周后，一般在 2～4 个月出现心肌缺血及心力衰竭症状。主要表现：喂奶时面色苍白，心率加快，呼吸困难，烦躁不安，大汗。出现症状的患儿几乎没有自然改善的可能，绝大多数短期内因心力衰竭而死亡。成人型由于侧支建立较好，一般无明显症状，偶有胸闷等。

2. ARCAPA

患儿可无明显症状。常由于其他原因进行超声心动图或冠状动脉相关检查意外发现。一旦发现主张早期手术治疗。

3. 左、右冠状动脉异常起源于肺动脉

患儿如不合并其他先天性心脏病无法存活；如合并左向右分流且肺动脉压增高的先天性心脏病可存活。外科治疗其他心内畸形时同时进行冠状动脉矫治。

【超声心动图表现】

经胸超声心动图

（1）ALCAPA

直接征象：大动脉短轴切面，主动脉左冠窦未探及左冠状动脉开口，在肺动脉瓣上方探及一血管发出，并延续走行至左冠状动脉走行区。彩色多普勒可探及其内血流方向由分支朝向主干逆灌，并最终流入肺动脉。部分异常起源的左冠状动脉开口处邻近主动脉窦或右肺动脉，往往不易探查，一定要通过彩色多普勒仔细探查冠状动脉内血流方向（图 3-6-9）。

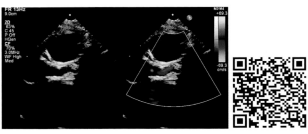

胸骨旁大动脉短轴切面显示左冠状动脉起源于肺动脉瓣上方，彩色多普勒显示冠状动脉
内逆向血流

图 3-6-9   ALCAPA 的大动脉短轴切面动态图

间接征象：该类疾病的直接征象常不十分清晰，往往由于间接征象强烈提示该诊断，并进一步探查冠脉时发现异常起源的冠状动脉。主要间接征象有心肌缺血心力衰竭相关征象及冠脉内径及血流异常征象。主要包括左心系统的显著增大，运动幅度弥漫减低，心内膜增粗及回声增强，二尖瓣器回声异常增强，二尖瓣关闭不全（图 3-6-10）。

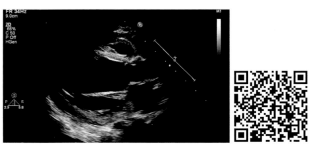

胸骨旁左心室长轴切面显示二尖瓣腱索反光异常增强

图 3-6-10   ALCAPA 的左室长轴切面动态图

右冠状动脉可有不同程度的代偿性增宽。侧支发育好的患儿，左心室短轴切面彩色多普勒可显示室间隔肌层有丰富的侧支血流由后室间隔向左心室前壁方向走行（图 3-6-11），注意要和 CAF 鉴别。

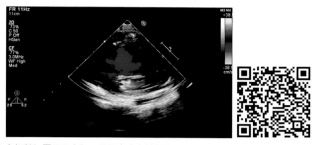

左心室短轴切面显示室间隔肌层有丰富的侧支血流由后室间隔向左心室前壁方向走行

图 3-6-11 ALCAPA 的左室短轴切面动态图

（2）ARCAPA

直接征象：大动脉短轴切面，主动脉右冠窦未探及右冠状动脉开口，在肺动脉瓣上方探及一血管发出，并延续走行至右冠状动脉正常走行区。彩色多普勒可探及其内血流方向由分支朝向主干逆灌，并最终流入肺动脉（图 3-6-12）。

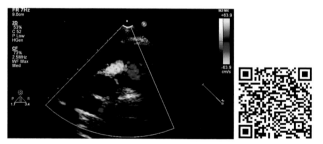

胸骨旁大动脉短轴切面显示右冠状动脉起源于肺动脉瓣上方，彩色多普勒显示冠状动脉内逆向血流

图 3-6-12 ARCAPA 的大动脉短轴切面动态图

间接征象：左心室短轴切面彩色多普勒可显示室间隔肌层有丰富的侧支血流由左心室前壁向室间隔方向走行（图 3-6-13）。

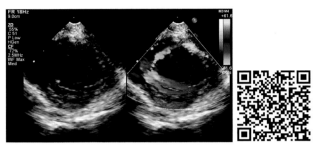

左心室短轴切面显示室间隔肌层有丰富的侧支血流由左心室前壁向后室间隔方向走行

图 3-6-13　ARCAPA 左室短轴切面动态图

此间接征象强烈提示冠状动脉异常可能，但要注意和冠脉瘘鉴别。室壁运动异常不明显，三尖瓣腱索及右心室内膜及肌束可能回声增强。

（3）左、右冠状动脉均异常起源于肺动脉：超声心动图在大动脉短轴切面未探及冠状动脉起自主动脉，而是发自肺动脉（图3-6-14）。

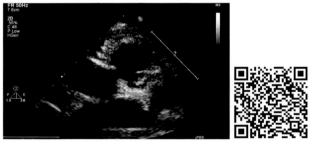

胸骨旁大动脉短轴切面显示冠状动脉起源于肺动脉瓣上方，彩色多普勒显示冠状动脉内逆向血流

图 3-6-14　冠状动脉异常起源于肺动脉的大动脉短轴切面动态图

无合并其他心内畸形患儿无法存活过新生儿期，因而临床上能诊断该疾病的患儿均合并其他左向右分流性先天性心脏病，注意探查其他心内畸形，估测肺动脉压力，判断室壁运动，整体评价心脏功能。

【鉴别诊断】

需要与 ACAPA 进行鉴别的疾病：

（1）心内膜弹力纤维增生与 ALCAPA：均为 2 岁以内发病，但后者发病年龄更小，超声都可有左心室扩大、室壁运动明显减低及二尖瓣反流，ALCAPA有异常明亮的二尖瓣腱索及乳头肌。仔细探查左冠状动脉内血流方向，ALCAPA为反向血流。

（2）CAF：均可探及增宽的冠状动脉，瘘口位于肺动脉的患儿可探及肺动脉内的异常血流，分流量大的冠状动脉瘘也可有左心室的增大，但冠状动脉瘘患儿左心功能多处于正常范围，冠状动脉主干的血流方向无异常。

（3）COA：均有左心室扩大，心内膜明显增厚、回声增强。但COA不存在腱索及乳头肌异常明亮的表现且冠状动脉起源及血流方向正常，COA处内径狭窄，血流加速。

【要点提示】

1. 图像观察要点

（1）仔细探查冠状动脉开口位置，有的患儿非常邻近主动脉窦，易混淆，一定结合彩色多普勒观察。

（2）彩色多普勒观察冠脉内血流方向，注意降低彩色量程(scale)。

（3）肺动脉内冠脉开口处血流信号以舒张期为主。

（4）主动脉冠脉窦附近伪像较多，仔细鉴别。

（5）冠状动脉侧支血流注意要和CAF相鉴别，注意它们并没有流入心腔内而是在管腔内走行。

2. 诊断思路

以心力衰竭心脏扩大为主要表现的婴幼儿，经胸超声心动图检查发现左心室扩大，运动幅度减低，此时需要仔细观察心内膜及二尖瓣器形态结构功能，尤其是观察二尖瓣腱索及乳头肌是否存在异常明亮的表现。借助彩色多普勒超声引导，观察冠脉开口及主干内血流方向，并探查肺动脉内有无异常分流，左右冠脉供血区之间是否存在侧支交通。如果超声心动图疑诊该疾病但无法清晰显示冠脉开口位置时，应建议进一步冠脉CT或造影检查。

（孙　妍）

【参考文献】

[1] 王新房.超声心动图学.北京：人民卫生出版社，2009.

[2] Lai W, Mertens L, Cohen M. Echocardiography in pediatric and congenital heart disease: from fetus to adult. New Jersey: WILEY Blackwell, 2016

[3] 黄国英.小儿超声心动图学.上海：上海科学技术出版社，2015.

冠状动脉异常起源于主动脉

【概述】

冠状动脉异常起源于主动脉（anomalous aortic origin of a coronary artery, AAOCA），是指左、右冠状动脉虽然起源于主动脉，但未起自相对应的冠脉窦或起自主动脉的其他位置。冠脉造影其发病率约为0.5%。常见类型为右冠状动脉起自左冠窦、左冠状动脉起自右冠窦、冠状动脉起自升主动脉等。其中部分起自对侧冠脉窦的患儿合并冠状动脉主干的"壁间走行"，这类患儿异常起源的冠状动脉与主动脉呈锐角开口，走行于主动脉与肺动脉间。当患儿剧烈运动等情况造成大血管扩张，冠状动脉受压而导致心肌缺血、梗死甚至猝死。其他类型的 AAOCA 多无明显临床意义，仅在冠状动脉造影等相关检查时发现，冠状动脉介入治疗时可能增加相应手术难度。

【病理解剖】

胚胎期主动脉窦部长出左右冠状动脉芽与心内膜下左右冠状动脉丛进行对接。如果连接过程中出现错误，如右冠状动脉芽与左冠状动脉丛相连即导致左冠状动脉异常起源于右冠窦。虽然冠状动脉起源位置变化较多，但冠状动脉的供血区域相对固定，所以一般异常起源的冠状动脉仅是近段走行异常，中远段走行基本正常。常见的类型如下。

（1）右冠状动脉起源于主动脉左冠窦：为最常见的冠状动脉异常起源类型。右冠状动脉开口于左冠状窦后呈锐角发出向右前方，走行于主动脉和肺动脉之间。由于冠状动脉开口处角度较小，开口常为裂隙样，且冠状动脉行走于两根大动脉间，容易受大动脉搏动导致其内血流减少，导致心肌缺血、心律失常，甚至猝死。

（2）左冠状动脉（或前降支）起源于主动脉右冠窦：Roberts 根据其起始部走行不同分为 4 种临床类型。①左冠状动脉（或前降支）起自主动脉右冠窦，走行肺动脉前方；②左冠状动脉（或前降支）起自主动脉右冠窦，走行于主动脉与肺动脉之间，又称中间型；③左冠状动脉（或前降支）起自主动脉右冠窦，走行于右心室流出道室上嵴内，又称心肌内型或隧道型；④左冠状动脉（或前降支）起自主动脉右冠窦，走行主动脉后方，到达肺动脉左后发出分支。

（3）左回旋支起源于主动脉左冠窦或右冠窦：左回旋支直接开口于主动脉右冠窦或右冠窦，前降支位置正常。

（4）冠状动脉起源于升主动脉：左冠状动脉和（或）右冠状动脉起源位置较高，超过窦管交界达升主动脉。

【病理生理】

AAOCA 由于冠状动脉仍开口于主动脉，因而冠状动脉的血氧及压力处于正常状态。患儿是否存在病理生理改变主要取决于异常起源的主动脉开口位置和走行。

（1）开口于对侧冠脉动窦（左冠状动脉开口于右冠状动脉窦，右冠状动脉开口于左冠状动脉窦）且伴随冠状动脉起始段走行于主动脉及肺动脉间的患儿，由于起始处角度较锐，裂隙样开口，容易受大动脉扩张的影响受压，出现相应冠状动脉供血区的缺血、梗死，甚至猝死。

（2）其他类型的 AAOCA 多无血流动力学改变。

【临床特征】

AAOCA 患儿大多数临床无症状，仅在进行冠脉相关检查及治疗时发现。少部分患儿由于冠脉血供减少导致供血区的急性缺血，症状同急性心肌梗死，可出现运动时胸闷心悸、呼吸困难、晕厥等。体格检查多无异常发现。患儿出现心肌梗死、心律失常及心力衰竭的患儿有相应的生化指标及心电图相应改变。

【超声心动图表现】

1. 经胸超声心动图

患儿一般常规超声心动图检查无异常改变。当合并心肌缺血、梗死及心力衰竭等严重并发症（多见于左冠状动脉异常起源于右冠窦），超声心动图有相应改变，如冠脉缺血及梗死区的运动及增厚率减低，射血分数减低，严重的可出现室壁瘤。（图 3-6-15）

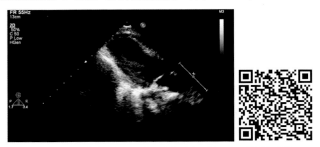

胸骨旁左心室长轴切面显示左心室前壁中下段运动及增厚率减低

图 3-6-15　胸骨旁切面在左心室室壁运动动态图

2. 冠状动脉超声

（1）右冠状动脉异常起源于左冠窦：主动脉右冠窦未探及右冠状动脉开口，大动脉短轴切面左冠窦内探及两处冠状动脉开口，常不易同时显示。大动脉短轴切面，向上翘起探头并稍偏向患儿左侧仔细探查两大动脉间是否有血管走行，常可显示角度锐利的右冠状动脉开口，内径偏窄。彩色多普勒可探及由后向前的红色血流，彩色及脉冲多普勒可探及血管内血流以舒张期为主。该处伪像较多，需配合彩色多普勒仔细探查（图 3-6-16）。

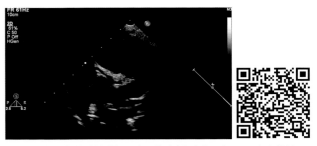

胸骨旁大动脉短轴切面显示右冠状动脉起自左冠窦，开口角度锐利

图 3-6-16　胸骨旁切面显示冠脉开口动态图

（2）左冠状动脉异常起源于右冠窦：主动脉左冠窦未探及左冠

状动脉开口，大动脉短轴切面右冠窦探及两处冠状动脉开口，常不易同时显示。仔细探查冠状动脉，判断左冠状动脉走行方向是否在两大动脉间。该类患儿可探及左冠状动脉向左后方走行于主动脉及肺动脉间，开口角度锐利，内径偏细。彩色多普勒可探及由前向后的蓝色血流，狭窄明显的患者可探及五彩镶嵌的高速血流。彩色及脉冲多普勒可探及血管内血流以舒张期为主（图3-6-17）。

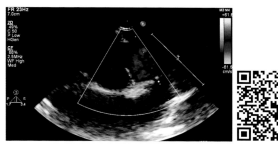

胸骨旁大动脉短轴切面显示左冠状动脉起自右冠窦，走行两大动脉间，彩色多普勒显像探及五彩镶嵌的高速血流

图3-6-17 胸骨旁切面显示异常起源左冠状动脉内血流动态图

（3）左回旋支起自主动脉左冠窦：左回旋支及前降支分别起自主动脉左冠窦。左冠窦内探及2个冠状动脉开口，仔细探查两冠状动脉，分别走行至前降支及回旋支正常走行区。

（4）冠状动脉起自升主动脉：主动脉窦内未探及明确冠状动脉开口。超声心动图常难以直接显示冠脉的开口，部分患儿可在左心室长轴切面探及开口于主动脉的右冠状动脉。如果由于冠状动脉扭曲、受压等导致供血障碍的患儿可以出现节段性室壁运动异常。

【鉴别诊断】

须与 AAOCA 相鉴别的疾病：

（1）急性冠脉综合征：AAOCA 的患者中冠状动脉起源于对侧冠窦且两大动脉间走行者存在缺血及猝死风险，有临床意义。其发病特点、临床表现及生化检查同急性冠状动脉综合征，但急性冠状动脉综合征患者多为有危险因素的成年人发病，如果发病为儿童患者，需要考虑该病可能。

（2）暴发性心肌炎（fulminant myocarditis，FM）：左 AAOCA 右冠窦伴两大动脉间走行者出现冠状动脉缺血时，可出现突发的胸闷、胸痛、晕厥甚至猝死。儿童患者可能被误诊断为心肌炎。冠状动脉超声及冠状动脉造影可进行鉴别。

【要点提示】

1. 图像观察要点

（1）仔细探查冠状动脉开口位置。

（2）彩色多普勒观察冠状动脉内血流情况，注意降低彩色量程（scale）。

（3）主动脉冠脉窦附近伪像较多，需要仔细鉴别。

（4）仔细观察是否存在节段性室壁运动异常。

2. 诊断思路

临床表现为突发胸闷、心悸、晕厥的儿童患者，经胸超声心动图检查未见明显异常或存在节段性室壁运动异常者，需要重点观察冠状动脉开口位置及走行，并借助彩色多普勒超声引导观察。如果超声心动图无法清晰显示冠状动脉开口位置应建议进一步冠状动脉 CT 或造影检查。

（孙　妍）

【参考文献】

[1] 王新房 . 超声心动图学 . 北京：人民卫生出版社，2009.

[2] Lai W, Mertens L, Cohen M. Echocardiography in pediatric and congenital heart disease: from fetus to adult. New Jersey: WILEY Blackwell, 2016

[3] 黄国英 . 小儿超声心动图学 . 上海：上海科学技术出版社，2015.

单冠状动脉畸形

【概述】

单冠状动脉畸形 (single coronary artery, SCA)，是一种非常少见的先天性冠状动脉起源异常，即仅有一支冠状动脉主干，开口于主动脉窦，由其供应全心的血液。冠状动脉走行多变。SCA 在行冠状动脉造影的人群中发病率为 0.066%，可以合并有冠状动脉粥样硬化、CAF、主动脉瓣二叶畸形、HCM 等。

【病理解剖】

SCA 存在冠状动脉起源及走行的异常。20 世纪 70 年代，Lipton 根据这两方面的异常将 SCA 分为三型：Ⅰ型，指冠状动脉起自一侧窦，沿该侧正常冠状动脉路径发出分支，远段沿房室沟达对侧心缘，并发出后降支。Ⅱ型，指单支冠状动脉自一侧主动脉窦起始后，即有较大分支经大动脉根部至正常对侧冠状动脉分布区，依据供应此冠状动脉的较大分支走行与肺动脉和主动脉的位置关系进行亚型的分型，在肺动脉之前走行分为 A 亚型，在二者之间为 B 亚型，在主动脉之后为 P 亚型。以上两型又依起源于左窦或右窦分为 L 或 R 两个亚型。Ⅲ型，比较特殊，是指单支冠状动脉起自右窦，左前降支及左回旋支分别起自从右冠窦发出的共同主干，回旋支绕行于主动脉后，前降支行于主动脉和肺动脉间。

各亚型的具体起源及走行情况（图 3-6-18）：①Ⅰ型中的 LI 亚型是指单支冠状动脉主干起自左冠窦，近中段沿正常左冠状动脉途径分布，入右心房室沟远段延续为锐缘支；RI 亚型指单支冠状动脉主干起自右冠窦，沿正常右冠路径经后十字交叉发出后降支，远段沿左心房室沟达心左缘，延续为前降支。②Ⅱ型中的 LⅡA/RⅡA 亚型是指单支冠状动脉起自左或右冠窦，起始后，即有较大分支经肺动脉前方供应对侧冠状动脉分布区；LⅡB/RⅡB 亚型是指单支冠状动脉起自左或右冠窦，起始后，即有较大分支穿行主动脉与肺动脉间供应对侧冠状动脉分布区；LⅡP/RⅡP 亚型是指单支冠状动脉起自左或右冠窦，起始后，即有较大分支经主动脉根部后方供应对侧冠状动脉分布区。Ⅲ型指单支冠状动脉起自右窦，回旋支和前降支分别起自同一主干，回旋支绕行于主动脉后，前降支行于主动脉和肺动脉间。

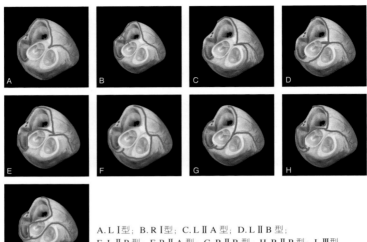

A.L Ⅰ型；B.R Ⅰ型；C.L ⅡA 型；D.L ⅡB 型；
E.L ⅡP 型；F.R ⅡA 型；G.R ⅡB 型；H.R ⅡP 型；I. Ⅲ型

图 3-6-18　SCA 病理分型

【病理生理】

　　单独的 SCA 不像其他的先天性心脏病，一般不存在冠状动脉血流动力学方面的改变。由单支冠状动脉向双侧心室供血，在静息状态下一般不会出现心肌缺血的表现。但如果冠状动脉的分支走行于主动脉与肺动脉之间，在运动等引起大血管扩张的过程中受到挤压，则会发生冠状动脉的闭塞，引起相应供血区的心肌缺血，导致心源性猝死或心肌梗死的发生。患儿的病理生理状态与SCA 的病理分型密切相关。

【临床特征】

　　SCA 本身无明确的临床表现，往往是通过一些偶然事件发现。在合并有先天性心脏病的患儿术前影像学检查时发现，或者有胸痛、气促等怀疑心肌缺血、急性冠状动脉综合征的老年患者行冠状动脉造影时发现。这是由于单独存在的 SCA 不像其他的先天性心脏畸形一样存在心脏结构、功能和血流动力学的显著改变，虽然它往往不影响个体的生存，但在对青壮年男性心源性猝死病例进行尸检时发现 SCA 与猝死有显著的关系，因此，该病非常值得重视。

　　SCA 不同的亚型会导致不同的临床危险度，将其由轻到重分为四度。

其中，A 度为良性病程，无症状，可随访观察或介入治疗；B 度多因单冠供血不足引起心肌缺血，需严密随观或介入治疗；C 度走行于主动脉、肺动脉间的冠状动脉由于受到大动脉扩张的挤压而闭塞，可能引起猝死，又以供应左心室心肌冠状动脉分支走行于大动脉间猝死风险最高；D 度为 B 度或 C 度合并有冠状动脉粥样硬化的患者，表现为急性冠状动脉综合征，需要紧急的介入治疗或手术治疗（表 3-6-1）。

【超声心动图表现】

经胸超声心动图（图 3-6-19）

（1）先天性 SCA 患儿的冠状动脉往往较正常冠状动脉粗大，血流信号丰富可显示，胸骨旁大动脉短轴切面仅于左冠窦或右冠窦探查到一支较粗大的冠状动脉发出。

（2）对侧冠状动脉多显示不清，或对侧冠状动脉窦明确无冠状动脉发出。

（3）根据冠状动脉起源位置，调整切面方向可追踪冠状动脉近段的走行，若冠状动脉走行方向异常或分支数目异常，可诊断本病。

（4）除了对冠状动脉进行探查外，还应了解室壁运动情况以明确有无心肌缺血等情况发生。

由于经胸超声心动图受声窗及分辨率的影响，对 SCA 的诊断存在难度，确诊该病的金标准为冠状动脉造影，冠状动脉增强 CT 也可以清晰显示冠状动脉起源、分支及走行情况。当 SCA 超声诊断存在困难时，可建议进行以上两项检查确诊。

表 3-6-1 单冠状动脉临床危险度分度

分度	亚型	临床表现及治疗
A	举例：LCX 异常起源于右冠状动脉窦	良性病程，无症状，可随访观察或介入治疗
B	A 或 P	单冠供血不足则可能引起心肌缺血，严密随观或介入治疗
C	B（或走行于室间隔内）	因主动脉、肺动脉扩张使其间冠状动脉受挤压而闭塞，可能引起猝死，又以供应左心室心肌冠状动脉分支走行于大动脉间猝死风险最高
D	B 或 C 合并冠状动脉粥样硬化	表现为急性冠状动脉综合征，需要紧急的介入治疗或手术治疗

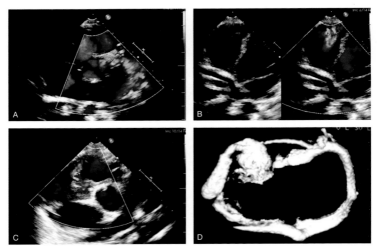

A. 单冠状动脉起源；B. 单冠状动脉走行；C. 单冠状动脉瘘入右心室；D. 单冠状动脉 CT 重建图像

图 3-6-19　SCA 典型图像

【鉴别诊断】

SCA 需要与其他类型的冠状动脉起源异常相鉴别。

（1）冠状动脉异常起源于肺动脉：冠状动脉异常起源于肺动脉往往临床症状较重，较早即发生左心扩大，左心室收缩功能减低，多因心脏扩大及心力衰竭就诊。超声心动图具有特征性的心脏改变，直接征象为可见肺动脉侧壁发出冠状动脉、肺动脉内异常血流束、左心室心肌间冠状动脉侧支血流信号丰富，前降支内血流倒灌，间接征象为二尖瓣及二尖瓣器形态及功能异常，一般可见回声增强，瓣膜活动不良，左心室显著增多，左心室壁运动普遍减低，左心室功能减低等。与无明显心肌缺血发生的 SCA 相鉴别难度不大。

（2）AAOCA：AAOCA 包括冠状动脉起自升主动脉、起自对侧冠脉窦、反转冠状动脉。这 2 种疾病的鉴别难度较大，因为两者的临床表现、病理生理状态存在重叠，超声心动图需清晰显示冠状动脉开口及数量方可确诊，必要时需依靠其他影像学检查鉴别。

【要点提示】

1. 图像观察要点

（1）探查主动脉根部左右冠脉窦有无冠状动脉发出。

（2）观察是否存在一侧冠脉内径增宽、对侧冠状动脉显示不清的情况。

（3）进一步探查冠状动脉走行方向及分支数目。

（4）观察有无节段性室壁运动异常等继发性表现。

2. 诊断思路

SCA 没有典型的临床表现，不易识别。遇到有运动后晕厥等病史的患儿应警惕该病，仔细探查冠脉起始及分支走行，若存在一侧冠状动脉增宽、对侧冠状动脉显示不清晰的情况，则应怀疑该病，需继续追踪分支血管路径，为临床危险度分级评价提供信息。由于部分 SCA 患儿存在猝死风险，超声心动图诊断时应高度重视本病，超声心动图对该病可初筛并提示进一步诊治的方向，必要时建议进一步 CT 检查。

（李静雅　马　宁）

【参考文献】

[1] Said S A, Voogt W GD, Bulut S, et al. Coronary artery disease in congenital single coronary artery in adults：A Dutch case series.World J Cardiol. 2014,6(4)：196-204.

[2] Rigatelli G, Docali G, Rossi P, et al. Validation of a clinical-significance-based classification of coronary artery anomalies.Angiology. 2005, 56(1)：25-34.

第七节
心室发育异常

单心室

【概述】

单心室（single ventricle，SV），指一个巨大的心室通过两组房室瓣或共同房室瓣接收来自两侧心房的血流，伴或不伴残余心室。单心室的定义、分类及命名方面存在较大的争议。Van Praagh 认为用单心室较好，不包括二、三尖瓣闭锁和二、三尖瓣骑跨。Anderson 等人则认为应用单室性房室连接（univentricular atrioventricular connection）合适，包括左、右心房室连接缺如和二、三尖瓣骑跨＞50%，此定义与前者最大的区别在于将一侧房室瓣连接缺如的病例归入了单心室范畴，称为功能性单心室。南京医科大学附属儿童医院和上海儿童医学中心采用的定义指心脏由一个大的主要心腔接受全部或大部分（＞75%）流入道血流，另有一个小的残余心腔接受少于一侧流入道 50% 的血流，或者少于共同房室瓣 25% 的血流。该病是一种少见的复杂性先天性心脏畸形，活婴儿中发病率约为 1∶6500，占先天性心脏病的 1.5%～2%。出生后患儿即表现出严重的临床症状，死亡率高。随着现代影像技术与心脏外科的发展，该病的治疗有了突破性的进展，显著提高了患儿的生存率。目前在临床上，单心室的早期诊断与心功能的准确评价对提高患儿生存率及预后尤为重要。

【病理解剖】

单心室胚胎发育未完全阐明，Van Mierop 认为是在胚胎发育过程中，房室管向右过度偏移、偏移失败或不完全导致的两侧房室瓣环与发育中的心室对位不准确导致的。从解剖学角度，构成心室的三大部分包括流入道（窦部）、小梁部和流出道，其中流入道（窦部）是心室的基本成分，缺少窦部的室腔不能称之为心室，只能称为残腔。因此，单心室的基本解剖特征是一个心室连接 2 个流入道（不管流入道是否穿通），残腔则缺少流入道部分。

单心室的分型一直存在比较大的争议，Van Praagh 按照心室解剖形态特点将单心室分为四型。A 型，呈形态学左心室，且具有左心室漏斗部的原始流出道部分；B 型，呈形态学右心室，无左心室窦部，左心室呈一无功能的裂隙或袋隙残迹；C 型，单一心室包括形态学左、右心室两者的主体部分，无室间隔或仅有其残迹；D 型，心室既不具有形态学左心室亦不具有形态学右心室的解剖特征，即无右心室和左心室窦部。根据心室与大动脉的连接关系及大动脉空间排列位置，可进一步将 4 种类型各分为Ⅰ（正常）、Ⅱ（右袢）或Ⅲ（左袢）型，其中不包括一侧房室瓣闭锁的情况。Van Praagh 提出单心室是一个心室腔同时接受来自 2 个房室瓣或一个共同房室瓣血流的心脏畸形，但将一侧房室瓣缺如的病例排除在此类疾病以外，并对其进行了单独命名，如二尖瓣闭锁和三尖瓣闭锁。

Elliott 将单心室分为 3 种类型：①左心室双入口（double-inlet left ventricle，DILV），主心腔为左心室结构，残余心腔在右前、左前或正前方；②右心室双入口（double-inlet right ventricle，DIRV），主心腔为右心室结构，残余心腔在左右、前下或后方；③双入口不定型心室（double-inlet indeterminate ventricle，DIIV），仅有单一心室腔，小梁发育不良，分辨不清左或右心室结构。

Anderson 将双入口心室分为 3 种类型：①左心室型，最常见，占 80% 以上。主心室为形态学左心室，无右心室窦部，仅有一个右心室漏斗部残腔连于单独的左心室上；②右心室型，较少见，约占 5%。主心室呈形态学右心室，残留左心室漏斗部腔；③心室不定型，室间隔未发育，约占 7%。根据大血管关系，每一型又分为Ⅰ型（大血管关系正常）、Ⅱ型（大血管右转位）和Ⅲ型（大血管左转位）。每种类型还可以按有无肺动脉狭窄再分为 2 种情况。同时还将一侧房室瓣连接缺如的病例归入了单心室范畴，称之为功能性单心室。Anderson 的单一心室房室连接及房室瓣膜连接模式见图 3-7-1。

参照 Elliott 及 Anderson 的分型方法，本文根据单心室超声特征将其分为三型：A 型，左心室型，即主腔为左心室形态特点，残腔为右心室形态特点；B 型，右心室型，主腔为右心室形态特点，残腔为左心室形态特点；C 型，不定型，不合并有残腔。根据南京医科大学附属儿童医院 2000—2016 年 317 例单心室的研究发现，右心室型单心室最为多见，占 62.6%（198/317），与上海交通大学附属儿童医学中心的研究比例相似，但与 Anderson 等人的描述不同，这有待多中心大数据的进一步研究。

单心室常合并大动脉转位、DORV、PA、肺动脉狭窄、PTA、单心房、心房异构等多种畸形。

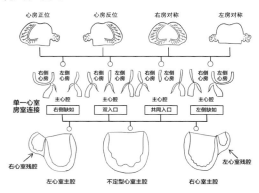

图 3-7-1　单一心室房室连接类型、房室连接方式及瓣膜连接模式

【病理生理】

单心室的血流动力学变化主要取决于体循环、肺循环静脉血流在心室主腔内混合的均衡程度和单心室至主动脉和肺动脉的排血阻力。此畸形较为理想的血流动力学是体循环、肺循环血流量几乎相等，仅有轻度肺动脉狭窄，肺血管阻力处于较低的水平，从而两循环静脉血流恰能在主心室腔内混合理想，患儿仅有较轻症状。但大多数病例的体循环、肺循环血流量并不相等，一种是肺部血流减少而发生缺氧，另一种为肺部血流增多而出现充血性心力衰竭。有严重肺动脉狭窄或 PA 的病例，肺部血流明显减少，从肺静脉回流的少量的氧合血与体循环静脉血在心室腔经过较长时间的混合，从主动脉排出大量的低血氧饱和度血液，出生后 2～3 天动脉导管闭合后发生明显发绀和酸中毒。如合并 COA 或 IAA，则发绀和酸中毒更严重。

在无肺动脉狭窄的病例，肺部血流增多，单心室产生容量超负荷，出生后 3～6 个月肺血管阻力下降时则发生充血性心力衰竭。由于肺部血流增多，从肺静脉回流的大量氧合血与体循环静脉血在单心室腔内混合时间较短，从主动脉排出较多的氧合血，患儿生后可无发绀或轻度发绀。如合并 COA 或 IAA，单心室向主动脉排血受阻，大量血流涌向肺脏，则可发生肺水肿、组织灌注不足和酸中毒。在无肺动脉狭窄的小儿随着年龄增长，肺血管床承受体循环压力和大量肺血流冲击，肺动脉压力逐渐上升继而发生阻塞性肺血管病。有些病例合并肺静脉异位连接，肺静脉氧合血回流至心室主腔内减少和肺血管床压力上升，可同时发生发绀和充血性心力衰竭。

【临床特征】

单心室可合并多种心内畸形，如 ASD、PDA、房室瓣畸形、主动脉弓中断、主动脉瓣狭窄、PS、肺动脉发育不良甚至 PA 等。单心室同时接受来自左、右 2 个心房的血液，其临床特征主要取决于合并心内畸形的种类、肺血管的发育状况、肺血管阻力的大小、体循环血流是否存在梗阻。当单心室合并有 PS 或闭锁、肺动脉发育不良时，可表现为不同程度的缺氧；当肺动脉瓣无狭窄，由于心内分流量增加，肺内血流增多，可发生严重的 PH 和肺血管病变。

【超声心动图表现】

1. 不同类型单心室的判断

A 型（左心室型）：①左心室长轴切面及心尖四腔心切面可见一巨大心室，通过两组房室瓣或共同房室瓣与 2 个心房相连，心室为左心室形态（图 3-7-2A）；②心室短轴切面同时出现残腔及巨大心室时，残腔位于前方。两者可有球室孔相通。

B 型（右心室型）：①左心室长轴切面及心尖四腔心切面可见一巨大心室，通过两组或共同房室瓣与 2 个心房相连，心室为右心室形态；②左心室长轴切面及心室短轴切面同时出现残腔及巨大心室时，残腔位于后方，与心房不相连（图 3-7-2B），可通过球室孔与巨大心室相通。

C 型（不定型）：①左心室长轴切面、心尖四腔心切面及心室短轴切面均只见一巨大心室，通过两组房室瓣或共同房室瓣与两侧心房相通，心室形态不确定（图 3-7-2C）；②未见明显残余心腔。

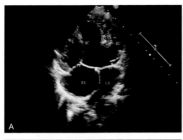
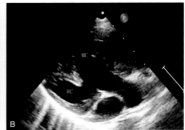
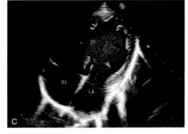

A. 心尖四腔心切面显示两组房室瓣与位于右侧的主腔连接；B. 左心长轴切面显示巨大心室及残腔，残腔位于后方；C. 心尖四腔心切面未见明显残余心腔。LA：左心房；RA：右心房；MC：主腔；RC：残腔；IVS：室间隔

图 3-7-2　不同类型单心室形态

2. 房室连接类型及房室瓣功能

心尖和剑突下四腔心切面及心室短轴切面上可观察到多数单心室的房室瓣为两组正常活动的房室瓣（图 3-7-3），即双流入道，部分仅有一组房室瓣有活动（图 3-7-4A），另一侧房室环可见带状强回声，舒张期无开放活动（闭锁），通常为功能性单心室。少见的是共同房室瓣、单心房。

单心室房室瓣畸形的发生率较高，尤其在共同房室瓣或房室瓣跨越时，常出现瓣膜的严重反流（图 3-7-4B），由于单心室房室瓣的功能及反流程度对腔肺分流术的影响较大，需要明确术中是否需要行房室瓣成形术，因此，术前对瓣膜反流定量判断尤为重要。

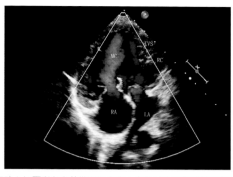

心尖四腔心切面彩色多普勒显示左右心房通过左右房室瓣与右侧主腔连接。LA：左心房；
RA：右心房；MC：主腔；IVS：室间隔；RC：残腔

图 3-7-3 房室连接动态图

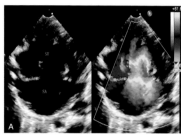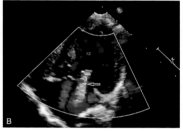

A. 心尖四腔心切面显示共同房室瓣与单一心室连接；B. 心尖四腔心切面彩色多普勒显示
共同房室瓣严重反流（箭头）。SV：单心室；SA：单心房

图 3-7-4 共同房室瓣

3. 心室与大动脉的连接

该病的心室与大动脉连接关系有很多种，如可连接一致、连接不一致（大动脉转位）、主腔或残腔双出口，以及主腔或残腔单出口（PA或PTA）。

胸骨旁长轴切面、心尖部及剑突下可以观察大动脉与主心室腔及残留心腔连接的空间位置，再根据解剖特点确定是肺动脉还是主动脉，以此来判断心室与大动脉的连接关系。

左心室型单心室时，大动脉连接可以正常（图3-7-5A），或完全型大动脉转位、左心室（残腔）双出口等；右心室型单心室时，残腔通常无大动脉连接，主腔通常发出两条大动脉（见图3-7-5B）；

不定型单心室多为心室双出口。

部分单心室只发出 1 条大动脉，多数是合并 PA（图 3-7-6），少数为 PTA 畸形。

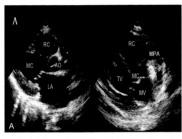
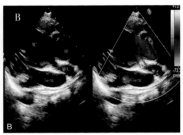

A. 心室长轴及短轴切面显示残腔在前，主腔在后，大动脉关系正常；B. 心室长轴切面显示主腔发出两条大动脉。LA：左心房；MC：主腔；RC：残腔；AO：主动脉；MPA：肺动脉；MV：二尖瓣；TV：三尖瓣

图 3-7-5　心室与大动脉连接

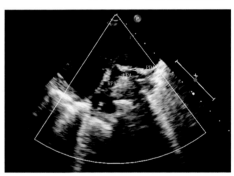

箭头为肺动脉仅见左右肺动脉及其融合部合并未闭的动脉导管。LPA：左肺动脉；RPA：右肺动脉；PDA：动脉导管未闭

图 3-7-6　单心室合并 PA 动态图

4. 其他合并畸形

常合并肺动脉狭窄（图 3-7-7）、心房异构、房室瓣骑跨、COA 或 IAA 及腔静脉畸形等，应进行多切面扫描进行观察。

【鉴别诊断】

须与单心室相鉴别的疾病：

（1）巨大 VSD：巨大 VSD 超声表现类似于单心室 C 型，但心尖四腔心切面于心尖部仍可探及室间隔残端，注意室间隔残端应与乳头肌相鉴别，心尖水平心室短轴切面前者为分别与心室前、后壁相接的条状结构，而 C 型单心室表现为心腔内的一圆形断面。

（2）房室瓣骑跨：一侧房室瓣环骑跨时，主腔骑跨率大于 50% 者可认为是心室双入口即单心室；小于 50% 者，即使一侧心室发育不良，仍为房室瓣骑跨而非单心室。对于一侧房室瓣闭锁，但该侧房室瓣环大于 50% 时，对于同侧心室者则认为是房室瓣闭锁，而非单心室。

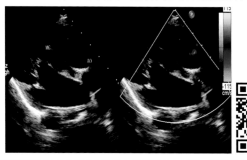

左心室长轴切面显示主腔（右心室）发出两条大动脉，肺动脉主干狭窄。MC：主腔；AO：主动脉；MPA：肺动脉

图 3-7-7　单心室、DORV 合并肺动脉狭窄动态图

【要点提示】

1. 图像观察要点

（1）主心室的类型及功能。

（2）评价房室连接类型。

（3）观察双侧房室瓣或共同房室瓣的形态和启闭运动。

（4）判断心室与大动脉连接。

（5）观察肺动脉的解剖特征。

（6）评估肺动脉压力。

（7）评价心室间的交通。

（8）体循环的静脉连接。

（9）其他合并畸形。

2. 诊断思路

在超声检查中，对于单心室分型的判断是最为必要的，因为其对于判断大动脉—心室连接及血流动力学特征十分重要。主心室的解剖形态无疑是一个重要特征，左心室形态表现为内膜较光滑、肌小梁回声细小等；右心室形态表现为心室壁内膜粗糙，肌小梁回声多且粗，常有粗大乳头肌回声，近心尖部有调节束结构等。但在单心室畸形时，心室形态学特征会发生明显变异，通过肌小梁诊断左右心室较为困难。根据形态学家对心室发育的研究，无论左、右心室是怎样的位置关系，流出腔位于前方的始终是右心室；但是部分单心室患儿合并的残余心室缺乏流出道部，我们观察发现，对于合并残腔的单心室患儿，不管残腔是否有流出道，位于前方的均为右心室，即为左心室型单心室，残腔位于后方的为均左心室，即为右心室型单心室，而与心室的左右排列无关。观察方法是心室短轴切面扇扫，观察有无残腔，如有残腔，则可在心室短轴横断面观判断心室的前后关系，而不是左右关系。没有残腔即为不定型单心室。

（陈　俊）

【参考文献】

[1] Vanpraagh R, Ongley PA, Swan HJ. Anatomic types of single or common ventricle in man. Morphologic and geometric aspects of sixty autopsied cases. Am J Cardiol, 1964, 13(3): 367−386.

[2] Anderson RH, Macartney FJ, Tynan M, et al. Univentricular atrioventricular connection：the single ventricle trap unsprung. Pediatr Cardiol, 1983, 4(4): 273−280.

左心发育不良综合征

【概述】

左心发育不良综合征（hypoplastic left heart syndrome, HLHS），是一种少见而复杂的重症先天性心血管畸形，该综合征包括一组彼此相关、以左心室发育不良为共同特点的心脏畸形，包括主动脉瓣和（或）二尖瓣闭锁或重度狭窄，升主动脉、主动脉弓发育不良等畸形。也曾有学者使用左心发育不良的名称，但左心发育不良概念比较广，既包括 HLHS，也包括单纯左心室扩大、左心功能不全合并二尖瓣重度反流的类型。1952 年，Lev 首先描述了 HLHS 心脏畸形的特征，即发育不良的左心腔、细小的升主动脉和主动脉弓。1958 年，Noonan 等人对同时合并主动脉瓣和二尖瓣闭锁的心脏畸形结构进行描述时，开始使用 "hypoplastic left heart syndrome（HLHS）" HLHS 这一名称。欧美地区发病率较高，占新生儿先心脏病的 1.3%～7.3%，我国发病率低于欧美地区，占新生儿先天性心脏病的 1.3%～3.8%，本病属于高度致命性心脏畸形，如不进行外科干预，绝大多数患儿在新生儿期及婴儿期早期死亡。

【病例解剖】

左心发育不良综合征其胚胎发育仍有争议。有学者认为由于胎儿的卵圆孔狭窄阻碍了下腔静脉血流经卵圆孔进入左心房，导致左心系统的血容量减少引起相应的血流动力学及病理性改变。也有学者认为由于左心室流出道发育不良，同时伴有主动脉瓣闭锁，进一步影响心脏发育，导致左心发育不良（图 3-7-8）。

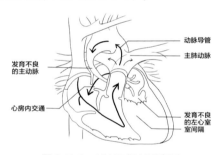

图 3-7-8　HLHS 解剖示意图

按照病理解剖，HLHS 可分为 4 种类型：Ⅰ 型，主动脉瓣与二尖瓣狭窄；Ⅱ 型，主动脉瓣与二尖瓣闭锁；Ⅲ 型，主动脉瓣闭锁与二尖瓣狭窄；Ⅳ 型，主动脉瓣狭窄与二尖瓣闭锁。以主动脉瓣与二尖瓣闭锁为常见，然后依次为主动脉瓣闭锁与二尖瓣狭窄、主动脉瓣与二尖瓣狭窄，以及主动脉瓣狭窄与二尖瓣闭锁。

【病例生理】

由于该病患儿的病理解剖差异较大，血流动力学变化亦悬殊。多数患儿的右侧心腔同时接收来自体循环和肺循环的血液，右心室作为全身循环的动力心室，可出现右侧心腔扩张、肥厚，心脏的功能基本上与单心室相类似。二尖瓣闭锁时，左侧房室之间没有直接交通，肺静脉回流到左心房的血液经未闭卵圆孔、ASD或肺静脉畸形引流等进入右心房，与体循环静脉血混合后入右心室、肺动脉，部分血液可经动脉导管入主动脉。肺动脉和主动脉血氧饱和度基本一致，若伴有严重的肺静脉回流受阻及肺水肿，低氧血症将十分严重。体循环血流量主要取决于心房水平和动脉导管的分流，多数患儿的体循环呈低灌注状态，主动脉弓往往出现逆向血流，冠状动脉的血液供应多来自逆行灌注。房间隔完整或心房水平分流受限制者，肺静脉血液需经替代途径回流入右心房，引流途径易引起梗阻，造成肺静脉淤血及严重的低氧血症。出生后，动脉导管亦可自然闭合，导致严重后果。右心同时承担全身的血液循环，肺血流量明显增加，加上肺静脉淤血，可早期出现PH，右心系统明显肥厚、扩张。同时冠状动脉的血液供应往往异常，造成心肌缺血缺氧，可早期导致进行性心力衰竭，甚至死亡。

【临床特征】

该病的主要血流动力学改变为左心功能不全，病情进展快。由于生后肺循环阻力下降和动脉导管关闭等因素，造成患儿体肺循环的不平衡，患儿即面临生存困难，表现为呼吸急促、面色苍白、外周组织低灌注、体温下降等，常伴有酸中毒、低血糖、低氧血症和休克等。当ASD分流量很大时，发绀可不明显，低氧血症较轻，若房水平分流受限制时，则发绀明显，并出现严重的低氧血症，若不及时诊断和治疗，出生后1周内病死率约25%，1个月内约90%患儿死亡。

【超声心动图表现】

1. 左心室腔狭小

左心室长轴切面、四腔心切面显示左心室内径狭小（图3-7-9A），甚至呈裂隙状，室壁明显增厚，有时左心室甚至显示不清（图3-7-9B），呈实性团块状，此时易误认为单心室。

2. 二尖瓣狭窄或闭锁

四腔心切面显示二尖瓣狭窄或发育不良。二尖瓣狭窄时瓣环缩小，瓣叶畸形，活动受限，瓣膜的所有成分（瓣环、瓣叶、腱索、腱索间空间及乳头肌）均可能导致狭窄。二尖瓣闭锁时二尖瓣活动消失，二尖瓣可为无孔的膜状高回声，无明显启闭运动。部分患儿二尖瓣缺失合并左侧房室连接缺如。彩色多普勒显示瓣口血流减少，当二尖瓣闭锁时瓣口无血流通过（图3-7-10），频谱多普勒在二尖瓣口或主动脉瓣口显示血流速度降低或探测不到血流。

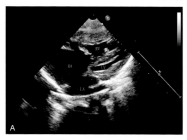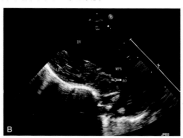

A. 四腔心切面显示左心室内径狭小；B. 左心室长轴切面显示左心室呈裂隙状，显示欠清晰。LA：左心房；RA：右心房；LV：左心室；RV：右心室；AO：主动脉（箭头）；MPA：肺动脉

图3-7-9　左心室腔狭小

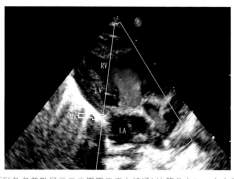

左心室长轴切面彩色多普勒显示二尖瓣瓣口无血流通过（箭头）。LA：左心房；LV：左心室；RV：右心室；MV：二尖瓣

图3-7-10　二尖瓣闭锁

3. 主动脉瓣及升主动脉发育不良

左心室长轴切面、心尖五腔心切面及胸骨上窝切面可明确主动脉瓣狭窄或闭锁。主动脉瓣狭窄时，瓣环缩小，瓣叶活动受限；主动脉瓣闭锁时，瓣叶回声增厚增强，瓣叶无活动（图3-7-11），彩色多普

勒超声显示通过瓣口血流减少或消失。此类患儿几乎均为左位主动脉弓，升主动脉多发育不良，降主动脉均伴有不同程度的缩窄。通过胸骨上窝切面能够很好地显示与测量升主动脉、主动脉弓和降主动脉近端。

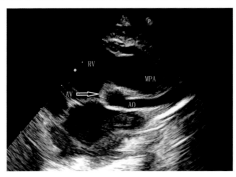

左心室长轴切面显示主动脉瓣叶回声增厚增强，瓣叶无活动（箭头）。RV：右心室；AO：主动脉；MPA：肺动脉；AV：主动脉瓣

图 3-7-11　主动脉瓣闭锁

4. 右心室与肺动脉

心尖四腔心切面显示右心房、三尖瓣环均扩大，形态学三尖瓣通常是正常的，部分可出现中度或重度反流，而三尖瓣重度反流的患儿有时不宜行改良 Fontan 手术（又称脉动下心室旷置术），因此，正确评估三尖瓣病变和反流的程度对治疗方案的选择十分重要。形态学右心室扩大并且肥厚，右心室内部构造符合心室右袢，多数右心室收缩功能良好。肺动脉长轴切面显示肺动脉明显增宽，HLHS 患儿主肺动脉及左右肺动脉一般不会出现狭窄，部分患儿肺动脉瓣可见轻、中度的反流。

5. 合并畸形

（1）ASD：大多数患儿肺静脉正常回流至左心房，多合并继发孔型 ASD 且存在左向右分流。当房间隔完整时，或有明显的限制性房间交通时（图 3-7-12），应详细探查有无肺静脉血流回流入系统循环的替代途径，包括 APVC、左心房主静脉交通或无顶冠状静脉窦隔缺损等。

（2）PDA：该病几乎都合并未闭的动脉导管，多数导管粗大，动脉导管处均见右向左分流为主（图3-7-13），导管前区的主动脉弓降部、主动脉弓及升主动脉见源自动脉导管的逆向灌注血流。（图3-7-14）

（3）其他：VSD、PH、永存左上腔静脉等。

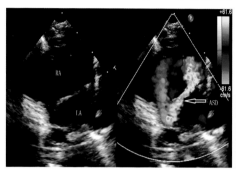

剑突下两房心切面，彩色多普勒超声显示为限制性ASD（箭头）。RA：右心房；LA：左心房；ASD：房间隔缺损

图3-7-12　限制性房间交通动态图

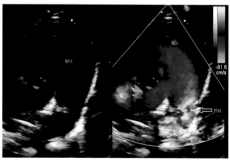

大动脉短轴切面显示巨大未闭的动脉导管，彩色多普勒超声显示右向左分流为主（箭头）。MPA：肺动脉；PDA：动态导管未闭

图3-7-13　PDA

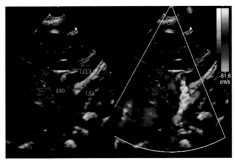

胸骨上窝切面彩色多普勒超声显示动脉导管的血流逆向灌注至主动脉弓及头臂干动脉。
AAO：主动脉弓；LSA：左锁骨下动脉；LCCA：左颈总动脉

图 3-7-14　动脉导管血流逆向灌注动态图

【鉴别诊断】

须与 HLHS 相鉴别的疾病：

（1）功能性单心室：当主动脉瓣及二尖瓣均闭锁时，左心室可缺失，有时甚至呈实性团块，易误认为功能性单心室。可通过观察左右心房的结构、心房水平的分流、右侧房室瓣的形态、对同时合并升主动脉发育不良、COA 及巨粗的右向左分流的动脉导管，更容易考虑为 HLHS。

（2）完全型肺静脉异位引流（TAPVC）：由于左右心比例严重失常，左心明显缩小，右心明显扩大，常误认为 HLHS，当观察到二尖瓣和主动脉瓣的形态及启闭运动正常时，剑突下切面显示房水平为完全的右向左分流，应高度怀疑 TAPVC 的可能性，再通过寻找共同肺静脉腔，追踪共腔回流的途径。

（3）Shone 综合征：Shone 综合征常包括二尖瓣瓣上环、二尖瓣瓣膜及腱索异常、COA、主动脉瓣下狭窄（subvalvular aortic stenosis，SAS）等，但 Shone 综合征左心室的发育是正常，而 HLHS 最特征性的征象为左心室的发育较差。

【要点提示】

1. 图像观察要点

（1）左心室的形态及大小。

（2）观察二尖瓣及主动脉瓣的形态及启闭情况。

（3）观察升主动脉、主动脉弓及弓降部发育情况。

（4）观察动脉导管的内径。

（5）评价房水平间的交通。

（6）观察三尖瓣的反流程度。

（7）评估肺动脉压力。

（8）其他合并畸形。

2. 诊断思路

HLHS 的诊断不难，多切面均显示左心室腔发育不良，左心室腔小且室壁肥厚，右心室腔增大；有两组房室瓣，二尖瓣环均明显小于三尖瓣环，二尖瓣及主动脉瓣活动明显受限或无启闭运动；多普勒超声显示通过二尖瓣或主动脉瓣瓣口血流减少或消失；升主动脉及主动脉弓发育不良，多伴有主动脉弓缩窄，可见右向左分流为主的动脉导管。

HLHS 主要依赖混合血经过右心系统通过动脉导管进入体循环，观察动脉导管的内径是非常重要的，对于导管内径小者，应提示使用前列腺素 E 使动脉导管维持开放以维持体循环。HLHS 多采用 Norwood 姑息手术，该手术分三期进行，其最终目的是过渡到 Fontan 手术，通过单个心室修补，建立独立的体循环和肺循环。因此，术前超声心动图评估 HLHS 患儿 ASD 大小及肺静脉回流对手术非常重要，房间隔完整或限制性 ASD 是 HLHS 患儿致命的合并畸形。HLHS 患儿应评价其三尖瓣反流程度，术前严重的三尖瓣反流将影响 Norwood 手术的预后，不宜行后期的 Fontan 手术并且增加手术的危险性。因此，超声心动图正确评估三尖瓣病变和反流程度对治疗方案的选择十分重要。

（陈　俊）

【参考文献】

[1] Galantowicz M, Cheatham JP, Phillips A, et al. Hybrid approach for hypoplastic left heart syndrome：intermediate results after the learning curve. Ann Thorac Surg, 2008, 85 (6)：2063−2070.

[2] Anderson BR, Ciarleglio AJ, Salavitabar A, et al. Earlier stage 1 palliation is associated with better clinical outcomes and lower costs for neonates with hypoplastic left heart syndrome. The Journal of Thoracic and Cardiovascular Surgery, 2015, 149(1)：205-210. el.

右心发育不良综合征

【概述】

右心发育不良综合征（hypoplastic right heart syndrome, HRHS），是一种少见的青紫型先天性心脏病，占先天性心脏病的 1%~3%。1963 年，Williams 等人曾命名为"右心发育不良"，但右心发育不良概念比较广，既包括 HRHS，也包括右心室扩大，右心功能不全合并大量三尖瓣反流这种的类型；而 HRHS 特指包括各种以右心室发育不良为共同特征的先天性心脏畸形，其主要特征是右心室发育不良、三尖瓣和（或）肺动脉瓣的发育较差（闭锁或狭窄）。该病预后较差，也是新生儿早期死亡的主要原因之一。

【病理解剖】

HRHS 的发病机制可能为 2 个因素：一种是心脏发育过程中，右心室发育相关通路受到特异性影响而引起的右心室生长缺陷，造成原发性的右心发育不良；另外一种说法为下腔静脉瓣的异常所致，这种过长的下腔静脉瓣可将右心房分隔成双腔，并将体循环的大部分回流血液经未闭的卵圆孔导入左心房，使回流至右心室及肺动脉的血流减少，从而引起右心室发育不良。

HRHS 的重要病理表现为右心室腔的减小。右心室大小变化悬殊，典型的为极小的右心室腔，严重者呈裂隙状，右心室的心内膜纤维增厚，少部分右心室外形大小正常。几乎所有的右心室发育不良都合并有右心房心室环的发育不良。三尖瓣发育不良或闭锁，右心室窦部发育不良或缺如；右心房肥厚增大，左心房、室代偿性肥厚变大。且多存在心房间交通，如卵圆孔未闭或 ASD。绝大多数病例有三尖瓣功能异常。在大多数先天性右心室发育不良的病例中有右心室特征性肌小梁结构的缺如、肺动脉干发育不良、肺动脉瓣闭锁。严重的肺动脉狭窄或肺动脉瓣发育不良等伴发畸形。

根据右心室发育不良综合征的病理特征，通常将其分成三大类：Ⅰ类，PA 或极重度狭窄伴室间隔完整；Ⅱ类，三尖瓣闭锁；Ⅲ类，三尖瓣狭窄或严重三尖瓣下移畸形（Ebstein 畸形）。

【病理生理】

由于胎儿血液循环的特点，出生前右心室流出道完全闭锁伴完整室间隔并不影响胎儿的存活。出生后由于右心室到肺动脉的通道完全梗阻，且室间隔完整，故心房水平的交通成为右心血流唯一的出口。体循环回流血液必须通过未闭的卵圆孔或 ASD 才能进入左心系统。体循环的血液是混合血，故患儿发绀严重。肺血主要来自动脉导管，少数由体-肺动脉交通直接供应。由于左心承担了整个心脏的负荷，因此左心室增大、主动脉增宽。右心室的大小除了取决于其自身发育状况外，还取决于三尖瓣关闭不全的程度和心肌窦状隙-冠状动脉交通的血流量。右心房的大小取决于三尖瓣的反流量和房水平的梗阻程度。

【临床表现】

患儿往往生后不久即出现发绀、气促，喂养困难、吃奶或哭闹时加重，且病情呈进行性发展，吸氧无明显改善，有些很快出现代谢性酸中毒或心力衰竭。心脏听诊不一定有杂音，部分患儿三尖瓣和（或）肺动脉瓣听诊区可闻及收缩期杂音，多因大量三尖瓣反流及流出道狭窄所致，而 PDA 或侧支循环的杂音不易听到。X 线平片显示肺纹理减少，肺动脉段平坦或凹陷，心影增大。

【超声心动图表现】

经胸超声心动图

（1）三尖瓣：心尖四腔、剑突下四腔及胸骨旁大动脉短轴等多切面观察三尖瓣的形态及功能。三尖瓣闭锁时，大多为肌性闭锁（图 3-7-15A），在三尖瓣位置处呈现粗厚的回声增强影，未见瓣膜活动。若膜性或无孔瓣膜性闭锁为较薄的纤维组织或融合的瓣膜，心房收缩时稍突向心室，但无瓣膜开放或关闭活动。三尖瓣下移畸形时，多为严重的下移畸形，三尖瓣下移的位置较低，靠近右心室心尖和流出道，隔叶及后叶发育不良（短小、增厚、融合甚至缺如），冗长的前叶及前叶附着于右心室流出道的腱索常引起右心室流出道梗阻。三尖瓣狭窄时，三尖瓣瓣环发育小、瓣叶增厚、腱索缩短（图 3-7-15B），限制瓣膜的开放活动和右心室的充盈，常同时伴有明显的关闭不全（图 3-7-16）。彩色多普勒超声有助于判断三尖瓣狭窄及反流的程度，三尖瓣环的发育情况可以反映右心室的发育情况，特别是三尖瓣环直径的 Z 值对选择治疗方法及预后判断具有重要意义。

（2）肺动脉：胸骨旁、剑突下右心室流出道及大动脉短轴切面显示肺动脉瓣极重度狭窄或闭锁。肺动脉瓣闭锁时，多数肺动脉瓣环可见膜样回声，呈膜性闭锁（图 3-7-17A），少数可为肌性闭锁，未见肺动脉瓣的启闭运动，通常主肺动脉及左右肺动脉发育不良，部分患儿发育正常，彩色多普勒显示右心室血流未进入肺动脉内。肺动脉瓣极重度狭窄时，瓣叶形态小，粘连，开放活动幅度小或不明显，瓣口开放直径通常在 3mm 以下，彩色多普勒显示通过瓣口的血流少（图3-7-17B）。

（3）右心室：左心长轴及四腔心切面，剑突下或胸骨旁右心室短轴，右心室流出道长轴切面均显示右心室室壁增厚（图 3-7-18A），右心室多发育不良或缩小（图 3-7-18B），偶见正常或略小，心内膜回声增强，肌小梁增粗、增厚（图 3-7-19）。

（4）其他：多切面显示 ASD 或卵圆孔未闭，彩色多普勒显示为右向左或者双向分流信号。室间隔大多数为完整型，合并三尖瓣闭锁时常为小型 VSD，并呈限制性分流。PA 时常合并 PDA 或主-肺动脉间侧支循环。少数患儿，可出现右心室心肌窦状隙开放，呈现五彩镶嵌血流，收缩期逆向灌注入冠状动脉（右心室依赖性冠状动脉循环）。

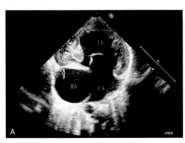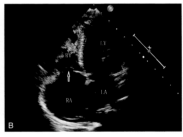

A. 四腔心切面显示三尖瓣呈肌性闭锁（箭头），右心室肥厚，心腔极小；B. 四腔心切面显示三尖瓣瓣环及瓣叶发育小（箭头），开放受限，右心室内膜回声杂乱，心腔小。LA：左心房；RA：右心房；LV：左心室；RV：右心室

图 3-7-15　三尖瓣结构异常

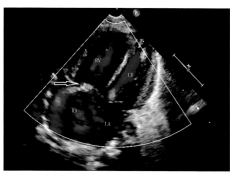

四腔心切面彩色多普勒超声显示三尖瓣开放受限，有明显的关闭不全（箭头）。LA：左心房；RA：右心房；LV：左心室；RV：右心室

图 3-7-16　三尖瓣狭窄伴关闭不全动态图

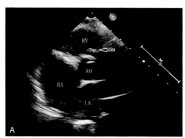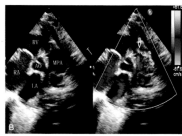

A. 大动脉短轴切面显示肺动脉瓣呈膜性回声（箭头），无启闭运动；B. 大动脉短轴切面显示肺动脉瓣开放明显受限，彩色多普勒血流显示通过瓣口的血流束宽度小于 2mm（箭头）。LA：左心房；RA：右心房；RV：右心室；AO：主动脉；MPA：肺动脉

图 3-7-17　肺动脉瓣闭锁和极重度狭窄

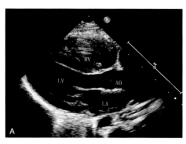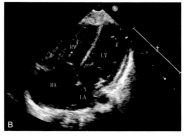

A. 左心室长轴切面显示右心室壁明显增厚，右心室腔小；B. 四腔心切面显示右心室形态异常，心腔小。LA：左心房；LV：左心室；RA：右心房；RV：右心室；AO：主动脉

图 3-7-18　右心室结构异常

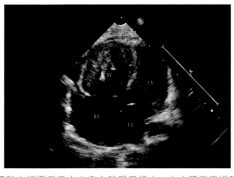

心尖四腔心切面显示右心室心腔明显缩小，心内膜回声增强，肌小梁增粗、增厚。
LA：左心房；RA：右心房；LV：左心室；RV：右心室

图 3-7-19　右心室心内膜及肌小梁动态图

【鉴别诊断】

须与 HRHS 相鉴别的疾病：

（1）右心室 HCM：四腔心切面与 HRHS 相似，表现为右心室心肌明显增厚，右心室腔较小，但无明显 PS 或闭锁，三尖瓣发育亦正常。

（2）右心室流出道狭窄：右心室流出道梗阻时，部分表现为右心室腔较小，容易误认为右心室发育不良，通过彩色多普勒超声可以显示右心室流出道狭窄处高速的血流信号射入肺动脉，而 HRHS 血流一般显示不明显，流速较低。

【要点提示】

1. 图像观察要点

（1）右心室的形态及大小。

（2）观察三尖瓣发育、大小及启闭情况。

（3）测量三尖瓣环 Z 值。

（4）观察肺动脉瓣闭锁或狭窄的类型、程度。

（5）评估主肺动脉及分支发育。

（6）观察有无心肌窦状隙开放及右心室依赖性冠脉循环（RVDCC）。

（7）评价房水平间的交通。

（8）观察动脉导管分流或侧支循环的情况。

（9）其他合并畸形。

2.诊断思路

检查时发现房水平右向左分流，且同时观察到三尖瓣狭窄或闭锁、室间隔完整型肺动脉瓣闭锁或极重度狭窄、三尖瓣明显下移等畸形时，应注意观察右心室发育，包括右心室3个部分（流入道、小梁部和流出道）。HRHS的手术方法包括单心室纠治、1/2心室纠治和双心室纠治。目前对于手术方法的选择，尽可能地实行双心室纠治，其关键是对于右心室发育程度的评价，包括右心室是否存在完整的三部分结构和右心室腔发育程度（大小），通常用三尖瓣环Z值来评估右心腔的大小。另外，合并室间隔完整型肺动脉瓣闭锁或肺动脉瓣极重度狭窄时，常合并心肌窦状隙开放，右心室与冠状动脉间保持交通，甚至存在右心室依赖性冠脉循环，这种情况下若施行右心室流出道成形术，术后由于右心室腔压力下降，可造成冠状动脉供血不足，甚至死亡。因此，术前超声应对冠状动脉的起源、走行及血流灌注情况进行详细地评估，必要时借助其他影像学技术。

（陈　俊）

【参考文献】

[1] Freedom RM, Moes CA. The hypoplastic right heart complex. Seminars in Roentgenology, 1985, 20(2): 169-183.

[2] Becket AE, Anderson RH. Hypoplasia of the right ventricle. Pathology of congenital heart disease Chapter 9. London Butterworths & Co. Ltd. 1981. 119.

[3] Schneider C, McCrindle BW, Carvalho JS, et a1. Development of Z-scores for fetal cardiac dimensions from echocardiography. Ultrasound Obstet Gynecol, 2005, 26(6): 599−605.

右室双腔心

【概述】

右室双腔心（ double chamber right ventricle，DCRV ），是一种少见的先天性心脏病，1909 年，由 Keith 首先报道，占先天性心脏病的1.0％~ 2.6％。该病是由右心室窦部和漏斗部之间异常发育的增厚肌束所引起，异常肌束将右心室流入道和流出道阻隔形成高、低压两腔。DCRV 常合并其他心脏畸形，以 VSD 最常见（80% ~ 90%），其次为 PS（10% ~ 30%）。

【病理解剖】

DCRV 又称为双腔右心室，是指右心室被异常肌束分为 2 个腔室，表现为右心室内有一条或多条肥厚肌束，多起自室上嵴、壁束、隔束或调节束，向下斜行经过右心室腔，终止于右心室前壁、三尖瓣前乳头肌基底部或靠近心尖部的室间隔右室面。根据肌束的形态，可表现为：①隔膜型：右心室流入道和流出道之间的异常肌束呈隔膜状，隔膜中间有较小的交通孔； ②团索型：异常肌束呈团索状，纵横交错，阻塞于右心室流入道与流出道之间，血流通过肌束间的缝隙流入肺动脉。一般认为右室双腔心系胚胎发育过程中，原始心球并入右心室时出现畸形，造成小梁间隔部位的部分肌束肥厚、突出，或调节束异常肥厚，异常的肌束将右心室分隔成 2 个腔室，两者之间有孔道相互交通。根据右心室阻塞程度和合并畸形分为 4 种类型：Ⅰ型为阻塞严重，无 VSD 或 VSD 很小，血流动力学表现类似于 PS；Ⅱ型为阻塞较轻，VSD 较大，血流动力学类似于单纯性 VSD，早期一般出现左向右分流；Ⅲ型为阻塞严重，VSD 较大，血流动力学类似于 TOF，一般出现右向左分流；Ⅳ型为合并其他严重的心血管畸形，血流动力学变化较复杂。

【病理生理】

DCRV 是一种少见的先心病，异常粗大的肌束从右心室前壁延伸至室上嵴或邻近的室间隔，将右心室分为近三尖瓣的流入腔和近肺动脉瓣的流出腔。两者之间有狭窄的孔道或裂隙相通，对右心室的血流产生阻塞，在流入腔和流出腔之间形成压力阶差。右心室内血流梗阻的程度，主要取决于肌束肥厚程度及交通口大小。交通口大，梗阻程度轻，对血流动力学影响较小；交通口小，梗阻程度重，对右心室血流动力学产生明显影响。右心室流入腔的排血阻力增加导致腔内压力升高，使右心室壁肥厚，同时也使右心房血流受阻、压力升高、右心房扩张，严重者导致上、下腔静脉血液淤积。右心室梗阻程度通常呈进行性加重，高压腔与低压腔之间的压力阶差呈进行性增加，使右心室流入腔进一步肥厚扩张，最终导致右心力衰竭。DCRV 常合并 VSD，且 VSD 多位于高压腔，随流入腔压力升高到等于或大于左心室压力时，将出现右向左分流，引起发绀。

【临床特征】

DCRV 的临床表现一般较轻，无明显特异性。轻症者无明显表现或易患呼吸道感染，重者可出现乏力、气短、心悸等症状。高压腔与低压腔间无明显梗阻时通常无明显体征。有明显梗阻者可出现心前区隆起、收缩期杂音，可伴震颤，导致生长发育受到影响。

【超声心动图表现】

1. 二维超声心动图

二维超声显示右室腔内见隔膜样或肌性结构，将右室分为 2 个腔室，异常肌束或隔膜起始于室上嵴或其下方的室间隔，横跨右心室，止于右室流出道的右室壁，将右心室分隔为近三尖瓣的高压腔和近肺动脉瓣的低压腔。两腔之间有明显狭窄的交通口，高压腔室壁增厚（图 3-7-20）。剑突下右室流出道切面、心尖四腔心切面是较好地观察 DCRV 的切面。在检查中可选取显示清晰的切面进行测量和评估。

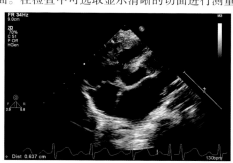

右室腔内见异常肌束将右心室分为 2 个腔室，两腔之间有明显狭窄的交通口

图 3-7-20　四腔心切面显示右室双腔心

2. 彩色多普勒

彩色多普勒超声显示血流通过狭窄口时速度明显加快，收缩期可见五彩镶嵌血流信号，并可利用连续多普勒超声测量跨异常肌束狭窄处的最大瞬时压差，以反映梗阻程度（图 3-7-21～图 3-7-23）。

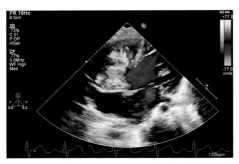

血流通过狭窄口时速度明显加快，收缩期可见五彩镶嵌血流信号

图 3-7-21　彩色多普勒超声显示右室双腔心

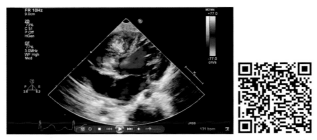

右室腔见异常肌束将右心室分为 2 个腔室，血流通过狭窄口时速度明显加快

图 3-7-22　彩色多普勒超声显示右室双腔心动态图

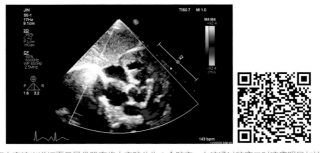

剑突下右室流出道切面见异常肌束将右室腔分为 2 个腔室，血流通过狭窄口时速度明显加快

图 3-7-23　彩色多普勒超声显示右室双腔心动态图

　　合并 VSD 者，VSD 多位于高压腔，梗阻不严重的室水平可见明显的左向右分流信号，梗阻严重的室水平分流可不甚明显，甚至为右

向左分流（图 3-7-24）。

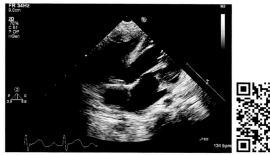

DCRV 多合并 VSD，VSD 位于高压腔

图 3-7-24　右室双腔心合并畸形动态图

【鉴别诊断】

须与 DCRV 相鉴别的疾病：

（1）DCRV 异常肌束与正常调节束相鉴别：DCRV 的异常肌束往往起自室间隔中部，终止于流入道的右室壁，将右心室分隔为 2 个腔室，两腔之间有明显狭窄的交通口；正常的调节束位置较低且不妨碍血流。

（2）DCRV 与右冠窦瘤破裂相鉴别：右冠窦瘤破裂在右心室流出道部位多可观察到瘤体组织回声，但无异常肌束分隔右心室，多普勒于破裂口可探及全期连续性高速血流频谱，可与 DCRV 相鉴别。

（3）DCRV 合并 VSD 者，近三尖瓣腔的压力较高，在心室水平可出现双向分流或右向左分流，尤其合并主动脉假性骑跨时，要注意与 TOF 相鉴别。TOF 表现为主动脉明显增宽，骑跨于室间隔之上，右心室流出道及肺动脉狭窄，右心室肥厚。TOF 右心室漏斗部狭窄的梗阻部位较高，而 DCRV 的梗阻肌束位置较低，多位于右心室流入道和流出道的交界处，其肌束横跨心室腔。

（4）DCRV 合并 VSD 还应注意与单纯 VSD 区别：DCRV 除了室间隔回声中断，右心室腔内尚可见粗大的肥厚肌束将其分为两腔，彩色多普勒超声显示经过缺损口的左向右分流束通过右心室腔狭窄口后有再次加速的表现。

【要点提示】

1. 图像观察要点

（1）注意观察右心室内异常肌束或隔膜的部位、走行方向。

（2）观察该肌束的狭窄间隙，即高压腔与低压腔间交通口大小。

（3）彩色多普勒观察血流通过狭窄处及狭窄处后的状况。

（4）连续多普勒检测血流通过狭窄间隙的最大流速及瞬间压差，判断梗阻程度。

（5）注意有无合并其他心血管畸形。

2. 诊断思路

超声检查显示右心室腔见隔膜样或肌性结构，将右心室分为 2 个腔室，即应考虑 DCRV 可能。二维图像对右心室腔内狭窄及狭窄部位的判断有局限性，彩色多普勒能直接显示血流束形态，容易确定狭窄口的位置，并且应用连续多普勒可估测狭窄程度。DCRV 最多见的合并畸形为 VSD，当室缺位于高压腔时为左向右低速分流，甚至双向或右向左分流。在检查中应提高警惕，避免漏诊。

（张　鑫）

【参考文献】

[1] Loukas M, Housman B, Blaak C, et al. Double-chambered right ventricle: a review. Cardiovascular Pathology, 2013, 22(6): 417-423.

[2] Oreto L. Double-chambered right ventricle: the importance of a longterm follow-up. J Cardiovasc Echogr, 2017, 27(2): 77.

双腔左心室

【概述】

双腔左心室（Double-chambered Left Ventricle, DCLV），是一种罕见的先天性心血管畸形，主要表现为左心室内可见异常肌束或纤维束将其分为主、副两腔，通常主腔位于基底部，副腔位于心尖部或侧壁，二尖瓣及主动脉瓣常与主腔相连。目前文献报道的 DCLV 多为散发病例，尚无确切发病率。但在首都医科大学附属北京儿童医院病例中有一个高发家系，家系中有 4 名患者明确诊断为 DCLV。该家系几代人连续发病，存在遗传基础，符合常染色体显性遗传模式，提示 DCLV 可能是一种单基因遗传疾病。

【病理解剖】

DCLV 是一种极其罕见的先天性左心室解剖结构发育异常的疾病。通常描述为肥厚肌束或肌性纤维组织将解剖左心室分隔成主、副 2 个腔室。DCLV 病因目前尚不完全清楚，可能与胚胎期心室局部肌小梁增生和退化不良有关。根据副腔位置的不同，可将双腔左心室归纳为 2 种类型：A 型（上下排列）和 B 型（左右排列）。DCLV 主腔多位于基底部，二尖瓣及主动脉瓣与主腔相连，大小及收缩功能可正常。A 型副腔位于心尖部，通常较小，可出现室壁运动减低甚至消失；B 型副腔位于左心室侧壁，形成 2 个并列的心腔，副腔壁常较薄，并向外膨出，与左心房及主动脉无直接交通。

【病理生理】

由于 DCLV 交通口大小及心室功能的不同，会造成左心室中部不同程度的梗阻。因此，DCLV 症状出现的早晚、轻重通常与主、副腔间交通口的大小及心功能有关。交通口较小或心功能不全时，可出现相应的临床表现。

【临床特征】

DCLV 的临床表现并不典型，婴幼儿多因呼吸道感染就诊后发现本病，随着年龄增长出现心功能不全的患儿表现为心力衰竭症状。特别是交通口梗阻者，可出现左心室重度增大，心功能明显减低。症状包括心悸、气短，加重者伴咳嗽、咯血、肝大，严重者可出现双下肢水肿，部分患儿还可表现为心律失常。DCLV 患儿若长期未得到有效治疗，随着年龄的增长，心功能减低并逐渐加重，最终可能导致心力衰竭而危及生命。

【超声心动图表现】

DCLV 的病理特征使其具有典型的超声心动图表现。

1. 二维超声心动图

二维超声可见，左心室内异常走行的肌束或纤维束回声，将其分为主、副两腔，两腔之间存在交通口，通常主腔较大，副腔较小，其室壁可增厚或变薄，亦可有内膜回声增强及肌小梁粗大表现（图 3-7-25，图 3-7-26）。

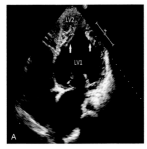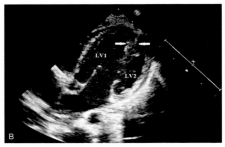

A. 四腔心切面可见粗大肌束将左心室分为上下 2 个腔室（箭头）；B. 可见粗大肌束将左心室分为左右 2 个腔室（箭头）。LV1：主腔，LV2：副腔

图 3-7-25　左室双腔心直接征象

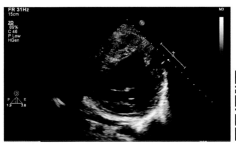

左心室内可见异常肌束，将其分为主、副两腔，两腔之间存在交通口

图 3-7-26　左室双腔心直接征象动态图

2. 彩色及频谱多普勒

可见舒张期血流自主腔流入副腔，收缩期自副腔流入主腔。超声心动图可以清晰显示主、副腔间交通口大小，测量两腔间血流速度，反映梗阻情况（图 3-7-27）。

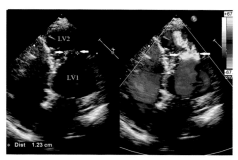

主腔与副腔之交通口，如箭头所示，交通口处可见花彩血流信号（箭头）。LV1：主腔；
LV2：副腔

图 3-7-27　左室双腔心直接征象

【鉴别诊断】

由于 DCLV 在形态学上与左心室憩室及左心室室壁瘤有相似之处，因此在进行超声检查时须与二者相鉴别。

（1）左心室憩室为局部心肌组织发育薄弱或缺损，向心室外膨出，组织学上分为肌性和纤维性 2 种类型。

（2）室壁瘤是由于局部心肌缺血或梗死所致局限性膨出，通常与正常室壁有明显界线，以心尖部多见。

【要点提示】

1. 图像观察要点

（1）注意观察异常肌束或纤维束的起源部位、走行方向。

（2）异常肌束分隔心腔的位置。

（3）主、副腔的大小、功能。

（4）伴发畸形。

（5）多普勒超声可有效判断主、副腔间梗阻的程度。

2. 诊断思路

在临床中见到左心室内存在异常走行的肌束或纤维束回声，要想到 DCLV 可能。重点关注肌束或纤维束是否将左心室分为主、副两腔，主、副腔之间是否存在梗阻。通常主腔较大，副腔较小，两腔之间存在交通口。DCLV 罕见，须与左心室憩室、左心室室壁瘤相鉴别。

（张　鑫）

【参考文献】

[1] Sharma S, Patel M, Dinwoodey D, et al. Congential double-chambered left ventricle presenting as monomorphic ventricular tachycardia. JACC, 2017, 69(11): 2250.

[2] Novo G, Dendramis, Marrone G, et al. Left ventricular noncompaction presenting like a double-chambered left ventricle. J Cardiovasc Med, 2015, 16(7): 522-524.

十字交叉心

【概述】

十字交叉心（criss-cross heart，CCH），是由胚胎时期心室沿心脏长轴异常旋转形成，发生于室间隔形成后，引起体静脉血流轴与肺静脉血流轴在心脏房室瓣水平发生空间位置上的左右交叉，心脏在前后投影平面上呈"十"字，因而得名。CCH 常伴有房室连接或心室大动脉的连接异常及其他心内畸形，如 VSD、大动脉转位、DORV、三尖瓣发育不良等。CCH 需要得到及早的诊断和手术治疗，对患儿的预后恢复十分重要。

【病理解剖】

形态学发生：①内脏心房正位，房室连接协调一致，心室－大动脉连接不一致，心室延长轴（心尖至心底方向）顺时针旋转，即相当于完全型大动脉转位的心室延长轴顺时针旋转。②内脏心房正位，房室连接不一致，心室－大动脉连接不一致，心室延长轴（心尖至心底方向）逆时针旋转，即相当于矫正型大动脉转位的心室延长轴逆时针旋转。以上 2 种演变方式均使右心室位于左心室的前、上方，室间隔位于水平位。③其他，"CCH"可以表现为任何的心房—心室连接不一致和任何的心室—大动脉连接不一致，且内脏和心房亦可正位或者反位（图 3-7-28）。

解剖特点：通常内脏及心房正位，房室连接多协调一致，形态学右心房与左上方的形态学右心室相连，形态学左心房与右下方的形态学左心室相连。房室连接不一致时，形态学右心房与左下方的形态学左心室相连，形态学左心房与右上方的形态学右心室相连。室间隔

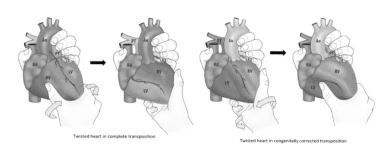

Ao：主动脉；PT：肺动脉干；LA：左心房；RA：右心房；LV：左心室；RV：右心室；

图 3-7-28　CCH 形成示意图

〔图片来自：Shi-Joon Yoo, Robert H. Anderson. Abnormal Positions and Relationships of the Heart . Anderson's Pediatric Cardiology, 49, 913-926.e2.〕

接近水平位，两侧心室上下排列。少数为室间隔矢状位，两侧心室左右排列。通常合并 VSD，右心室发育不良，心室大动脉连接可见 DORV、大动脉转位、肺动脉狭窄等。

【病理生理】

CCH 的结构特点本身不引起特定的病理生理改变，主要取决于合并的先天性畸形，如 VSD、大动脉转位、DORV、肺动脉狭窄等。例如，合并完全型大动脉转位时，则类似完全型大动脉转位的病理生理特征，患儿的存活依赖体循环、肺循环之间的交通，如 VSD、ASD、PDA 等。体循环、肺循环间交通良好时，肺循环血流量明显增加，肺动脉压增高，容易导致心腔扩大和心力衰竭。体循环、肺循环间交通不足时，患儿可出现严重缺氧、发绀、代谢性酸中毒甚至死亡；合并矫正型大动脉转位时，若无其他畸形则使血流动力学得以矫正，右心室承担体循环的负荷最终将导致右心扩大，三尖瓣关闭不全和右心衰竭，房室连接的不一致可伴有传导系统异常，引起严重心律失常；合并 DORV 时，病理生理特征取决于大动脉位置、VSD 位置和肺动脉狭窄的程度，明显不同的血流动力学差异将导致差别明显的病理生理学特点。具体请参考相应章节。

【临床特征】

患儿的临床特征同样取决于相应的先天性畸形，合并完全型大动脉转位时，若体循环、肺循环交通不足，表现为严重发绀、呼吸困难、哭闹、吸氧不能改善等症状；若存在巨大室缺，则患儿逐渐出现肺动脉高压的和右心衰竭症状，如活动耐量下降、呼吸困难、气促、双下肢水肿等，发绀症状相对轻。合并矫正型大动脉转位时，则逐渐出现心力衰竭症状，仅合并单纯的矫正型大动脉转位早期可以无临床症状。

【超声心动图表现】

按照节段性诊断方法进行诊断，首先判断心房位置，通过下腔静脉的开口确定右心房，以及肺静脉与左心房的连接。再根据右心室特征性的肌小梁和调节束判断解剖心室，分析心房与心室的连接关系，及房室瓣与室间隔的附着关系。最后判断心室与大动脉的连接关系。

二维超声心动图

（1）左心室长轴切面：用于显示心室与大动脉的连接关系。通过追踪显示大动脉有无左右分支来区分主动脉与肺动脉，并注意与其他大动脉发育畸形区分。

（2）四腔心切面：不能同时显示左、右心室流入道。上下倾斜探头可分别显示右心房-右心室（或右心房-左心室）连接和左心房-左心室（或左心房-右心室）连接，体静脉血流轴和肺静脉血流轴呈十字交叉关系（图 3-7-29）。

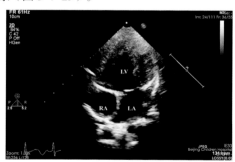

LA：左心房；LV：左心室；RA：右心房

图 3-7-29　四腔心切面仅能看到左心房、左心室、右心房

（3）心室短轴切面：显示出呈水平位置的室间隔，右心室肌小梁粗大，呈新月形位于前上方。心室右襻时心室沿心脏长轴顺钟向旋转则右心室位于左上方，心室左袢时心室沿心脏长轴逆钟向旋转则右心室位于右上方。左心室心肌肌小梁细腻，可见前后组乳头肌，呈椭圆形，位于后下方。心室右袢时左心室位于右后下方，心室左袢时左心室位于左后下方（图 3-7-30）。

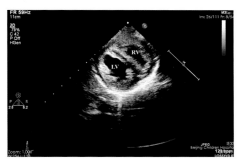

LV：左心室；RV：右心室

图 3-7-30 心室短轴切面显示左心室位于右后方，右心室位于左前方

（4）剑突下冠状切面：此切面与左心室流入道平行，顺序显示左心房—二尖瓣—左心室，适当侧动和调整探头位置显示出右心室流入道，顺序显示右心房—三尖瓣—右心室，注意区分房室连接不一致的情况。此切面最适合显示出两组流入道为十字交叉的解剖关系（图 3-7-31）。

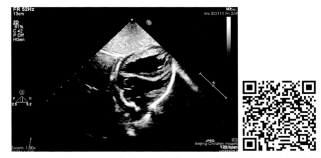

图 3-7-31 剑突下切面分别显示体循环血流轴和肺循环血流轴动态图

【鉴别诊断】

需要与 CCH 进行鉴别的疾病：

（1）单心室：单心室（single ventricle），为左右心房室瓣共同与一个心室主腔相连接，但单心室畸形的心脏心室多有 2 个腔，一个为主心室腔，具有心室功能；另一个为残存心腔，常有或没有与大动脉连接。本畸形特征为左右心房室瓣分别与发育完善的心室连接，而左右心室流入道的解剖关系由平行变为交叉关系。

（2）上下心："上下心"（superoinferior ventricles），又称"楼上楼下心"（upstair-downstair heart），是 2 个心室独特的空间位置排列形式，其特点为室间隔呈水平位，心室上下排列，明显异于正常心室的并列排列形式。有学者认为，上下心可以等同为 CCH，但二者在形态发生学上有区别。上下心可以为心室沿其室间隔长轴平面向左侧或者右侧倾斜而出现 2 个心室呈上下位置关系，房室连接不一致，且心室水平面向右倾斜时可以出现左心室在上、右心室在下的位置关系，不同于 CCH 由心室沿心脏长轴旋转形成的左右心室上下关系（图 3-7-32）。

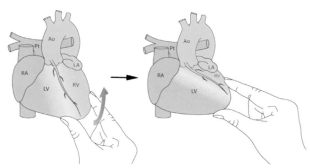

AO：主动脉；Pt：脉动脉；RA：右心房；LV：左心房；RV：右心室

图 3-7-32　上下心形成示意图

（图片来自：Shi-Joon Yoo, Robert H. Anderson. Abnormal Positions and Relationships of the Heart . Anderson's Pediatric Cardiology, 49, 913-926.e2.）

（3）大动脉转位：部分 CCH 可视为完全型大动脉转位或矫正型大动脉转位的心脏延心脏长轴旋转形成，需要仔细观察右心室流入道与左心室流入道的解剖位置关系进行鉴别，不再赘述。

【要点提示】

1. 超声观察要点

（1）四腔心切面不能同时显示 4 个心腔，于心脏房室瓣水平发生空间位置上左右交叉。

（2）剑突下切面对于显示心腔内两组流入道的十字交叉关系尤为重要。

（3）心室长轴切面用于判断心室 – 大动脉的连接关系。

（4）心室短轴切面用于判断左右心室的上下比邻关系。

2. 诊断思路

CCH 的解剖形态复杂又常合并多种先天性畸形结构，诊断时需遵循节段性诊断的思路，先判断内脏和心房的位置，再判断心房与心室的连接关系，最后判断心室与大动脉的连接关系，将左心系统与右心系统的解剖特点判断清楚后，再来判断合并的其他发育畸形，如 VSD、PS、三尖瓣发育不良等。CCH 是一种罕见的先天性心脏旋转异常，导致心室入口交叉并将心房引流至相对侧位的心室，因心脏房室瓣水平发生空间位置上的左右交叉，在心脏前后投影平面上呈"十"字而得名，因此可以同时合并任何心房 – 心室和心室 – 大动脉的连接异常，在诊断时要避免思维定式，多切面、多角度逐段观察心腔结构，最终判断出心室发育过程中的异常旋转方式。

（刘国文　马　宁）

【参考文献】

[1]　郭万学 . 超声医学 . 6 版 . 北京：人民军医出版社，2011.

[2]　Manuel D, Ghosh G, Joseph G, et al. Criss-cross heart：Transthoracic echocardiographic features. Indian Heart J, 2018, 70(1)：71－74.

[3]　Robert H Anderson. Criss-Cross Heart Revisited. Ped Cardiol. 1982, 3(4): 305－313.

第八节

主动脉—左心室隧道

【概述】

主动脉—左心室隧道（aortico-left ventricular tunnel，ALVT），是指升主动脉根部与左心室之间存在主动脉瓣旁的异常通道，是一种非常罕见的先天性心脏病，约占所有先天性心脏畸形的 0.1%。ALVT 的胚胎学发生尚不清楚，迄今有各种推测。

【病理解剖】

ALVT 起自主动脉，止于左心室。隧道的主动脉端开口绝大部分在右冠状动脉窦内，少许开口于左冠状动脉窦，开口多位于右冠状动脉开口上方，隧道跨越右心室流出道的后壁沿室间隔向下走行，在主动脉瓣下开口于室间隔左心室面。通常隧道较短，可呈瘤状，位于右心室流出道后方呈瘤样增宽的隧道可导致右心室流出道梗阻。主动脉也可经隧道与右心室、右心房连接，但均罕见。

通常冠状动脉起始正常，大部分病例合并主动脉瓣形态结构及功能异常，主动脉与左心室连接处扩张而导致主动脉瓣反流。可合并肺动脉狭窄，VSD 等其他畸形。

Hovaguimian 等人将 ALVT 分成 4 种类型（图 3-8-1）：Ⅰ 型：单纯隧道，主动脉端口呈裂隙状，不合并主动脉瓣形态结构异常；Ⅱ 型：隧道的主动脉端口呈卵圆形，隧道心外部分呈瘤状，伴或不伴主动脉瓣形态结构异常；Ⅲ 型：隧道心室内间隔部分呈瘤状，伴或不伴右心室流出道梗阻；Ⅳ 型：Ⅱ 型和 Ⅲ 型的组合。

【病理生理】

ALVT 的存在使左心室与主动脉之间有 2 个交通口。血流可经 ALVT 往返于左心室与主动脉之间，如同时伴有主动脉瓣形态结构异常，可同时合并主动脉瓣口反流。血流动力学改变为左心室容量负荷增加，引起左心室扩大，可导致左心功能不全，若不及时矫治，亦可导致心力衰竭。

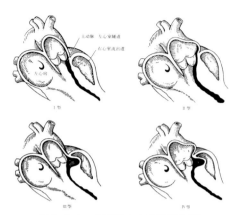

图 3-8-1 主动脉左心室隧道分型

（引自：董凤群.先天性心脏病实用超声诊断学.2 版.北京：人民军医出版社，2011.）

【临床特征】

临床表现与主动脉瓣关闭不全相似。

【超声心动图表现】

胸骨旁左心室长轴切面是显示该病的最佳切面，可见主动脉右冠瓣前方或无冠瓣后方见一异常通道结构连接主动脉及左心室（图 3-8-2，图 3-8-3A，图 3-8-4），心尖及剑突下五腔切面亦可清晰显示〔（图3-8-3（B、C）〕。右冠瓣下隧道开口在右冠状动脉窦，沿右冠状动脉的前外侧延伸至室间隔。胸骨旁大动脉短轴切面可显示位于右冠瓣前方或无冠瓣后方与主动脉壁之间存在的新月状或半圆形隧道的横断面（图 3-8-5 ～ 3-8-7）。彩色血流显像可以清楚地显示主动脉与左心室之间经隧道的血流，即收缩期血流自左心室流向主动脉，而舒张期血流自主动脉逆流回左心室，逆向血流位于主动脉瓣旁，可与主动脉瓣反流相鉴别。胸骨旁左心室长轴及右心室流出道切面可观察隧道的主动脉部分及心室内部分是否有瘤样扩张（图 3-8-8、图 3-8-9），右心室流出道部位血流速度测定可以确定是否存在梗阻。在各切面检查时要仔细观察主动脉瓣叶的形态及启闭活动。除主动脉瓣畸形外，在超声心动图检查过程中还应注意其他合并心脏畸形的诊断。

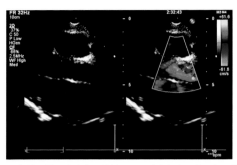

胸骨旁左心室长轴切面主动脉右冠瓣前方见主动脉与左心室之间经隧道的血流

图 3-8-2　主动脉左心室隧道位于右冠瓣前方

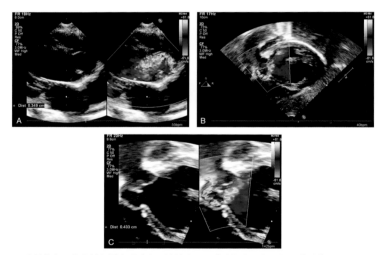

A. 胸骨旁左心室长轴切面主动脉右冠瓣前方见主动脉与左心室之间经隧道的血流；B. 剑突下非标准五腔切面亦可清晰显示；C. 胸骨旁五腔心切面探及隧道心室内部分有瘤样扩张

图 3-8-3　主动脉左心室隧道

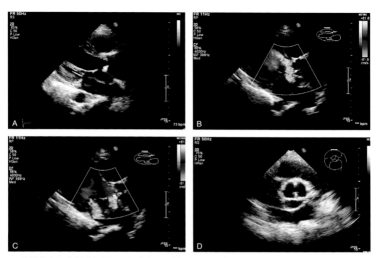

A.胸骨旁左心室长轴切面,于主动脉无冠瓣后方与主动脉壁之间见新月状或半圆形隧道;B.左心室长轴切面,舒张期可见主动脉血流经隧道入左心室;C.左心室长轴切面,收缩期左心室血流经隧道流向主动脉;D.大动脉短轴切面显示主动脉瓣为二叶瓣,瓣膜增厚,回声增强

图 3-8-4　主动脉左心室隧道位于无冠瓣后方
（图像由南昌大学第二附属医院提供）

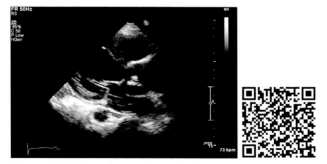

二维左心室长轴切面,主动脉无冠瓣后方与主动脉壁之间见新月状或半圆形隧道

图 3-8-5　主动脉左室隧道位于无冠瓣后方直接征象动态图
（图像由南昌大学第二附属医院提供）

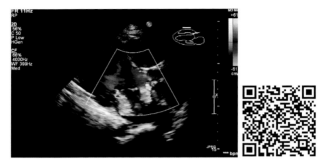

舒张期主动脉血流经隧道进入左心室，收缩期左心室血流经隧道进入主动脉，同时可见主动脉狭窄血流及二尖瓣反流

图 3-8-6　主动脉左室隧道位于无冠瓣后方直接征象动态图

（图像由南昌大学第二附属医院提供）

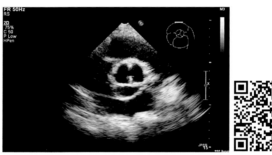

大动脉短轴切面见主动脉二叶瓣，瓣膜增厚，回声增强，无冠瓣后方见半圆形隧道

图 3-8-7　主动脉左室隧道位于无冠瓣后方直接征象动态图

（图像由南昌大学第二附属医院提供）

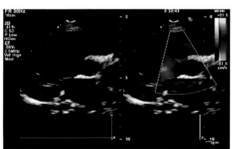

单纯隧道，主动脉端开口呈裂隙状，未合并主动脉瓣形态结构异常

图 3-8-8　主动脉左室隧道位于右冠瓣前方直接征象动态图

（图像由南昌大学第二附属医院提供）

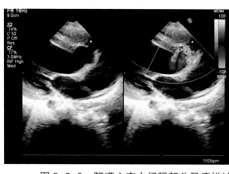

图 3-8-9　隧道心室内间隔部分呈瘤样扩张动态图

【鉴别诊断】

须与 ACVT 相鉴别的疾病：

（1）主动脉瓣反流：反流束自瓣膜关闭缘反流至左心室，若反流偏心，多因某个瓣叶小、瓣叶发育不良所致，无隧道样结构。

（2）冠状动脉瘘：胸骨旁大动脉短轴切面检查可发现左侧或右侧冠状动脉扩张，而主动脉-左心室隧道时左、右冠状动脉开口及主干内径正常。

（3）主动脉窦瘤破裂：一般有主动脉窦的瘤样膨出，窦瘤壁连续性中断，但无隧道样结构，破口位置常低于冠状动脉开口。

【要点提示】

1. 图像观察要点

（1）观察主动脉与左心室腔之间是否存在异常交通。

（2）注意隧道开口位置及形态。

（3）隧道走行及形态，是否对周围心腔造成压迫和梗阻。

（4）是否合并主动脉瓣形态结构的异常，有无反流。

（5）合并心脏畸形检出。

2. 诊断思路

观察到主动脉与左心室间存在交通，并且不是来自主动脉瓣对合缘时，考虑 ALVT 的可能。因主动脉左心室隧道是婴幼儿严重主动瓣反流的常见病因，故 2 岁以下小儿伴主动脉瓣反流时要仔细检查除外 ALVT。

（俞　波）

【参考文献】

[1]　陈树宝 . 先天性心脏病影像诊断学 . 北京：人民卫生出版社，2004.

[2]　许迪，张玉奇 . 超声心动图诊断进阶解析 . 南京：江苏科学技术出版社，2011.

[3]　董凤群，赵真 . 先天性心脏病实用超声诊断学 . 2 版 . 北京：人民军医出版社，2011.

第九节
主动脉窦瘤破裂

【概述】

主动脉窦瘤（aneurysm of aortic sinus）或称乏氏窦瘤（aneurysm of the sinus of valsalva），是指主动脉窦壁局部发育缺陷，在主动脉高压作用下，窦壁变薄并向外呈瘤样扩张。瘤体可破裂至邻近心腔、血管或心包内而引起临床症状。主动脉窦瘤是一种非常少见的先天性心脏病，在先天性心脏病中的发病率不足 0.1%。该病也可由后天因素引起，如细菌、真菌感染或风湿病等。

主动脉窦瘤破裂一经确诊，应尽早手术治疗。未破裂无明显症状者，应严密随访追踪。

【病理解剖】

主动脉窦是指与主动脉瓣叶相对应的主动脉根部管腔向外膨出的部分，其下界为主动脉瓣环，上界为窦管嵴，也是升主动脉壁的起始缘。

主动脉窦包括位于右侧的右冠窦、左前的左冠窦及位于后方的无冠窦 3 个窦。主动脉窦包埋在心底部中央，周围与 4 个心腔、重要血管及心包比邻。右冠窦的绝大部分邻近右心室、室上嵴及右心室流出道，左冠窦与左心房及后侧心包等邻近，无冠窦位于左右心房间隔前方。

主动脉窦瘤的基本病理改变为主动脉窦壁先天缺乏弹力纤维或缺乏中膜，主动脉窦部的动脉中膜与主动脉瓣环组织分离，致使主动脉窦局部变薄，在主动脉压力作用下，向外呈瘤样膨出。窦瘤多呈白色纤维膜囊状，瘤壁光滑，由疏松结缔组织构成。

【病理生理】

主动脉窦瘤不破裂时通常无明显临床表现，而当窦瘤巨大时可因压迫周围组织出现相应表现，如压迫右心室流出道引起右心室流出道梗阻，压迫左冠状动脉引起心绞痛或心肌梗死，压迫传导束导致房室传导阻滞等。主动脉窦瘤可因继发主动脉瓣环扩大、瓣叶移位及变形引起主动脉瓣反流，导致左心室增大。

窦瘤破裂后根据破口大小、破入部位的不同产生不同的血流动力学变化。当破入右侧心腔时，因主动脉与右心之间的压差大，引起右心容量负荷增加、肺血增多，严重者可出现 PH；于此同时，因大量左向右分流，导致体循环血流量明显减少，进而发生急性心源性休克。当窦瘤破入左心室时，因主动脉与左心室压力阶差变化的特点，常在舒张期产生分流。当窦瘤破入心包时，可导致急性心脏压塞，甚至猝死。

【临床特征】

主动脉窦瘤未破裂前，除非因瘤体巨大造成相应的压迫及梗阻外，一般无明显临床症状。较大的主动脉窦瘤破裂时可突然发生心肌梗死样的剧烈胸痛、呼吸困难甚至休克。查体可于胸骨左缘第 3、4 肋间闻及连续性杂音，并触及震颤。主动脉窦瘤破入左心室，患儿舒张压明显下降，脉压增大。

【超声心动图表现】

1. 胸骨旁左心室长轴切面通常可见主动脉根部增宽，位于前方的右冠窦或位于后方的无冠窦瘤样扩张，瘤体呈囊状，大小不一，窦瘤壁薄、光滑，少数壁钙化，而主动脉窦部以上部位的升主动脉无明显扩张（图 3-9-1）。

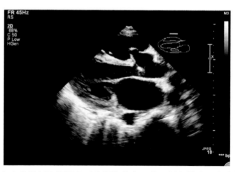

胸骨旁左心室长轴切面见主动脉根部扩大，位于前方的右冠窦瘤样扩张

图 3-9-1　主动脉右冠窦瘤样扩张

2. 胸骨旁大动脉短轴切面可见主动脉窦瘤样扩张，可以观察破口及破入部位，如存在左冠窦瘤还可显示左冠状动脉受压情况（图 3-9-2）。

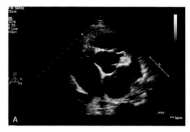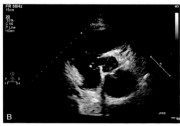

A. 胸骨旁大动脉短轴切面主动脉瓣右冠状动脉窦瘤样扩张；B. 主动脉右冠状动脉窦瘤破口及破入右心房

图 3-9-2　主动脉右冠窦瘤破裂直接征象

3. 右冠窦瘤常破入右心室或右心房，绝大多向右前即右心室流出道（图 3-9-3、图 3-9-4）或右心房突出并破裂（图 3-9-5、图 3-9-6），无冠窦瘤多向左心房突出，左冠状动脉瘤多向左心室流出道破入，但非常少见（图 3-9-7 ~图 3-9-9）。

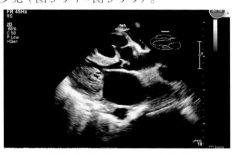

图 3-9-3　右冠窦瘤破入右心室流出道动态图

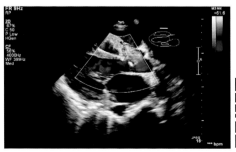

图 3-9-4　右冠窦瘤破入右心室流出道彩色血流动态图

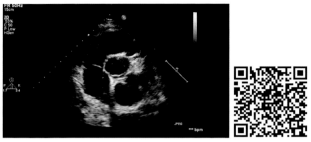

图 3-9-5　右冠窦瘤破入右心房动态图

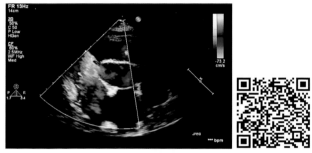

图 3-9-6　右冠窦瘤破入右心房彩色血流动态图

4. 彩色多普勒血流对主动脉窦瘤破裂的诊断非常有价值，可以发现窦瘤较小的破口，单发或较少见的多个破口。血流经破口分流时可观察到五色镶嵌连续性高速血流频谱（除向左心室破裂为舒张期为主血流频谱）。根据血流分流的方向可以确定主动脉窦瘤破裂累及的心腔。彩色血流还可判断主动脉瓣是否有反流。

5. 主动脉窦瘤破入右心房时，出现右心房、右心室明显扩大；破入右心室时，出现右心室扩大，肺动脉增宽；破入左心房时，出现左心房及左心室扩大；破入左心室时，出现左心室扩大。相应腔室的扩大程度，可间接反映分流量的大小。

6. 检查时须注意是否合并其他心脏畸形。

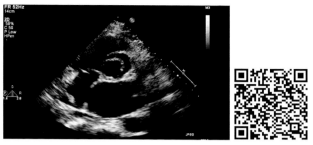

图 3-9-7 大动脉短轴左冠窦瘤破入左心室流出道动态图

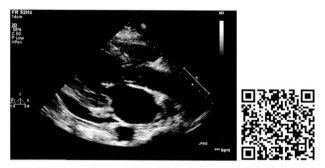

图 3-9-8 左心室长轴左冠窦瘤破入左室流出道动态图

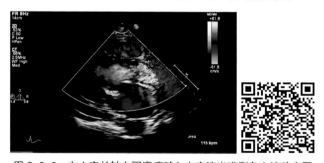

图 3-9-9 左心室长轴左冠窦瘤破入左室流出道彩色血流动态图

【鉴别诊断】

须与主动脉窦瘤相鉴别的疾病：

1. VSD 合并主动脉右冠瓣脱垂： VSD 多位于肺动脉下，主动脉右冠瓣由于缺少支持发生脱垂，严重脱垂可嵌入室缺口，二维超声可显示一瘤样物脱入右心室流出道，多普勒超声可测及室缺和主动脉瓣反流的双期血流频谱，容易误诊为主动脉窦瘤。两者鉴别要点是主动脉窦瘤是在主动脉瓣环之上的主动脉窦部位突出，而主动脉瓣脱垂为瓣叶突向心室腔，主动脉瓣脱垂是双期血流频谱而主动脉窦瘤破入右心室是连续性血流频谱。

2. 右冠状动脉瘘：右冠状动脉扩张，破口非囊袋状，主动脉窦壁完整。

3. 主动脉左心室隧道：主动脉窦瘤破入左心室要与主动脉左心室隧道鉴别，鉴别要点是窦瘤为圆形，破口解剖结构在主动脉瓣环之上，但由于窦瘤瘤体脱入左心室流出道开口于左心室，而主动脉左心室隧道的隧道为管状，上端开口高于冠状动脉开口，下端开口低于主动脉瓣环位于室间隔。

【要点提示】

1. 图像观察要点

（1）主动脉窦瘤的检出：主动脉窦部瘤样向外局限性扩张，瘤体根部位于主动脉瓣环水平以上。

（2）若合并主动脉窦瘤破裂，其破裂部位及相应超声征象的检出。

（3）窦瘤破裂入右心室合并 VSD 时，超声心动图检查时需要仔细观察二维结构，并应用多普勒技术观察分流的时相。

2. 诊断思路

主动脉窦呈瘤样向外局限性扩张且心腔内出现连续双期或舒张期为主分流时要注意排除和诊断主动脉窦瘤破裂。要注意观察是否存在 VSD、主动脉瓣关闭不全、右心室流出道梗阻及心包积液等，并通过对冠状动脉、房室间隔连续性的观察鉴别诊断。结合彩色多普勒及频谱对异常分流的方向和时相进行分析。当诊断主动脉窦瘤破裂时，须认真检查破口大小、破入部位及血流频谱（图 3-9-9 由南昌大学第二附属医院提供）。

（俞　波）

【参考文献】

[1]　陈树宝.先天性心脏病影像诊断学.北京：人民卫生出版社，2004.

[2]　许迪，张玉奇.超声心动图诊断进阶解析.南京：江苏科学技术出版社，2011.

第十节
三房心

【概述】

三房心（cortriatriatum），是一种较少见的先天性心脏畸形，是左心房或右心房被纤维性或肌性隔膜等异常组织分为两部分，即心房共有 3 个腔室而得名。三房心以左侧三房心最为多见，右侧三房心极其少见，仅占三房心患儿总数的 8% 左右。1868 年，Church 首先描述了该病。1950 年，Borst 首次命名为三房心。在先天性心脏病中的发病率为 0.1% ~ 0.4%，男女比例约为 1.5∶1。病因不明，左侧三房心可能系由于胚胎期共同肺静脉干与左心房融合过程中，隔膜组织未吸收或吸收不完全而残留所致，也有学者认为可能与胚胎发育时原发隔生长异常有关；右侧三房心可能是由于残存的静脉窦右瓣分隔右心房所致。因该病变异很多，容易合并心脏其他畸形，临床容易造成漏诊或误诊。该病预后取决于肺静脉回流受阻的程度及合并的心血管畸形，早诊断、早治疗，手术疗效一般很好。

【病理解剖】

1. 左侧三房心

左心房内可见异常的纤维肌性隔膜，一般位于左心耳与卵圆窝后上方，将左心房分为副房和真房。副房，又称附属腔，位于右后上方，不接收或接收部分或全部肺静脉。真房，又称固有左心房，位于左前下方，与左心耳及二尖瓣口相通。隔膜上一般有交通口连接副房和真房，极少数情况下二者之间没有直接的交通。交通口可以是一个，也可以为多个，多数交通口呈窗形，少数呈漏斗状或管状。交通口小，对血流有阻碍，副房为高压腔，真房为低压腔；交通口大，未造成血流动力学改变，副房与真房压力相当，在血流动力学上未形成 2 个腔室，应称为左心房内隔膜。

典型的左侧三房心为副房接收全部的肺静脉回流的血液，并经异常隔膜的交通口与真房交通。

左侧三房心本身的形态及其与肺静脉回流、ASD 等之间的关系比较复杂，解剖变异多样，分型尚未统一，主要有以下几种：

（1）Bank 分型方法：根据肺静脉回流副房的情况分为完全型和部分型。

完全型：副房接受全部肺静脉回流。

部分型：副房接受部分肺静脉回流。

（2）Gasul 分型方法：根据真房与副房交通情况分为 3 型。

Ⅰ型为副房与真房无交通。

Ⅱ型为副房与真房有小交通口（面积小于 2cm^2）。

Ⅲ型为副房与真房有大交通口（面积大于 2cm^2）。

（3）Marin 分型方法：根据副房与真房间交通口的形态分为隔膜型、沙漏型、管道型等。

（4）临床上还常分成三类：①典型三房心；②无孔三房心；③不完全三房心。

由于三房心患儿合并的畸形较多，分型方法亦较复杂，容易导致诊断上的混淆。朱晓东等人提出，根据肺静脉回流副房情况分为完全型和部分型，再根据其是否合并其他心脏畸形分为单纯型和复杂型，采用此种双分类法较为实用，比较符合外科手术探查的基本方法与规律，在临床中比较实用。

无论怎样，分型都离不开三房心解剖改变的 3 个基本点：①左心房内纤维肌性隔膜是否完整，即副房与真房间是否有交通；②是否合并 ASD 及缺损的位置；③副房是否接受全部肺静脉的血流。

三房心常合并 ASD、APVC，还可合并其他心脏畸形，如 VSD、永存左上腔静脉、TOF、三尖瓣闭锁等等。

2. 右侧三房心

少见报道，隔膜一般位于下腔静脉缘及房间隔下部紧靠三尖瓣环处，副房位于后内侧，与腔静脉连接；真房位于前外侧，与三尖瓣口及右心耳相通。冠状静脉窦可回流副房或真房。隔膜上有一个或多个交通口，多为筛孔，形状不规则；隔膜一般凸向三尖瓣方向，有时可部分堵塞三尖瓣口，甚至有时隔膜形成瘤样形态，经三尖瓣口凸向右心室腔，对血流动力学产生明显影响。多数合并 ASD 或卵圆孔未闭。

【病理生理】

由于病理解剖上有许多变异，其血流动力学变化主要取决于副房与真房间纤维肌性隔膜上交通口的个数及大小、肺静脉回流情况、ASD 的有无及位置等。交通口的大小及肺静脉回流情况决定了副房的大小及病变严重程度。

1. 完全型三房心

（1）伴完整房间隔，由于左右肺静脉全部回流入副房，若交通口小，副房压力升高，肺静脉回流受阻，肺静脉淤血，肺静脉压力升高，继而肺动脉压力进行性升高，最终导致右心力衰竭，血流动力学改变类似于二尖瓣狭窄，交通口越小，血流动力学改变越严重；若交通口大，副房与真房压力相当，未造成血流动力学改变，相当于在血流动力学上未形成 2 个腔室，应称为左心房内隔膜。

（2）伴 ASD 时，肺静脉回流阻力减小，血流动力学改变与 ASD 的位置有关。若 ASD 位于副房与右心房之间时，产生房水平的左向右分流，其血流动力学改变类似心内型部分肺静脉异位引流，右心容量负荷增加，除肺淤血外又出现肺充血的改变；若 ASD 为两处或位于真房与右心房之间，房水平出现双向分流或右向左分流，临床上会出现发绀。

2. 不完全型三房心

副房仅接受一侧的肺静脉，当有梗阻时，只影响该侧肺静脉，产生反射性收缩，血流量减少；而另一侧肺静脉回流通畅无梗阻，可以接受增加的肺血流，肺动脉压力常无明显升高。

【临床特征】

三房心分型多样、解剖变异复杂，临床表现缺少特异性。轻者没有明显的症状，容易造成误诊或漏诊；重者因肺静脉回流受阻及低心排血量，会出现咳嗽、呼吸困难、心率快、脉细弱、面色苍白、生长发育迟缓，发绀或哭闹后发绀等症状，随之可以出现严重的肺炎及充血性心力衰竭。故及时、准确地诊断对临床治疗及预后尤为重要。

【超声心动图表现】

1. 经胸超声心动图（图 3-10-1 ~ 图 3-10-4）

常用切面：左心室长轴切面、心尖四腔心切面、剑下双房心切面。

可显示出左心房内有一异常隔膜样回声，将左心房分成前下方的真房和后上方的副房，一般隔膜位于房间隔的中下部、左心房游离壁及主动脉后壁之间，一端多位于房间隔中部的卵圆窝部位，一端位于左心耳后上方的左心房游离壁，另一端位于主动脉无冠窦后上方的主动脉后壁。隔膜多呈拱形，膨向二尖瓣，真房内径多数小于副房。隔膜可以是完整的，但多数上面有一个或多个交通口连接真房和副房，交通口可位于隔膜的中部或边缘，观察交通口的大小。

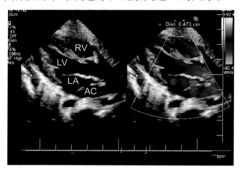

胸骨旁左心室长轴切面显示左心房内异常隔膜，将左心房分为真房和副房，其上可见交通口。箭头为隔膜上交通口。LA：左心房；AC：副房；LV：左心室；RV：右心室

图 3-10-1　左室长轴切面显示三房心

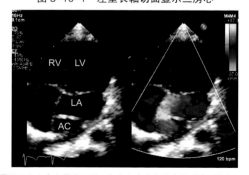

心尖四腔心切面显示左心房内异常隔膜，将左心房分为真房和副房，其上可见两处交通口。箭头为隔膜上两处交通口。LA：左心房；AC：副房；RA：右心房；LV：左心室；RV：右心室

图 3-10-2

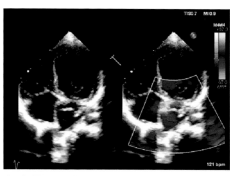

心尖四腔心切面显示左房中部隔膜将左房分为真房和副房，副房接受全部肺静脉血流，隔膜上可见两处交通口，血流经交通口自副房流向真房，交通口可见高速花彩血流信号

图 3-10-3　四腔心切面显示三房心梗阻动态图

彩色多普勒超声可显示副房与真房间交通口的高速血流信号，可以协助确定交通口的数量，尤其是在二维超声图像显示欠佳及交通口较小的情况下，可以避免遗漏。连续多普勒可测量交通口的血流速度，可反映真房与副房间的压差（图 3-10-4）。

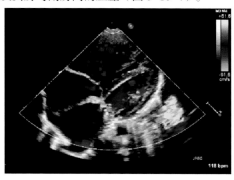

胸骨旁四腔心切面显示左心房隔膜交通口小，可见花彩血流信号通过，副房形成高压腔，隔膜膨向真房

图 3-10-4　四腔心切面显示三房心梗阻动态图

全面探查心脏其他结构，注意有无合并其他心脏大血管畸形，尤其重点探查肺静脉回流情况及房间隔是否完整，如果有 ASD，需要明确 ASD 与真房和副房的位置关系，对分型及血流动力学分析均有重要意义。

2. 经食管超声心动图

经食管超声心动图检查可以获得高质量的超声图像，能更清楚地显示心房内隔膜的位置、交通口的数目、位置及大小，以及肺静脉回流的情况，可以弥补经胸超声检查的不足，提高对三房心的诊断准确性。

3. 心脏声学造影

可以判断 ASD 的有无及部位，了解心内血流和分流的途径。如进行右心造影时，在真房内出现造影剂，说明右心房与真房间存在 ASD。

【鉴别诊断】

须与三房心相鉴别的疾病：

（1）心房内隔膜：左侧或右侧心房内隔膜呈半环状，不影响心房内血流动力学改变者，通常不能称为三房心，可称为心房内隔膜，不合并其他畸形时，无须手术矫治。

（2）二尖瓣瓣上隔膜：二尖瓣瓣上隔膜与三房心类似，其左心房内亦存在隔膜样结构，也可以形成类似二尖瓣狭窄的血流动力学改变，但其隔膜通常位于二尖瓣叶的根部，一般在二尖瓣环的部位，所有的左心耳及肺静脉等结构均开口在隔膜以上的左心房，而三房心隔膜在左心耳上方，并将左心房分隔为 2 个明确的腔室，可以作为二者主要的鉴别点。

（3）APVC：典型三房心与 APVC 极易鉴别，但由于此 2 种疾病在胚胎学上有可能同源（胚胎基础的相似性），三房心的某些类型与 APVC 的某些亚型超声表现极为相似，鉴别起来相当困难，因此种情况并不常见，要从功能、结构及血流动力学方面给予恰当的超声描述和诊断，目的是能正确指导临床心脏手术的实施。

（4）无顶冠状静脉窦：该病须与真房有 ASD 的三房心相鉴别。增宽的冠状静脉窦壁的位置与三房心左心房内纤维隔膜的位置是不同的，检查过程中需注意隔膜的位置。

（5）永存左上腔静脉：房室后交界处扩张的冠状静脉窦壁应与该病相鉴别，前者开口于右心房，与左心房无交通，左心房内无异常血流，胸骨上窝处可探及左上腔静脉。

【要点提示】

1. 图像观察要点

（1）心房内异常隔膜的形态、部位及与周围结构的关系。

（2）隔膜上交通口的部位、数目、形态及大小。

（3）观察真房及副房的大小及二者之间的压力阶差。

（4）显示左右肺静脉与心房的连接关系。

（5）ASD 的有无、大小及部位。

（6）多切面扫查，探查合并的其他心血管畸形。

（7）与彩色多普勒相结合，可正确诊断该病形态结构及血流动力学改变。

2. 诊断思路

心房内可见异常隔膜将心房分为副房和真房，观察隔膜的形态及连接部位，隔膜上交通口的位置、大小和数目，评价副房和真房的大小，显示左、右肺静脉与心房之间的连接以及房间隔是否有缺损，多切面多角度探查有无并发的其他心内及心外大血管畸形等，多可以做出全面正确的超声诊断。

超声心动图对于三房心的早期发现，尤其是对异常隔膜引发的血流动力学变化可做出准确的判断，在多种影像学检查方法中具有独特优势。

（郑　淋）

【参考文献】

[1]　刘延玲，熊鉴然 . 临床超声心动图学 [M]. 3 版 . 北京：科学出版社，2014.

第十一节
先天性瓣膜病变

二尖瓣病变

二尖瓣脱垂

【概述】

二尖瓣脱垂（mitral valve prolapse, MVP），是指二尖瓣装置（二尖瓣瓣环、瓣叶、腱索、乳头肌，以及与瓣环和乳头肌连接的房室壁组织）任何部分形态和功能异常，引起二尖瓣叶收缩期脱入左心房，伴或不伴有二尖瓣关闭不全的疾病，是儿童时期引起二尖瓣关闭不全的重要原因之一。发病率为 2% ~ 3%，发病的性别差异尚存在争议。

【病理解剖】

该病主要为二尖瓣装置的黏液样变性，累及瓣膜和腱索；或者乳头肌供血不足，引起形态和功能异常，导致腱索相对延长；亦见于先天性二尖瓣腱索发育过长和瓣体发育较大。腱索、瓣叶增厚冗长，常呈苍白色，透明度增加，有时合并有溃疡和血栓形成。收缩期二尖瓣在关闭时瓣叶过度向左心房侧运动，超过瓣环水平约 2mm 以上。脱垂程度判断，依据收缩期瓣叶超过瓣环连线高度：轻度 2 ~ 4mm，中度 4 ~ 6mm，重度 > 6mm。按照心外科 Carpentier 命名原则进行脱垂部位定位（图 3-11-1）。

【病理生理】

病理生理的改变主要取决于是否合并严重的二尖瓣反流。MVP 患儿，若不出现明显的关闭不全，无明显的血流动力学改变。若引起明显的二尖瓣反流，病理生理改变同二尖瓣关闭不全：左心室收缩时，由于 2 个瓣叶不能对拢闭合，一部分血液反流至左心房，使排入体循环的血流量减少。由于左心房血量增加，压力升高，逐渐产生左心房代偿性扩大和肥厚，增加了左心室的前负荷，导致左心室逐渐扩大和肥厚。随着左心房、左心室扩大，二尖瓣瓣环也相应扩大，使二尖瓣关闭不全加重，左心室长时期负荷加重，可造成左心室功能衰竭，肺静脉淤血，肺循环压力升高，最后可引起右心力衰竭。

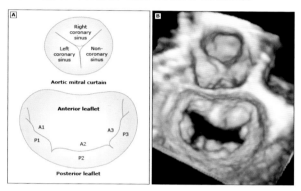

按照心外科 Carpentier 命名分区法，在二尖瓣水平短轴切面判断脱垂的部位。Right coronary sinus：右冠窦；Left coronary sinus：右冠窦；Non-coronary sinus：无冠窦；Aortic mitral curtain：主动脉二尖瓣幕；Anterior leaflet：二尖瓣前叶；Posterior leaflet：二尖瓣后叶

图 3-11-1 心外科 Carpentier 二尖瓣分区

（图片来自：Lang RM, Tsang W, Weinert L, et al. Valvular heart disease：Value of three-dimensional echocardiography. J Am Coll Cardiol 2011；58：1993.）

【临床特征】

早期患儿多无症状，年龄较大时可有胸痛、心悸、呼吸困难的症状。

合并二尖瓣反流时，听诊心尖区收缩期中晚期喀喇音及收缩期晚期杂音或喘鸣音单独存在。

心电图多数正常，或有 T 波双向改变，常见于 II、III、aVF 和 V_6 导联；有时见单源性或多源性室性期前收缩。

胸部 X 线检查一般无异常发现，有严重二尖瓣关闭不全时可见肺淤血，左心房、左心室增大。

【超声心动图表现】

1. 二维超声心动图

（1）左心室长轴及四腔切面观察，二尖瓣病变瓣叶增厚，腱索冗长，收缩期瓣叶脱向左心房（图 3-11-2）。在长轴切面可以测量瓣叶收缩期超过瓣环水平的距离，评估脱垂程度。

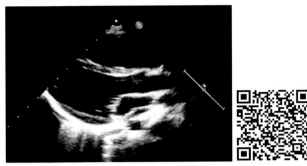

左心室长轴切面显示二尖瓣前、后叶收缩期均脱向左心房侧，瓣叶对合点位于瓣环连线水平

图 3-11-2　左心室长轴切面显示二尖瓣前后叶均轻度脱垂动态图

（2）收缩中晚期或整个收缩期二尖瓣叶向左心房侧移位，超过瓣环水平＞2mm（图 3-11-3，图 3-11-4）。

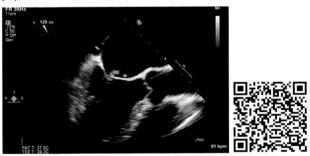

经食管超声心动图显示二尖瓣后叶收缩期脱向左心房侧，瓣叶对合不良

图 3-11-3　经食管超声心动图显示二尖瓣后叶脱垂动态图

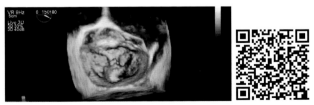

图 3-11-4　经食管实时三维超声心动图左心房面观显示二尖瓣后叶脱垂动态图

（3）如果合并腱索部分或全部断裂，瓣叶大部分或全部脱入左

心房侧，可在多个切面观察到断裂腱索呈漂浮状，并随瓣叶自由摆动，呈"连枷样"。

（4）左心室长轴、四心腔、两心腔切面结合二尖瓣水平短轴切面，判断脱垂的部位。按照心外科 Carpentier 命名原则，靠近前外侧联合为 1 区，中部为 2 区，靠近后内侧联合为瓣膜 3 区。

2. M 型超声心动图

（1）二尖瓣波群曲线，因脱垂的病因和部位不同表现各异。

（2）前叶脱垂时，DE 速度增快；后叶脱垂时，CD 段明显多重回声，收缩中晚期二尖瓣曲线 CD 段后移，呈"吊床样"改变。

（3）主动脉波群显示左心房增大，如合并腱索断裂，收缩期左心房内可显示断裂腱索的点样或线样曲线。

（4）腔室扩大的相应表现。

3. 多普勒超声心动图

（1）合并二尖瓣关闭不全者左心房内探及反流信号。频谱多普勒于二尖瓣左心房侧可探及收缩期高速湍流信号。

（2）由于瓣叶脱垂时前后叶对合线不在一个平面，反流束多呈偏心性，沿脱垂瓣叶的对侧走行。前后叶同时脱垂时反流束可以较小且是中心性。

（3）瓣膜脱垂引起的分流束多呈偏心性，此时应用分反流束最小截面宽度，结合心房、心室大小，判断反流程度较准确（图 3-11-5）。

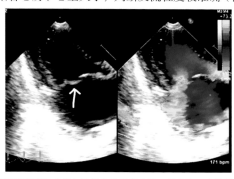

该切面显示二尖瓣前叶脱垂合并大量偏心性反流信号。箭头为二尖瓣前叶脱垂，收缩期脱向左房侧

图 3-11-5　MVP 三腔心切面二维及彩色多普勒图

【鉴别诊断】

超声心动图对 MVP 的诊断主要基于形态学，并不是很困难，需要鉴别的是引起瓣膜脱垂的病因，如瓣膜退行性病变、风湿性瓣膜病、IE、先天性二尖瓣装置发育异常等。

（1）"假性"脱垂：因二尖瓣环为"马鞍形"的非平面结构，瓣环的前、后中部略高于两侧，因此，在心尖四腔心切面超声表现可以为"假性"脱垂；经左心室长轴切面显示的 MVP 才是真正超过瓣环水平的脱垂，所以，测量和判断脱垂程度时建议应用左心室长轴切面。

（2）IE 引起的脱垂：超声诊断 IE 时需要结合临床，如有诊断意义的阳性血培养、发热或发热史、易感因素或静脉药瘾者等，超声检查时需注意有无赘生物形成、心内膜及瓣膜损伤。

（3）风湿性心脏病引起的脱垂：急性风湿性心脏病表现为左心室增大、心内膜炎引起的二尖瓣相对关闭不全所致的反流。瓣膜回声改变多较轻，表现为边缘稍增厚、回声稍增强。

慢性风湿性心脏病多见于成年人，二尖瓣受累为主，主要表现为瓣膜狭窄合并不同程度二尖瓣关闭不全。瓣膜回声多表现为边缘增厚、回声增强，儿童瓣膜钙化不常见。

【要点提示】

1. 图像要点

（1）在左心室长轴切面判断收缩期二尖瓣叶是否超过瓣环水平 2mm 以上，并评价脱垂程度。

（2）注意全面观察二尖瓣装置结构和功能。

（3）脱垂引起二尖瓣关闭不全者，左心房内可探及偏心性反流束信号，判断反流程度时注意结合其他参数和指标。

2. 诊断思路

在儿童超声心动图检查时，若观察到二尖瓣口偏心性反流，需要仔细全面扫查二尖瓣装置。发现左心房、左心室增大，收缩期二尖瓣叶向左心房侧移位，超过瓣环水平 2mm 以上，考虑 MVP。此时需要分析判断 MVP 的部位、引起脱垂的病因，并准确评估二尖瓣反流的程度。

降落伞型二尖瓣

【概述】

二尖瓣前后瓣叶均附着于单组乳头肌，开放受限，称降落伞型二尖瓣（parachute mitral valve，PMV）。最早于1961年由Schiebler报道。降落伞型二尖瓣可以单独发生，也可与二尖瓣瓣上环、SAS、COA同时发生，称Shone综合征（相关内容详见本书第13章第5节Shone综合征）。

【病理解剖】

二尖瓣瓣叶通常为两叶，瓣叶形态无明显畸形，常见增厚。主要畸形位于瓣下，二尖瓣前后叶腱索多发育短粗，相互融合，附着于一组乳头肌，舒张期二尖瓣开放受限，形状宛如降落伞，形成狭窄。乳头肌常为单组，或一组为主、另一组发育不良。

【病理生理】

血流动力学改变同二尖瓣狭窄，主要为：左心室流入道梗阻，左心房压力增高，左心房增大。重者可出现肺淤血及肺水肿、重度PH（心源性），最终发生右心力衰竭。

【临床特征】

临床症状的轻重取决于瓣口狭窄的程度。可出现气短或呼吸困难、面色苍白、生长发育迟缓、肺水肿、充血性心力衰竭及反复肺部感染。同时合并右心力衰竭时，可出现面部不适、下肢水肿、腹水、腹胀、肝区胀痛等。心脏扩大，心尖区可听到隆样舒张期杂音。X线检查可见左心房、右心室增大，肺动脉段突出，肺门淤血。心电图电轴右偏，右心室肥大，P波高尖或有切凹。

【超声心动图表现】

常用左心室长轴、短轴、四腔心切面观察二尖瓣开放运动幅度、腱索形态，短轴切面观察乳头肌的位置、形态及数目。

超声心动图特征

（1）多切面显示二尖瓣开放受限。

（2）短轴切面显示二尖瓣乳头肌发育异常，仅有一组（或主要为一组）乳头肌，瓣下腱索附着于单组乳头肌上（图3-11-6，图3-11-7）。

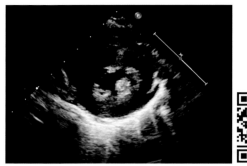

左心室乳头肌水平短轴切面示二尖瓣乳头肌发育异常，仅有一组（或主要为一组）乳头肌

图3-11-6　PMV左心室短轴切面提示单组乳头肌动态图

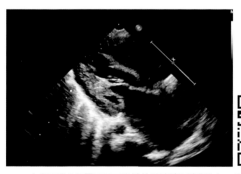

心尖三腔心切面显示二尖瓣前后叶瓣下腱索均与一组乳头肌相连

图3-11-7　PMV近三腔心切面提示二尖瓣前后叶腱索附着于同一组乳头肌动态图

（3）观察是否合并其他畸形，如左心室流出道狭窄、二尖瓣瓣上环、COA等。

（4）彩色多普勒声像图显示二尖瓣口血流速度加速，为花彩血流，可伴有不同程度的关闭不全（图3-11-8）。

（5）脉冲或连续多普勒可测定二尖瓣口的血流速度以评价狭窄程度。

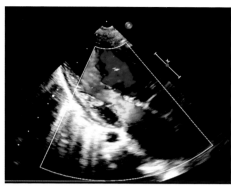

该病例为 1 例 Shone 综合征病例，心尖近三腔心彩色多普勒血流图显示二尖瓣口呈花彩加速血流信号伴少量反流信号，同时可见左心室流出道花彩血流信号

图 3-11-8　PMV 近三腔心切面动态图

【鉴别诊断】

须与 PMV 相鉴别的疾病：

（1）双孔二尖瓣（double orififice mitral valve，DOMV）：胸骨旁左心室短轴二尖瓣瓣口水平切面可显示二尖瓣口为 2 个分开的瓣口，心尖四腔切面表现为舒张期二尖瓣呈"V"形的双开口征，形似海鸥，即"海鸥征"。

（2）二尖瓣发育不良：二维超声可见瓣叶增厚、开放受限、边缘卷曲、瓣叶融合、腱索短小、间隙消失、乳头肌短小等表现。

（3）二尖瓣瓣上环：表现为紧邻二尖瓣环的增厚的膜样回声，根据其与二尖瓣的关系，部分在舒张期可见二尖瓣与环形结构间轻度分离，部分膜状结构与瓣叶粘连较紧不易分辨。

（4）拱形二尖瓣或吊床样二尖瓣：超声可见二尖瓣腱索明显粗短、腱索间隙减小，部分可表现为二尖瓣直接连接乳头肌上，瓣叶开放受限呈拱形。

（5）风湿性心脏瓣膜病：风湿性心脏病引起的二尖瓣狭窄，超声显示瓣叶增厚、回声增强、瓣叶开放受限，呈穹隆样开放。M 型超声可见二尖瓣后叶与前叶同向运动，呈城墙样改变。

【要点提示】

1. 图像要点

（1）判断二尖瓣是否开放受限，评价狭窄程度。

（2）注意全面观察乳头肌位置、形态、数目。

（3）注意对左心室流入道及流出道的全面探查，是否合并其他畸形。

2. 诊断思路

在儿童超声心动图检查时，若观察到二尖瓣叶开放受限，舒张期呈伞状，一定仔细全面扫查二尖瓣装置，注意是否有乳头肌的位置、形态、数目异常。该畸形常合并其他畸形，需观察有无合并左心室流出道梗阻性病变（包括 SAS 或 COA），即是否存在 Shone 综合征。

二尖瓣瓣叶裂

【概述】

单纯性二尖瓣瓣叶裂（cleft of mitral valve），较少见，因不易被影像技术识别，故常容易漏诊。二尖瓣瓣叶裂作为部分型 ECD 的畸形之一时，常合并原发孔 ASD，较常见且容易诊断。

【病理解剖】

二尖瓣前叶裂的发生与二尖瓣的胚胎发育特点相关。二尖瓣前叶发育源于上、下心内膜垫，而二尖瓣后叶发育源于左侧房室管心内膜垫，因此在汇合过程中容易发生二尖瓣前叶裂。

【病理生理】

瓣叶裂可致二尖瓣关闭不全，引起左心室血液反流入左心房，致使后者扩大；左心室因舒张期负荷过重而使室壁肥厚扩张，从而进一步加重二尖瓣的关闭不全。肺静脉压力增高导致 PH，最后造成右心室和右心房肥厚扩大。

【临床特征】

轻度者可无症状，仅有心尖区的全收缩期杂音。多数患儿有生长发育落后、苍白、劳累后气急、反复呼吸道感染等表现，并可出现发作性肺水肿和充血性心力衰竭。体检心脏扩大。X线检查左心房增大，左心室亦扩大，主动脉影小，肺血管影正常或增加。心电图显示左心房、左心室肥大，合并其他畸形者可有右心室或双心室肥厚。

【超声心动图表现】

（1）二尖瓣前叶裂多发生在二尖瓣前叶的联合处附近，在二尖瓣短轴切面及心尖两腔切面可以显示。二尖瓣短轴切面的2个联合处是对称的，如动态下连续扫查二尖瓣见舒张期二尖瓣前叶两侧不对称，且可探及一侧回声失落处，即可高度疑诊二尖瓣前叶裂。合并原发孔ASD的二尖瓣裂多发生在 A2 区（图 3-11-9，图 3-11-10）。

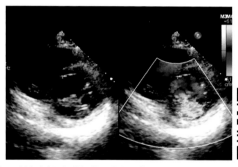

左心室二尖瓣叶水平短轴切面及彩色多普勒血流图示二尖瓣前叶裂（A2 区）及前叶裂处反流信号

图 3-11-9　短轴切面及其彩色多普勒图提示二尖瓣前叶裂伴反流动态图

（2）二尖瓣裂致反流者，反流源于二尖瓣的裂口处。二尖瓣反流量与裂的形态有很大关系，"Ｉ"形裂边缘整齐，可使二尖瓣在收缩期对合严密，故二尖瓣前叶裂可无反流，反流量较少或无反流的二尖瓣前叶裂多被漏诊；"Ｃ"形或"Ｓ"形裂的边缘不整，收缩期二尖瓣的对合较差，故反流量较大（图 3-11-11）。

（3）注意探查原发房间隔及膜部室间隔有无缺损，注意左、右心房室瓣环位置和形态。

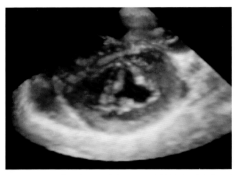

经胸实时三维超声心动图可清晰显示二尖瓣前叶裂形态及大小

图3-11-10　经胸实时三维超声心动图二尖瓣前叶裂

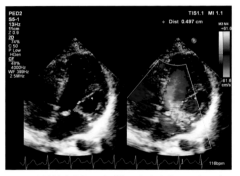

二维超声心动图显示二尖瓣前叶中部回声脱失，彩色多普勒超声心动图显示二尖瓣前叶裂处中-大量反流信号

图3-11-11　二尖瓣前叶裂心尖四腔心切面二维及彩色多普勒超声心动图

【鉴别诊断】

须与二尖瓣瓣叶裂相鉴别的疾病：

（1）DOMV：胸骨旁左心室短轴二尖瓣瓣口水平切面可显示二尖瓣口为2个分开的瓣口，心尖四腔切面表现为舒张期二尖瓣呈"V"形的双开口征，形似海鸥，即"海鸥征"。

（2）MVP：左心室长轴及心尖四腔切面可见二尖瓣前叶或后叶收缩期突向左心房，彩色多普勒可见偏心性血流信号。M型超声可见二尖瓣运动曲线呈吊床样改变。

（3）二尖瓣穿孔：二尖瓣穿孔多继发于IE，有明显感染发热病史，二尖瓣可见赘生物形成。彩色多普勒表现为新发的二尖瓣反流。

【要点提示】

1. 图像要点

（1）二尖瓣短轴切面，动态观察前叶瓣缘是否连续。

（2）注意观察左、右心房室瓣环位置及形态。

（3）注意对原发房间隔和膜部室间隔的观察。

2. 诊断思路

在儿童超声心动图检查时，若彩色多普勒引导下可见二尖瓣口明显反流血信号时，需要注意排查是否二尖瓣装置本身发育有问题。若腱索、乳头肌均未见异常时，高度重视二尖瓣叶形态。瓣叶回声失落是二尖瓣前叶裂的特异性诊断特点，但需要动态观察，减少假阳性。反流量较少或无反流的二尖瓣前叶裂易被漏诊。必要时行经食管超声心动图检查。

双孔二尖瓣

【概述】

DOMV，1876 年由 Greenfield 首先报道，是极罕见的先天性二尖瓣畸形。DOMV 常伴其他先天性心脏畸形，常合并 ASD、左心梗阻性病变或左心室致密化不全，也可合并腱索、乳头肌发育异常。单纯 DOMV 中，约 50% 病例不会引起明显的血流动力学改变，临床观察即可，不需要积极干预。

【病理解剖】

DOMV 是指二尖瓣后瓣的中央部分向前延伸至前瓣瓣环，形成白色的带状组织桥，将前瓣分隔成二瓣，形成内外双孔，2 个瓣孔均有前后瓣叶，各瓣叶均有腱索与乳头肌相连。其在左心房和左心室之间可见 2 个口，可以是两组二尖瓣，各有瓣环、瓣叶、腱索和乳头肌，也可以在两瓣叶之间形成纤维束或肌桥连接将瓣口分成 2 个。2 个瓣口多大小不等，瓣下乳头肌数量可有 2～4 个，瓣叶组织过多，可有瓣环狭窄或发育不良，也可伴乳头肌缺如或腱索连于左心室壁。瓣叶功能虽可正常，但常伴有狭窄或关闭不全。

【病理生理】

DOMV 中约 50% 伴有狭窄或关闭不全，引起相应的血流动力学改变；另 50% 也可无血流动力学异常。

【临床特征】

临床表现根据合并畸形的不同而不同。听诊可闻及收缩期杂音。

【超声心动图表现】

1. 常用切面
胸骨旁左心室长轴、短轴切面及心尖四腔心切面为最佳切面。

2. 超声心动图特征
（1）胸骨旁左心室短轴切面瓣口水平可显示二尖瓣口为 2 个分开的瓣口，呈"眼镜征"，以及瓣叶的数目、开口面积大小及其狭窄程度；腱索乳头肌水平可判定乳头肌的位置、形态及数量。左心室长轴切面亦可显示二尖瓣的形态、启闭情况及有无狭窄（图 3-11-12，图 3-11-13）。

（2）心尖四腔心及左心两腔心切面可显示二尖瓣 2 个分开的瓣口和各自的瓣下支持结构：瓣下腱索和乳头肌的发育异常。舒张期二尖瓣呈"V"形的双开口征，形似海鸥，即所谓"海鸥征"（图 3-11-14A）。

（3）彩色多普勒声像图可显示左心室流入道内增快的血流信号，频谱多普勒可测量瓣口流速及跨瓣压差。DOMV 畸形可合并不同程度的关闭不全（图 3-11-14B）。

（4）实时三维超声心动图对显示二尖瓣的解剖形态有重要价值。

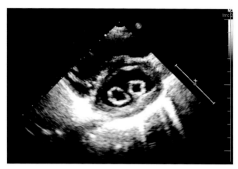

DOMV 左心室短轴切面二尖瓣叶水平示二尖瓣开放呈双孔，似眼镜，故称 "眼镜征"

图 3-11-12　DOMV 左心室短轴切面示 "眼镜征"

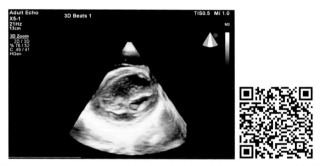

图 3-11-13　经胸实时三维超声心动图左心房面观察 DOMV 动态图

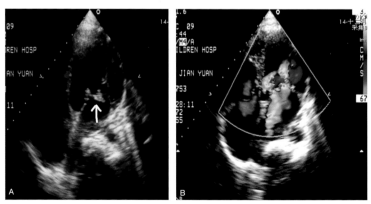

A. 心尖四腔心切面示二尖瓣双开口呈 "V" 形（箭头），形似海鸥，称 "海鸥征"；B. 心尖四腔心切面彩色多普勒图可见左心室流入道血流信号为双股，流速增快

图 3-11-14　DOMV 心尖四腔心切面及其彩色多普勒超声心动图

【鉴别诊断】

在诊断 DOMV 时，应注意与二尖瓣瓣叶裂隙、脱垂相鉴别。此外，严重的主动脉瓣病变时，舒张期主动脉瓣大量反流冲击二尖瓣前叶，其形态改变可能与 DOMV 混淆。

（1）二尖瓣前叶裂：在胸骨旁左心室短轴切面可观察到不连续的二尖瓣前叶，其后叶形态正常、回声连续，二尖瓣结构可正常。

（2）MVP：胸骨旁切面、心尖切面可见收缩期二尖瓣凸向左心房，二尖瓣瓣叶连续，形态冗长，合并腱索断裂时可见二尖瓣闭合点消失，瓣尖脱入左心房呈连枷样运动，亦可观察到断裂漂浮的腱索回声，彩色多普勒可表现为偏心性反流血信号。

（3）大量主动脉瓣反流冲击二尖瓣前叶导致其形态改变，但是仔细观察仍可见连续完整的二尖瓣回声。

【要点提示】

1. 图像要点

（1）胸骨旁左心室瓣口水平短轴切面，观察舒张期二尖瓣开放时的瓣口形态，是否呈"眼镜征"。

（2）结合心尖四腔心及左心两腔心切面，有无舒张期二尖瓣呈"V"形的双开口征，即"海鸥征"。

（3）注意对二尖瓣口双孔血流流速和压差的评估，判断是否引起有血流动力学意义的狭窄。

2. 诊断思路

在儿童超声心动图检查时，若二维超声观察到舒张期二尖瓣开放时呈"眼镜征"，一定追问病史，是否有过二尖瓣病变，是否有二尖瓣成形手术史。确定为先天性 DOMV 时，重要的是判断是否造成左心室流入道狭窄，狭窄程度如何，以帮助临床医生判断预后，以及是否需要积极外科干预。必要时行经食管超声心动图检查。

二尖瓣瓣上环

【概述】

二尖瓣瓣上环（supramitral ring），为一种少见的先天性心血管畸形，属于二尖瓣狭窄类型之一。其特征为在二尖瓣的心房面形成嵴状纤维组织（通常呈环形），附着于二尖瓣环上方（但紧邻瓣环）或瓣膜上，可与左心室流出道梗阻性病变同时存在（包括 SAS 或 COA），即 Shone 综合征。

【病理解剖】

二尖瓣瓣上环可根据纤维环附着部位进一步分为瓣上环（supramitral ring，SMR）和瓣内环（intramitral ring，IMR）2 个亚型。

（1）瓣上型纤维环：其附着点位于二尖瓣环上方（2~3mm），但位于左心耳的下方，与二尖瓣叶无粘连，二尖瓣本身及其辅助装置正常（腱索、乳头肌等）正常。

（2）瓣内型纤维环：其附着点通常平瓣环水平或位于瓣环下3~5mm 处，纤维环与二尖瓣紧密粘连。该亚型（瓣内型）多合并二尖瓣本身及其辅助装置的损害，如二尖瓣活动度受限、二尖瓣环发育不良、二尖瓣腱索短粗、PMV 等，并常为 Shone 综合征的组成部分。

【病理生理】

二尖瓣瓣上环引起左心室流入道梗阻、左心房压力增高、左心房增大。重者可出现肺淤血及肺水肿、重度 PH（心源性）。

【临床特征】

该畸形与后天性二尖瓣狭窄相似，临床表现多样，症状出现较早，临床表现主要取决于狭窄程度。

（1）多表现为活动后心慌气短。

（2）肺淤血及肺水肿出现时患儿可出现泡沫样痰、咯血、阵发性呼吸困难。呼吸困难程度与狭窄程度有关。

（3）右心系统衰竭时可逐渐出现颈静脉怒张、肝大、腹水、下肢水肿等表现。

【超声心动图表现】

1. 常用切面

心尖四腔、两腔心、胸骨旁左心长轴、左心室各短轴切面（瓣口水平、腱索乳头肌水平等）。

2. 二维超声心动图

（1）在四腔心及左心两腔心切面，二维超声可显示二尖瓣瓣环处或二尖瓣流入道内存在纤维环（为环形、半环形或新月形），可以以一个瓣叶受累为主。心尖四腔心切面、胸骨旁左心室长轴切面显示在左心耳下方、二尖瓣环上或二尖瓣通道内回声增强的长短不一的纤维隔膜样回声；其中，心尖四腔心切面是显示瓣上环的冠状切面，胸骨旁左心室长轴切面是显示瓣上环的矢状切面，综合这2个切面可确定瓣上环是完整型或半环形；二尖瓣瓣根部开放受限，呈"束腰样"表现（图3-11-15）。

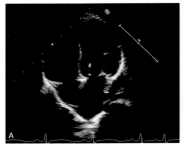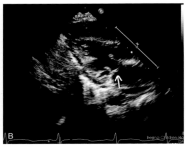

A.心尖四腔心切面显示左心室流入道内存在纤维环，二尖瓣根部开放受限，呈"束腰征"；
B.左心室长轴切面与心尖三腔心过渡切面显示左心室流入道内存在纤维环（箭头）

图3-11-15　心尖四腔心切面及近三腔心切面显示二尖瓣瓣上环

（2）左心室各短轴切面可显示二尖瓣瓣叶的情况（如形态、启闭活动，有无狭窄及程度）及乳头肌有无异常（位置、形态、数目等）。

3. 多普勒超声心动图

（1）彩色多普勒：可显示二尖瓣纤维环处血流速度明显增快，可根据血流增快的部位判断纤维环的位置（图3-11-16）。

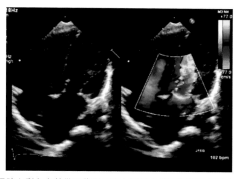

心尖四腔心彩色多普勒图像显示左心室流入道血流信号加速点位于二尖瓣上纤维环处，二尖瓣可见少量反流信号

图 3-11-16 二尖瓣瓣上环血流加速点位于二尖瓣瓣上动态图

（2）频谱多普勒：应用脉冲或连续多普勒可测量纤维环狭窄处的血流速度及跨瓣压差，以评估狭窄程度。

4. 瓣上环及瓣内环的不同特征

（1）瓣上型纤维环的附着点为二尖瓣环上 2 ~ 3mm 处，与二尖瓣叶无粘连，二尖瓣本身及其辅助装置（腱索、乳头肌等）正常。

（2）瓣内型纤维环的附着点位于二尖瓣通道内，一般位于二尖瓣环下 3 ~ 5mm。

【鉴别诊断】

该畸形要注意与左侧三房心相鉴别。三房心的隔膜离二尖瓣环相对较远（更靠近心房顶部），鉴别解剖要点是左心耳的位置，三房心的左心耳在真房（隔膜下方），而二尖瓣瓣上环的左心耳在隔膜（纤维环）的上方。

【要点提示】

1. 图像要点

（1）观察二尖瓣瓣叶根部是否开放受限呈"束腰样"声像改变。

（2）结合心尖四腔心及左心两腔心切面，观察瓣环水平附近是否有膜性回声，观察其与周围毗邻结构的关系。

（3）注意应用彩色血流模式引导，判断是否引起有血流动力学意义的狭窄。

（4）注意对左心室流出道等结构全面扫查，除外合并畸形。

2. 诊断思路

在儿童超声心动图检查时，若二维超声观察到瓣环水平上方有膜性回声，仔细观察其与周围毗邻结构的关系，尤其是与左心耳的位置关系。可疑瓣环内有膜但并不确定时，仔细观察二尖瓣瓣叶运动幅度，同时可以应用彩色血流及多普勒测量，判断是否在瓣环水平引起左心室流入道狭窄，狭窄程度如何，注意对左心室流出道等结构全面扫查，除外合并畸形，以帮助临床医生判断预后及是否需要积极外科干预。必要时行经食管超声心动图检查。（图像由北京儿童医院提供）

（刘国辉　马　宁）

【参考文献】

[1] 耿　斌，张桂珍 . 临床儿童及胎儿超声心动图学 . 天津：天津科技翻译出版有限公司，2015.

[2] Madry W,Karolczak MA,Grabowski K,et al.Supravalvar mitral ring with a parachute mitral valve and subcoarctation of the aorta in a child with hemodynamically significant VSD.A study of the morphology, echocardiographic diagnostics and surgical therapy. Journal of Ultrasonography. 2017.17(70): 206-211.

主动脉瓣病变

主动脉瓣狭窄

【概述】

主动脉瓣狭窄（aortic valve stenosis）可分为先天性和后天性。儿童主动脉瓣狭窄以先天性多见，占先天性心脏病的 3% ~ 6%，多见于男性，男女比例约 4：1。后天性主动脉瓣狭窄多继发于风湿热。

【病理解剖】

正常主动脉瓣 3 个瓣膜的游离缘互相对合，瓣膜关闭时相互重叠。

先天性主动脉瓣狭窄，是由于胚胎期瓣膜发育障碍，出现瓣叶数量异常、瓣叶增厚、交界粘连、瓣环发育不良等病变，导致瓣口狭小。

根据瓣叶数目的不同，主动脉瓣狭窄可分为 4 种类型：

1. 单瓣畸形

整个主动脉瓣未分叶，形成一个完整的主动脉瓣膜，通常瓣叶增厚、活动度差、瓣口狭窄程度较重，对血流动力学有明显影响。

2. 二瓣畸形

先天性主动脉瓣狭窄患者中二瓣畸形最常见，约占 70%。主动脉瓣二瓣畸形表现多样（图 3-11-17）。主动脉瓣发育过程中，有些直接发育为二窦二叶，两瓣叶排列方式多样，可为前后、左右、左前右后、右前左后中任一种。有些仍为三窦三叶，其中 2 个相邻瓣叶交界融合形成融合嵴，瓣叶开放呈二叶，称为"二瓣化主动脉瓣"。如瓣叶大小不等或发育异常，可出现瓣口狭窄；如早期瓣口不窄，血流的冲击也可使瓣膜增厚、纤维化、钙化，继而出现狭窄。

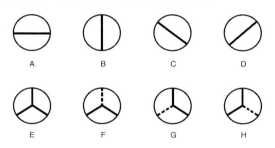

A～D 为二窦二叶畸形，E 为正常主动脉瓣，F～H 为二瓣化主动脉瓣，F 示左右冠瓣交界融合，G 示右无冠瓣交界融合，H 示左无冠瓣交界融合

图 3-11-17　主动脉二瓣畸形示意图

3. 三瓣叶畸形

3 个瓣叶可大小不等，瓣叶间可见交界，交界处通常粘连融合，致瓣膜开放受限，瓣口狭窄，瓣叶可有不同程度的增厚、挛缩和畸形。

4. 三瓣叶以上畸形

极少数患者的主动脉瓣为 4 个甚至五叶等更多瓣叶，瓣叶通常大小不等，瓣叶增厚、僵硬，瓣口狭窄，通常伴随关闭不全。

【病理生理】

主动脉瓣叶数目存在畸形时，如二叶畸形，在婴幼儿时期不一定会造成明显的血流动力学改变，随患儿生长发育，当病变发展到一定程度时，才会引起血流动力学改变，出现狭窄。主动脉瓣狭窄时，左室排血时阻力增高，左室为克服排血阻力，代偿性收缩压增高，长期可导致左室肥厚、左室顺应性降低。狭窄严重患者，由于左室负荷明显加重，易较早出现失代偿表现，左室收缩功能减低，心力衰竭，心排血量减少。

主动脉瓣狭窄前后的收缩期压力阶差大小，主要取决于瓣口面积及通过的血容量。儿童主动脉瓣口面积小于 $0.65cm^2/m^2$，体表面积或瓣口面积减小到原来正常的1/4，即可发生明显血流动力学改变。狭窄程度越严重，压力阶差越大。根据瓣口的压力阶差可判断主动脉瓣口的狭窄程度，轻度：压力< 50mmHg；中度：压力 50 ~ 70mmHg；重度：压力> 70mmHg。

主动脉瓣口狭窄时，收缩期通过瓣口的高速血流，在主动脉根部和升主动脉出现涡流，长期作用下，主动脉根部和升主动脉管壁扩张、变薄，形成狭窄后扩张。

严重的主动脉瓣狭窄，左心排血量减少及主动脉内压力降低，左室收缩时间延长，冠状动脉灌注量减少，灌注时间缩短，冠脉供血不足。

【临床特征】

1. 症状

严重主动脉瓣狭窄在新生儿期即可出现心力衰竭表现：呼吸急促、心动过速、面色苍白。轻症者早期多无明显症状，生长发育与正常儿童差别不大，随着年龄增加可逐渐出现易疲劳、活动后气促、胸痛、头晕等表现。少数患者可并发 IE。

2. 体征

心尖搏动有力，可触及抬举样心尖搏动。胸骨右缘上部或胸骨中部可闻及粗糙、响亮的喷射性收缩期杂音，向颈部及胸骨上窝传导，心功能不全时杂音可减轻。伴有主动脉关闭不全时，可闻及舒张期杂音。

【超声心动图表现】

1. M 型超声心动图

正常主动脉瓣 M 型活动曲线呈"六边形盒状结构"。主动脉瓣狭窄时主动脉瓣反射增强，开放幅度减小。M 型超声心动图还可显示左室负荷增加的继发改变，如室间隔及左室壁增厚、运幅增强。

2. 二维超声心动图

二维超声心动图可清晰显示主动脉瓣的数目、形态结构及瓣膜启闭情况。

（1）主动脉瓣二瓣畸形

左室长轴切面：主动脉瓣关闭线不位于主动脉根部居中位置，呈偏心性靠近一侧管壁或不能清晰显示（图 3-11-18）。

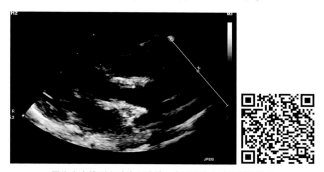

图为左右排列主动脉二叶瓣，未见清晰主动脉瓣关闭线

图 3-11-18　主动脉二瓣畸形左室长轴切面动态图

大动脉短轴切面：为观察主动脉瓣最理想的切面，可显示主动脉瓣叶数目、形态、活动情况（图 3-11-19 ~ 3-11-21）。

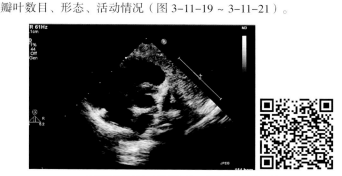

主动脉瓣叶呈左右排列二叶，瓣膜开放呈鱼口状

图 3-11-19　主动脉瓣二瓣畸形大动脉短轴切面动态图

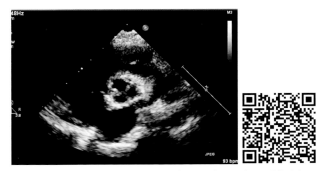

主动脉瓣叶增厚，回声增强，左右冠瓣交界融合，开放呈二叶化改变

图 3-11-20　主动脉瓣二瓣化大动脉短轴切面动态图

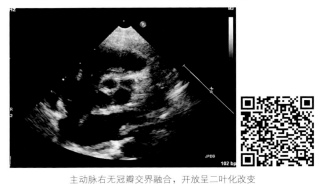

主动脉右无冠瓣交界融合，开放呈二叶化改变

图 3-11-21　主动脉瓣二瓣化大动脉短轴切面动态图

左室短轴、四腔心切面：可观察到室间隔与左室壁增厚等主动脉瓣狭窄所致心脏继发改变（图 3-11-22）。

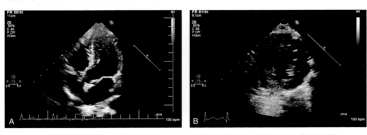

A. 四腔心切面显示室间隔增厚；B. 左室短轴切面显示室间隔及左室壁增厚

图 3-11-22　主动脉瓣狭窄心脏改变

（2）主动脉瓣三叶瓣狭窄

先天性主动脉瓣三叶瓣狭窄，通常是由于 3 个瓣叶发育大小不均匀所致，二维超声各切面可从不同角度观察主动脉瓣形态及启闭活动（图 3-11-23、图 3-11-24）。其他表现与主动脉瓣二瓣化相似。

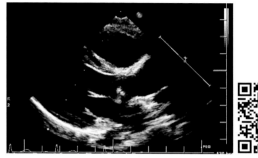

主动脉瓣回声增强，瓣膜增厚，开放受限

图 3-11-23　主动脉瓣狭窄左室长轴切面动态图

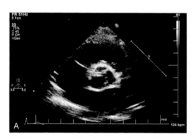
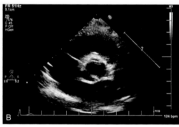

主动脉瓣为三叶瓣，瓣膜增厚，回声增强，开放受限。A 主动脉瓣关闭；B 主动脉瓣开放

图 3-11-24　主动脉瓣狭窄大动脉短轴切面

（3）主动脉瓣单瓣化畸形

极为少见，狭窄程度通常较重。

大动脉短轴切面：主动脉瓣口开放呈椭圆形，其中一个边缘紧贴主动脉壁。关闭时，关闭线偏向一侧主动脉壁（图 3-11-25）。

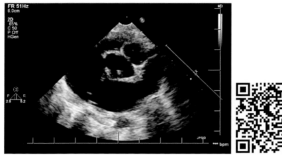

主动脉启闭时，一个边缘紧贴主动脉壁

图 3-11-25　主动脉瓣单瓣化畸形大动脉短轴切面动态图

　　五腔心切面：主动脉瓣开放呈拱形，瓣叶一侧边缘通常贴近主动脉壁（图 3-11-26）。

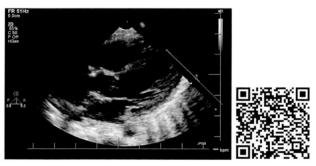

主动脉瓣开放时瓣叶一侧边缘贴近主动脉壁

图 3-11-26　主动脉瓣单瓣化畸形五腔心切面动态图

3. 多普勒超声

　　瓣叶畸形引起血流动力学改变时，彩色多普勒超声在左室长轴、五腔心切面可显示收缩期左室血流经过狭窄主动脉瓣口产生的五彩镶嵌高速血流，伴有主动脉瓣关闭不全时，可在瓣叶交界或瓣口中心观察到反流信号（图 3-11-27、图 3-11-28）。

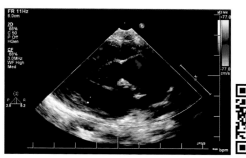

彩色多普勒超声显示升主动脉内五彩镶嵌高速血流信号，血流加速源自主动脉瓣口

图 3-11-27 主动脉瓣狭窄左室长轴切面动态图

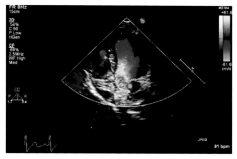

彩色多普勒显示主动脉狭窄瓣口五彩血流

图 3-11-28 主动脉瓣狭窄心尖五腔心切面

连续多普勒可测量主动脉狭窄瓣口高速血流及反流速度（图 3-11-29）。

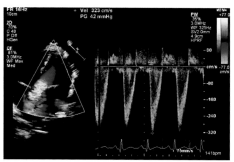

测量主动脉狭窄瓣口血流速度

图 3-11-29 主动脉瓣狭窄瓣口连续多普勒频谱

【鉴别诊断】

1. 主动脉瓣上狭窄

为升主动脉的先天性发育异常，升主动脉局限性狭窄，主动脉瓣开放正常。彩色多普勒超声显示高速血流信号起自主动脉瓣上，瓣口血流正常。

2. 肥厚型梗阻性心肌病

室间隔基底段增厚，致左室流出道狭窄，收缩期二尖瓣前叶向前运动（SAM 征）为特征。彩色多普勒超声显示高速血流信号起自主动脉瓣下，主动脉瓣口血流速度也增快。

3. 主动脉瓣下隔膜

为主动脉瓣下纤维隔膜，可造成左室流出道狭窄。超声心动图可见主动脉瓣下纤维隔膜，彩色多普勒超声显示起自主动脉瓣下的高速血流。

【要点提示】

1. 图像观察要点

（1）大动脉短轴切面清晰显示主动脉瓣形态、数目、启闭活动
（2）左室长轴、五腔心切面可显示主动脉瓣启闭情况
（3）彩色多普勒超声可观察狭窄瓣口高速血流
（4）左室负荷增加的继发表现有提示作用

2. 诊断思路

超声心动图检查过程中观察到左心室壁增厚时，一定要注意观察左室流出道及主动脉瓣情况，包括瓣上瓣下，以及主动脉瓣形态、数目、活动情况，评估有无主动脉瓣狭窄及引起的血流动力学改变程度。在左室长轴切面观察到主动脉瓣关闭线偏心时，也要注意排查主动脉瓣畸形。在儿童时期，尤其时婴幼儿时期，主动脉瓣先天性畸形并不一定存在血流动力学异常，瓣膜的启闭运动可以无明显异常，瓣膜的功能可以是正常的。这种情况下，建议定期复查，随访即可。另外，主动脉瓣叶畸形狭窄时常合并主动脉弓缩窄等异常，需要全面检查和诊断。

（李　培　马　宁）

【参考文献】

[1]　刘延玲，熊鉴然主编 . 临床超声心动图学，3 版，科学出版社，2014.

[2]　黄国英主编 . 小儿超声心动图学，上海科学技术出版社，2015.

主动脉瓣下狭窄

【概述】

主动脉瓣下狭窄（SAS）是左心室流出道梗阻疾病谱的一种少见畸形，占左心室流出道梗阻性疾病的 14%，仅次于主动脉瓣狭窄（70%），约占所有活产婴儿的 6.1/10 000。主要累及男性患者，男女比例约为 2 : 1。

【病理解剖】

先天性 SAS 有多种解剖类型，可以单独存在也可以合并其他心内畸形。主要的病理解剖形态分型有：

（1）薄纤维膜型（图 3-11-30A）：也称为主动脉瓣下隔膜（discrete subaortic stenosis），最常见，紧邻主动脉瓣下自前间隔延伸至二尖瓣前叶，较薄，呈新月形或环状，占 SAS 的 75% ~ 85%。

（2）纤维肌性嵴型（图 3-11-30B）：较隔膜型厚，除纤维外还有肌性组织参与，距主动脉瓣环较远，多呈三角形。

（3）长隧道或管状型（图 3-11-30C）：沿左心室流出道的长、狭窄的纤维肌性通道，常伴有主动脉瓣环狭窄，狭窄程度通常较重，极为少见。

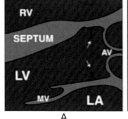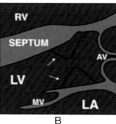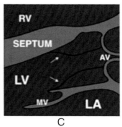

A. 主动脉瓣下隔膜（箭头）；B. 厚纤维肌性嵴（箭头）；C. 长隧道或管状梗阻（箭头）
RV：右心室；LA：左心房；MV：二尖瓣；AV：主动脉瓣；SEPTUM：室间隔

图 3-11-30　SAS 的解剖分型示意图

（图片引自：Devabhaktuni SR, Chakfeh E, Malik AO, et al. Subvalvular aortic stenosis: a review of current literature. Clinical cardiology, 2018, 41(1): 131.

在 SAS 患儿中，约 60% 合并 VSD、ASD、圆锥动脉干畸形等，也可继发于 VSD 或房 ASD 修补术后。

除上述 SAS 类型外，二尖瓣畸形也可以造成 SAS。二尖瓣前瓣中部有一些膜样组织或条索悬吊于二尖瓣和室间隔之间或二尖瓣前瓣异常附着于室间隔，造成左心室流出道梗阻。

主动脉瓣下异常结构常在 10 岁之内产生梗阻症状，早期认为是一种先天性疾病。后期研究结果表明，SAS 在新生儿期罕见，出生后呈进行性进展，手术切除后可复发。现在观点多认为 SAS 为后天获得性病变。目前认为主动脉－室间隔角度的改变和二尖瓣与主动脉瓣距离延长，导致流体动力学改变及室壁承受血流剪应力增加，诱使主动脉瓣下细胞增生，发生 SAS。当同时合并有左心室流入道畸形时，可提示完全或不完全 Shone 综合征，呈家族性发病。

【病理生理】

SAS 可分为固定型和动力型 2 种，前者由于瓣下膜状或肌性组织形成，血流动力学与主动脉瓣狭窄类似；后者是指在心室射血期，梗阻程度有大幅度的变化，且受负荷状态影响，如肥厚型梗阻性心肌病者，由于其主动脉瓣下室间隔的局限性肥厚致左心室流出道血流增快；Venturi 效应引起二尖瓣前瓣收缩期前向运动，凸向左室流出道室间隔面，主动脉瓣下梗阻进一步加重，血流速度在收缩中晚期达峰值，因此也有人称之为"特发性肥厚型 SAS"。HCM 所致的左心室流出道梗阻属于心肌病范畴，不在此讨论，本组中讨论的 SAS 均属于固定型 SAS。

SAS，造成左心室流出道血流前向阻力增大，左心室排血受阻，左心室后负荷增加，室壁出现代偿性肥厚，病程较长；失代偿期，心室壁会逐渐变薄，心腔增大，左心室收缩功能减低。同时高速血流长期冲击主动脉瓣，使瓣叶增厚、纤维化、变形，导致主动脉瓣狭窄和关闭不全。

SAS 程度判别：应用连续多普勒超声技术，沿高速血流的射流方向可以测得最大血流速度，根据简化 Bernoulli 方程可以算出压差。对心尖长轴切面、心尖左心室流出道切面、剑突下左心室流出道切面等多切面仔细测量，以求获得最大血流速度。多个狭窄并存时，多普勒超声技术可能高估狭窄处的压差；而管样狭窄时，多普勒超声可能低估狭窄造成的压差。若 SAS 合并较大的 VSD，且 VSD 位于狭窄的近端，由于左向右分流导致左心室排出量减少，此时根据血流速度计算压差可能造成狭窄程度的低估。若不处理，VSD 手术后流速可能增快。此时应根据二维超声心动图表现及其他影像学检查综合判断。

【临床特征】

临床表现及体格检查基本同主动脉瓣狭窄，但 SAS 时杂音位置较低，在胸骨左缘第 3 ~ 4 肋间处最响，向心尖部传导。SAS 可以随患儿生长发育逐渐加重。未引起明显血流动力学改变的儿童常在体检时发现杂音或合并其他先天性心脏病进而被诊断。儿童患者容易合并主动脉瓣反流，且心肌发育尚不完善，故易较早出现血流动力学失代偿改变，故主张早期积极干预，且可避免对主动脉瓣的损伤。

【超声心动图表现】

1. 经胸超声心动图

（1）二维超声

1）主动脉瓣下隔膜：心尖及剑突下左心室流出道长轴切面表现为主动脉瓣下细线状回声，一端与室间隔相连，另一端附着于主动脉根部后壁与二尖瓣前叶根部交界处，中央部位回声失落处为隔膜的中心孔，其直径即为左心室流出道狭窄径。收缩期薄膜呈圆顶状突向主动脉瓣，舒张期退回左心室流出道（图 3-11-31）。

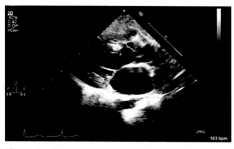

主动脉瓣下隔膜一般位于室间隔基底段至二尖瓣前叶瓣根处，呈环形突向左心室流出道，可随血流摆动。但有的隔膜也可以不完整，仅存在于室间隔侧，该病常合并 VSD。室缺患者要注意探查有无合并主动脉瓣下隔膜

图 3-11-31 主动脉瓣下隔膜主动脉长轴切面二维动态图

2）纤维肌性嵴引起左心室流出道局限性增厚或狭窄，在剑突下左心室流出道长轴切面、心尖五腔心切面及胸骨旁长轴切面常可显示环形纤维组织自流出道前缘及后缘弓状向左心室流出道突起。

3）长隧道或管状型：左心室流出道室壁弥漫性增厚，造成左心室流出道管样狭窄时，剑突下左心室流出道长轴切面、心尖五腔切面及胸骨旁长轴切面常可显示左心室流出道肥厚，狭窄段较长，左心室呈向心性对称性肥厚。

4）二尖瓣畸形引起 SAS 显示二尖瓣前叶前移，邻近室间隔或二尖瓣前叶中部有一些累赘组织悬吊于二尖瓣与室间隔之间，造成左心室流出道梗阻。

（2）多普勒超声：彩色多普勒显像可见左心室流出道 SAS 处血流加速，收缩期呈五彩镶嵌的湍流信号，应使用脉冲频谱多普勒超声沿左心室流出道方向仔细寻找血流加速点。将取样容积沿左心室流出道逐渐移向主动脉瓣口，血流加速处即为狭窄部位。当合并主动脉瓣狭窄时，血流加速点可能有多处，使用连续频谱多普勒评估狭窄程度时应注意对狭窄程度的高估（图 3-11-32，图 3-11-33）。

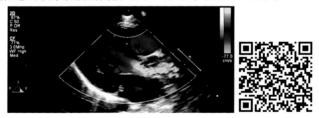

主动脉长轴切面彩色多普勒图显示左心室流出道至主动脉出现高速花彩血流信号，仔细观察血流加速点位于主动脉瓣下，是被隔膜遮挡所致。注意要和主动脉瓣狭窄相鉴别

图 3-11-32　SAS 主动脉长轴切面彩色多普勒动态图

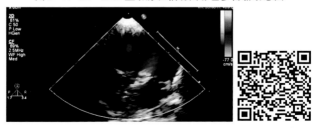

该切面显示左心室流出道至主动脉花彩血流信号，血流加速点位于主动脉瓣下隔膜处

图 3-11-33　主动脉瓣下隔膜左心室流出道切面彩色多普勒动态图

2. 经食管超声心动图

经胸图像不佳时，可以行经食管超声心动图检查。由于主动脉贴近食管，经食管超声心动图（TEE）可以清晰显示主动脉瓣下狭窄形态。TEE 成像时，经食管中段主动脉长轴切面，可显示左心室流出道、主动脉瓣和主动脉根部，鉴别主动脉瓣下、主动脉瓣及主动脉瓣上狭窄。但此切面的血流方向垂直于多普勒声束，对血流动力学评估具有缺陷性。经胃底主动脉长轴切面，由于多普勒声束与主动脉长轴方向夹角较小，能准确测量跨狭窄压差，评估狭窄程度。

【鉴别诊断】

鉴别诊断包括对狭窄部位的鉴别和对狭窄局部结构的判断。

（1）通过二维观察和多普勒技术的应用，鉴别狭窄的部位是主动脉瓣水平还是主动脉瓣下或者瓣上水平。

（2）与肥厚型梗阻性心肌病鉴别：肥厚型梗阻性心肌病表现为左心室壁非对称性肥厚，以室间隔基底段增厚为著；而 SAS 多为左心室壁普遍增厚。Venturi 效应引起肥厚型梗阻性心肌病二尖瓣前瓣收缩期前向运动，凸向流出道室间隔面，进一步加重主动脉瓣下梗阻，并导致二尖瓣出现向后的偏心反流信号。肥厚型梗阻性心肌病的动态梗阻使左心室流出道血流频谱表现为收缩中晚期峰值形态呈"匕首样"改变，而 SAS 血流频谱形态表现为抛物线形。

【要点提示】

1. 图像观察要点

（1）二维或三维超声心动图观察 SAS 部位解剖形态，判断其为膜性或肌性组织，为局限性或弥漫性狭窄。

（2）应用脉冲频谱多普勒超声找到血流加速点，协助判断狭窄部位。

（3）应用连续频谱多普勒超声对狭窄程度进行评估。

2. 诊断思路

婴幼儿或儿童因临床听诊有杂音或其他先天性心脏病做超声心动图检查，彩色多普勒超声显示主动脉瓣下血流加速、左心室流出道出现彩色混叠血流信号时，应警惕 SAS 可能。使用脉冲频谱多普勒超声心动图结合二维及彩色多普勒超声表现寻找血流加速点，找到相应狭窄部位，并使用连续波多普勒测量最大压差和平均压差，判断狭窄程度。在判断狭窄程度时，需要考虑左心室收缩功能，如果心室收缩功能明显减低，会低估狭窄程度。

由于左心室流出道血流加速，血流冲击作用造成主动脉瓣的损伤，产生主动脉瓣狭窄和（或）反流，当合并多重狭窄时，使用连续多普勒超声对某一部位狭窄程度的判定可能产生高估效应。应全面扫查诊断是否合并畸形。当合并左心室流入道畸形或其他左心室流出道畸形时，应提示 Shone 综合征可能。

（马　宁　薛　丽）

【参考文献】

[1] McGregor PC, Manning P, Raj V, et al. Does Presence of Discrete Subaortic Stenosis Alter Diagnosis and Management of Concomitant Valvular Aortic Stenosis?. CASE (Phila). 2019, 3(2)：77-84.

[2] 唐　红 . 先天性心脏病围手术期超声心动图学 . 北京：人民军医出版社，2006.

[3] Devabhaktuni SR , Chakfeh E , Malik AO , et al. Subvalvular aortic stenosis：a review of current literature. Clinical cardiology, 2018, 41(1)：131-136.

[4] 武　彧，吕　清，王新房，等 . 超声心动图对 SAS 的诊断价值 . 临床超声医学杂志，2012, 14(2)：104-107.

主动脉瓣上狭窄

【概述】

先天性主动脉瓣上狭窄（supravalvular aortic stenosis），较少见，占主动脉狭窄的 2%～11%，占先天性心脏病的 0.1%～0.2%，以主动脉窦（乏氏窦）上缘升主动脉狭窄或发育不良为特征。可单发或合并其他畸形。当合并肺动脉及其分支狭窄、智力障碍、小精灵面容时，称为 Williams 综合征（Williams syndrome, WS）。

【病理解剖】

主动脉瓣上狭窄根据升主动脉端的狭窄形态分为 3 种类型：①沙漏型；②隔膜型；③管型。

（1）沙漏型：在主动脉窦与升主动脉连接处中层及内膜增厚，形成壶腹样环形狭窄。狭窄近端的主动脉窦部及冠状动脉多有扩张，狭窄远端主动脉内径正常或扩张，最常见。

（2）隔膜型：又称为主动脉瓣上隔膜，窦管连接处有一中心带孔的纤维隔膜并遮挡于主动脉瓣口之上，主动脉壁无环缩，最少见。

（3）管型：又称条索样狭窄，即整个升主动脉及部分主动脉弓部发育不良，管腔内膜增厚，明显变细，呈管型或条索样改变，常伴左心室发育不全，较少见。

该病变较常合并冠状动脉开口狭窄和冠状动脉管壁肥厚，多累及左冠状动脉。主动脉瓣上狭窄常见的合并畸形有 VSD、PDA、ASD、COA、肺动脉狭窄、二尖瓣畸形、SAS 等。

【病理生理】

主动脉瓣上狭窄的血流动力学变化主要是狭窄段近心端压力升高，左心室压力负荷过重，排血受阻，左心室逐渐肥厚和扩大，最后导致心力衰竭。狭窄段远端有湍流，伴管腔狭窄后扩张，狭窄严重者可致外周血压下降。主动脉瓣上狭窄由于梗阻部位位于冠状动脉开口的远端，左心室收缩压升高直接影响冠状动脉，使冠状动脉容易发生动脉硬化等疾病。

【临床特征】

瓣上狭窄时杂音在胸骨右缘第 1 肋间和右颈动脉上听到。心电图表现为左心室肥厚及劳损，QRS 主波向上的导联常有 T 波倒置及 ST 段压低。

与主动脉狭窄相仿，左心室排血受阻，压力增高，左心室肥厚，狭窄症状呈进行性加重。

【超声心动图表现】

1. 经胸超声心动图

（1）二维超声：从左心室长轴切面、胸骨右缘升主动脉长轴切面、胸骨上窝主动脉弓长轴切面中观察自左心室流出道至主动脉弓的形态、内径。正常儿童的主动脉瓣环与窦管连接内径相同。

1）沙漏型狭窄最多见，窦管处主动脉管壁向内隆起，管腔狭窄。

2）隔膜型狭窄是在主动脉瓣上升主动脉前后壁两条突向管腔的线状回声（分别起自主动脉前后壁向管腔突起）两断端间距离小于主动脉瓣环时产生的梗阻。

这2种局限性狭窄近侧端主动脉根部（窦部）及远侧端升主动脉甚至主动脉弓均可呈现扩张状。

3）管样狭窄实为升主动脉发育不良，狭窄段可延伸至右无名动脉起始处，但左颈总动脉、左锁骨下动脉内径正常。

主动脉瓣上狭窄患儿冠状动脉扩张、开口狭窄或开口被主动脉瓣叶遮挡的发生率较高，应对冠状动脉及其开口情况进行仔细探查。还应在胸骨上窝长轴、短轴及胸骨旁短轴等切面认真探查有无合并COA、头臂分支近端狭窄及周围肺动脉狭窄等畸形。

（2）多普勒超声：彩色多普勒超声可以显示狭窄的部位及合并的瓣膜反流，狭窄部位血流呈五彩镶嵌状湍流。频谱多普勒超声可以显示狭窄的部位并评估狭窄的严重程度。局限性狭窄时用简化Bernoulli 方程可以比较准确地估测跨狭窄处的压差。管样狭窄时，由于黏性摩擦力的存在，血流速度减慢，简化 Bernoulli 方程可能低估狭窄的严重性。需要注意的是，主动脉瓣上狭窄时，由于主动脉瓣远端狭窄，压力升高且空间减小，收缩期可能不能完全开放，临床称为"假性主动脉瓣狭窄"（图 3-11-34 ~ 图 3-11-36）。

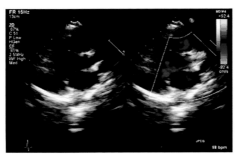

二维图像显示主动脉瓣上窦管处主动脉壁向内隆起，管腔狭窄，彩色多普勒图像显示狭窄处花彩血流信号

图 3-11-34 主动脉瓣上狭窄在主动脉长轴二维及彩色多普勒超声动态图

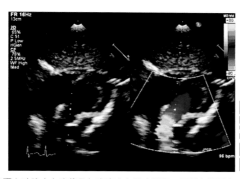

该切面主动脉内血流信号与声束方向基本平行，可较好评估主动脉瓣上血流流速及压差

图 3-11-35　主动脉瓣上狭窄剑下左心室流出道切面动态图

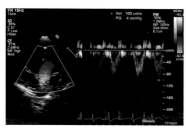

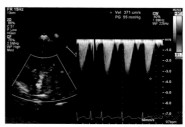

脉冲频谱多普勒显示主动脉血流流速在主动脉瓣水平约 1.0m/s，在主动脉瓣上水平约 3.7m/s

图 3-11-36　主动脉瓣上狭窄脉冲多普勒图

2. 经胸图像质量不佳时，可以行经食管超声心动图（TEE）检查，经食管中段主动脉长轴切面，可清晰显示主动脉瓣、瓣上、瓣下狭窄形态。经胃底主动脉瓣长轴切面，多普勒声束与主动脉长轴方向夹角较小，应用多普勒超声测量狭窄处流速，可准确测量跨狭窄压差，评估狭窄程度。

【鉴别诊断】

应用二维、彩色及频谱多普勒超声图可综合判断主动脉瓣、瓣上及瓣下狭窄的部位及程度。需警惕上述狭窄是否同时存在。注意对升主动脉远端及主动脉弓降部的探查。并注意观察有无合并其他心内畸形。

【要点提示】

1. 图像观察要点

（1）主动脉瓣上狭窄有 3 种类型。最常见的是冠状动脉窦上方的纤维肌性增厚引起漏斗型狭窄，其他类型包括升主动脉弥漫性发育不良和主动脉近窦管交界处的一个不连续的纤维膜性结构。

（2）注意探查有无冠状动脉开口狭窄或扩张及管壁增厚。

（3）需明确有无合并主动脉瓣及瓣下狭窄，应综合判断是否合并 Williams 综合征。

2. 诊断思路

当彩色多普勒超声显示主动脉血流加速时，应结合脉冲多普勒频谱超声探查加速点位置，若加速点位于主动脉瓣上，则应多切面探查主动脉瓣上及升主动脉、主动脉弓形态及内径，测量主动脉瓣环、窦部、窦管交界及升主动脉内径，主动脉瓣上有无合并瓣上隔膜、窦管交界及升主动脉有无局限性或弥漫性狭窄等。确认主动脉瓣上狭窄后，应注意探查冠状动脉有无异常狭窄及扩张，管壁有无增厚，血流有无加速。另外，需探查有无合并主动脉瓣异常、主动脉弓缩窄、肺动脉分支狭窄等，应结合临床确诊有无 WS。

（马　宁　薛　丽）

【参考文献】

[1]　唐　红 . 先天性心脏病围手术期超声心动图学 . 北京：人民军医出版社，2006.

[2]　黄国英 . 小儿超声心动图学 . 上海：上海科学技术出版社，2015.

[3]　Netherlands S . Supravalvar Aortic Stenosis, (SVAS)// Encyclopedia of Genetics, Genomics, Proteomics and Informatics. Springer Netherlands, 2008.

三尖瓣病变

三尖瓣下移畸形

【概述】

三尖瓣下移畸形（downward displacement of tricuspid valve），又

称 Ebstein 畸形，是指三尖瓣瓣叶附着于低于正常三尖瓣环位置右心室壁上，依下移程度不同分为不同类型，主要见于隔瓣和（或）后瓣，少数可累及前瓣。该病变较为少见，占先天性心脏病的 0.5%～1.0%，无明显性别差异，偶有家族史报道。常合并 ASD 等其他心脏畸形。预后与畸形程度有关，畸形较严重且未手术治疗者，可于婴幼儿时期发生心力衰竭；病变较轻者，寿命可接近正常人。

【病理解剖】

三尖瓣下移的发生机制是胚胎发育过程中三尖瓣瓣叶未能正常剥脱游离至房室瓣环。胚胎发育过程中，前瓣的形成及游离早于隔瓣及后瓣，这种发育时间上的差异，可能是前瓣、隔瓣和后瓣发生病变程度不一致的原因。病理改变包括以下三部分。

（1）三尖瓣位置下移和瓣叶畸形：三尖瓣隔瓣及后瓣离开瓣环向下附着到右心室壁的心内膜上，瓣叶大多发育不良、缩短变形。

（2）三尖瓣前瓣冗长，大多附着于正常部位，常由于合并腱索缩短、乳头肌小或瓣叶与右心室壁粘连而造成不同程度的关闭不全。

（3）下移的三尖瓣组织将右心室腔分成两部分，瓣膜上方的原右心室流入道变薄，称为"房化右心室"，与右心房共同组成一个大心腔。瓣膜下方为"功能右心室"，通常比正常右心室小。

根据三尖瓣和右心室形态及活动度可以分为以下四型。

A 型：具有能够收缩的房化心室，隔瓣和后瓣中度下移，前瓣正常，三尖瓣活动良好。

B 型：具有较大的无收缩性房化心室，隔瓣和后瓣明显下移伴发育不良，但三尖瓣前叶活动良好。

C 型：巨大的房化心室不能收缩，隔瓣和后瓣明显下移伴发育不良，前瓣游离缘受到牵制，活动明显受限。

D 型：巨大的房化心室不能收缩，功能心室近乎消失，瓣环异常，三尖瓣瓣叶组织形成囊状黏附于右心室壁。

【病理生理】

该病变血流动力学的异常程度主要取决于三尖瓣附着于右心室壁的部位、三尖瓣下移的程度、三尖瓣关闭不全或狭窄的程度、房化右心室的大小及功能右心室的收缩功能等。房化右心室一般功能不良，房化右心室范围越大，三尖瓣关闭不全的程度越重，右心室的功能障碍越明显，病情越重。房化右心室仍具有一定收缩功能者，室壁可出现与功能右心室壁矛盾的收缩舒张运动，降低右心室功能，加重血流动力学紊乱。

三尖瓣口关闭不全，功能右心室面积减小，收缩力差，收缩压降低，排血功能不良，一方面减少右心室排血量和肺动脉血流量；另一方面影响右心房及房化右心室的排空，容量负荷增加，使右心房和房化右心室扩张，心脏增大，体循环静脉系统淤血。早期功能右心室可出现代偿性肥厚和扩张，但最终将出现右心力衰竭。

左心室的结构功能也可受到影响，可能与患儿左心室纤维组织增加、长期右心室功能不良、心脏形态异常变化、动脉血氧饱和度降低和心脏负荷加重等因素有关。

【临床特征】

临床表现的差异很大，主要取决于畸形的程度及合并的畸形。轻者可无任何症状，或仅有易疲劳、气短、心悸等症状。严重者出生后不久可因心力衰竭死亡。患儿通常有发绀和活动后呼吸困难，病情越重，症状出现越早。多数患儿较消瘦，营养发育欠佳，可有不同程度发绀、杵状指/趾。右心力衰竭可出现肝大、周围水肿等。部分患儿可出现房性心律失常。

查体心前区搏动通常减弱、弥散，但右心室尤其是右心室流出道部位的搏动增强，心界扩大。第1心音通常增强，常明显分裂，有收缩期喀喇音。第2心音可出现明显的非固定性分裂，其肺动脉瓣成分正常或减轻。多数有较响亮的第3心音和第4心音。胸骨下段附近可有三尖瓣关闭不全的全收缩期杂音。

【超声心动图表现】

正常三尖瓣环和二尖瓣环不在同一水平，三尖瓣隔瓣附着点较二尖瓣前瓣附着点低 5~6mm，当>15mm（有观点认为>10mm）时，应考虑三尖瓣下移畸形。下移指数，即两侧房室瓣附着点间距离$\geqslant 8mm/m^2$有诊断价值。

1. M 型超声心动图

M 型超声心动图通常不能显示三尖瓣瓣叶的解剖结构及下移的程度，但可以显示右心室增大（图 3-11-37）。

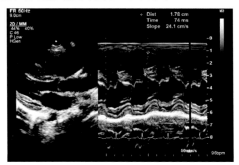

右心室前后径增大，室间隔偏向左心室侧

图 3-11-37 三尖瓣下移畸形 M 型超声心动图

2. 二维超声心动图

（1）心尖四腔心切面：是观察三尖瓣隔瓣附着点的最佳切面，可显示隔瓣下移程度、房化右心室大小以及瓣叶发育等。通常前瓣瓣体冗长，与隔瓣构成下移的三尖瓣口，关闭不拢（图 3-11-38）。

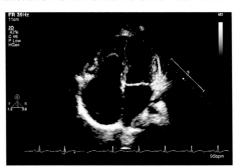

三尖瓣隔瓣附着点下移，前瓣瓣体冗长，与隔瓣构成下移的三尖瓣口

图 3-11-38 三尖瓣下移畸形心尖四腔心切面

（2）右心室流入道切面：是观察三尖瓣后瓣的最佳切面，可显示附着点位置、下移程度、形态改变，观察扩大的右心房、房化右心室面积大小。通常前瓣附着点位置正常，瓣体冗长（图 3-11-39）。

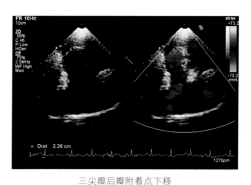

三尖瓣后瓣附着点下移

图 3-11-39 三尖瓣下移畸形右心室流入道切面

（3）大动脉短轴切面：观察三尖瓣隔瓣形态、附着点、下移程度（图 3-11-40）。

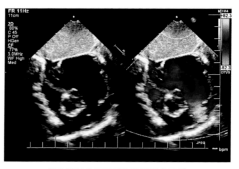

箭头所示为三尖瓣隔瓣附着点下移

图 3-11-40 三尖瓣下移畸形剑突下大动脉短轴切面

（4）左心室长轴切面：不能直接显示三尖瓣瓣叶形态、附着点位置，可见右心室前后径增大，左心室内径减小（图 3-11-41）。

3. 彩色多普勒超声

可显示三尖瓣口反流信号，反流束起源低于正常三尖瓣环位置。反流量因瓣膜下移程度和关闭状况不同而有所差异（图 3-11-42，图 3-11-43）。

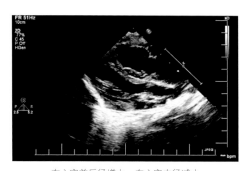

右心室前后径增大，左心室内径减小

图 3-11-41 三尖瓣下移左心室长轴切面

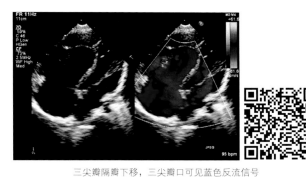

三尖瓣隔瓣下移，三尖瓣口可见蓝色反流信号

图 3-11-42 三尖瓣下移畸形四腔心切面动态图

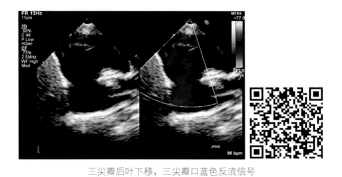

三尖瓣后叶下移，三尖瓣口蓝色反流信号

图 3-11-43 三尖瓣下移畸形右心室流入道切面动态图

4. 脉冲及连续多普勒

可测及三尖瓣口正向血流及反流流速（图 3-11-44，图 3-11-45）。

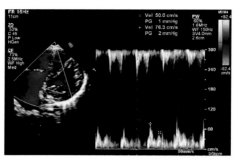

三尖瓣口正向血流速度正常

图 3-11-44　三尖瓣下移瓣口脉冲多普勒频谱

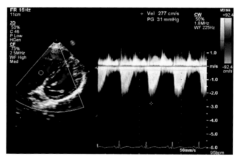

测量三尖瓣口反流速度

图 3-11-45　三尖瓣下移瓣口连续多普勒频谱

【鉴别诊断】

三尖瓣缺如：三尖瓣缺如为三尖瓣瓣膜及瓣下装置均未发育成形，形成树丛状物附着于右心室游离壁及室间隔。超声鉴别要点：三尖瓣缺如，四腔心及右心室流入道切面，右心室内无腱索及乳头肌，无明确的三尖瓣口及瓣膜启闭。彩色多普勒超声显示血流从右心房进入右心室时，无经过瓣口的血流汇聚现象。

【要点提示】

1. 图像观察要点

（1）左、右心比例。

（2）右心房、室比例。

（3）多角度、多切面观察三尖瓣瓣叶附着点、形态。

（4）彩色多普勒引导下观察瓣口位置、瓣膜启闭情况。

2. 诊断思路

超声心动图检查过程中观察到右心增大、三尖瓣反流，一定要注意观察右心房室比例、三尖瓣反流起源位置。当发现右心房室比例失衡、三尖瓣反流起点低于三尖瓣环时，需着重观察三尖瓣瓣叶数目、形态、附着位置及启闭情况。运用多角度、多切面显示三尖瓣，四腔心切面与右心室流入道切面相结合，可较好显示各瓣叶形态及启闭运动。该病的严重程度与三尖瓣下移的程度、功能右心室的大小及功能有关，应重点观察。三尖瓣轻度下移时，反流量可能较少或不明显，右心房室比例可大致正常，容易漏诊，需全面检查。

（李 培 马 宁）

【参考文献】

[1] 杨思源，陈树宝. 小儿心脏病学. 4 版. 北京：人民卫生出版社，2012.

[2] 黄国英. 小儿超声心动图学. 上海：上海科学技术出版社，2015.

三尖瓣闭锁

【概述】

三尖瓣闭锁（tricuspid atresia，TA），是指右侧房室瓣闭锁，右心房与右心室之间无直接交通的一种先天性心脏畸形。该病变发病率约占先天性心脏病的 3%，在青紫型先天性心脏病中居第 3 位，仅次于 TOF 和大动脉转位。主要病理改变为三尖瓣瓣环处缺乏正常瓣膜组织，多呈肌纤维性闭锁，少部分呈膜性闭锁，左右心房通过未闭的卵圆孔或 ASD 相交通，常伴有右心室发育不良。有观点把三尖瓣闭锁归在功能单心室里。

【病理解剖】

三尖瓣闭锁的形态特征是正常的三尖瓣组织消失，右心房和右心室无直接交通，在原三尖瓣的位置仅见一个肌性的小陷窝或局部纤维增厚的组织。左、右心房之间存在开放的卵圆孔或 ASD。通常心房和心室的位置及连接关系正常，右心室往往发育不良（图 3-11-46）。

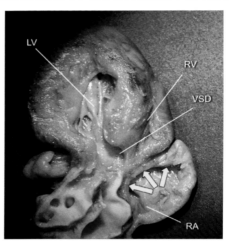

右心室（RV）小，通过 VSD 与左心室（LV）相连，右侧房室连接缺如。闭锁的三尖瓣（黄色箭头）显示为增厚的组织。RA：右心房

图 3-11-46　三尖瓣闭锁并 VSD（VSD）胎儿心脏解剖标本的四腔心切面
（图片引自《胎儿超声心动图实用指南第 3 版》）

三尖瓣闭锁的病理改变差异很大，van praagh 将其分为三型。

①肌型：最为常见，占 76%～84%，右心房底部见纤维性凹陷，周围肌纤维呈放射状向中心汇聚。②膜型：约占 8%，伴有并置心耳，显示有透明的纤维组织。③ Ebstein 型：约占 8%，房化右心室形成一盲端袋，位于右心房下方；右心房扩大、房壁增厚；左心房扩大，心房之间存在未闭的卵圆孔或 ASD。右心室发育差，特别在右心室流入道，右心室腔径仅数毫米，乳头肌可发育不良；常合并 VSD，右心室的发育状况与缺损大小密切相关。

临床上通常根据三尖瓣闭锁是否合并大动脉位置关系异常分为三大类型，再进一步根据是否存在 PA 或肺动脉狭窄和 VSD 等又分成若

干亚型（表 3-11-1）。

表 3-11-1　三尖瓣闭锁类型

Ⅰ型	大动脉位置关系正常
Ⅰa 型	PA 伴室间隔完整
Ⅰb 型	肺动脉狭窄伴小 VSD
Ⅰc 型	肺动脉正常伴大 VSD
Ⅱ型	完全性大动脉转位
Ⅱa 型	PA 伴 VSD
Ⅱb 型	肺动脉狭窄伴 VSD
Ⅱc 型	肺动脉正常伴 VSD
Ⅲ型	除完全性大动脉转位以外的大动脉转位不良

其他合并畸形还有 PDA、A/VSD、永存左上腔静脉、COA、IAA、冠状动脉起源异常和 APVC 等。

【病理生理】

三尖瓣闭锁时，经体静脉、冠状静脉回流至右心房的血液经卵圆孔或 ASD 进入左心房，与经肺静脉回流左心房的血液汇合后注入左心室。若房间隔交通口径较小，房水平血流通过受阻，使右心房和外周静脉压增高，出现体循环淤血和右心力衰竭表现。

由于左心室接受的是动静脉混合血，故外周动脉血氧饱和度降低，临床上出现青紫症状。青紫的严重程度取决于肺循环血流量的多少，而肺血流量与三尖瓣闭锁的类型有关。左心室的动静脉混合血，通过 VSD 进入肺动脉，若 VSD 大且无肺动脉狭窄，则肺血流量较多，青紫可不明显，但会因为肺血流量明显增加，可能导致充血性左心力衰竭。反之，若合并肺动脉狭窄、闭锁或 VSD 小，则进入肺循环血流量减少，青紫症状就较严重。

在合并大动脉转位和 VSD 时，左心室血流直接流入肺动脉，并经动脉导管注入降主动脉；若 VSD 小，主动脉接受来自右心室的血流量很少，可引起主动脉发育不良。

三尖瓣闭锁同时合并 PA 和室间隔完整的情况十分罕见，此时血液到达肺部的来源为动脉导管或体 – 肺侧支血管。

【临床特征】

青紫和心脏杂音是该病的主要临床表现。青紫的轻重和出现时间的早晚取决于病理类型和肺血流量。合并肺动脉狭窄者，肺血流量较少，青紫出现早；半数以上患儿在出生后不久出现青紫，如果未经治疗约 80% 患儿于 6 个月内夭折。肺动脉无狭窄者，肺血流量较多，故青紫症状较轻或不明显，常表现心力衰竭的症状，如多数婴儿有喂养困难、多汗、心率快、气促、易患肺炎等。较大患儿可有蹲踞现象。

体格检查可见发绀、杵状指及心前区隆起等表现。通常可在胸骨左缘闻及来自 VSD 或肺动脉狭窄的收缩期杂音。伴 PDA 者则可闻及连续性杂音。

【超声心动图表现】

1. 二维超声心动图

（1）左室长轴、四腔心切面显示：左心房、左心室增大；二尖瓣瓣叶活动幅度增大。

（2）在原三尖瓣部位未能探及瓣叶及启闭活动，而是被纤维隔膜或肌性带状回声替代（图 3-11-47 ~ 图 3-11-49）。

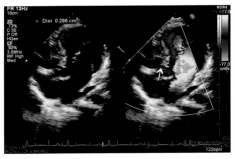

心尖五腔心切面图显示 VSD 较小，伴右心室仅为一潜在腔隙，右心室面积较小。箭头为 VSD

图 3-11-47　三尖瓣闭锁心尖五腔心切面图

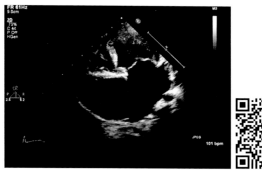

原三尖瓣环位置被纤维隔膜或肌性带状回声替代，未见瓣膜启闭活动

图 3-11-48　三尖瓣闭锁心尖四腔心切面图动态图

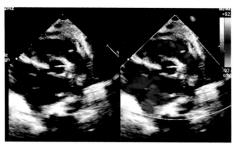

大动脉短轴切面显示三尖瓣闭锁伴 VSD，VSD 较大，右心室及右心室流出道发育接近正常

图 3-11-49　三尖瓣闭锁大动脉短轴切面图动态图

（3）多切面可显示房间隔及室间隔回声中断，测量 ASD 及 VSD 的大小。

（4）多切面显示右心室有不同程度发育不良，与 VSD 的有无及大小有关。室间隔完整或缺损不明显时，右心室呈狭缝状或一潜在腔隙，不易显示；VSD 较小或位于流出道时，右心室流入部或小梁部很小，仅有发育良好的流出部；VSD 较大时，右心室发育接近正常。发育不良的右心室通过 VSD 与左心室交通。

（5）可合并大动脉转位、肺动脉狭窄甚至 PA 等。

（6）可合并动脉导管及体 - 肺侧支血管。

2. 多普勒超声心动图

（1）彩色多普勒超声心动图：①彩色多普勒显示右心房与右心

室间无血流交通；②房水平显示右向左分流信号；③室水平显示左向右（或双向）分流信号；④伴有右心室流出道或肺动脉瓣、主肺动脉狭窄时，彩色多普勒可显示五彩镶嵌血流；⑤合并 PDA 或体-肺侧支血管时，在降主动脉起始段与肺血管之间可见连续双期血流信号。

（2）频谱多普勒超声心动图：伴有肺动脉狭窄时，应用连续多普勒超声可探测到狭窄处高速湍流频谱，根据血流速度可以判定其狭窄程度。对无肺动脉狭窄的患儿，可通过肺动脉瓣反流速度估测肺动脉压力。

【要点提示】

1. 图像观察要点
（1）原三尖瓣部位无瓣叶及启闭活动。
（2）观察房、VSD 的大小及房、室水平分流方向。
（3）观察右心室的发育情况。
（4）观察大动脉位置关系及有无狭窄。
（5）观察有无 PDA 或体-肺侧支血管形成。
（6）其他合并畸形。

2. 诊断思路
原三尖瓣部位无瓣叶及启闭活动，代之以纤维性隔膜样或带状强回声，均伴有房间隔回声中断，闭锁瓣膜下方右心室不同程度发育不良，闭锁瓣膜对侧左心室内径显著增大。

（黄　昀）

【参考文献】

[1] 耿　斌，张桂珍.临床儿童及胎儿超声心动图学.天津：天津科技翻译出版有限公司，2015.
[2] （美）阿尔弗莱德·阿布汗默德，（德）拉宾·查欧里.胎儿超声心动图实用指南：正常和异常心脏.刘琳主译.北京：北京科学技术出版社，2017.

三尖瓣发育不良

【概述】

三尖瓣具有 3 个主要的瓣叶，由大小不成比例的乳头肌所支持。隔瓣叶从不显著的下乳头肌处延伸到较确定的内侧乳头肌处（内侧乳头肌也称为 Lancisi 肌或圆锥乳头肌，它发自隔缘肉柱的后支）。隔瓣叶附着处跨过膜性间隔，并将其分成房室和心室两部分，其远端直接抵达室间隔的腱索附着。前上瓣叶从心室-漏斗部折叠下方下行，形成一个介于心室流入部和流出部之间类似悬挂的幕帘样结构，其内侧端附着于内侧乳头肌上。第 3 个瓣叶为下瓣叶，或称为壁瓣叶，与其他 2 个瓣叶相比，该瓣叶较不确定，因为下乳头肌常常不明显并且存在变异。下瓣叶附着在房室交界的游离壁部，并由附着于瓣叶远端游离缘的数根腱索支持。三尖瓣的整个壁瓣叶附着部通常由位于房室沟内的右冠状动脉所环绕。几乎很少能发现结构良好的胶原三尖瓣环，相反，房室沟或多或少地将自身折叠并直接进入三尖瓣瓣叶中。在房室沟内，心房肌和心室肌几乎完全被脂肪组织分开。

三尖瓣发育异常涵盖了一组多样化畸形，但三尖瓣瓣叶在瓣环处的附着位置正常，畸形谱从严重发育不良合并腱索融合到轻度瓣膜增厚，其主要特征为出现不同程度的三尖瓣反流。孤立性（单纯性）三尖瓣异常非常少见，三尖瓣发育不良可伴有肺动脉瓣瓣口梗阻及房VSD 等。

【病理解剖】

三尖瓣发育不良可影响整个瓣膜装置。瓣叶可有局部结节或者弥漫性增厚、短小，边缘可有卷曲，交界融合；腱索及乳头肌常增粗，腱索缩短，腱索间距缩小。三尖瓣发育不良常伴右心室流入道及肌小梁发育不良（图 3-11-50）。

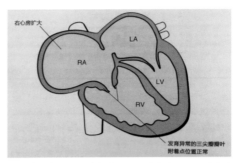

LA：左心房；RA：右心房；LV：左心室；RV：右心室

图 3-11-50　三尖瓣发育异常解剖示意图

（引自《胎儿超声心动图实用指南第 3 版》）

【病理生理及临床特征】

三尖瓣发育不良的病理生理及临床表现主要与三尖瓣关闭不全的程度有关。临床表现主要为活动后气促、双下肢水肿等心力衰竭的症状。

【超声心动图表现】

（1）心尖四腔心及大动脉短轴切面可以显示三尖瓣前叶及隔叶情况；右心室流入道切面可以观察三尖瓣前叶及后叶异常；四腔心切面显示三尖瓣瓣叶增厚、回声增强，关闭时对合不良，右心房明显扩大（图 3-11-51 ~ 图 3-11-53）。

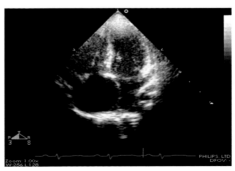

二维超声心动图显示四腔心切面三尖瓣瓣环小，瓣口开放差

图 3-11-51　三尖瓣发育不良四腔心切面

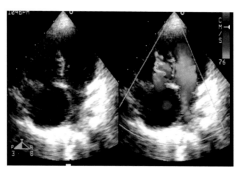

彩色多普勒超声心动图显示三尖瓣瓣膜舒张期开放差，瓣口狭小，收缩期可见少量反流信号

图 3-11-52　三尖瓣发育不良四腔心切面动态图

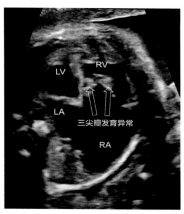

二维超声心动图显示三尖瓣瓣叶附着于正常解剖位置，这是与 Ebstein 畸形的不同点。三尖瓣瓣叶增厚（空心箭头）。由于三尖瓣重度反流（灰阶图像中没有显示），导致右心房（RA）扩大。RV：右心室；LA：左心房；LV：左心室

图 3-11-53　三尖瓣发育异常的胎儿四腔心切面
（引自《胎儿超声心动图实用指南第 3 版》）

（2）三尖瓣各瓣叶附着点正常。

（3）彩色多普勒显示三尖瓣不同程度反流，反流束起源于三尖瓣瓣环处。

（4）三尖瓣反流程度的评价

1）反流持续时间：三尖瓣反流可局限于收缩早期或收缩中期，

分别称为收缩早期反流或中期反流。若三尖瓣反流存在于整个收缩期则称为全收缩期反流。

2）反流束空间分布：三尖瓣反流程度可应用反流束长度和面积界定。轻度反流束长度＜右心房长径的 1/3，反流束面积＜右心房面积的 1/4。

【鉴别诊断】

主要与三尖瓣下移畸形相鉴别。三尖瓣下移畸形中瓣叶附着位置异常，瓣叶严重卷曲、增厚，同时乳头肌腱索也可发育不良。三尖瓣发育不良中各瓣叶的附着点正常，仍位于瓣环处。

【要点提示】

1. 图像观察要点

（1）三尖瓣瓣叶形态及启闭活动。

（2）频谱与连续多普勒测量三尖瓣瓣口正向血流与反向血流流速。

（3）观察右心室发育情况。

（4）观察肺动脉发育情况。

（5）观察有无合并其他畸形。

2. 诊断思路

患儿临床有右心力衰竭表现，查体可闻及三尖瓣听诊区收缩期杂音，超声心动图观察三尖瓣形态异常，当其关闭不全时，应注意三尖瓣发育不良可能，重点评估瓣膜功能及瓣膜关闭不全及狭窄导致的右心功能改变。三尖瓣发育不良预后通常较好，但合并心力衰竭、右心室流出道梗阻、严重三尖瓣反流等则预后较差，在新生儿期死亡率较高。对反流较重者，出生后应积极予以强心、利尿治疗，可缓解病情，改善预后。

（黄　昀）

【参考文献】

[1]　耿　斌，张桂珍 . 临床儿童及胎儿超声心动图学 . 天津：天津科技翻译出版有限公司，2015.

[2]　任卫东，张玉奇，舒先红 . 心血管畸形胚胎学基础与超声诊断 . 北

京：人民卫生出版社，2015.

[3]　（美）阿尔佛莱德·阿布汗默德，（德）拉宾·查欧里．胎儿超声心动图实用指南：正常和异常心脏．3 版．刘琳主译．北京：北京科学技术出版社，2017.

肺动脉瓣病变

【概述】

　　肺动脉瓣狭窄（PS）是肺动脉瓣口狭窄中最常见的类型，可以单独存在，也可为 TOF、DORV 和大动脉转位等其他复杂畸形的组成部分。PS 是一种常见的先天性心脏病，发病率约占先天性心脏病的 10%。在胚胎 6 ~ 9 周时任何因素影响肺动脉 3 个瓣叶的发育都将导致肺动脉瓣畸形。PS 是一种进展性疾病，进展的速度与预后及 PS 严重程度密切相关。新生儿常无症状，但是危重型 PS 进展迅速，出现严重低氧血症、心力衰竭，约 15% 甚至在出生 1 个月内死亡，其中将近 50% 死亡者伴有右心发育不良。随着年龄的增长，婴幼儿期重度 PS 伴有漏斗部肌肉肥厚，纤维化增长，加重右心室流出道梗阻，出现心力衰竭，预后差。随着超声心动图技术的不断发展及经皮肺动脉瓣球囊扩张成形术的广泛应用，PS 可得到早期诊断和治疗，预后明显改善。肺动脉瓣缺如综合征（absent pulmonary valve syndrome，APVS），由 Cheevers 于 1847 年首次描述，是以肺动脉瓣缺如或发育不良为特征的一种少见的先天性心脏畸形，常伴有流出道 VSD 和主动脉骑跨。20% ~ 25% 的患儿伴有 22q11 微缺失。APVS 表现不同，预后不同，但 APVS 患儿总体预后较差，心力衰竭和由扩张的肺动脉压迫造成的支气管软化与高死亡率密切相关。

【病理解剖】

1. PS

　　PS 可以表现为单瓣、二瓣、三瓣及四瓣畸形病变，以三叶 PS 最为常见，病理改变为肺动脉瓣 3 个瓣叶交界处相融合，瓣叶尚纤细或呈不同程度增厚。收缩期瓣叶呈鱼口状或圆顶状向肺动脉腔突出，狭窄的瓣口可位于中央或者偏向一侧，直径为数毫米。部分患儿肺动脉瓣明显纤维化增厚、短小，粘连于肺动脉壁上，活动明显受限。大多数 PS 患儿肺动脉瓣环发育正常，内径通常在正常范围，约 15% 的 PS 患儿存在肺动脉瓣环发育不良，多见于伴有 Noonan 综合征的患儿，其特征为瓣叶异常增厚、固定，无活动性，有不同程度的肺动脉瓣环发育不良。PS 患儿大多数同时存在卵圆孔未闭或继发孔型 ASD。

约 70% 的 PS 患儿的主肺动脉出现狭窄后扩张，通常延及左肺动脉，是其特征性病理表现之一，与主肺动脉长期受高速血流和涡流冲击有关，但主肺动脉的扩张程度与狭窄并无明显的相关性。新生儿危重型 PS 不一定表现出 PS 后扩张。

由于右心室排血受阻，负荷增加，PS 患儿可出现继发性右心室壁肥厚，继发漏斗部狭窄，心室腔小，长期右心室负荷增加，最终出现右心室扩张，三尖瓣反流。约 15% 患儿存在右心室发育不良，多见于新生儿危重型 PS，伴有严重漏斗部狭窄。

2. 肺动脉瓣缺如

APVS 目前没有统一的分型方法，多数文献根据 APVS 是否合并 VSD 将其分为法四型和非法四型：大多数病例合并 VSD、主动脉骑跨及动脉导管缺如，肺动脉总干往往极度扩张，伴或不伴左、右肺动脉的扩张，与 TOF 有相似之处，称为法四型；极少数病例不合并 VSD，而且存在动脉导管，常合并三尖瓣的闭锁或发育不良，肺动脉总干常不扩张，称为非法四型。法四型 APVS 右心室流出道梗阻较轻，圆锥动脉干通常发育不良，肺动脉瓣环存在轻至中度狭窄。该病常伴有肺动脉组织学异常，中央肺动脉常有弹力纤维断裂，肺小动脉弹力层增厚、断裂或中层肥厚，异常的节段肺动脉丛盘绕并压迫肺内支气管，从而影响该病的远期疗效。

【病理生理】

1. PS

PS 的主要血流动力学变化是右心室排血受阻，压力负荷过重，收缩压增高，而肺动脉压力降低，右心室与肺动脉之间存在不同程度的压力阶差。右心室收缩期压力通常与狭窄的程度成正比，右心室收缩压最高可超过左心室。肺动脉与右心室之间收缩期跨瓣压差 ≥ 20mmHg 即可诊断为 PS，当压差 ≥ 40mmHg 时具有临床意义。根据右心室收缩压、肺动脉瓣跨瓣压差及右心室和左心室收缩压的比值将肺动脉狭窄分为轻、中、重度三级（表 3-11-2）。

表 3-11-2　PS 程度的分级

狭窄程度	右心室收缩压（mmHg）	肺动脉跨瓣压差（mmHg）	右 / 左心室收缩压比值
轻度	＜ 75	＜ 50	＜ 0.5
中度	75~100	50~80	0.5~0.9
重度	＞ 100	＞ 80	＞ 0.9

长期右心室后负荷增加会引起右心室向心性肥厚、心内膜下心肌缺血等，导致心搏量降低，右心室充盈压进一步升高，继而出现右心室扩张、右心力衰竭和各种心律失常，右心力衰竭往往是致死的原因之一。随着右心室充盈压升高，右心房压也增高，可以导致房水平出现右向左分流，发生发绀。右心室扩张还可以形成功能性三尖瓣反流。

新生儿期重度 PS，肺动脉血流依赖于动脉导管，动脉导管的关闭将导致肺动脉血流下降、进行性发绀、酸中毒、心力衰竭，甚至在出生后几天至几周内死亡。

2. 肺动脉瓣缺如

法四型 APVS 患儿由于肺动脉血流的"前后"摆动导致肺动脉瘤样扩张，这种改变并不仅仅局限于主肺动脉及左、右肺动脉，可延伸至双侧肺组织内部，导致气管及左、右支气管受压的同时，肺内的细支气管也受到一定程度的压迫，此类患儿的肺泡数量也会减少。许多新生儿从出生即呈现呼吸衰竭。气道梗阻导致肺过度膨胀，通气不足。气道压迫较轻患儿可延迟在婴儿期频发呼吸道感染并伴有喘鸣音。

【临床特征】

1. PS

症状与 PS 程度、房水平分流及右心功能等有关。轻度狭窄者可无明显症状。中度狭窄者在两三岁内无症状，随着年龄的增长会出现劳累后气促等。严重的 PS 患儿可表现为呼吸困难和心动过速等。重度 PS 在新生儿期已经存在青紫、心脏扩大，甚至发生心力衰竭。听诊时可在肺动脉听诊区闻及特征性喷射样收缩期杂音，右心室明显增大出现三尖瓣关闭不全时，在三尖瓣听诊区可闻及收缩期杂音。心电图提示右心室肥厚，电轴右偏。轻、中度 PS 患儿胸片一般心影不大，肺血管大致正常；重度 PS 患儿常伴有心影增大，肺血管纤细。

2. 肺动脉瓣缺如

患儿症状出现的年龄及严重程度与肺动脉反流程度和肺血流量有关。如果肺动脉反流较轻，肺血流量基本正常，肺动脉扩张不明显，患儿症状出现较迟，临床表现较轻，表现为反复呼吸道感染或轻度充血性心力衰竭。如果患儿肺动脉反流严重，肺血流量增加，显著扩张的肺动脉可压迫气管、支气管，在婴儿早期甚至新生儿期就可出现症状，表现为严重的呼吸道感染、呼吸窘迫及充血性心力衰竭，如不及时治疗可因心力衰竭、严重肺部感染而死亡。

【超声心动图表现】

1. PS

（1）M 型超声心动图：直接征象表现为肺动脉波群表现为肺动脉瓣运动曲线 a 波加深，在中、重度 PS 病例中，肺动脉瓣开放时间延长。间接征象表现为心室波群显示右心室室壁增厚，运动增强，右心室增大等。

（2）二维超声心动图

直接征象：右心室流出道长轴切面及肺动脉长轴切面可以清晰地显示肺动脉瓣增厚、瓣缘回声增强、交界粘连致瓣膜活动僵硬，收缩期瓣膜开放受限，开放口减小，呈圆拱状凸向肺动脉内（图 3-11-54）。肺动脉瓣短轴切面较难显示，在部分患儿中于大动脉短轴切面稍微调整探头位置可以显示肺动脉瓣短轴切面，此切面可以清晰显示肺动脉瓣增厚、近肺动脉壁处交界粘连（图 3-11-55），开放呈鱼口状，如果肺动脉瓣为二叶瓣，则开放时呈梭形，关闭时呈"一"字形改变。

间接征象：大动脉短轴切面及肺动脉长轴切面可以显示肺动脉主干及左右肺动脉内径增宽（图 3-11-56），左心室长轴切面、四腔心切面等可以显示右心房室内径增大，右心室向心性肥厚，右心室游离壁、室上嵴、隔束和壁束增厚致右心室流出道内径变窄。

（3）多普勒超声心动图：彩色多普勒可以显示血流在收缩期通过狭窄的肺动脉瓣口时，血流束变细，形成高速射流束，通过狭窄的瓣口后在肺动脉内形成五彩镶嵌的涡流（图 3-11-57）。射流束的宽度取决于狭窄的程度，瓣口开口面积越小，射流束越细。连续多普勒可以探及通过肺动脉瓣最高血流速度，并且根据流速和压差评估 PS 的程度。

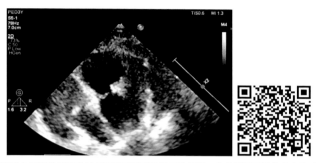

二维超声心动图肺动脉长轴切面显示肺动脉瓣开放受限，收缩期呈圆拱状凸向肺动脉内

图 3-11-54　PS 直接征象动态图

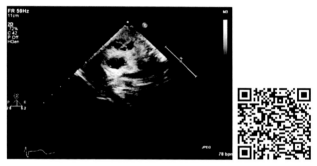

二维超声心动图肺动脉瓣短轴切面显示肺动脉瓣为三叶瓣，瓣缘增厚，交界粘连，开放受限

图 3-11-55　PS 直接征象动态图

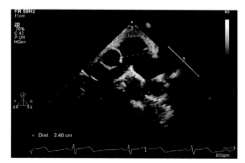

二维超声心动图显示肺动脉主干及左肺动脉内径明显增宽

图 3-11-56　PS 间接征象

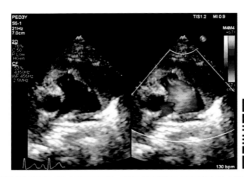

血流通过狭窄瓣口时血流束变细，通过狭窄瓣口后在肺动脉内形成五彩镶嵌的涡流信号

图 3-11-57　肺动脉瓣口血流动态图

2. 肺动脉瓣缺如

二维超声心动图在肺动脉瓣位置看不到肺动脉瓣组织及活动，或仅见到不规则增厚的高回声或发育不良的短小瓣膜样组织活动，肺动脉主干及分支呈瘤样增宽，与窄小的肺动脉瓣环形成"金鱼征"（图 3-11-58）。部分病例肺动脉主干及分支内径不宽。彩色多普勒可以显示肺动脉内收缩期及舒张期来回穿梭的血流信号，频谱多普勒可以探及肺动脉狭窄与反流并存的频谱。此外，APVS 可以合并 TOF、DORV、VSD、三尖瓣闭锁等，超声心动图可探及相应的表现。

【鉴别诊断】

1. PS、APVS 二者相互鉴别

PS 患儿瓣叶结构完整，瓣环直径一般正常，瓣叶增厚或瓣交界粘连，开放受限，呈圆拱样凸向肺动脉内，肺动脉主干及分支受高速射流束的影响，多见肺动脉总干及左肺动脉扩张。而 APVS 患儿不能探及明显的瓣叶结构，无明显瓣叶开放、关闭活动，肺动脉内舒张期可见中至重度反流信号，通常肺动脉主干及分支呈瘤样扩张，瓣环也存在不同程度的狭窄。

2. PS 需要与肺动脉瓣上、肺动脉瓣下狭窄鉴别

三者的狭窄部位不同：PS 表现为瓣膜水平的狭窄，肺动脉瓣上狭窄表现为肺动脉主干及分支狭窄，PS 表现为右心室流出道狭窄。行超声心动图检查时借助彩色多普勒超声明确血流加速部位可以对三

者进行鉴别。

3. APVS 需要与 TAC 鉴别

APVS 和 TAC 均只有一组半月瓣，TAC 仅可见一支大动脉从心室发出，肺动脉主干或者分支从共同动脉上发出，但 APVS 可见两支动脉分别从心室内发出。

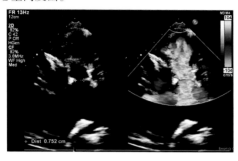

肺动脉瓣位置未见明显瓣膜组织，瓣环部位回声增强，瓣环径窄小，肺动脉主干及分支呈瘤样扩张

图 3-11-58　"金鱼征"

【要点提示】

1. 图像观察要点

（1）观察肺动脉瓣位置是否存在完整的肺动脉瓣结构。

（2）重度 PS 患儿应该注意右心发育情况。

（3）新生儿期室间隔完整的危重 PS 患儿应注意动脉导管情况。

（4）注意肺动脉瓣反流情况。

（5）明确合并的其他心脏畸形。

2. 诊断思路

经胸超声心动图提示右心房室增大、肺动脉主干及分支内径增宽时，要注意观察肺动脉瓣情况。如果可以探及完整的肺动脉瓣结构，但是肺动脉瓣增厚、交界粘连导致瓣膜开放受限，关闭功能尚可时应该考虑 PS。如果 PS 程度重还应该注意评估右心的发育情况，明确是否存在右心发育不良。新生儿期室间隔完整的危重 PS 患儿要注意评估动脉导管情况，因为，此时肺动脉内血流主要依靠导管供应。当在肺动脉瓣位置不能探及瓣膜组织或者仅可见残存的瓣膜样回声，肺动脉瓣环出现不同程度的狭窄，并且肺动脉主干及分支呈瘤样扩张及舒张期可见严重反流时应该考虑肺动脉瓣缺如，同时还应注意合并的心脏其他畸形情况。

（杨　娇　马　宁）

【参考文献】

[1]　刘延玲，熊鉴然 . 临床超声心动图学 . 2 版 . 北京：科学出版社，2007.

[2]　Wertaschnigg D, Jaeggi M, Chitayat D, et al. Prenatal diagnosis and outcome of absent pulmonary valve syndrome contemporary single-center experience and review of the literature. Ultrasound Obstet Gynecol, 2013, 41(2): 162-167.

第四章

川崎病合并冠状动脉病变的超声评估 >>

【概述】

KD 又称皮肤黏膜淋巴结综合征（mucocutaneous lymph node syndrome，MCLS），是一种急性血管炎疾病。1967 年由日本医生川崎富作首次对 KD 进行了报道。KD 多见于婴幼儿，5 岁以下儿童发病率占 80%～85%，男女发病率之比约为 1.8：1。我国夏季和春季发病率较高，而日本冬季发病率高。复发率为 1%～3%。KD 的病因尚未明确，目前多认为与感染继发的免疫功能异常相关。中小型血管最常受累，表现为全身的中小血管炎。冠状动脉损伤是 KD 最严重的并发症，患儿可因冠状动脉瘤样扩张、血栓形成、冠状动脉阻塞等原因导致心肌缺血或心肌梗死发生，影响远期预后。急性期静脉应用丙种球蛋白输注，同时联合抗感染、抗血小板治疗是目前广泛采用的治疗方案。多数 KD 患儿经及时治疗，预后良好，但有部分对丙种球蛋白耐药的难治性 KD，以及不典型 KD 患儿未在急性期诊治者，发生冠状动脉病变的比例较高，远期出现心脏并发症的风险增加，需要长期治疗随诊。

【病理解剖】

KD 的病理改变为系统性血管炎，容易累及中等大小肌性动脉，其中，冠状动脉病变最为常见。按病程可将 KD 血管炎分为四期：Ⅰ期（急性期），病程 1～2 周，此期为微血管、小动脉及冠状动脉的急性血管周围炎和坏死性血管炎。此期中性粒细胞聚集，炎症进展破坏冠脉管壁，浸润冠状动脉中内膜至外膜，可以导致冠状动脉扩张。此期还可见心包炎、心肌炎及心内膜炎。Ⅱ期（亚急性期），病程 2～4 周，主要病理特点为冠状动脉周围炎，血管内皮及平滑肌细胞炎性浸润，继而出现动脉中层弹力纤维板破坏，严重者可导致冠状动脉瘤形成。Ⅲ期（慢性期），病程 4～7 周，此时冠状动脉形成肉芽肿及动脉内膜增厚。同时，瘤体内血流速度减低，加之血液呈高凝状态，可在冠脉瘤内形成血栓。亚急性期及慢性期以淋巴细胞、浆细胞、嗜酸细胞浸润为主，同时有少量巨噬细胞渗出参与炎症反应。Ⅳ期（恢复期），病程 7 周以上，可持续至病后数月至数年，病理特点为冠状动脉内皮修复，纤维基质增生，冠状动脉狭窄及血栓钙化、再通；同时可伴有心肌纤维化、心内膜弹力纤维组织增生导致心内膜局限性增厚等。

【病理生理】

KD 急性发热期特征性表现为弥漫性小血管炎，冠状动脉内膜及冠状动脉周围炎，同时包括心包炎、心内膜炎及心肌炎。因此，急性期患儿可表现出急性心功能减低、瓣膜反流及心包积液。患儿体温恢复正常后进入亚急性期，冠状动脉炎持续存在可导致冠状动脉扩张、出现冠脉瘤和（或）冠状动脉内血栓形成。此阶段，心包炎、心肌炎及心内膜炎仍可发生。KD 恢复期及慢性期，微血管炎被粗糙增厚的冠状动脉内膜替代进行血管修复，远期可出现冠状动脉管壁瘢痕、狭窄及钙化。在疾病的任何阶段都有可能出现冠状动脉内血栓形成。在起病的 3 ~ 5 年内，50% ~ 60% 的冠状动脉瘤消退，然而，冠脉瘤消退的机制可能源于管壁内膜增生或附壁血栓形成等，上述修复过程可能会增加患儿远期心肌缺血的发生风险。KD 恢复期出现的瓣膜反流和心功能减低多是由于冠状动脉供血不足引起心肌和乳头肌缺血导致。除冠状动脉形态改变外，KD 患儿还可能存在冠状动脉功能异常，表现为冠状动脉储备功能降低及其对血管活性药物的反应性降低。

【临床特征】

KD 临床以持续发热为主要表现，多为稽留高热，一般抗感染治疗效果不明显。此外患儿还可合并下列临床表现，包括：①双侧球结膜充血；②非对称性淋巴结肿大超过 1.5cm；③口唇及口腔黏膜改变，如口唇皲裂、杨梅舌、弥漫性口腔及咽部黏膜充血；④多形性皮疹；⑤指趾末端改变：急性期手足末端硬肿，以及恢复期沿指趾末端脱皮。当患儿除发热外，还具备上述 5 条症状中的 4 条时，临床可以确诊为 KD。例如，仅符合上述 3 项，同时超声心动图或冠状动脉 CT 或造影提示冠状动脉扩张，亦可做出明确诊断。当发热患儿仅具备上述 1 ~ 2 项指征，但超声心动图检查提示冠状动脉增宽，同时排除了其他可能导致冠状动脉扩张的相关病因后，可以诊断为不典型 KD。

【超声心动图表现】

1. 心脏结构功能及瓣膜功能的评价

急性期及亚急性期可存在心肌炎表现。超声心动图检查 M 型测量左心室舒张末期前后径及左心室射血分数评价心脏大小及功能，可出现左心室扩大及收缩功能减低。在后期随访过程中，心脏大小及功能可恢复正常。对急性期存在冠状动脉病变，尤其是冠状动脉瘤合并血栓的患儿需要进行超声心动图长期随访，重点观察是否存在由冠状动脉供血不足导致的局部或整体心脏功能受损，以及由心肌梗死导致的节段性室壁运动异常。必要时行负荷超声心动图检查可以早期发现可能存在的冠状动脉狭窄。

川崎病急性期可因左心室收缩功能减低及心内膜炎导致瓣膜反流发生。应用彩色多普勒超声在胸骨旁左心室长轴切面和心尖四腔心切面观察可检出二、三尖瓣反流。早期出现的房室瓣反流通常为轻度反流，在随访过程中消失，如长期持续存在则提示心肌缺血或乳头肌功能不全。主动脉瓣反流也可出现，多继发于心内膜炎或主动脉炎。急性期主动脉瓣反流亦轻微，且呈一过性。川崎病患儿常见主动脉根部扩张，这也是导致主动脉瓣反流的原因之一。通过观察左心室长轴切面、胸骨旁五腔心切面及剑下左心室流出道切面均可对主动脉瓣反流的程度进行评价。

此外，川崎病早期当冠状动脉尚未受累时，可出现少量心包积液。其存在常见于川崎病重症患儿，且与冠状动脉病变风险增加显著相关，同时对于不典型川崎病诊断具有提示作用。目前未见心脏压塞报道。

2. 对冠状动脉病变的评估

（1）冠状动脉内径测量及判定：对川崎病患儿进行冠状动脉超声检查时，需要对可探及的全部冠状动脉及其各节段进行延续性探查。北京儿童医院开展的冠脉超声检查，常规测量部位包括：左冠状动脉主干、前降支近端、回旋支近端，右冠状动脉近段、中段及远段内径。非常规测量内容根据患儿冠脉病变的情况不同而异，通常包括测量扩张处冠脉内径，对冠脉瘤患儿的瘤体内径及长度、形态，是否存在串珠样改变等进行描述，对是否存在冠脉内膜增厚、瘤体内血栓形成及是否出现疑似的管腔狭窄进行具体描述。对冠状动脉测量时，采用图像 4 倍放大，在管壁平行处测量管腔内径，依据测量值结合患儿年龄、体表面积进行 Z 值评估（测量方法及评估参考本书第 1 章第 4 节相关内容）。

（2）冠状动脉瘤的超声心动图评价：当患儿出现冠状动脉瘤样

扩张时，需要对瘤体大小、形态、数量及部位进行描述。评价冠状动脉瘤大小包括测量瘤体长度及宽度，当长度和宽度接近时为囊状；长度明显大于宽度，且瘤体末端变细时为纺锤状。多发囊状冠脉瘤可呈串珠样改变（图 4-1 ~ 图 4-3）。临床随访发现，纺锤状冠脉瘤较囊状冠脉瘤更容易消退。当冠状动脉瘤呈串珠样改变时发生心肌缺血的风险较高。日本循环学会（Japanese Circulation Society，JCS）指南根据冠脉病变的情况对川崎病进行危险度分级（表 4-1）。

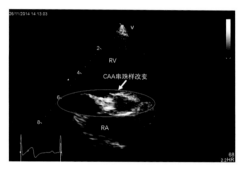

右侧冠脉瘤串珠样扩张。RA：右心房；RV：右心室；CAA：冠脉瘤

图 4-1 右侧串珠样冠脉瘤

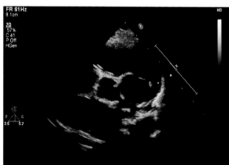

可见左、右冠状动脉均呈瘤样扩张，左侧冠状动脉呈串珠样改变。AO：主动脉；RCAA：右侧冠脉瘤；LCAA：左冠状动脉

图 4-2 川崎病合并双侧巨大冠脉瘤动态图

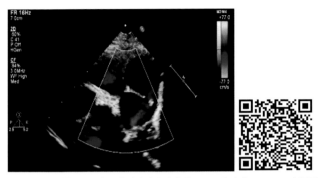

双侧冠脉瘤，彩色多普勒显示左冠状动脉内血流信号。AO：主动脉；RCAA：右侧冠脉瘤；LCAA：左冠状动脉

图 4-3　冠脉瘤内血流信号动态图

表 4-1　川崎病危险度分级表

根据超声心动图、选择性冠脉造影等评估冠状动脉病变情况，将川崎病严重程度分为 5 级
Ⅰ. 冠状动脉无扩张：未发现冠状动脉扩张（包括急性期及恢复期）
Ⅱ. 急性期冠状动脉扩张：患儿急性期出现轻度冠状动脉扩张，在病程 30 天内恢复者
Ⅲ. 急性期冠脉扩张恢复缓慢：在病程 30 天后仍存在冠状动脉扩张或冠脉瘤形成，在病程 1 年内完全恢复，且不合并冠脉狭窄者
Ⅳ. 持续冠脉瘤：在病程第 2 年或 2 年以上，仍然存在单侧或双侧冠脉扩张，且不合并冠状动脉狭窄者
Ⅴ. 冠状动脉狭窄：冠状动脉造影存在冠脉狭窄 （a）无心肌缺血依据：通过实验室检查及其他检查未发现心肌缺血的症状及体征 （b）有心肌缺血依据：通过实验室检查及其他检查发现心肌缺血的症状及体征

（3）合并冠状动脉血栓的超声心动图评价：当患儿出现冠状动脉瘤样扩张后易合并冠状动脉血栓，示例中为一川崎病患儿急性期及 3 个月后的冠脉超声图像（图 4-4，图 4-5）。二维超声心动图提示 3 个月后左前降支冠脉瘤内出现异常回声，附着于管壁。急性期新鲜血栓回声偏低，溶栓治疗后血栓可消失。慢性期血栓机化后表现为管壁增厚，局部回声增强。

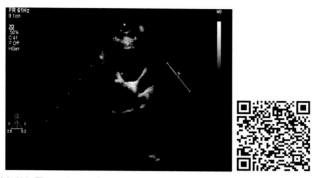

大动脉短轴切面显示左冠状动脉扩张，左冠状动脉前降支内管壁光滑，未见异常回声。
AO：主动脉；LAD：左前降支

图4-4 左冠状动脉瘤动态图

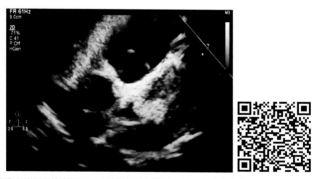

3个月后心脏超声检查提示，大动脉短轴切面显示左冠状动脉扩张同前变化不著，但左冠状动脉前降支内可见异常回声附着，提示血栓形成。AO：主动脉；Th：血栓

图4-5 左冠状动脉前降支内血栓形成动态图

（4）冠状动脉狭窄的超声心动图评价：应用二维超声和彩色多普勒技术可以对管腔狭窄进行初步评价，但较难做出明确诊断。当怀疑存在狭窄病变时，行负荷超声心动图检查了解冠脉储备功能有助于临床预后评估，冠状动脉造影是确诊的金标准。

3. 川崎病合并冠状动脉病变患儿恢复期的随访

对于合并冠状动脉病变者，尤其是冠脉瘤、血栓形成或管腔狭窄的患儿，需要进行严格的超声心动图随访，以及时检出可能存在的心肌缺血和心肌梗死。超声心动图随访复查时，重点观察各节段室壁厚度、运动幅度及协调性。当患儿存在节段性室壁运动异常时，可以应用双平面 Simpson 法及 3D 超声心动图测定左心室射血分数。也可应用斑点追踪技术，对左心室整体及十七节段的应变进行分析，评价左心室功能，此法具有更好的敏感性。另外，随访的重要内容就是观察冠状动脉结构及其并发症随治疗的变化（观察内容同前描述）。

【鉴别诊断】

须与川崎病相鉴别的疾病：

（1）先天性冠状动脉疾病：先天性心脏病、冠状动脉瘘可表现为受累冠状动脉扩张，于瘘口处亦可见冠状动脉瘤形成，需要和川崎病鉴别。超声鉴别要点在于冠状动脉瘘患儿可探及冠状动脉和心腔的异常交通，可见分流信号，临床症状及超声征象因瘘口大小和瘘入心腔不同而有差异。

（2）后天性冠状动脉疾病：结缔组织疾病、多发性大动脉炎、EB 病毒感染等也可累及冠状动脉，导致局部冠脉扩张，需要和川崎病相鉴别。但上述系统性疾病均有各自相应的临床表现，且无川崎病症状，临床可予以鉴别。

【要点提示】

1. 图像观察要点

（1）多切面观察各房室大小。

（2）观察左心室室壁厚度、活动幅度及收缩期增厚率。

（3）观察左、右冠状动脉起源。

（4）全程探查左、右冠状动脉主干及分支，观察管壁及内膜的厚度、回声强度，测量冠状动脉内径，注意有无血栓形成。

（5）观察各瓣口是否存在反流。

（6）观察是否存在心包积液。

（7）结合病史，进行治疗前后比较。

2. 诊断思路

对临床疑似 PS 的患儿进行超声心动图检查，主要包括心脏结构功能及冠状动脉检查两方面。冠状动脉扩张是川崎病确诊的诊断依据之一，因此，冠状动脉内径测量，计算 Z 值是川崎病患儿进行超声心动图检查的重要内容。通过大动脉短轴切面可观察左右冠状动脉起源及近端内径，结合左心室长轴、四腔心、冠状静脉窦、右心室流入道及剑突下等多切面探查基本可监测到左右冠状动脉全程，测量并结合体表面积计算 Z 值。当发现节段性室壁运动异常时，一定要仔细扫查冠状动脉全程，观察有无冠脉增宽或血栓形成。此外，冠状动脉管壁回声增强在疾病早期对诊断也具有一定的提示作用。左心室扩大、二尖瓣反流、少量心包积液等也是川崎病早期可能出现的非特异性改变，在进行超声心动图检查时，如发现上述阳性结果，提示临床医生需注意川崎病可能。

（张晓琳　马　宁）

【参考文献】

[1] Brown LM, Duffy C E, Mitchell. C, et al. A practical guide to pediatric coronary artery imaging with echocardiography. J Am Soc Echocardiogr, 2015, 28(4): 379-391.

[2] McCrindle BW, Rowley AH, Newburger JW, et al. Diagnosis, Treatment, and Long-Term Management of Kawasaki Disease: A Scientific statement for Health Professionals from the American Heart Association. Circulation, 2017, 135(17): e927-e999.

第五章

心肌病 >>

第一节

扩张型心肌病

【概述】

扩张型心肌病（dilated cardiomyopathy，DCM），是指排除了引起血流动力学异常的原因后仍不能解释的左心室扩大伴收缩功能减低，包括排除病理性原因（如败血症）或解剖疾病引起的异常负荷（如COA、二尖瓣关闭不全）或缺血性疾病（冠状动脉异常）等，可以诊断为 DCM。当病理性原因或解剖原因得到矫正，左心室扩大和收缩功能减低仍会存在。DCM 是儿童心肌病中最常见的类型，约占 55%，以左心室或双心室明显扩大、心脏收缩功能降低、附壁血栓形成为主要表现。DCM 病理分型包括原发性（特发性/家族性/横纹肌性/线粒体性/神经肌肉综合征/核纤层等）和继发性（炎症性/代谢性疾病/先天性心脏病/肿瘤性/毒性/系统性/营养性疾病/肺部疾病等）2 种。其中，遗传因素占 30%～50%，主要为常染色体显性遗传。目前，临床针对不同病因对 DCM 患儿进行治疗，但整体预后较差，5 年发生心脏移植率约 29%，突发心力衰竭死亡率约 2.4%。

【病理解剖】

DCM 肉眼观：心脏体积增大，以左心室为主，右心室罕见；心室壁厚度变薄或正常，二尖瓣、三尖瓣因心腔扩张出现瓣环扩大；心内膜增厚，附壁血栓形成；冠状动脉多正常。镜下观：心肌弥漫性损伤，心肌细胞变性、核形变，出现萎缩心肌细胞和肥大心肌细胞并存现象，心肌间质纤维化使左心室壁僵硬度增加。

【病理生理】

DCM 的特征（高容量低动力）：心室腔明显增大，心肌收缩力弥漫性减低，心搏出量减少；心室扩大可致二尖瓣、三尖瓣环扩大，出现功能性关闭不全和瓣膜反流现象，增加心室腔的前负荷，导致心室血容量增加，左心室舒张末期压力增高；继而导致肺静脉压升高，形成逆行性的 PH，影响右心功能。右心室压力增加导致腔静脉循环压力增加，引起外周水肿、肝淤血、腹水、颈静脉扩张等。体积扩大且收缩功能减低的心腔内血液淤滞促使血栓形成，若脱落则引起栓塞。

【临床特征】

DCM 患儿随发病年龄、病因及病程不同，病情轻重悬殊，临床表现多样，以心力衰竭、心律失常及血栓栓塞为主要表现。

根据临床表现可分为婴儿型 DCM 与儿童型 DCM 两型。

（1）婴儿型 DCM：多数婴儿期发病，主要表现为急 – 慢性心力衰竭，患儿食欲差、多汗、呼吸急促、生长发育迟缓等，听诊时可闻及心音低钝，奔马律，部分有二尖瓣反流杂音。少数 6 个月以下婴儿出现暴发型，病死率高。

（2）儿童型 DCM：主要见于年长儿，起病缓慢，早期无明显症状；中期出现劳累感、乏力、心悸等症状，听诊可闻及心音低钝，心尖区二尖瓣反流性杂音，心功能 Ⅱ～Ⅲ 级，部分患儿有心律失常；晚期出现呼吸困难、水肿等心力衰竭症状，心功能 Ⅲ～Ⅳ 级，心脏明显增大，听诊常可闻及奔马律和二尖瓣反流杂音，PH 者出现肺动脉瓣区第 2 心音亢进，肺部听诊可闻及细湿啰音，有肝大、水肿、心律失常等表现，若有血栓脱落，可出现体循环、肺循环栓塞症状。

【超声心动图表现】

检查内容包括对引起心脏扩大和心功能减低的结构异常的排除，以及评价心脏大小和功能，了解有无血栓形成，对可疑患儿进行筛查，对确诊患儿进行随访和疗效评估。

1. M 型超声心动图（图 5–1–1）

（1）左心室明显扩大，心室壁相对变薄，运动幅度弥漫性减低，测量左心室内径、室间隔及左心室后壁的厚度。

（2）二尖瓣前后叶开放幅度减小，运动曲线呈"钻石"状改变，E 峰至室间隔的距离（E-point septal separation，EPSS）增大。

（3）主动脉瓣运动曲线失去正常的六角形 "盒状"而呈现"圆顶状"。

（4）将 M 型取样线置于通过三尖瓣前叶瓣环与右心室游离壁

交界处，测量三尖瓣环收缩期位移（tricuspid annular plane systolic excursion，TAPSE），评估 DCM 患儿右心室功能。

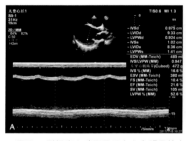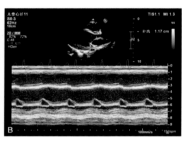

A.显示 M 型超声心动图显示左心室明显扩大，心室壁相对变薄，运动幅度弥漫性减低 B.显示二尖瓣前后叶开放幅度减小，EPSS 增大

图 5-1-1 扩张型心肌病患者 M 型超声

2. 二维超声心动图（图 5-1-2，图 5-1-3）

（1）最典型的图像特征为"大心腔，小开口"：表现为心腔呈球形扩大，以左心房、左心室增大明显，若侵犯右心者表现为右心扩大为主；主动脉瓣及二尖瓣开放幅度减小，呈"鱼嘴样，小开口"。

（2）室间隔和左心室壁相对变薄，回声可增强，室壁运动幅度弥漫性减低。

（3）心腔内血流速度慢，可观察到心室腔内血流自发显影呈"云雾状"，部分患儿可出现附壁血栓，血栓大小不等，形态各异，多附着于心尖，需多切面观察。

（4）继发 PH 者，可出现右心增大、三尖瓣环扩大、功能性关闭不全。

（5）双平面 Simpson 法测量左心室射血分数、左心室舒张末期及收缩末期容积。

3. 彩色多普勒血流显像（图 5-1-4）

扩大的心腔内血流缓慢，彩色多普勒血流信号暗淡，当房室瓣关闭不全时，收缩期可见花色反流束，反流程度随心室收缩功能、心室大小和瓣环扩张程度而变化。

4. 多普勒超声心动图（图 5-1-5）

（1）连续多普勒：当房室瓣出现反流时，可将取样线置于瓣膜

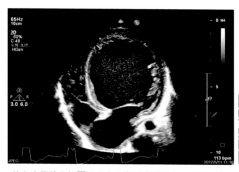

从心尖四腔心切面可见左心室呈球形增大，室间隔和左心室后壁相对变薄

图 5-1-2　扩张型心肌病患者心尖四腔心左心室动态图

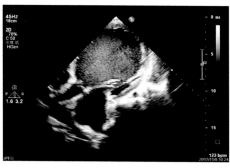

显示左心室腔增大，二尖瓣开放幅度减小的"大心腔，小开口"特征，且左心室内血流缓慢，呈"云雾状"

图 5-1-3　扩张型心肌病患者"大心腔、小开口"动态图

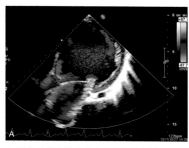
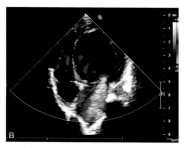

A. 彩色多普勒显示左心室内血流缓慢；B. 心尖四腔心切面可见二尖瓣关闭不全所致二尖瓣反流

图 5-1-4　扩张型心肌病患者血流缓慢与二尖瓣反流

反流处测量反流速度；当出现 PH 时，可根据三尖瓣反流压差评估肺动脉收缩压。

（2）脉冲多普勒：各瓣膜口血流流速减低；主动脉内血流曲线几乎呈对称的三角形频谱。当 PH 时，肺动脉血流加速时间缩短，峰值前移。二尖瓣口 E 峰、A 峰随疾病时期和程度不同而表现各异：早期 A 峰增高，E 峰减低，E/A ＜ 1；中期因二尖瓣反流致左心室负荷加重而出现"假性正常化"，A 峰减低，E 峰增高，E/A ＞ 1；晚期出现"限制性充盈不良"，A 峰明显减低或消失，E 峰高耸，E/A ＞ 1.5；可结合组织多普勒进行舒张功能评估。

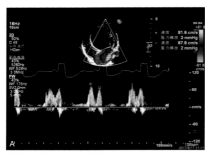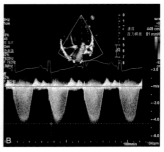

A. 将脉冲多普勒取样框放于二尖瓣口测量：二尖瓣口 E 峰、A 峰，E 峰＜ A 峰；B. 用连续多普勒测量二尖瓣反流速度

图 5-1-5　DCM 患者二尖瓣正向血流及二尖瓣反流频谱

5. 组织多普勒（TDI）（图 5-1-6）

可显示低频移高振幅的心肌运动信息，对鉴别二尖瓣口假性正常化的血流频谱有重要意义，测量心尖四腔心切面的室间隔侧和左心室游离壁侧的二尖瓣环组织多普勒频谱，可显示二尖瓣运动幅度减低，e′、a′ 减小，e′ /a′ 的比值减小或倒置，提示左心室顺应性下降（ASE 推荐二尖瓣瓣环室间隔侧 e′ ≥ 7cm/s，侧壁 e′ ≥ 10cm/s）。

6. 二维斑点追踪技术（STI）（图 5-1-7）

STI 通过识别并追踪心肌内声学斑点的运动，获得左心室各节段心肌运动参数，可以定量评估心室长轴应变、径向应变及圆周应变，早期发现 DCM 患者收缩功能受损情况，并能有效检测出左心室收缩不同步，为临床早期干预及评价治疗效果提供重要依据。

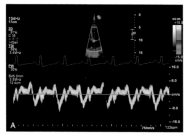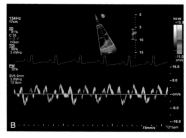

A、B分别显示室间隔侧、左心室游离壁侧的二尖瓣环水平组织多普勒频谱

图 5-1-6　DCM 患者组织多普勒表现

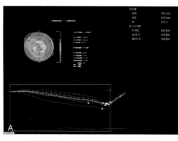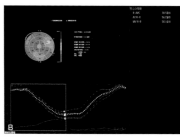

A、B分别显示二维斑点追踪技术测量 DCM 患儿左心室应变牛眼图。A.显示纵向应变曲线运动幅度减低，各节段纵向应变峰值均减低；B.为圆周应变的牛眼图，显示各节段圆周应变峰值减低

图 5-1-7　DCM 患者牛眼图

7. 三维超声心动图

　　三维超声心动图可显示心脏立体结构，准确测量左心室容积和射血分数。但应注意，三维超声心动图在心律失常时，容易造成图像拼接的错位，三维"金字塔"容积的扇角为 60°，对于心脏明显增大的 DCM 患儿可能出现心室部分容积的残缺。

【鉴别诊断】

　　诊断 DCM 需要和引起心室扩大、左心室收缩功能障碍的其他疾病鉴别。通过患儿临床表现、辅助检查及全面的超声心动图检查，可与以下常见疾病相鉴别。

　　（1）冠状动脉起源异常：患儿因心肌缺血，心室通常伴有不同程度的扩张，多切面扫查，采用二维结合彩色多普勒，寻找冠状动脉的开口、走行及血流方向，以及心肌内侧支循环的建立，可以明确诊断，必要时行冠状动脉 CT 或造影检查。

（2）病毒性心肌炎：近期有病毒感染病史，心肌损伤标记物肌酸磷酸激酶同工酶 CK-MB 和心肌肌钙蛋白 T（cTnT）、心肌肌钙蛋白 I（cTnI）增高；心内膜心肌活检可见淋巴细胞或巨噬细胞浸润，有分子免疫和病理学依据，合并心律失常等。

（3）原发性心内膜弹力纤维增生症（endocardial fifibroelastosis，EFE）：多见于 1 岁以内儿童，心电图表现为左心室肥厚，左心前区导联电压增高；超声表现为心内膜增厚，回声增强，心内膜活检可明确诊断。

（4）缺血性心肌病：多见于年龄＞40 岁，有心绞痛和心肌梗死病史，超声心动图表现左心室不对称扩大，心室壁有节段性运动异常，冠状动脉造影可见冠脉病变等；而 DCM 发病年龄小，无明确病史，左心室各节段心肌运动异常，冠状动脉造影未见异常。

（5）心肌致密化不全：以心室内异常粗大的肌小梁和交错的深隐窝为特征，主要累及左心室，是由于胚胎形成过程中心肌致密化过程停滞所致。超声心动图显示多个粗大的肌小梁呈蜂窝状排列，形成深陷的隐窝且隐窝内有低速血流与心腔相通，非致密心肌增厚，致密心肌变薄，以左心室室壁中部至心尖部为主要特点；而 DCM 室壁相对变薄，无明显肌小梁和隐窝形成。

【要点提示】

1. 图像观察要点

（1）呈现"大心腔、小开口"、左心室收缩功能明显减低的特征。〔美国心脏病协会在关于儿童心肌病的诊断标准中强调，将左心室舒张末期内径（LVEDD）、左心室射血分数（LVEF）及短轴缩短分数（FS）经体表面积（BSA）校正为 Z 值后，LVEDD 的 Z 值＞2 为扩张，LVEF 的 Z 值及 FS 的 Z 值＜-2 为心功能减低，作为诊断依据〕。

（2）四腔心切面可显示 4 个心腔相对大小、房室瓣结构及运动情况。

（3）彩色多普勒可见瓣口反流，反映房室瓣关闭情况。

（4）多切面了解心腔内有无附壁血栓。

（5）脉冲多普勒结合组织多普勒对评估舒张功能有重要意义。

（6）斑点追踪技术可反映局部心肌运动。

2. 诊断思路

DCM 是一种需要进行排他性诊断的疾病。当超声心动图检查发现患儿左心室或双心室明显增大且心功能减低时，需要对心血管进行全面检查，观察心脏结构和大血管，排除病理性原因（如败血症）或解剖疾病引起的异常负荷(如 COA、二尖瓣关闭不全)或缺血性疾病(冠状动脉异常）等，然后密切结合病史、临床表现、实验室检查、心电图、X 线胸片、核素显像、MRI、心内膜心肌活检及遗传代谢学检测等，进行疾病诊断和鉴别诊断。

（陈文娟）

【参考文献】

[1] McLaughlin ES, Travers C, Border WL, el at.Tricuspid annular plane systolic excursion as a marker of right ventricular dysfunction in pediatric patients with dilated cardiomyopathy. Echocardiography, 2017, 34(1): 102-107.

[2] 中华医学会心血管病学分会 , 中国心肌炎心肌病协作组 . 中国扩张性心肌病诊断和治疗指南 . 临床心血管病杂志 , 2018, 34(5): 421-434.

第二节
肥厚型心肌病

【概述】

　　肥厚型心肌病（HCM）是指不能完全用心脏负荷异常解释的以心室肥厚为特征的心肌病，常累及双心室及室间隔，以左心室受累为主，可引起心脏舒张功能不全。该病的发病率约为 1/500，占小儿原发性心肌病的 20%～30%，1 岁以内为高发期。按病因分类分为原发性 HCM 和继发性 HCM。高达 60% 的青少年与成年人属于原发性 HCM，是由心脏肌球蛋白基因突变引起的常染色体显性遗传病。继发性 HCM 病因多见于糖原累积病、溶酶体贮积病、遗传综合征（常见疾病有努南综合征、面皮肤骨骼综合征及豹综合征等）、线粒体心肌病、内分泌失调（如继发于高胰岛素血症）等引起的心室壁肥厚。根据患儿有无症状及其严重程度，采取不同的治疗措施，目的在于缓解症状，防止并发症和猝死发生。

【病理解剖】

　　HCM 是以心肌肥厚为特征，典型者在左心室，以前间隔最常受累，偶尔可呈向心性肥厚，左心室腔容积正常或减小。偶尔病变发生于右心室，在婴儿期较常见。肉眼观：心肌明显肥厚，重量增加；肥厚的心肌分布不均匀，异常肥厚的心肌可发生在心壁的任何部位，其中儿童常见不对称性的室间隔肥厚，少数病例心尖明显肥厚，亦可弥漫性肥厚。儿童左心室壁增厚定义为左心室厚度 Z 值 > 2，或室间隔与左心室后壁的厚度之比 ≥ 1.3。其他与疾病有关的结构异常包括二尖瓣装置解剖异常（瓣叶伸长、乳头肌前移位）和心肌隐窝（与心内膜相连的局部内陷）。二尖瓣装置结构异常和心室壁形态异常引起的血流动力学异常共同作用，常引起左心室流出道阻塞和二尖瓣反流。收缩期增厚的室间隔突向左心室腔，与由于虹吸效应引起的二尖瓣前叶前移共同导致左心室流出道梗阻时，称"非对称性（梗阻性）HCM"；当室间隔心肌最厚部位集中于二尖瓣前叶游离缘下方时，与二尖瓣前瓣叶相冲撞而呈局限性纤维化内膜增厚，导致左心室流出道下段梗阻，为特发性主动脉瓣下肥厚（idiopathic hypertrophic subaortic stenosis，IHSS），个别梗阻性病例可见心尖室壁呈瘤样膨出。

镜下观：心肌细胞肥大和细胞核畸形，心肌肌束排列呈螺蜗样构型，心肌间质胶原纤维增生并有淋巴细胞浸润，晚期心肌纤维化增多，可形成瘢痕样组织；组织化学检查见大量的糖原累积，以细胞核周围多见，此为 HCM 特征性改变。

【病理生理】

HCM 主要病理生理为左心室流出道梗阻、舒张功能障碍及心肌缺血。

（1）左心室流出道梗阻：心室收缩时，肥厚的室间隔突向左心室腔，二尖瓣前叶向前移位，可造成左心室流出道狭窄和二尖瓣关闭不全，增加左心室前后负荷。当主动脉内血流因左心室流出道梗阻而中断时，出现主动脉瓣提前关闭现象。

（2）舒张功能障碍：心肌肥厚和排列异常，使左心室舒张功能受损，心肌顺应性下降，致心室舒张末期压力增高，心室充盈缓慢，充盈量减小，心搏量减少。且肥厚的室间隔和心室壁顺应性减低的程度随着年龄增长而加重。

（3）心肌缺血：舒张期过长，心室壁内张力增高，加之心搏量减少，造成冠状动脉血供不足、心肌缺血。另外，心室壁增厚，需要的血供相对增加，会产生相对性缺血。

【临床特征】

由于引起 HCM 的病因复杂，且心室壁的肥厚可以为进行性增厚，病情和临床表现亦随之逐渐加重，因此，临床表现多样。部分患儿可无任何临床症状，于体检时发现。部分患儿表现为综合征的其他系统病变就诊，如 Anderson-Fabry 病，可以表现为包括神经病变、肾功能不全和胃肠道症状在内的各种表现；如患有多发性斑点的努南综合征（常合并 HCM）患者的面部、颈部和躯干部有多个棕色皮肤斑点（咖啡牛奶斑）等。部分患儿表现为心力衰竭和左心室流出道梗阻、心肌缺血症状。其中，心力衰竭主要见于 1 岁以下婴儿，表现为哭闹、气促、喂养困难、生长发育落后等。左心室流出道梗阻、心肌缺血症状主要见于年长儿与成年人，表现为胸痛，静息状态下也可出现并可持续数小时，与典型的心绞痛有所不同；也可出现呼吸困难、晕厥、心悸等，多发生于活动后或情绪激动时；严重者可出现猝死。

多数患儿体检胸廓外形与正常儿童无明显差异，部分患儿出现心尖搏动增强，可触及抬举性搏动，梗阻型 HCM 患儿的心前区可听到 2～4/6 级收缩期杂音，杂音向心尖部和腋部传导，伴收缩期震颤，用药可使杂音增强或者减弱。部分患儿第 2 心音亢进和主动脉瓣关闭延迟导致第 2 心音分裂时易误诊为先天性心脏病。

【超声心动图表现】

检查目的主要是确定 HCM 的诊断；判断增厚的心室壁与心内其他结构异常共同作用引起的血流动力学改变，如流出道有无梗阻及其梗阻的程度；评价心功能；对可疑患儿进行筛查，对确诊患儿进行随访和心功能评估。

1. M 型超声心动图

（1）心室波群见室间隔和左心室后壁增厚（室壁厚度 Z 值＞2），室壁运动幅度减低，左心室、左心室流出道内径减小（图 5-2-1A）。非对称性肥厚者室间隔与左心室后壁厚度之比大于 1.3∶1。

（2）梗阻者二尖瓣前叶和腱索收缩期前向运动，朝向室间隔，出现二尖瓣 C-D 段弓背样隆起的 SAM 现象（图 5-2-1B），但 SAM 现象不是 HCM 特异性指标。非梗阻者 M 型超声心动图表现除无 SAM 现象外，其他与梗阻性 HCM 相似。

（3）主动脉瓣可出现收缩中期提前关闭现象和收缩期半关闭切迹。

2. 二维超声心动图

左心室短轴、心尖四腔心、三腔心等切面显示肥厚心肌可出现在室间隔、心尖区、左心室侧壁、乳头肌、心室中部等多个部位，其中以室间隔居多；肥厚心肌回声增强，不均匀，运动幅度减低；部分患儿左心室流出道内径减小，于左心室长轴切面可较好地观察收缩期二尖瓣向室间隔运动而引起或加重左心室流出道梗阻现象。因此，应注意多个切面仔细观察（图 5-2-2，图 5-2-3）。

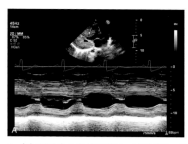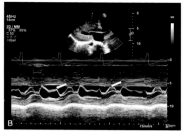

A. 室间隔及左心室后壁增厚，回声增强，左心室腔变小；B. 收缩期，二尖瓣前叶和腱索前向运动，E 峰与室间隔相撞，出现二尖瓣 C-D 段弓背样隆起的 SAM 现象（箭头）

图 5-2-1　胸骨旁左心室长轴切面 M 型曲线

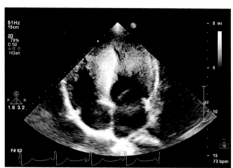

心尖四腔心切面显示室间隔、心尖部、左心室游离壁肥厚

图 5-2-2　四腔心切面显示肥厚心肌动态图

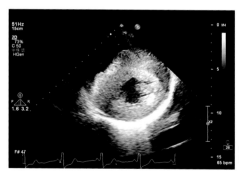

左心室短轴切面显示室间隔及左心室游离壁心肌肥厚，回声增强

图 5-2-3　左室短轴切面显示肥厚心肌动态图

3. 彩色多普勒血流显像（图 5-2-4，图 5-2-5）

（1）梗阻性 HCM：收缩早期，左心室流出道内可见五彩镶嵌的射流束，并向主动脉瓣及瓣上延伸。若存在 SAM 现象者，二尖瓣反流发生率增高，于二尖瓣关闭时可见花色反流束。

（2）非梗阻性 HCM：收缩期，左心室流出道内为蓝色血流充盈。

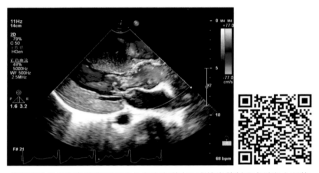

胸骨旁左心室长轴切面显示左心室流出道内五彩镶嵌的射流束并向上延伸

图 5-2-4　左室长轴切面显示左室流出道梗阻动态图

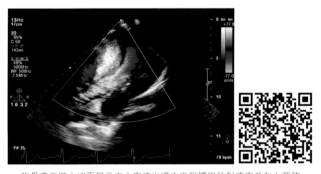

胸骨旁五腔心切面显示左心室流出道内五彩镶嵌的射流束并向上延伸

图 5-2-5　五腔心切面显示左室流出道梗阻动态图

4. 多普勒超声心动图（图 5-2-6，图 5-2-7）

（1）左心室流出道频谱：将取样框置于左心室流出道，梗阻者流速增加，为负向高速充填状射流，呈"匕首样"，梗阻程度越重则峰值流速越快，可根据峰值流速计算左心室流出道内压力阶差，目前尚无左心室流出道梗阻程度的判断标准，普遍认为 LVOT

$V_{max} > 200cm/s$，压差大于 16mmHg，存在 LVOT 的梗阻；压差位于 16 ~ 30mmHg 为轻度梗阻，31 ~ 49mmHg 为中度梗阻，$\geq$ 50mmHg 为重度梗阻；非梗阻者的左心室流出道血流流速为正常范围。

（2）房室瓣的频谱：因左心室顺应性不同程度降低，二尖瓣口流速 E 峰、A 峰、E/A 流速比值减小或倒置；当二尖瓣出现明显反流时，左心室负荷加重，E/A 可出现"假性正常化"，此时需结合组织多普勒（TDI）进行鉴别，将取样框置于心尖四腔心切面的二尖瓣环室间隔侧和左心室游离壁侧，可显示二尖瓣运动幅度减低，e′、a′ 减小，e′ / a′ 的比值减小或倒置，提示左心室顺应性下降（ASE 推荐正常二尖瓣瓣环室间隔侧 e′ $\geq$ 7cm/s，侧壁 e′ $\geq$ 10cm/s）。

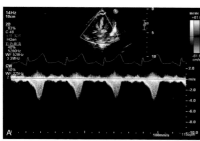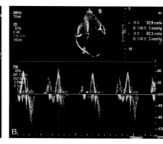

A 为心尖三腔心切面：梗阻者，左心室流出道频谱为负向高速充填状射流，呈"匕首样"，并计算左心室流出道内压力阶差，判断梗阻程度；B 为二尖瓣口 E 峰、A 峰，E 峰＜ A 峰，通过 E/A 流速比值判断左心室顺应性

图 5-2-6　HCM 患者左室流出道及流入道频谱

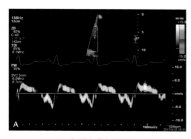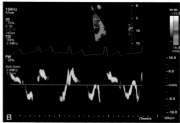

A、B 分别为室间隔侧、左心室游离壁侧的二尖瓣环水平组织多普勒频谱

图 5-2-7　HCM 患者组织多普勒表现

5. 二维斑点追踪技术

二维斑点追踪技术（STI）通过识别心肌斑点回声，追踪心肌运动，

了解心室局部及各层心肌运动能力。研究显示，非梗阻性 HCM 患者左心室各节段纵向应变、径向应变和圆周应变均减低；HCM 患者心内膜下的纵向应变和圆周应变依次大于中层心肌、心外膜下心肌的纵向应变、圆周应变，且与正常人相同，但 HCM 各层心肌纵向应变均减低，圆周应变减低区主要集中在心外膜下和中层心肌，径向应变减低主要发生于心内膜下；HCM 患儿左心室旋转运动异常和局部心肌运动不协调。

6. 三维超声心动图

三维超声心动图（3D-STI）可准确评估心室容积及心功能，3D-STI 可检测 HCM 患儿左心室早期整体及局部心肌收缩功能损伤情况，为临床早期诊断和治疗提供重要依据。研究表明，HCM 患儿 EF 正常时，左心室整体应变无明显差异，但存在纵向应变减低，圆周和环向应变增加；同时，3D-STI 能早期发现 HCM 患儿左心室收缩的不同步性。

【鉴别诊断】

HCM 临床症状差别很大，主要表现为心力衰竭和左心室流出道梗阻、心肌缺血症状，鉴别诊断时首先需鉴别是否为 HCM，其次尽可能鉴别为原发性或继发性，并进行病因鉴别，后者单纯依靠超声表现较难鉴别。

1. 高血压性左心室肥厚：常有高血压病史，超声表现为心肌对称性向心性肥厚，左心室腔多正常，左心房增大，无 SAM 征及主动脉瓣提前关闭现象。当两者心肌肥厚部位和程度上有交叉现象时，需要做心肌活检进行鉴别。

2. 主动脉狭窄：是含主动脉瓣和主动脉瓣上及瓣下的一系列畸形，自左心室流出道至主动脉弓近端，常合并其他心脏畸形，超声心动图可显示主动脉狭窄的形态结构，心室壁呈弥漫普遍增厚，并检查出并发畸形。

3. 尿毒症性心肌病：肾功能障碍引起心肌损害和心功能不全，钙沉积于心肌和血管，心肌回声增强、粗糙且强弱不等，内见点片状强回声，心内膜回声增强，呈"蛋壳征"，多伴有心包积液的特征性改变，同时，左心室壁因肾实质性高血压所致室壁向心性肥厚等。

4. 心脏淀粉样变性：为罕见病，主要因不可溶性的淀粉样蛋白质对心肌间质和其余心脏结构的弥漫性浸润，表现为心肌弥漫性增厚，以左心室为主，心肌内可见闪烁颗粒样回声，舒张功能障碍较 HCM 更严重，呈限制性舒张功能障碍，心肌活检为淀粉样变性，而 HCM 为遗传性疾病，由肌小节基因突变所致，心肌纤维排列紊乱。

【要点提示】

1.图像观察要点

（1）室间隔及心室壁是否为对称性或非对称性肥厚（按照美国心脏病协会关于儿童心肌病的诊断标准，经体表面积校正后，室壁厚度的 Z 值＞ 2 为增厚）。

（2）观察和评估二尖瓣前叶运动，判断是否存在左心室流出道梗阻，并评估梗阻程度。

（3）心肌运动幅度，存在流出道梗阻时，注意观察心尖局部室壁形态和运动。

（4）观察左心室流出道收缩中期血流频谱形态特点。

（5）自左心室流出道沿主动脉走行扫查，排除有无主动脉瓣狭窄等流出系统疾病。

2.诊断思路

超声心动图检查发现心室壁增厚时，首先通过全面超声扫查排除心室流出系统狭窄或梗阻性病变（如主动脉瓣上或瓣下狭窄、主动脉弓缩窄等），然后仔细询问并密切结合相关病史。若婴儿期发现 HCM，注意了解病史，是否继发于胎儿期母亲糖尿病引起的继发性高胰岛素血症或婴儿自身原发性高胰岛素血症。超声检查同时需结合患儿的特殊面容、体型发育、皮肤特征等判断是否继发于遗传综合征。另外，结合其他辅助检查，如心电图、实验室生物学检测指标，以及其他影像学技术。MRI 心脏扫描，可精确判断肥厚心肌的分布和造成流出道梗阻情况，观察心肌是否纤维化及其累及的范围和程度，精准评估心室功能；心导管检查和心血管造影用于测量心室、心室与流出道间的压力阶差。有条件做心肌活检可以帮助临床确诊，尽可能通过基因检测找出 HCM 的致病基因。

（陈文娟　　马　宁）

【参考文献】

    [1] Lipshultz SE, Law YM, Asante-Korang A, et al.Cardiomyopathy in Children: Classification and Diagnosis：A Scientific Statement From the American Heart Association. Circulation, 2019, 140(1): e9-e68.

    [2] Elliott PM, Anastasakis A, Borger MA et al. 2014 ESC guidelines on diagnosis and management of hypertrophic cardiomyopathy：the Task Force for the Diagnosis and Management of Hypertrophic Cardiomyopathy of the European Society of Cardiology (ESC). Eur open Heart Journal, 2015, 68(1): 63.

第三节
限制型心肌病

【概述】

限制型心肌病（restrictive cardiomyopathy，RCM），是指以心室壁僵硬度增加、单侧或双侧心室舒张功能降低、充盈障碍而产生临床左心或右心力衰竭症状为特征的一类心肌病。患儿心房明显扩大，早期左心室内径可以不扩张，室壁不增厚或仅轻度增厚，收缩功能多正常，随着病情的进展，左心室收缩功能受损加重，心室腔可以扩张。占儿童心肌病的 3%～5%，男女发病率（2～3）∶1，RCM 病程进展快，预后较差。儿童 RCM 确诊后平均生存周期为 2 年，1/3 病例死亡原因是猝死或心律失常。在 1995 年世界卫生组织及国际心脏协会（WHO/ISFC）修订的心肌病分类中，把 RCM 单独列为其中一种。2006 年，美国心脏病协会（AHA）推出的心肌病分类法，将 RCM 归为原发性心肌病中的混合性心肌病（遗传因素与非遗传因素），认为在 RCM 发病机制中，遗传因素占重要位置。

RCM 根据病因可以分为特发性及继发性。在特发性 RCM 中，30% 有家族史，遗传方式以常染色体显性遗传为主，也可以表现为常染色体隐性遗传，在散发性 RCM 中发现肌节蛋白基因（*MYH7*、*TNNT2*、*TNN13*）和 *DES*、*TTN* 基因突变。肌节蛋白基因突变所致 RCM 进展快、预后差，DES 基因突变导致的 RCM 多伴有高度房室传导阻滞或骨骼肌病变，部分溶酶体疾病如戈谢病、Fabry 病，常合并 RCM 表现。继发性 RCM 多继发于全身系统疾病，如浸润性或贮积性疾病（淀粉样变、结节病、血色病）累及心肌，心内膜纤维化、嗜酸性粒细胞性心内膜炎、EFE、放射性损伤，以及蒽环类抗肿瘤药物累及心内膜和心肌。需要注意的是，一些继发性 RCM 也是与遗传相关的。儿童以特发性多见，其中 1/3 为遗传性。

【病理解剖】

RCM 的主要病理改变是心内膜和（或）心肌纤维化，病变可发生于左心室和（或）右心室，即左、右心室可单独受累，也可同时受累。

1. 特发性 RCM

组织学表现为心壁结构异常，心肌细胞变性，纤维组织网格状增生包绕心肌细胞，纤维化病变以左心室为重，心内膜或心肌并无增厚，电镜显示心肌间质大量纤维增生，心肌细胞肌节结构异常，肌原纤维稀少、排列紊乱，闰盘结构、数量及分布异常。

2. 继发性 RCM

由于各种原因导致心肌硬度增加。

（1）心脏淀粉样变性：心肌纤维轻度空泡样变性，间质疏松、水肿。脂肪组织增生，心肌及间质中可见一些均染性物质，心内膜可见大量片状杂乱无章的微丝。

（2）嗜酸性粒细胞心内膜炎：心肌病理生理表现可分为 3 期，即急性坏死期、血栓形成期和纤维化期。急性坏死期心内膜心肌血管周围有嗜酸性粒细胞浸润，随后增厚；血栓形成期心内膜上有广泛的附壁血栓形成；纤维化期心内膜心肌纤维化，嗜酸性粒细胞浸润减少或消失。病理解剖可见病变多累及双侧心室，心尖常被血栓覆盖，心内膜及心内膜下心肌纤维化并增厚，心内膜增厚可 10 倍于正常，达 10mm，甚至累及房室瓣、腱索、乳头肌，致使心室腔缩小，严重者心尖近闭塞状，心肌可不增厚。

（3）心内膜纤维化：此病常见于热带非洲国家，病因可能为寄生虫感染、自身免疫性疾病、基因易感性，病理显示心内膜纤维化。

（4）EFE：小儿心肌病较常见的一种，分为原发性和继发性（继发于主动脉瓣狭窄、COA，PA），表现为心内膜弥漫性胶原和弹力纤维增生。

（5）含铁血黄素沉积：可见于遗传性或长期输血患者，由于血浆中的铁含量超过转铁蛋白结合力，铁沉积在心脏和其他组织中，导致心肌纤维化。

（6）结节病：主要原因是 $CD4^+$ 的 T 细胞与抗原相互作用，导致肉芽肿形成，最常累及的部位是左心室游离壁和室间隔基底部。

【病理生理】

一方面，由于心内膜和（或）心肌纤维化导致心肌顺应性减低，左心室和（或）右心室充盈受限，左、右心房压力升高，继而发生体静脉与肺静脉循环淤血；另一方面，由于左心室充盈受限，心搏量减少而导致体循环供血不足。晚期心室可伴有扩大。

【临床特征】

RCM临床表现差异大，以舒张功能障碍为主，收缩功能正常或接近正常。病程晚期收缩功能可减低。由于肺静脉及腔静脉循环淤血，患儿面颊部呈暗红色，类似二尖瓣面容，为肺淤血所致，严重病例可出现咳嗽、咯血、呼吸困难、两肺湿啰音，同时还可以出现体循环淤血征象，肝大、腹腔积液、下肢水肿等临床表现。由于心室搏出量减少导致体循环供血减少，患儿还可以出现乏力、晕厥、活动受限等临床表现。心电图示左、右心房扩大，心肌受累和缺血改变。心脏X线片显示心影增大，肺血增多。RCM的诊断目前没有公认的标准，2008年欧洲心脏学会有如下定义：患者心室表现为限制型舒张功能障碍，心室的舒张末期和收缩末期容积正常或减少，室壁厚度正常或轻度增加，同时需除外缺血性心肌病、瓣膜性心脏病和先天性心脏病。心电图表现为弥漫性低电压、各种非特异性的ST段和T波改变，心房增大可出现显著P波，或者心房颤动。心脏磁共振显像（CMR）有助于RCM与缩窄性心包炎的鉴别，CMR可以比较清晰显示心包结构，明确心包有无增厚、钙化。此外，CMR结合Ga增强显像，明确心肌有无淀粉样变性。CMR还可以显示铁在心肌的沉积，有助于含铁血黄素疾病所致的RCM。在右心导管检查的同时行心内膜下心肌活检是诊断一些特殊继发性心肌病的金标准。

【超声心动图表现】

RCM二维结构及彩色血流超声心动图典型表现为：双侧心房显著扩大（图5-3-1A，图5-3-2），心室内径正常或缩小，原发性RCM心室壁不肥厚，继发性RCM心室心内膜增厚和（或）心肌增厚，如心肌淀粉样变性、嗜酸性心内膜炎，严重者心尖呈闭塞状，心尖部附壁血栓形成；由于双侧心房扩大，二、三尖瓣可合并反流；下腔静脉及肝静脉内径增宽（图5-3-1B），心包腔、胸腔可合并积液。

RCM心功能改变主要表现为：①左心室舒张功能障碍：心室充

盈受限，二尖瓣血流频谱 E 峰 /A 峰＜ 1；或呈限制型充盈障碍，E 峰 /A 峰＞ 2。二尖瓣舒张早期充盈时间（EDT ＜ 160ms）和等容舒张时间缩短（IVRT ＜ 70ms）。肺静脉和肝静脉血流收缩期速度低于舒张期，吸气时肝静脉舒张期逆向血流增加，肺静脉逆向血流（Ar 波）速度及持续时间增加。②晚期左心室收缩功能可减低：组织多普勒二尖瓣环 s 峰减低＜ 8cm/s，左心室射血分数（LVEF）减低。须注意上述指标均为成年人标准，小儿标准尚未见有报道。

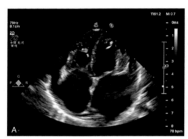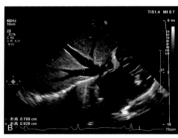

A.心尖四腔切面示双侧心房增大；B.肝静脉内径增宽

图 5-3-1　RCM

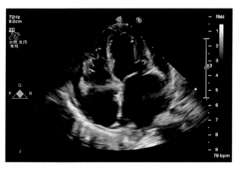

双侧心房明显增大，心室充盈受限，心包腔少量积液

图 5-3-2　RCM 动态图

【鉴别诊断】

须与 RCM 相鉴别的疾病：

（1）缩窄性心包炎：RCM 须与各种原因导致的心包粘连增厚、纤维组织增生等心包纤维化和钙化而形成的缩窄性心包炎鉴别，由于

心包增厚、僵硬和心脏活动受限，影响心室舒张期容量充盈，RCM的临床表现与缩窄性心包炎相似，两者都可因心室舒张受限导致体循环淤血等症状，如肝大、腹腔积液，因而诊断 RCM 需排除缩窄性心包炎，两者治疗方案及预后完全不同，准确诊断对于临床治疗有重要意义。鉴别要点：①缩窄性心包炎有急性心包炎病史，心包增厚，伴有钙化；②缩窄性心包炎舒张中晚期由于受限心包粘连，两侧心室间压力差随着心室充盈压力迅速转变致使室间隔出现异常抖动；③二尖瓣、三尖瓣口血流：缩窄性心包炎随呼吸变化明显，而 RCM 变化不明显；④二尖瓣环收缩期 s 峰有助于两者鉴别，RCM s 峰减低＜ 8cm/s，而缩窄性心包炎 s 峰正常＞ 8cm/s，需注意 8cm/s 为成年人指标，儿童各年龄段 s 峰正常值可参照儿童各年龄段正常值；⑤二尖瓣环舒张早期峰值速度 / 二尖瓣口舒张早期血流峰值速度（Ea/E）比值，RCM 较缩窄性心包炎显著降低；⑥斑点追踪成像，RCM 心肌径向及长轴应变低于缩窄性心包炎，缩窄性心包炎心尖旋转角度及净拧转角度较 RCM 低（表 5-3-1）。

（2）其他心脏病：RCM 诊断为临床排除性诊断，尚须与DCM、HCM、瓣膜性心脏病、先天性心脏病及心肌致密化不全所致的心房扩大相鉴别。DCM 常伴有心室扩大，心功能减低；HCM 以室间隔或左心室后壁局部肥厚为特征，可伴有左心室流出道血流梗阻；瓣膜性心脏病主要表现为瓣膜结构改变及功能性改变，如瓣膜狭窄或关闭不全；先天性心脏病则伴有相应的心内间隔缺损或大动脉异常所致的血流动力学改变；心肌致密化不全需仔细观察心内膜下心肌呈小梁样及深陷隐窝改变。

【要点提示】

1. 图像观察要点

（1）观察双侧心房、心室大小改变特征。

（2）观察心室壁运动正常与否，有无减低。

（3）心包有无增厚、毛糙、钙化。

（4）二尖瓣口舒张期血流频谱是否呈限制型充盈模式。

（5）肺静脉及肝静脉血流频谱是否异常。

（6）房室瓣口有无反流。

表 5-3-1　RCM 与缩窄性心包炎临床鉴别要点

项目	RCM	缩窄性心包炎
病史	继发性 RCM 可提供心肌淀粉样变性、心内膜心肌纤维化病变等病史，特发性 RCM 则无特殊病史	既往有急性心包炎，有结合杆菌、细菌、寄生虫、病毒等感染病史
体征	二尖瓣、三尖瓣关闭不全杂音、S3 奔马律	可有心包叩击音，偶可闻及心包摩擦音
心电图	P 波常高、宽，并有切迹，QRS 波群可增宽，可呈低电压，ST 段和 T 波改变常见，可出现窦性心动过速、心房扑动、心房颤动和束支传导阻滞等心律失常	为非特异性改变，部分心房扩大明显者可出现 P 波增宽及心房颤动，QRS 波群均呈低电压，可出现 ST-T 段的改变，也可出现窦性心动过速、心房扑动等，传导阻滞少见
超声心动图	左、右心房明显增大，可见心内膜增厚，二尖瓣、三尖瓣充盈受呼吸影响小，二尖瓣环组织速度 < 8cm/s	左、右心房增大，常伴心包钙化、增厚，随呼吸运动变化，室间隔切迹随呼吸摆动；二尖瓣环组织速度 > 8cm/s；舒张早期彩色血流等速线斜率多 > 100cm/s
胸部 X 线检查	可见心内膜钙化	常伴有心包钙化
CT 或 MRI	可见心内膜增厚，偶有心包积液	常伴有心包钙化或者增厚，偶可见心包积液或粘连
心导管检查	收缩面积指数较低（0.92±0.19），左、右心室舒张末期压力差 > 5mmHg，右心室舒张末期压 / 右心室收缩压（0.35±0.14）	收缩面积指数较高（1.4±02），左、右心室舒张末期压力差 < 5mmHg，右心室舒张末期压 / 右心室收缩压（0.50±0.13）
心内膜心肌活检	心内膜增厚，心肌间质纤维化	正常或非特异性的心肌肥大及纤维化
放射性核素检查	心房核素滞留，右心室核素显像延迟	左、右心室无明显差异
B 型利钠钛	可高于 800pg/ml	多为 100~200pg/ml，但一般不高于 800pg/ml
实验室检查	可见嗜酸性粒细胞增多	可有贫血，肝功能和血白蛋白水平异常

摘自：黄红综述.《临床诊疗 RCM 的研究进展》. 中国循环杂志，2015, 30(6): 594-596.

（7）舒张功能是否减低。

（8）左心室射血分数是否减低。

2. 诊断思路

患儿临床表现有体循环、肺循环淤血征象，同时超声心动图示双侧心房增大，心室大小正常，心室壁运动尚可、收缩功能正常或轻度减低时，需要仔细询问病史，并重点检测评价舒张功能的超声指标，如二尖瓣血流频谱形态及参数、肺静脉血流频谱 Ar 波流速及持续时间、二尖瓣环室间隔与侧壁处的组织多普勒参数等，以明确是否存在舒张功能减低。观察下腔静脉和肝静脉形态及血流模式，评价是否合并体循环淤血。同时仔细观察心包有无增厚、粘连、钙化及缩窄征象等，注意与缩窄性心包炎进行鉴别诊断。最后借助其他影像学技术和遗传学检测技术明确诊断。

（高　峻）

【参考文献】

[1] 杨思源. 小儿心脏病学. 三版. 北京：人民卫生出版社，2005.

[2] Merlo M, Abate E, Pinamonti B, et al. Restrictive cardiomyopathy：clinical assessment and imaging in diagnosis and patient management, clinical Echocardiography and other imaging techniques in cardiomyopathies. Springer international Publishing, 2014: 185-206.

第四节
心肌致密化不全心肌病

【概述】

心肌致密化不全心肌病（noncompaction of ventricular myocardium，NVM），又称海绵状心肌病、心肌窦状隙持续状态，是以心室内异常粗大的肌小梁和交错的深陷隐窝为特征的一种与基因相关的遗传性心肌病。1932 年，Bellet 和 Gouley 首次报道"心腔内多发肌小梁形成"病例。1990 年，CHIN 首次命名为"心肌致密化不全"。先期的报道多为儿童，1995 年，世界卫生组织及国际心脏病协会（WHO/ISFC）将其归为未定型心肌病；2006 年美国心脏病协会将其归为具有遗传因素的心肌病独立类型。以往由于对该病认识不足，认为是一种罕见疾病，随着人们对该疾病的认识不断深入，发现该病并非为少见心肌病。心肌致密化不全患者出现临床症状的年龄早晚不等，该病的主要临床表现为渐进性的心功能障碍、心律失常和系统性栓塞。NVM 有家族发病倾向但非单一遗传背景。NVM 的家系遗传方式有 X 连锁遗传、常染色体显性遗传、线粒体遗传等。婴幼儿 NVM 患儿多呈现 X 连锁遗传，认为可能与 Xq28 染色体 G4.5 的基因点突变有关。

【病理解剖】

正常胎儿在胚胎发育第 3 ~ 5 周时，心肌为海绵网状结构，由于心内膜分泌神经生长因子的作用以及 ErB2、ErB4 受体的原位表达，使心腔内形成大量的肌小梁，心腔内的血液通过肌小梁间的隐窝向海绵状心肌供血。胚胎第 5 ~ 8 周时，心室肌逐渐致密化，隐窝压缩成毛细血管，形成冠脉微循环，肌小梁间的隐窝变平或消失，致密化过程从心外膜至心内膜，从基底部至心尖部。胚胎时期心肌致密化过程中断，致使心腔内的隐窝持续存在可导致心肌致密化不全。其特征性病变为：心室壁内侧由多发的、粗大的肌小梁构成，交错深陷的小梁间隐窝与心室腔相通，可孤立存在或合并各种心脏畸形。

心室壁可分为两层结构，外层为较薄的致密化心肌，内层为非致密化心肌，呈异常粗大的肌小梁，肌小梁间呈深陷的隐窝。病理组织学检查可见内层非致密心肌肌束粗大紊乱，细胞核异形，也有心肌纤维化及心肌细胞溶解坏死的变化，外层致密心肌肌束走行及细胞形态基本正常。

心肌致密化不全时，心腔大小可正常也可扩大，心肌重量可增加，室壁可增厚，病变可单独累及左心室、右心室或双侧心室，以累及左心室多见。根据累及心室、心腔大小、室壁是否肥厚，心肌致密化不全可分为扩张型、肥厚型、肥厚扩张型、右心室型、双心室型等类型。

【病理生理】

心肌致密化不全时，依据病变累及的范围、程度不同及是否合并其他心脏畸形或心律异常，其引起的心脏结构、功能和血流动力学改变差别很大，预后差别也很大。Jeffrey 等人将左心室心肌致密化不全（Left ventricular noncompaction，LVNC）归纳为八大类（详见临床特征部分描述）。致密化不全心肌有效收缩成分减少且血供不足，容易发生慢性心肌缺血，造成心肌纤维变性，导致心肌舒缩功能障碍；外层致密化心肌较薄，故容易发生心力衰竭；心肌肌束的不规则分布和连接，室壁张力增加，组织损伤和激动延迟易造成心律失常，隐窝中血流缓慢以及心律失常时心房纤颤易导致血栓形成；若致密化不全累及乳头肌，会导致乳头肌功能不全，造成瓣膜脱垂而致反流。因而心肌致密化不全未能早期诊断、早期治疗，患者可于中青年出现心功能渐进性障碍，并以心力衰竭、心律失常及心、脑等重要脏器的血栓栓塞为临床表现。

【临床特征】

NVM 男性发病率多于女性，具有遗传倾向，在儿童中尤为明显，国外报道 NVM 患者有家族史高达 18%～44%，但目前大多为散发病例，可能与对该疾病的认识不足和对直系亲属筛查力度不足有关。NVM 与多种神经肌肉疾病密切相关，其中线粒体疾病和 Bath 综合征最为常见。NVM 可单独存在，称为孤立性心肌致密化不全（isolated noncompaction of ventricular myocardium，INVM），亦可并发其他先天性心脏畸形或心肌病。研究发现，NVM 与其他心肌病有共同的致病基因，亦可相互演变或合并存在。对于同时具备 2 种心肌病典型改变的患者更倾向于同时诊断，但该类型研究更倾向于 NVM 是一种形态学改变而非独立性心肌病。

Jeffrey 等人将左心室心肌致密化（LVNC）不全归纳为八大类，分别为：①良性 LVNC：表现为左心室大小、室壁厚度、左心室舒缩功能正常，约占 35%，若无心律不齐，具有良好结局。② LVNC 合并心律不齐：左心室大小、室壁厚度、左心室舒缩功能正常，但具有潜在的心律不齐，LVNC 合并心律不齐者较具有相似心律不齐但不伴 LVNC 者具有更差结局。③扩张型 LVNC：表现为左心室扩大，左心室收缩功能障碍，在该型病程中从心功能保留至心脏扩大中会出现波动，表现为左心室腔变小、室壁肥厚，心室功能改善。④肥厚型 LVNC：左心室肥厚，通常为室间隔非对称性肥厚，伴舒张功能障碍、收缩功能亢进，左心室扩大及左心室收缩功能障碍，可以发生在病程晚期。该型患者与具有相同肥厚程度的 HCM 患者具有相似结局。⑤扩张肥厚型 LVNC：表现为左心室壁肥厚、左心室腔扩张、收缩功能障碍，该型死亡危险度增加，儿童人群中伴有线粒体或代谢性疾病，会导致左心室扩大、左心室功能差、心力衰竭。⑥限制型 LVNC：罕见，表现为左心房或双房扩大及舒张功能障碍，临床及结局与 RCM 相似。⑦右心室或双室 LVNC：右心室或双侧心室肌小梁丰富，右心室心肌致密化不全通常在右心室具有非常丰富肌小梁时诊断，常见发生在右心室侧壁，向上可达三尖瓣环。⑧ LVNC 合并先天性心脏病：可以合并所有类型先天性心脏病，并可导致心功能障碍、心律失常。右心病变如 Ebstein 畸形、肺动脉狭窄、PA、三尖瓣闭锁、DORV 更易合并 LVNC；间隔缺损及左心病变亦不少见。LVNC 会增加先心病术后危险因素。

NVM3 种主要临床表现为心力衰竭、心律失常和栓塞。临床症状的首发年龄差别很大，临床表现多样，从无症状到严重的心力衰竭、心律失常、栓塞甚至猝死。与其他类型心脏病相比，无明显特征性表现，故仅靠临床表现难以诊断，心功能范围可从无症状到可致活动能力丧失的充血性心力衰竭，因而心力衰竭是 NVM 就诊的主要原因；NVM 患者的心电图常呈异常表现，其中以室性心律失常、束支传导阻滞及心房颤动最为常见，可合并 ST-T 段改变。小儿 NVM 合并房室传导阻滞及快速心律失常较成年人发生率低。NVM 发生栓塞的风险尚不明确，可发生脑栓塞、肺栓塞及肠系膜动脉栓塞。

【超声心动图表现】

1. 二维及彩色血流声像图

（1）心室壁心内膜下心肌呈多发隆突的肌小梁凸向心腔内，呈节段性分布，好发于左心室心尖部，心室中间段下壁、后壁及外侧游离壁；右心室心尖部、侧壁及基底段较少累及。疏松的心肌呈海绵状，心室壁分为两层不同的心肌结构，心腔内侧为厚而疏松的非致密层心肌，外层为较薄的致密层心肌（图 5-4-1A，图 5-4-2），其间可见深陷的隐窝。目前成年人标准采用 Jenni 等标准：胸骨旁短轴切面收缩末期非致密层心肌最大厚度是致密层心肌 2 倍以上（ratio of non-compacted myocardiom to compacted myocardiom at the end of systole，N/C ＞ 2：1），儿童标准尚未统一，有研究认为儿童心肌致密化不全诊断标准 N/C ＞ 1.4：1（图 5-4-1B）。目前，非致密层心肌与致密层心肌厚度比值中心肌厚度测量所取时相有学者提出异议，认为应该取舒张末期厚度测量。

（2）心肌隐窝间可见低速血流与心腔相通（图 5-4-1C），不与冠脉循环相通。

（3）室壁运动依受累节段的多寡而表现正常或弥漫性减低。

（4）累及乳头肌者，基底部肌肉疏松，可引起乳头肌功能失调，MVP 伴反流。

（5）心腔可扩大，少数可伴附壁血栓。

（6）右心室 NVM 与正常右心室心肌在解剖学上难以区分，至今尚没有右心室 NVM 的诊断标准。

（7）NVM 还可合并先天性心脏病，如 ASD、VSD、二叶式主动脉瓣及肺动脉狭窄等。

2. 心腔超声造影

造影超声心动图能够清晰显示心内膜边缘，凸显小梁间隐窝，使诊断更加明确。临床可使用 Sonovue 静脉注射造影，致密化不全心肌表现为放射状分布的粗大增多的小梁和深陷其间被造影剂充填的隐窝或表现为稀疏显影的心内膜下心肌。

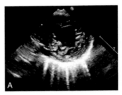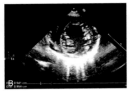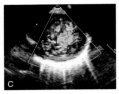

A. 心脏短轴切面示心内膜下心肌呈小梁样改变，小梁间见深陷隐窝；B. 非致密层心肌厚度 / 致密层心肌厚度大于 1.4；C. 彩色血流图示心腔血流深入非致密心肌小梁间隐窝

图 5-4-1　LVNC

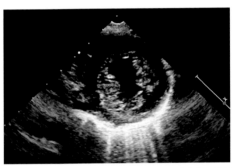

左心室心肌分为非致密层和致密层，心内膜下非致密化心肌呈小梁样凸向左心室腔，其间可见隐窝，外层为致密化心肌

图 5-4-2　LVNC 动态图

3. 胎儿超声心动图

有报道胎儿心肌肌小梁较细小、密集，二维超声难以分辨致密化不全的肌小梁，而主要表现为室壁增厚，容易误诊为室壁肥厚，仔细观察心腔内血流进入小梁间隙有助于心肌致密化不全的诊断。

【鉴别诊断】

须与 NVM 相鉴别的疾病：

（1）HCM：HCM 心肌显著肥厚，肥厚心肌向心腔内隆突，但肥厚心肌不能分为致密层和非致密层，心肌层均匀增厚，同时也观察不到深陷的隐窝。原发性 HCM 多为局限性心肌肥厚，多累及室间隔基底段。

（2）尿毒症心肌病：可表现为心肌增厚，心肌回声增强，但心肌无肌小梁及隐窝改变，结合病史有助于鉴别。

（3）多发性室间隔肌部缺损：室间隔多发肌部缺损，尤其是近心尖段多发性缺损，缺损处左、右心室心内膜面粗糙，与心肌致密化不全图像相似，但室间隔局部中断，并有穿隔血流信号。

（4）DCM合并心肌致密化不全：DCM可以合并心内膜下心肌过度小梁化表现，表现为左心室扩大，左心室心内膜下心肌小梁化，孤立性左心室心肌致密化不全（Isolated left ventricular noncompation，ILVNC）早期左心室内径尚正常或有轻度增大，病程晚期左心室扩大，左心功能不全，此时与DCM合并心肌致密化不全超声表现相似，若NC/C＞2.5，以及病变累及的节段数越多，ILVNC的可能性较大。另外，DCM的LVEF较ILVNC更低。

【要点提示】

1. 图像观察要点

（1）观察心室壁心内膜下心肌是否有过度隆突的肌小梁和深陷其间的隐窝，形成网状结构或纤细光带。

（2）观察病变区外层致密心肌（C）明显变薄，而内层非致密化心肌（N）疏松增厚，N/C＞1.4（儿童），N/C＞2.0（成年人）。

（3）致密化不全病变常累及心尖部、侧壁及后壁等，以中间段、心尖段常见。可累及左心室、右心室或双侧心室，以左心室多见。

（4）受累的心室可增大，室壁运动减低，心室的收缩舒张功能均减低。

（5）彩色血流显示心腔内低速血流与隐窝相通。

（6）心肌致密化不全可伴发多种心脏畸形。

2. 诊断思路

患儿临床表现可以无症状或伴有心律失常、心力衰竭及束支阻滞，临床确诊主要依靠影像学检查，超声心动图为首选影像学检查方法。左心室壁心内膜下心肌呈多发小梁样改变及深陷其间的隐窝，非致密层心肌/致密层心肌厚度比，成年人＞2，儿童＞1.4；致密化不全节段以心尖部、侧壁和后壁为主。

（高　峻）

【参考文献】

[1] Jenni R, Oechslin E, Schneider J, et al. Echocardiographic and pathoanatomical characteristics of isolated left ventricular non-compaction : a step towards classification as a distinct cardiomyopathy. Heart, 2001, 86(6): 666-671.

[2] Towbin JA, Lorts A, Jefferies JL. Left ventricular non-compaction cardiomyopathy. 2014, 2014(9995): 813-825.

第五节
致心律失常性右心室心肌病

【概述】

致心律失常性右心室心肌病（arrhythmogenic right ventricular cardio-myopathy/dysplasia, ARVC/D），是一种以纤维脂肪组织进行性替代右心室心肌细胞为特征的遗传性心肌病，又称右心室心肌病、致心律失常性右心室发育不良。该病伴发室性心律失常、心力衰竭和猝死，多于成年发病，是年轻人及运动员猝死的重要原因之一。该病儿童时期发病少见。临床症状有活动后气促、心悸、晕厥等。1977年，Fontaine首次报道该病，1995年被世界卫生组织和国际心脏联合会归为原发性心肌病，与DCM、HCM、RCM和未分类心肌病并列为五类原发性心肌病。2006年在新颁布的心肌分类上归为遗传性心肌病。该病虽然表现为优先或显著累及右心室，但通常亦累及左心室，2017年欧洲心血管影像协会专家共识建议将其更名为致心律失常心肌病。ARVC/D一般为常染色体显性遗传性疾病，少数表现为常染色体隐性遗传。许多病例呈家族性发病。目前已确定与ARVC/D发生相关的基因有八种，其中编码桥粒蛋白的基因突变可能占主导地位。ARVC/D国外发病率为1/2500～1/1000，家族性发病率为30%～50%；男性多于女性，国内报道约3.2∶1；根据国外报道，约20%年轻人猝死由ARVC/D引起。ARVC/D目前没有根治方法，植入埋藏式心律转复除颤器（ICD）是目前预防猝死最有效的办法。

【病理解剖】

ARVC/D又被称为"羊皮纸心"，右心室心肌被脂肪纤维组织替代，由右心室心肌外膜面或心肌中层开始，逐渐发展到心肌全层。病变呈灶性或弥漫性，常常好发于右心室的后基底部、心尖部及漏斗部，构成"发育不良三角"。随着病情进展，逐渐累及整个右心室，导致右心室呈球形明显增大，心腔扩张，可伴室壁瘤形成。切面心肌壁层变薄，可见层状、树枝状或云彩状分布的黄色脂肪浸润区，右心室心肌病变可向左心室扩展，累及室间隔。研究显示，在部分 ARVC/D 病例早期左心室心肌亦有脂肪组织浸润，心脏瓣膜及冠脉等无形态异常。镜下以右心室心肌不同程度地被脂肪或脂肪纤维组织替代为特征。脂肪组织呈条索状或片块状浸润，穿插于心肌层，残存的心肌纤维萎缩，呈不规则索团状，与脂肪组织混存，在病理学上称为脂肪心或心肌脂肪浸润。

【病理生理】

ARVC/D 的病理改变表现为纤维 – 脂肪组织替代心肌细胞，因此，有学者认为那些位于无传导特性的脂肪纤维组织中孤立的心肌纤维会发生传导延缓，从而易与周围正常的心肌产生折返现象，导致源于右心室的室性心动过速。同时随着心肌细胞不断被纤维脂肪组织替代，使得右心室心肌细胞显著减少，右心室壁变薄，从而导致右心室结构改变和收缩功能减低。左心室受累多位于后侧壁的心外膜下心肌，当左心室受累时，也发生同样病理改变，从而出现右心力衰竭、左心力衰竭或全心力衰竭。

【临床特征】

ARVC/D 临床表现从无症状到心悸、胸闷、晕厥、室性期前收缩甚至恶性室性心律失常。室性心律失常以反复发作持续性或非持续性室性心动过速为特征，多起源于右心室，可发展为室颤而导致患者猝死。该病的自然病程一般分为 4 个阶段：①早期隐匿期，此期患儿可以无症状，可有轻微的室性心律失常、右心室结构轻微改变；②显性电紊乱期，可见症状性室性心律失常及更明显的右心室结构和功能改变；③右心室衰竭期；④双室衰竭期。心电生理学改变以左束支传导阻滞型、室性期前收缩及室性心动过速、Epsilon 波及右胸导联 QRS 波群增宽为常见的心电图改变。心脏 CT/MRI：可以对心肌组织特性进行判断，识别右心室心肌被脂肪纤维组织代替，可以较超声更为准确的评估右心室结构及功能。右心室心内膜下心肌活检是确诊 ARVC/D 的有效方法，能够有效检查出右心室心肌不同程度脂肪浸润、心肌纤维化。

【超声心动图表现】

1. 超声心动图

（1）右心室扩大，右心室流出道增宽，右心室壁变薄、舒张期呈袋状膨凸或呈瘤样表现（图5-5-1）。

（2）右心室壁运动减低，右心功能减低。

（3）右心室肌小梁排列紊乱，右心室心尖部及三尖瓣下方为室壁瘤好发部位。

（4）肺动脉一般不扩张，肺动脉压不增高，巨大的右心室与不扩张的肺动脉形成对比（图5-5-2）。

（5）若未累及左心室，左心室形态及结构一般正常；左心室功能可正常，受累时也可减低。

（6）二、三尖瓣可合并中重度关闭不全（图5-5-3）。

（7）超声心动图的局限性是不能辨识心肌脂肪纤维变性。

（8）根据2010欧洲心脏病协会ARVC/D诊断标准，右心室大小及功能诊断标准：①右心室流出道胸骨旁长轴（PLAX）≥32mm（体表面积校正≥19mm/m²）；②右心室流出道胸骨旁短轴（PSAX）≥36mm（体表面积校正≥21mm/m²）；③右心室舒末容积（RVEDV/BSA）为男≥110ml/m²，女≥100ml/m²；④右心室射血分数（EF）≤40%。

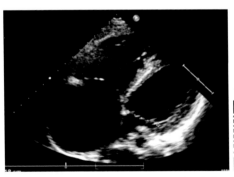

胸骨旁四腔切面示右心增大，右心室壁运动减低

图 5-5-1　致心律失常性心肌病动态图

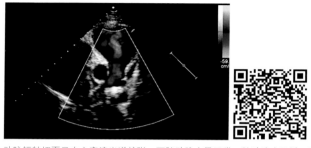

心底大动脉短轴切面示右心室流出道扩张，而肺动脉内径正常，肺动脉内及瓣口可见舒张期反流

图 5-5-2 致心律失常性心肌病动态图

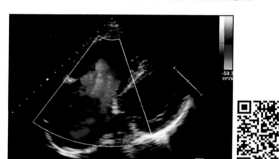

胸骨旁四腔切面示三尖瓣口可见收缩期中量反流

图 5-5-3 致心律失常性心肌病动态图

2. 其他超声技术

（1）应用组织多普勒评价右心室长轴方向收缩功能：四腔心切面，三尖瓣环收缩期峰值速度。

（2）斑点追踪技术可评价右心室功能，且无角度依赖性：测量右心室整体及右心室游离壁长轴应变。研究报道，该类患者在疾病早期出现减低。

（3）三维超声心动图技术：测量右心室容积及右心室射血分数（当患者图像较差或右心扩大显著时影响测量）。患者存在右心室容积的增大和射血分数的降低。

附：2010 年欧洲心脏病协会 ARVC/D 诊断标准（表 5-5-1）

表 5-5-1　心律失常性右心室心肌病 / 发育不良的诊断标准

I . 整体和（或）局部运动障碍和结构改变	
主要条件（二维超声）	
右心室局部无运动、运动减弱或室壁瘤，伴有下列表现之一（舒张期末）：	
右心室流出道胸骨旁长轴（PLAX）	≥ 32 mm
体表面积校正后（PLAX/BSA）	≥ 19 mm / m²
右心室流出道胸骨旁短轴（PSAX）	≥ 36 mm
体表面积校正后（PSAX/BSA）	≥ 21 mm / m²
或面积分数变化（FAC）	≤ 33%
主要条件（MRI）	
右心室局部无运动、运动减弱或右心室收缩不协调，伴有下列表现之一：	
右心室舒张末期容积（RVEDV/BSA）	≥ 110ml / m²（男）
	≥ 100ml / m²（女）
或右心室射血分数（RVEF）	≤ 40%
主要条件（右心室造影）	
右心室局部无运动、运动减弱或室壁瘤	
次要条件（二维超声）	
右心室局部无运动或运动减弱，伴有下列表现之一（舒张期末）：	
右心室流出道胸骨旁长轴（PLAX）	≥ 29 ~ < 32 mm
体表面积校正后（PLAX/BSA）	≥ 16 ~ < 19 mm / m²
右心室流出道胸骨旁短轴（PSAX）	≥ 32 ~ < 36 mm
体表面积校正后（PSAX/BSA）	≥ 18 ~ < 21 mm / m²
或面积分数变化（FAC）	> 33% ~ ≤ 40%
次要条件（MRI）	
右心室局部无运动、运动减弱或右心室收缩不协调，伴有下列表现之一：	
RVEDV/BSA	≥ 100 ~ < 110ml / m²（男）
	≥ 90 ~ < 100ml / m²（女）
或右心室射血分数（RVEF）	> 40% ~ ≤ 45%
II . 室壁组织学特征	
主要条件	
至少一份活检标本形态学分析显示残余心肌细胞 < 60%（或估计 < 50%），伴有纤维组织取代右心室游离壁心肌组织，伴有或不伴有脂肪组织取代心肌组织。	
次要条件	
至少一份活检标本形态学分析显示残余心肌细胞 60% ~ 75%（或估计 50% ~ 65%），伴有纤维组织取代右心室游离壁心肌组织，伴有或不伴有脂肪组织取代心肌组织。	
III . 复极异常	
主要条件	

续表

右胸导联 T 波倒置（V_1、V_2、V_3），或 14 岁以上（不伴有完全性右束支传导阻滞，QRS ≥ 120ms）

次要条件

V_1 和 V_2 导联 T 波倒置（14 岁以上，不伴有完全性右束支传导阻滞），或 V_4、V_5 或 V_6 导联 T 波倒置

V_1、V_2、V_3 和 V_4 导联 T 波倒置（14 岁以上，伴有完全性右束支传导阻滞）

Ⅳ．除极/传导异常

主要条件

右胸导联（$V_1 \sim V_3$）Epsilon 波（在 QRS 综合波末至 T 波之前诱发出低电位信号）

次要条件

标准心电图无 QRS ≥ 110ms 的情况下，信号平均心电图至少 1/3 参数显示出晚电位：

滤波后 QRS 时限（fQRS）≥ 114ms

QRS 终末电压低于 40μV 的时限（低振幅信号时限）≥ 38ms

QRS 终末 40ms 的平方根电压 ≤ 20μV

无完全性右束支传导阻滞，测量 V_1、V_2 或 V_3 导联

QRS 波群末端 R'波初始，QRS 波群终末激动时间 ≥ 55ms

Ⅴ．心律失常

主要条件

持续性或非持续性左束支传导阻滞型室性心动过速，伴有电轴向上（Ⅱ、Ⅲ、aVF 导联 QRS 波群负向或不确定，aVL 导联上正向）

次要条件

持续性或非持续性右心室流出道型室性心动过速，左束支传导阻滞室性心动过速，伴电轴向下（Ⅱ、Ⅲ、aVF 导联 QRS 波群正向或不确定，aVL 导联上负向），电轴不明确。

室性期前收缩 > 500 个 /24h（动态心电图）

Ⅵ．家族史

主要条件

一级家属中有按照目前诊断标准明确诊断 ARVC/D 的患者

一级家属中有尸检或手术病理诊断为 ARVC/D 的患者

经评估确定患者具有 ARVC/D 致病基因的有意义的突变

次要条件

一级家属中有可疑 ARVC/D 患者但无法证实，而就诊患者符合目前的诊断标准

可疑 ARVC/D 引起的早年猝死家族史（< 35 岁）

二级家属中有病理检查确诊或符合目前诊断标准的 ARVC/D 患者

> 心律失常性右心室心肌病/发育不良诊断标准：
> 具备 2 项主要条件，或 1 项主要条件加 2 项次要条件，或 4 项次要条件
> 临界诊断：具备 1 项主要条件和 1 项次要条件，或 3 项不同方面的次要条件
> 可疑诊断：具备 1 项主要条件或 2 项不同方面的次要条件

【鉴别诊断】

须与 ARVC/D 相鉴别的疾病：

（1）Uhl 畸形：　为先天性右心室心肌完全或部分性缺如，心室壁薄如纸，仅存心内膜和心外膜，婴幼儿多见，常早年死于充血性心力衰竭。而 ARVC/D 主要见于成年人，临床表现为室性心律失常或猝死，右心室心肌非先天性缺如，而是灶性或弥漫性被纤维脂肪组织所代替，可累及左心室，是一种进行性心肌病。鉴别诊断依靠心肌活检或 MRI 检查。

（2）巨大的 ASD：可导致右心巨大，房间隔回声中断及房水平分流可以明确诊断。

（3）完全性肺静脉异位引流：由于体循环及肺循环血液均回流入右心，导致右心显著增大。左心房未探及肺静脉入口，肺静脉经多种途径引流入右心房，ASD 伴右向左分流的存在可以明确完全性肺静脉异位引流的诊断。

（4）原发性 PH：右心扩大、右心室壁增厚，肺动脉增宽，肺动脉血流频谱加速时间缩短、峰值前移，减速时间延长，呈"匕首状"；三尖瓣口收缩期反流估测肺动脉收缩压或肺动脉瓣口舒张期反流估测肺动脉舒张压明显增高。

【要点提示】

1. 图像观察要点

（1）右心室流出道扩张是该病超声心动图最常见表现特征之一，几乎所有的病例都有不同程度的右心室流出道扩张，甚至呈瘤样扩张，而肺动脉内径相对正常。

（2）由于 ARVC/D 的病理改变主要发生在右心室后基底部、心尖部及漏斗部，因此需要详细检查这些部位。

（3）右心室局部无运动、运动减弱或右心室收缩不协调。

（4）二、三尖瓣可合并中重度关闭不全。

2. 诊断思路

结合患儿的临床表现如心悸、胸闷、晕厥，心电图检查示右心室起源的室性心律失常、Epsilon 波及右胸导联 QRS 波群增宽等，均应考虑 ARVC/D 可能。超声心动图示右心室扩张、室壁变薄、局部室壁瘤形成，右心室肌小梁排列紊乱，右心室壁运动减低、无运动、右心室收缩功能障碍，而左心室形态结构功能相对正常，肺动脉一般不扩张，肺动脉压不增高，同时排除了 ASD、APVC、原发性 PH 等常见导致右心增大的先天性心脏病外，常常提示 ARVC/D 可能。

（高　峻）

【参考文献】

[1] Marcus FI, Mckenna WJ, Sherrill D,et al. Diagnosis of arrhythmogenic right ventricular cardiomyopathy/dysplasia：proposed modification of the task force criteria. Eur Heart J, 2010, 31(7): 806-814.

[2] Haugaa KH, Basso C, Badano LP, et al. Comprehensive multi-modality imaging approach in arrhythmogenic cardiomyopathy-an expert consensus document of the European Association of Cardiovascular Imaging. European Heart Journal Cardiovascular Imaging, 2017, 18(3): 237-253.

第六节
预激性心肌病和应激性心肌病

心肌病可继发于多种疾病、药物损伤及精神因素，如代谢性疾病、神经肌肉性疾病、心律失常、结缔组织病、化疗药物相关性心肌病、应激相关性疾病等。目前较常见的为化疗药物及遗传代谢病相关性心肌病，化疗药物相关性心肌病多为扩张性心肌病表现，遗传代谢相关性心肌病可表现为心肌肥厚，如糖原贮积症性心肌病、黏多糖贮积症性心肌病，但后期可同时有增厚及扩大。继发性心肌病在一定程度下可因原发疾病的治疗和去除诱因后得到改善或恢复。基因学及针对性的代谢相关检查有助于遗传代谢病诊断。

除存在上述扩张型或 HCM 的表现外，还有部分罕见的心肌病存在特殊的心脏形态及运动方式。本节将对预激性心肌病和应激性心肌病着重进行介绍。

预激性心肌病

【概述】

预激综合征患者中，极少一部分由于存在特殊部位的旁路传导和心肌激动顺序，可导致显著的心脏运动不同步。随着病情进展，患者可出现进行性心脏扩大，心功能减低。患者多为 B 型预激综合征。目前我们临床所见患者均为左心系统受累表现，轻症可无临床症状，重症临床表现同 DCM。该类患者经射频消融可明显改善患者室壁运动及心功能，及时治疗预后良好。

【超声心动图表现】

心电图及电生理检查可支持该病诊断。经射频消融术后室壁运动可以逐渐恢复。

超声心动图表现为室间隔同左心室后壁运动明显不协调，有些患者出现室间隔部分节段心肌变薄，回声增强，运动及增厚率减低，甚至存在收缩期矛盾运动呈室壁瘤样改变，室间隔的异常以基底段为多见。以下两图（图 5-6-1，图 5-6-2）显示同一例患者射频消融术前及术后的超声图。

【鉴别诊断】

注意与各类表现为 DCM 的患者鉴别，该类患者后期存在左心显著扩大和心功能减低，容易造成误诊而延误甚至丧失手术机会。该类患者存在室壁运动的不同步，收缩功能减低也主要表现在室间隔，这与 DCM 的弥漫室壁运动异常并不相同。另外，心电图及电生理检查也可明确预激综合征的存在。

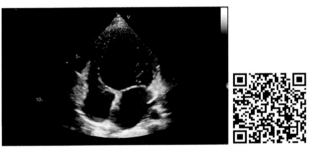

显示室间隔基底段同左心室后壁运动明显不协调，室间隔基底段心肌变薄，回声增强及收缩期矛盾运动

图 5-6-1　胸骨旁左心室长轴切面动态图

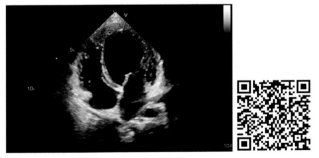

显示室间隔运动明显改善（与图 5-6-1 为同一患者射频消融术后）

图 5-6-2　胸骨旁左心室长轴切面动态图

【重点提示】

1. 图像观察要点

（1）仔细观察室间隔厚薄变化及运动情况，有无矛盾运动。

（2）应用超声评价室壁运动的协调性，主要包括双室间及左心室内。

（3）进行射频消融的患者应在术前、术后随访观察。

2. 诊断思路

室间隔局部运动异常者，应详细询问病史，进行心电图检查，明确有无 B 型预激综合征。如果能明确诊断，建议患儿到有儿童射频消融治疗条件的医院及时就诊。

应激性心肌病

【概述】

该病多发于绝经期女性，目前认为雌激素水平降低及应激后儿茶酚胺的骤升为其可能病因。临床中儿童应激性心肌病较为罕见，仅有个案报道。其特点为存在精神应激病史，心脏以外的手术、麻醉等也有发病报道。儿童患者有部分报道与蛛网膜下隙出血等神经系统疾病相关。患者出现心律、血压下降，重者可能出现意识丧失，需呼吸机辅助。心电图 ST-T 段改变或病理性 Q 波，心肌酶谱增高。

【超声心动图表现】

超声心动图特点为左心室心尖段、中段或基底段室壁运动的弥漫减低，余室壁运动正常或增强（图 5-6-3）。

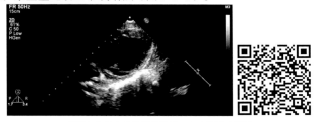

显示左心室中上段运动异常，心尖段运动增强

图 5-6-3 胸骨旁近左心室长轴切面动态图

运动减低的室壁节段与冠脉分布不匹配。冠脉造影未发现异常改变。患者室壁运动往往在一周左右恢复正常（图 5-6-4）。

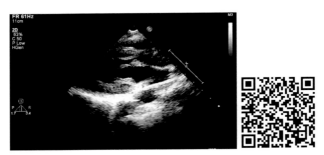

显示左心室未见明显异常（图 5-6-3 为同一患者第 5 天后）

图 5-6-4 胸骨旁近左心室长轴切面动态图

【鉴别诊断】

川崎病合并心肌梗死：应激性心肌病存在部分室壁的运动减低，心肌酶学增高及心电图动态改变，故应与冠状动脉疾病所致的节段性室壁运动异常鉴别。应激性心肌病有应激病史，室壁运动异常没有明确冠状动脉分布区，一般一周左右心室壁运动恢复正常。川崎病合并心肌梗死者有川崎病的其他症状、体征，室壁运动异常与冠脉分布区相匹配。

【重点提示】

1. 图像观察要点

（1）仔细探查室壁异常运动的部位是否同冠脉分布区相匹配。

（2）在观察室壁运动时推荐用"M"型，分别探查左心室基底、中间及心尖段。

（3）应用 Simpson 法评价左心室收缩功能。

（4）连续数天动态观察室壁运动的变化。

2. 诊断思路

心脏超声发现左心室局部的室壁运动异常者，要详细观察其分布特点，与冠脉分布区是否匹配，注意详细询问病史，是否有应激相关可能。注意检查心电图、心肌酶学及儿茶酚胺等。采用心脏超声动态观察其变化。

（孙　妍　马　宁）

【参考文献】

[1] 李田昌，胡大一.应激性心肌病.中国医药导刊, 2005，7（5）: 328-330.

[2] Dai CC , Guo BJ , Li WX , et al. The effect of ventricular pre-excitation on ventricular wall motion and left ventricular systolic function. Europace, 2018, 20(7): 1175-1181.

第六章

心内膜弹力纤维增生症 >>

EFE 是一种以心内膜弹力纤维和胶原纤维增生，心内膜增厚僵硬为病理特征的心脏疾患，曾被称为心内膜硬化症、硬化性心内膜炎、心内膜心肌弹力纤维增生症。1941 年由 Gross 首次使用本名称。EFE 中 25% 为原发性，单独存在，不合并其他先天性畸形，几乎均累及左心室；75% 合并各种心血管畸形，称为继发性，常见于 COA、主动脉瓣狭窄、PDA、左心发育不良、冠状动脉起源异常、糖原累积症等。

该病多见于婴幼儿，是婴幼儿常见的心肌病之一，发病年龄在 2～12 个月，其中 3～6 个月的婴儿占 80%，少数见于儿童，个别见于成年人，无明显性别差异。临床多以左心力衰竭为首发症状，被认为是婴幼儿时期发生充血性心力衰竭致死的主要原因之一，严重威胁着婴幼儿的健康及生命安全。EFE 既往预后很差，早期曾有人估计死亡率几乎达 100%。随着诊疗水平的不断提高，近年来研究表明，EFE 的治疗效果还是比较乐观的，经过长期正规治疗，EFE 的痊愈率可达 52.2%，而早期诊断，尽早治疗，坚持长期规律治疗是获得良好预后的关键。

EFE 病因复杂，以病毒感染、免疫反应及遗传学因素的报道最多，但其发病机制尚未完全清楚。早在 1816 年 Kreysis 认为该病为胎儿心内膜炎，系胎内病毒感染致胎儿心内膜炎性反应引起左心室缺氧所致，还有资料说明该病可能是由于宫内病毒感染，发生间质性心肌炎所致。免疫学方面的研究表明，EFE 可能继发于自身免疫反应，在跨胎盘通透的母体自身抗体作用下，部分 EFE 病例可能在胎儿期就已经启动。10% 的患儿有家族史，但遗传方式不尽相同，随着遗传学检测技术的不断提高，许多研究表明多种致病基因的突变参与了 EFE 发病，包括 X 染色体上的 *TAZ* 基因，常染色体上的 *Nexn*、*Nebulette*、*CSRP3* 基因等。还有研究认为该病与先天发育障碍、胎儿流出道机械性梗阻、淋巴管阻塞、缺氧、妊娠早期服用某些药物等有关。

【病理解剖】

主要病理改变为心内膜弹力纤维及胶原纤维增生，心内膜增厚，心内膜肌小梁间隙消失。增厚的心内膜呈瓷白色或乳白色，硬如橡皮，有一定的弹性，表面多均匀光滑，可有光泽（图 6-1）。心脏 4 个心腔均可单独或联合受累，主要累及左心室，左心房及右心室次之，累及右心房者最少见。乳头肌、腱索、二尖瓣、主动脉瓣也可受累。心室壁可有附壁血栓形成。

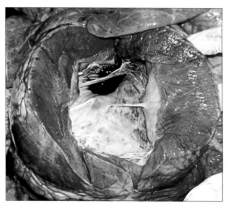

左心室心内膜呈瓷白色，质地坚韧，有弹性，表面光滑，不透明，病变弥漫性分布，累及乳头肌、腱索及瓣膜

图6-1　心脏大体解剖

[图片引自：Hananeh WM, Ismail ZB. Concurrent occurrence of acute bovine pulmonary edema and emphysema and endocardial fibroelastosis in cattle：A case history and literature review. Vet World, 2018, 11(7)：971-976.]

原发性EFE，其病变累及的心内膜范围大，心内膜增厚明显，一般呈弥漫性。多数患儿的心脏明显扩大，重量显著增加，可达正常心脏的2～4倍。心腔扩大，多数有左心室的明显扩大，少数左心室不扩大或缩小。根据左心室病理状态，通常可分为2种类型：①扩张型，此型最多见，约占95%，左心室扩大，室壁厚度正常或轻度肥厚；②缩窄型：此型较少见，左心室大小正常或心腔小、发育差，室壁增厚，心内膜增厚，常可累及右心室，多数见于新生儿。

继发性EFE病变多数呈局限性片状，并可合并左心梗阻性先天性心脏病、ALCAPA或HLHS等。

该病有1/5～1/2的病例会出现瓣膜病变，如瓣膜畸形、瓣膜增厚，表面出现结节、边缘卷曲挛缩，常累及二尖瓣及主动脉瓣。病变累及腱索和乳头肌，使腱索变形缩短，乳头肌移位、纤维化，引起瓣膜狭窄和（或）关闭不全。当心脏扩大时，房室瓣环扩大引起瓣膜关闭不全，反流血液冲击，导致瓣膜变形、卷曲，进一步加重关闭不全。

镜下观察，多数显示心内膜内皮层完整，心内膜有大量与心内膜表面平行的弹力组织与纤维组织增生，通常呈弥漫性增厚，少数呈局限性。弹力纤维在心内膜下靠近心肌部位最致密，受累部位的心内膜与心肌之间，多数有明确的界限。心内膜下与心肌交界处有心肌纤维退行性变，偶可见轻度圆形细胞浸润和空泡变性，其他部分心肌除肥厚外，偶可见轻度炎性改变。因而该病不单是一种心内膜疾病，而是心内膜和心肌同时受累，以心内膜病变为主的疾病。

【病理生理】

心内膜明显增厚、僵硬，心室顺应性明显下降，舒张功能受损，舒张期血流由心房进入心室充盈受阻，左心房增大，压力升高，可出现左心力衰竭，甚至肺水肿。增厚僵硬的心内膜同样影响心脏收缩功能，导致射血分数下降，心排血量减少，因心肌的收缩储备功能较差，遇到感染时，容易出现充血性心力衰竭。心力衰竭可突然出现，也可呈进行性逐渐加重。

合并瓣膜病变和（或）其他心血管异常的患儿，可进一步加重心脏功能障碍及心腔的扩大；而心腔的扩大，可使房室瓣环扩大，进一步加重瓣膜关闭不全，如此形成恶性循环。

【临床特征】

EFE 临床多以左心力衰竭为首发的主要表现。发病前通常有呼吸道感染，尤其是肺炎，其是该病发生心力衰竭的诱因，20% 的患儿有反复的呼吸道感染。多数患儿在出生后不久即突然发病，出现进行性加重的左心力衰竭症状，可出现喂养困难、呼吸急促、喘憋、多汗、烦躁不安、生长发育落后等。该病起病可呈暴发性，亦可呈慢性过程。急性发病者可出现心源性休克、猝死。死亡病例多为 6 个月内的小婴儿，尤以 3 个月内为著。存活至儿童期者，多数表现为慢性左心力衰竭，随后可出现腹胀、食欲缺乏、周围水肿等慢性右心力衰竭表现。

查体体征有发育不良、面色苍白、呼吸急促、周围循环差等表现。多数患儿心界中、重度扩大，心尖搏动减弱，心音低钝或正常，心动过速，可有第 2 心音增强，可闻及第 3、4 心音和奔马律。如合并房室瓣关闭不全，心前区可闻及收缩期反流性杂音。心力衰竭时，常可出现肝大、水肿等表现。

20%～50%的患儿可出现各种心律失常。其中，传导阻滞和室性心动过速可诱发室颤，是EFE猝死的重要原因。由于心腔内可有附壁血栓形成，部分患儿出现左心室栓子脱落引起体循环栓塞性病变，如脑、肾或肢体动脉栓塞。偶尔出现右心房室栓子脱落引起肺栓塞的情况。

【超声心动图表现】

1. M型超声心动图

左心室内径明显增大，左心房内径正常或增大。二尖瓣开放相对小，E峰至室间隔距离明显增大。室间隔及左心室壁运动幅度弥漫性减低，左心室收缩功能明显降低，射血分数及短轴缩短率均减低（图6-2）。

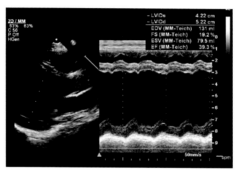

显示左心室内径明显增大，左心室心内膜回声粗糙、增厚、增强，室间隔及左心室后壁运动幅度普遍减低，左心室射血分数明显减低

图6-2 EFE左室长轴M型超声心动图

2. 二维超声心动图

心脏增大，以左心室增大为著，多呈球形。左心房正常或增大。左心室流出道明显变宽。左心室心内膜回声粗糙、增厚、增强，呈弥漫性，以左心室后壁侧壁为著，此为EFE的特征性超声表现。室间隔与左心室壁运动幅度弥漫性减低，左心室收缩和舒张运动明显减低，心室内径变化明显减小（图6-3～图6-5）。由于心腔明显扩大，房室瓣活动幅度相对减低，房室瓣启闭功能受到影响，可出现不同程度的瓣膜反流（图6-6）。除上述表现外，可观察到患儿下腔静脉增宽。

继发性 EFE 患儿合并其他先天性心脏病变，检查中应注意探查相关结构，如降主动脉、冠状动脉等，尤其是冠状动脉的扫查尤为重要。因其是婴幼儿时期原发性 EFE 诊断及鉴别的重要观察结构，可有效避免漏诊、误诊。

3. 彩色多普勒超声

彩色多普勒超声显示部分 FEF 患儿可伴有不同程度的二尖瓣反流，表现为左心房收缩期源于瓣口的蓝色反流束，范围较小（图 6-6 ）。若存在舒张功能障碍时，二尖瓣血流频谱峰值流速减低，E/A 减低，但随病情发展这两项指标可呈现"假性正常化"。组织多普勒显像由于不受左心室松弛性、顺应性、前后负荷、心房压力、二尖瓣反流、

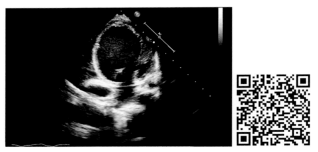

左心室呈球形明显扩大，室间隔膨向右心室侧，左心室流出道增宽，左心室内膜粗糙增厚，回声增强，室间隔及左心室壁运动幅度弥漫性减低，左心室收缩舒张运动减低，左心室腔内径变化小

图 6-3　EFE 胸骨旁四腔心切面二维超声动态图

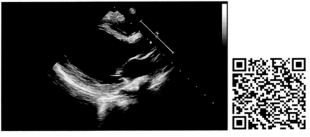

左心室增大，呈球形改变，室间隔呈弧线形膨向右心室侧，左心室流出道增宽，左心室心内膜明显粗糙增厚，回声增强，室间隔及左心室壁运动幅度弥漫性减低，左心室收缩舒张运动减低，左心室腔内径变化小

图 6-4　EFE 左室长轴切面二维超声动态图

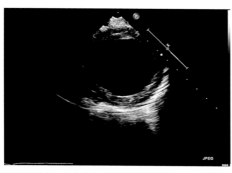

左心室呈球形改变，左心室心内膜明显粗糙增厚，回声增强，以后壁侧壁为著，收缩和舒张运动明显减低，收缩期增厚率减低

图6-5　EFE左室短轴切面二维超声动态图

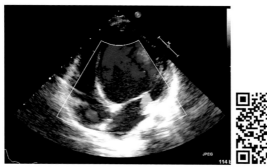

显示由于心腔增大，二尖瓣瓣环扩大，瓣膜活动幅度相对减低，瓣膜关闭时对合欠佳，致出现少到中量二尖瓣反流

图6-6　EFE胸骨旁四腔心切面彩色多普勒超声显像动态图

心率等多种因素影响，能够更准确地反映心肌的功能状态，更直观反映左心室舒张功能。舒张功能减低时，Ee、Aa均减低，Ee减低更明显，E/Ee高于或低于正常值，均提示舒张功能减低。

【鉴别诊断】

须与EFE相鉴别的疾病：

（1）ALCAPA：该病属于继发性EFE范畴，与原发性EFE均以心脏扩大和左心室功能损伤为主要表现，均可出现心内膜粗糙、增厚，且发病年龄有重叠，均多为小婴儿，在临床表现、胸片、超声表现等方面均十分相似，在临床诊断中易造成误诊，因此，婴幼儿原发性 EFE 诊断前应首先排除 ALCAPA。ALCAPA 的超声心动图的特征性表现为：左冠状动脉开口于肺动脉，其内可见逆向血流信号；心肌内可见丰富的侧支血流信号。部分患儿心电图可出现病理性 Q 波。该病血流动力学呈现特殊动态变化，因此，心脏扩大、心功能减低的小婴儿应动态观察冠状动脉情况，以避免漏诊、误诊。

（2）扩张性心肌病：该病可见于儿童及成年人，以成年人多见，是以心脏扩大、心脏功能减低、附壁血栓为主要表现的心脏结构及功能异常。与 EFE 相同之处表现为心脏扩大、心功能减低，但心内膜不增厚，回声不增强。

（3）急性病毒性心肌炎：该病常有上呼吸道感染病史和充血性心力衰竭的临床表现，但心脏增大及心功能损伤的发生率明显低于EFE，且对于治疗反应好。

（4）糖原累积症：累及心脏的糖原累积症为Ⅱ型，又称Pompe病。临床表现为全身肌肉无力、肌张力减低、肝大、巨舌，多在生后 2 ~ 3 个月内出现充血性心力衰竭，婴儿期死亡率高。超声心动图示显著心室肌肥厚，可与 EFE 相鉴别。

【要点提示】

1. 图像观察要点
（1）心内膜回声粗糙、增厚、增强。
（2）左心室多呈球形增大，左心房增大。
（3）左心室内径测量为心肌层内缘间距离。
（4）心脏收缩及舒张功能的评估。
（5）瓣膜反流程度的评估。
（6）冠状动脉起源及血流方向的探查。
（7）其他合并畸形。

2. 诊断思路
临床中发现以心影大、心力衰竭症状并伴有反复呼吸道感染就诊的婴幼儿，尤其是 1 岁以内的婴儿，经胸超声心动图显示左心室明显增大时，应着重观察心内膜回声有无粗糙、增厚、增强，若心内膜回声粗糙、增厚、增强，应高度注意该病可能，全面扫查，观察评估各相关征象及指标。观察室间隔及室壁运动幅度，评估左心室收缩功能，通过多普勒指标等评估左心室舒张功能。注意观察瓣膜形态、活动情况及瓣膜反流的程度，并与婴幼儿期出现心力衰竭及心脏扩大的其他疾病相鉴别后，才可以做出诊断。尤其要注意冠状动脉的扫查及动态观察，除外同年龄段最容易误诊为原发性 EFE 的 ALCAPA。

（卫海燕）

【参考文献】

[1] 刘延玲，熊鉴然.临床超声心动图学.3版.北京：科学出版社，2014.

[2] 江载芳，申昆玲，沈　颖.诸福棠实用儿科学.北京：人民卫生出版社，2014：1633-1635.

[3] Hananeh W M, Ismail Z B. Concurrent occurrence of acute bovine pulmonary edema and emphysema and endocardial fibroelastosis in cattle：A case history and literature review. Vet World, 2018, 11(7)：971-976.

[4] 汪谚秋，易岂建.原发性心内膜弹力纤维增生症病因研究进展.国际儿科学杂志,2018,45(11)：831-834.

[5] 杨作成.EFE 的诊断与治疗.实用儿科临床杂志，2009, 24(13): 971-973.

[6] 刘　晖，李晓峰，彭　芸，等.左冠状动脉起源于肺动脉 6 例患儿的诊断与治疗.实用儿科临床杂志, 2008, 23(19): 1541-1544.

第七章

暴发性心肌炎 >>

【概述】

暴发性心肌炎（FM）是心肌炎最为严重和特殊的类型，起病急骤，病情进展极其迅速，病死率高。在符合病毒性心肌炎诊断标准（国内参照 1999 年 9 月昆明全国小儿心肌炎、心肌病学术会议制定的病毒性心肌炎诊断标准）基础上，病情发展极为迅速，数小时或 1~2 天（多数 24 小时之内）即出现急性心功能不全或心源性休克，排除其他原因引起的继发性改变，即可诊断为 FM。任何年龄均可发病，儿童发病率高于成年人，约占儿童非慢性心肌炎的 38%。FM 的病因一般认为与病毒感染、自身免疫和遗传因素相关。病毒感染通常为 FM 的主要病因，包括肠道病毒（尤其是柯萨奇 B 病毒）、腺病毒、巨细胞病毒、EB 病毒、流感 A 病毒和流感 B 病毒等。近些年，流感病毒尤其是高致病性流感病毒较为常见。当患儿合并自身免疫病史或有使用毒性药物史，尤其是抗肿瘤药物或致过敏药物史，可以诊断为自身免疫性 FM。另外，个体间差异（包括遗传基因、年龄、性别、营养状况等因素）对于病毒的感染与心肌炎的发病起着一定作用。该病的预后取决于对疾病的早期诊断是否准确及时。发病初期及时诊断和治疗，多数 1 个月内可治愈。超声心动图可以在该疾病的诊断、鉴别诊断和疗效评价中发挥重要作用。

【病理解剖】

FM 的病理改变基础为弥漫性或局灶性的炎症细胞浸润，导致心肌间质充血、水肿及心肌细胞的变性、肿胀、坏死和凋亡，可伴有心包膜增厚、心包积液等炎症改变。根据浸润细胞的不同，可分为中性粒细胞性、淋巴细胞性、嗜酸性或巨细胞性心肌炎等类型。免疫抑制疗法对后两者有效。

【病理生理】

导致心肌损伤的病理生理机制包括病毒直接损伤和免疫介导的组织损伤。免疫损伤是导致患者病情急剧恶化的重要病理生理机制。由于病毒侵蚀、细胞因子释放、免疫反应还可导致全身多器官损伤，因此，严格意义上来说，FM 是一种以心肌受累为主要表现的全身性疾病。FM 可导致心肌发生弥漫性变性、坏死，引起心肌收缩功能减弱。

同时，心肌间质水肿、炎性细胞浸润引起心室壁增厚及室壁构成成分的改变，室壁顺应性减低，心肌舒张功能减弱。FM心肌损伤进展快，往往来不及充分代偿，即发生急性心力衰竭。急性心力衰竭患儿，心输出量减小、血压降低、组织灌注减少、水钠潴留、血容量增多，静脉回流受阻、体循环和肺循环淤血。

病变累及起搏点和传导系统，导致各种心电活动紊乱和低下，包括Ⅲ度房室传导阻滞、室性心动过速、心室颤动、心房扑动等恶性心律失常甚至心脏骤停。

【临床特征】

FM的主要特点：①近期（2~4周内）有前驱病毒感染病史，起病往往不表现为心血管系统症状，而为非特异性发热、乏力等流感样症状或腹痛、腹泻等消化道症状；②病情进展迅速，通常在24小时内迅速出现由于心源性休克或心律失常导致的血流动力学不稳定，包括猝死；③需要血流动力学支持治疗，包括强心药和（或）机械循环辅助；④组织病理学检查示多发活动性心肌炎病灶，而与浸润的炎性细胞类型无关。

体温、血压、呼吸、心率等生命指征异常，提示血流动力学不稳定，是FM病情变化严重程度的指征。体温一般不会太高，合并感染时可达39℃以上。血压下降，严重时测不出。心动过速或过缓，还可出现各种类型心律失常，如期前收缩、室速、室颤、Ⅲ度房室传导阻滞、窦性停搏等。快速室性心动过速、心室颤动、窦性停搏及Ⅲ度房室传导阻滞时可发生阿-斯综合征，危及患者生命。心电图可以提示和诊断心率及心律失常。心脏相关体征：心界通常不大。因心肌受累，心肌收缩力减弱导致心尖搏动减弱或消失，听诊心音明显低钝。其他表现：休克时可出现全身湿冷、末梢循环差及皮肤花斑样表现等。灌注减低和脑损伤时可出现烦躁、意识障碍，甚至昏迷。实验室检查CRP及BNP等指标明显升高。

【超声心动图表现】

超声心动图虽然没有特异性表现，不能作为心肌炎确诊的金标准，但通过观察心脏形态、结构、功能的变化，检测血流动力学指标等，结合病史和临床表现，可为心肌炎的临床诊断提供辅助依据，便于动态观察病情的进展和临床治疗的效果，以及预后的随访。需要 ECMO 心脏辅助时，超声心动图可以在辅助过程中全程监测指导流量调节（相关内容详见本书第十六章）。超声主要表现如下。

1. 心脏功能减低

（1）心室壁运动异常：一般表现为弥漫性室壁运动减低，严重者呈蠕动样搏动，早期变化和进展很快；偶见室壁节段性运动异常，甚至反向运动，形成室壁瘤样改变。室壁运动障碍可以累及双心室（图 7-1，图 7-2）。

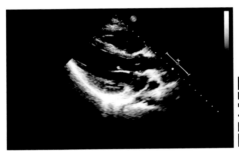

左心室长轴切面显示室壁运动弥漫减低

图 7-1　FM 左心室长轴切面动态图

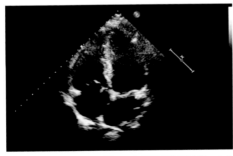

心尖四腔心切面显示室壁运动弥漫减低，全心功能减低

图 7-2　FM 左心室心尖四腔心切面动态图

（2）心室收缩与舒张功能受损：左心室射血分数显著降低，且恶化很快，可在一天或数小时内明显下降，随病情好转数日后很快恢复正常。舒张功能减低表现为房室瓣口流速 E 峰、A 峰及 E/A 比值降低、倒置或呈单峰状，E / e′ 升高。

2. 心脏形态结构的改变

（1）心室壁增厚：因心肌及间质水肿可致心室壁增厚、心脏重量增加，以室间隔及左心室壁增厚较为常见。FM 心肌增厚程度可从稍增厚至明显增厚，可达正常心室壁厚度的两倍以上。FM 室壁增厚一般为短暂性表现，随着心肌炎症及水肿好转，室壁厚度也随之下降（图 7-3 ~ 图 7-5）。

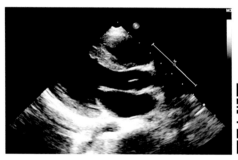

左心室长轴切面显示左心室壁增厚

图 7-3　FM 左心室长轴切面动态图

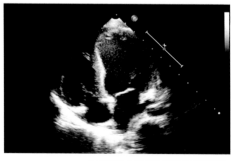

心尖四腔心切面显示左心室壁增厚

图 7-4　FM 左心室心尖四腔心切面动态图

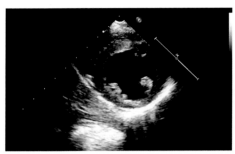

左心室乳头肌水平短轴切面显示左心室壁增厚

图 7-5　FM 左心室短轴切面动态图

（2）心腔扩大：FM 左心室舒张末期内径多正常或轻度增大。FM 度过危险期后，心腔大小多恢复正常。心腔扩大，左、右心均可累及，以左心扩大更为多见。

（3）心室重构：FM 在疾病初期即可发生球形重构，可能是对室壁压力增加、容量负荷增加及收缩功能减低的非特异性反应，但心室腔形状的变化可逐渐恢复正常，说明心室重构过程是可逆的。

（4）心肌回声改变：通常表现为增厚的心肌回声粗糙，呈细颗粒状。主要与心肌细胞及间质水肿相关。炎症细胞浸润和心肌细胞变性、坏死、纤维化等在受累心脏中可同时存在。随着炎症的控制、减轻和消退，心肌回声也逐渐恢复正常。

（5）心包积液：FM 可以合并少量心包积液，少数也可合并中或大量积液导致心脏压塞。心包积液表现为在心脏脏层与壁层之间有液性无回声或弱回声（图 7-6，图 7-7）。

（6）血栓形成：由于心功能减低，FM 常合并心腔内血栓形成，多见于心尖部，表现为心腔内附壁的低回声或等回声团块（图 7-8）。血栓也可附着在安装起搏器患儿的起搏导丝及下腔静脉内（图 7-9）。

（7）治疗过程中监测心功能及结构异常的恢复情况，并及时发现并发症，如起搏器置入术后是否合并赘生物或血栓形成等。

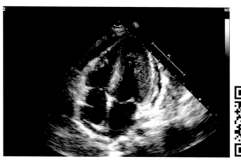

心尖四腔心切面可见右心室心尖部、左心室侧壁侧，心包腔内少量液性暗区

图 7-6　FM 心尖四腔心切面动态图

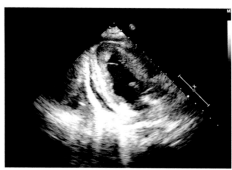

左心室心尖三腔心切面可见少量心包积液，心尖部异常强回声，考虑血栓形成

图 7-7　FM 左心室心尖三腔心切面动态图

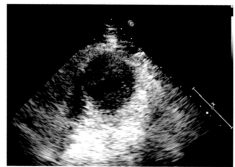

左心室心尖水平短轴切面可见异常低回声附着

图 7-8　FM 左心室心尖部短轴切面动态图

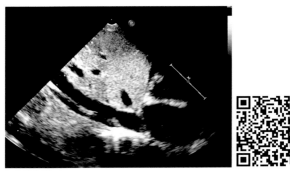

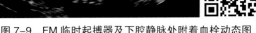
图7-9 FM临时起搏器及下腔静脉处附着血栓动态图

【鉴别诊断】

须与暴发性心肌炎相鉴别的疾病：

（1）急性非FM：FM病情进展迅速，心力衰竭症状严重，心律失常更常见，需要紧急救治；而急性非FM病情可长期迁延而成为慢性或持续性心肌炎或心肌病改变。部分急性非FM可发展为扩张性心肌病。在超声表现上，FM主要表现为室壁增厚、心腔大小正常，心功能损伤明显，治疗后可迅速好转并恢复正常；而急性非FM则多表现为室壁不厚、心腔扩大，心功能出现代偿。有研究表明，FM较急性非FM合并心包积液比例高，其原因可能与炎症累及范围、程度及心功能减低程度严重相关。

（2）HCM：FM通常为一过性室壁增厚，而HCM室壁增厚多为不可逆改变。HCM是以不能解释的心肌不对称性肥厚为特征，心肌肥厚部位可出现在室间隔、心尖区、左心室侧壁、乳头肌、心室中部、右心室等；而FM通常为弥漫性室壁增厚。

（3）心肌梗死：当FM心电图出现ST段弓背向上型抬高或异常Q波时，容易被误诊为心肌梗死，且FM与心肌梗死都会出现心肌酶升高。不同的是，心肌梗死时，心肌酶升高有明显的峰值改变，而FM通常不会出现明显酶峰。儿童患者心肌梗死少见。

【要点提示】

1. 图像观察要点

（1）室壁厚度，回声强弱，有无心肌水肿表现。

（2）观察室壁运动情况，包括运动幅度及协调性，评价心功能。

（3）心腔是否增大。

（4）心包腔内是否出现游离液区。

（5）心腔内是否合并血栓。

（6）治疗后是否好转。

2. 诊断思路

FM 起病急骤，呈暴发趋势，临床表现不典型，容易误诊及漏诊，若救治不及时，短期内可死亡。临床遇到前期有消化系统或呼吸道病史或症状、近期精神状态不佳或阿 – 斯综合征发作，且短期内（24 小时内）突然进行性加重的患儿就诊时，需警惕 FM。FM 发病起始超声心动图可无明显变化，但 FM 病情变化快，左心室射血分数在 24 小时内可发生明显变化，需密切随诊，重点观察心室壁厚度、运动幅度、心功能、心腔大小、心包积液等，并结合心电图和实验室检查综合考虑。超声心动图检查发现心功能明显减低时，需要与其他心功能减低的疾病鉴别，除外冠脉起源异常、原发性或继发性心肌病等。临床确诊或疑似 FM 病例，需要密切动态监测心功能变化情况，及时指导临床诊断和治疗，改善预后。

（薛　丽　马　宁）

【参考文献】

[1] 薛　丽，马　宁，孙　妍，等 . 儿童暴发性心肌炎临床特点及超声心动图诊疗价值研究 . 中国超声医学杂志，2018, 34(9)：800-803.

[2] 王　颖，袁　越，王　勤，等 . 小儿 FM64 例临床分析 . 中国实用儿科杂志，2013(12)：935-937.

[3] Veronese G, Ammirati E, Cipriani M, et al. Fulminant myocarditis：Characteristics, treatment, and outcomes. Anatolian Journal of Cardiology, 2018, 19(4): 279-286.

第八章

感染性心内膜炎 >>

【概述】

感染性心内膜炎（IE）是指病原微生物感染心内膜、心脏瓣膜或者血管内膜所引起的感染性疾病，发病率为 3 ~ 10/10 万，其特征性病变为形成含有血小板、纤维蛋白及丰富的微生物和炎性细胞、大小不等、形态不一的赘生物，并附着于病变累及部位。赘生物一旦脱落，将引起重要器官栓塞或炎症蔓延而危及生命，病死率为16% ~ 25%，合并心力衰竭、脓肿形成、栓塞或细菌性动脉瘤破裂者早期病死率为 40% ~ 75%，晚期为 20% ~ 25%。IE 最常累及自身或人工瓣膜，也可累及其他部位的心内膜、大血管内膜、心内或血管内植入物（如补片、人工管道等）表面，是先天性心脏病和瓣膜病等器质性心脏病的严重并发症，也是心脏外科手术如瓣膜置换术后、心内缺损补片术后的严重并发症。IE 可发生在任何年龄，随着先天性心脏病手术治疗机会增多及手术年龄低龄化，心导管检查和介入治疗的进展，静脉插管的应用增多，儿童乃至小婴儿及新生儿患者的发病数有增加的趋势。超声心动图能够准确探测赘生物、瓣膜形态和功能改变、脓肿形成及心脏血流动力学异常，有助于 IE 的早期诊断和治疗评价。

【病理解剖】

风湿性心脏病是发展中国家 IE 成年人患者的主要易感因素，而在发达国家，风湿性心脏病比例逐渐下降，人工瓣膜、老年退行性变、经静脉吸毒、无器质性心脏病患者比例上升。IE 儿童患者中，多数存在心脏结构异常。在发达国家，> 2 岁儿童罹患 IE 的主要因素是先天性心脏病，术后 IE 是影响复杂先天性心脏病手术预后的重要危险因素。8% ~ 10% 的儿童 IE 没有结构性心脏疾病或其他任何已知的危险因素。在病原学上，约80% 的 IE 病例是由链球菌和葡萄球菌引起的。新生儿和免疫缺陷的病例中革兰阴性杆菌导致的心内膜炎风险较高。真菌性心内膜炎约占 2%，白色念珠菌及曲霉菌引起的较多，多见于心脏术后、免疫缺陷的患儿，病死率较高。

赘生物是 IE 的特征性病理改变，其发生机制主要包括 2 个步骤，即心内膜损伤及赘生物形成。当存在器质性心血管病变时，心内膜损伤、异常通道或狭窄使局部血流发生湍流，造成心内膜或血管内膜损伤，或存在心内膜异物包括人工瓣膜、补片及人工管道等，血小板和纤维蛋白附着、聚集于此处，形成无菌性血小板–纤维素微血栓，为病原体的生长、繁殖创造了有利的条件。如果此时发生感染，细菌植入微血栓内，吸引白细胞、更多的血小板和纤维素附着，逐渐形成纤维素包裹的赘生物。赘生物容易发生在血流的低压腔，如房室瓣反流时瓣膜的心房面、半月瓣反流时瓣膜的心室面、VSD 时右心室面的心内膜、PDA 的肺动脉内等。赘生物可单发或多发，直径在数毫米至1cm 以上，可破坏瓣叶、腱索或乳头肌，导致瓣膜关闭不全，可延及周围组织结构，如瓣环、心肌和传导系统，导致局部脓肿、瘘管、穿孔或传导阻滞等。

【病理生理】

IE 引起的心脏结构改变程度轻重不一。轻者只有赘生物形成，无心脏结构的破坏；重者可伴有心脏结构破坏，病变扩展到瓣膜外的组织，常是致命性的。心脏结构的破坏包括瓣膜变形、瓣膜穿孔、瓣膜瘤、主动脉窦瘤、大血管心腔间或不同心腔间穿孔及瘘管形成等。

赘生物受到高速血流的不断冲击可发生栓子脱落，造成小血管栓塞，主要累及皮肤、肺、脑、心、肾、脾、肝和肠系膜等，引起相应器官的梗死或脓肿形成；如果血管壁营养血管栓塞，可导致动脉瘤形成；真菌性赘生物较大，脱落时可堵塞较大的血管。此外，腱索断裂和瓣膜穿孔可导致严重的瓣膜反流，甚至在短期内引起心力衰竭，巨大赘生物形成可阻塞瓣口，从而造成急性血流动力学障碍而致死。

【临床特征】

IE 患者的临床表现千差万别，复杂多样，可呈缓慢性，表现为长期发热及躯体不适，也可呈暴发性，表现为高热，病情危重。总而言之，临床表现主要包括全身症状、栓塞表现和心脏异常等方面。

（1）全身症状：发热是最常见的症状，占 80% ~ 88%，表现为长期发热，热型多变，以不规则者为最多，也可表现为低热。70% ~ 90% 的患者有进行性贫血，甚至为最突出的症状。病程较长的患者常有全身疼痛。

（2）脏器栓塞的表现：以脑、脾、肾和四肢栓塞多见，也可发生在肺、消化道等，产生头痛、偏瘫、失语、腹痛、血尿、胸痛、咳嗽、咯血和便血等相应症状。栓塞的体征包括皮肤出血点或瘀点、Osler结节、Janeway病变、Roth点、脾大及压痛、肺部啰音等。

（3）心脏异常表现：患者可出现心功能不全，严重者可发生心力衰竭或心律失常，常伴有心脏扩大，可出现新的心脏杂音或杂音发生改变。

【超声心动图表现】

超声心动图是检查IE的首选影像学检查方法，可以准确探及赘生物、瓣膜形态以及并发症等。

1. 经胸超声心动图

经胸超声心动图能够准确观察赘生物及其引起的各种并发症，评估基础心脏病变、心脏大小及功能等情况，是诊断IE的首选影像学检查方法。

（1）赘生物：赘生物是诊断IE的特征性表现，二维超声心动图是观察赘生物的重要方法，可以观察赘生物的部位、大小、形态及运动情况。

赘生物通常表现为形态不规则的中等强度的团块状回声，也可表现为球状、息肉状、管状、叶状、长形等。赘生物大小不一、数目不等，可黏附在瓣叶、腱索、房室心内膜面、大血管内膜面或者人工管道或补片部位，多发生于血流冲击或局部产生涡流的部位，如二尖瓣关闭不全的心房面、主动脉瓣关闭不全的心室面（图8-1）、VSD的右心室面（图8-2，图8-3）及PDA的肺动脉内膜面（图8-4）等，可随血流漂动，附着在瓣膜上的赘生物可以随瓣膜运动，部分赘生物可通过细小的蒂与瓣叶相连，呈现较大的活动度，如附着在二尖瓣上的赘生物可于收缩期进入左心房，舒张期进入左心室，附着在主动脉瓣上的赘生物可在舒张期进入左心室流出道，收缩期进入主动脉。

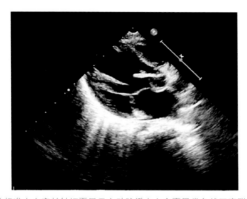

非标准左心室长轴切面显示主动脉瓣左心室面异常条状回声附着

图 8-1　主动脉瓣赘生物

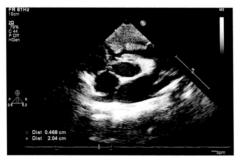

大动脉短轴切面显示三尖瓣及右心室面可见大小约 4.6mm×2.0mm 异常回声附着

图 8-2　三尖瓣及右心室心内膜面赘生物

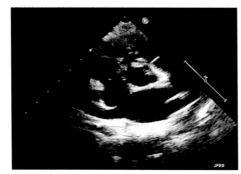

大动脉短轴切面显示右心室面赘生物随血流有较大幅度摆动

图 8-3　三尖瓣及右心室心内膜面赘生物动态图

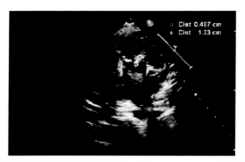

肺动脉瓣短轴切面显示肺动脉瓣上可见大小约 4.8mm×1.2mm 异常回声附着

图 8-4　肺动脉瓣赘生物

（2）并发症

1）瓣膜穿孔：IE 易引起瓣膜组织的损伤甚至穿孔，二维图像上表现为受累的瓣叶组织有不同程度的连续性中断，彩色多普勒在瓣叶的连续中断部位可发现高速的射流信号。

2）腱索或乳头肌断裂：炎症也可侵及房室瓣下的腱索和乳头肌，使之断裂，引起瓣膜脱垂或者连枷样运动。

3）脓肿：IE 可以引起心脏各部位的脓肿，包括瓣周脓肿、瓣环脓肿、心肌内脓肿。二维超声心动图上表现为位于瓣叶体部、瓣根或者心肌内的大小不等、形态各异的无回声区或回声异常的腔隙，其周围可见赘生物。心脏脓肿破裂可以导致瓣膜穿孔、心腔间的瘘管形成及化脓性心包炎的发生。

4）瓣膜瘤：累及主动脉瓣的 IE 更容易发生瓣膜瘤并发症。二尖瓣瘤为主动脉瓣部位 IE 的并发症，由于主动脉瓣反流冲击二尖瓣前叶产生损伤并继发感染而形成的，使二尖瓣薄弱部位在左心室高压下逐渐向低压的左心房侧突出形成瘤样结构。二维图像表现为通过一个细的连续中断处（瘤颈部）与一囊状或袋状结构相交通。假性瓣膜瘤的颈部开口于左心室流出道，囊袋状的结构在心脏收缩期扩张，在舒张期回缩。

5）瘘：瓣膜或瓣环的感染扩展最终可引起主动脉破裂或主动脉和左心房、右心房或右心室之间形成交通，彩色多普勒超声可发现心腔间的交通。

2. 经食管超声心动图

经食管超声心动图对赘生物及并发症的观察要优于经胸超声心动图，尤其是对经胸图像质量差的患者，如肺气肿、肥胖、胸廓畸形等。经食管超声心动图对小于 2mm 的赘生物的检出率明显增高，并且能更好的探查各种心内并发症，并有助于判定基础心脏病变，对瓣膜反流的严重程度和左心室功能进行评估。

【鉴别诊断】

须与 IE 相鉴别的疾病：

（1）瓣膜钙化：风湿性心脏病患者和老年人瓣膜常伴有瓣膜结构的纤维化和钙化，需要与瓣膜赘生物相鉴别。老年性瓣膜纤维化和钙化常位于瓣环根部，但赘生物有时很难与风湿性瓣膜病变上的血栓相鉴别。进行超声心动图检查时要密切结合各项临床表现及检查，做出综合判断。

（2）腱索断裂：断裂的腱索较长，活动度大，收缩期脱垂入心房侧，通常伴有相应瓣叶的脱垂和黏液样变性，并有明显的偏心性房室瓣反流。

（3）乳头状弹力纤维瘤：是一种少见的良性肿瘤，主要发生在主动脉瓣（主动脉侧）和二尖瓣（心房侧），赘生物在治疗过程中大小可有变化，但乳头状弹力纤维瘤在短期内大小不会发生明显变化。

【要点提示】

1. 图像观察要点

（1）基础心脏病变。
（2）赘生物的发生部位、形态、大小、数目及活动度等。
（3）并发症的观察，包括瓣膜反流、瓣膜穿孔、心脏脓肿、瘘等。
（4）心脏大小及心功能情况。

2. 诊断思路

临床上出现长时间发热的患者，行超声心动图检查时应该注意是否有 IE 特征性病变赘生物的存在，尤其是存在基础心脏病变的患儿，如二尖瓣关闭不全患儿的瓣膜心房面、主动脉瓣关闭不全患儿的瓣膜心室面、VSD 患儿的右心室面或三尖瓣、PDA 患儿的肺动脉内膜面及肺动脉瓣、先天性心脏病术后患儿补片部位、人工瓣膜表面等。除此之外，对于不存在基础心脏病变的患儿应仔细观察各房室及瓣膜情况，部分患儿在下腔静脉瓣上可能出现异常回声附着。明确存在赘生物之后，还应观察是否合并 IE 并发症，应仔细观察瓣膜、瓣周等部位情况，明确瓣膜反流情况，是否存在瓣膜穿孔、瓣周瘘及心脏脓肿等。

（杨　娇　马　宁）

【参考文献】

[1] 王新房.超声心动图学.4 版.北京：人民卫生出版社，2009.

[2] 中华医学会儿科学分会心血管学组.儿童感染性内膜炎诊断标准建议.中华儿科杂志，2010, 48(12)：913-915.

[3] Baltimore R S, Gewitz M, Baddour L M, et al. Infective Endocarditis in Childhood：2015 Update：A Scientific Statement From the American Heart Association. Circulation, 2015, 132(15)：1487-1515.

第九章

肺动脉高压 >>

第一节
儿童肺动脉高压超声评估

【概述】

肺动脉高压（PH）是指由于肺动脉、肺静脉系统或局部病变导致的肺动脉压力增高，包括毛细血管前和毛细血管后病变引起的肺动脉压力增高。2015 年，美国心脏病协会和美国胸科协会（American Heart Association and American Thoracic Society，AHA/ATS）发布的最新 PH 诊治指南推荐，儿童 PH 的血流动力学定义为：海平面静息状态下，> 3 个月龄儿童，右心导管所测肺动脉平均压（mPAP）≥ 25mmHg。儿童 PH 形成受多种因素影响，如遗传综合征、肺和肺血管发育、结缔组织疾病、出生后胎儿循环至成年人循环的转化失败等，分类比成年人更为复杂，除了成年人所具有的分类外，还有儿童时期特有的分类。在 2015 年欧洲心脏病学会发布的共识中，将新生儿持续性 PH 单独作为一类列出（表 9-1-1），相关内容详见本章第 2 节。

表 9-1-1　2015 年欧洲心脏病学会（ESC）PH 的临床分类

1. 动脉性 PH	3. 肺疾病和（或）缺氧诱导的 PH
1.1 特发性	3.1 慢性阻塞性肺疾病
1.2 遗传性	3.2 间质性肺疾病
1.2.1 BMPR2 突变	3.3 其他兼有限制性和阻塞性通气功能障碍的肺疾病
1.2.2 其他突变	3.4 睡眠呼吸障碍
1.3 药物和毒素诱导	3.5 肺泡低通气综合征
1.4 相关因素所致	3.6 慢性高原病
1.4.1 结缔组织病	3.7 肺发育不良性疾病
1.4.2 HIV 感染	4. 慢性血栓栓塞性肺高压和其他肺动脉阻塞性病变
1.4.3 门静脉高压	4.1 慢性血栓栓塞性 PH
1.4.4 先天性心脏病	4.2 其他肺动脉阻塞性疾病
1.4.5 血吸虫病	4.2.1 血管肉瘤
1'. 肺静脉闭塞病和（或）肺毛细血管瘤病	4.2.2 其他血管内肿瘤
1'.1 特发性	4.2.3 动脉炎

1'.2 遗传性	4.2.4 先天性肺动脉狭窄
1'.2.1 EIF2AK 突变	4.2.5 寄生虫病（包虫病）
1'.2.2 其他突变	5. 机制不明和（或）多因素所致肺动脉高压
1'.3 药物、毒素和辐射所致	5.1 血液系统疾病：慢性溶血性贫血、骨髓增生性疾病、脾切除
1'.4 相关因素所致	
1'.4.1 结缔组织病	5.2 全身性疾病：结节病、肺朗格汉斯组织细胞增多症、淋巴管肌瘤病
1'.4.2 HIV 感染	
1". 新生儿持续性 PH	5.3 代谢性疾病：糖原贮积病、戈谢病、甲状腺疾病
2. 左心疾病相关性 PH	5.4 其他：肺肿瘤栓塞性微血管病、纤维性纵隔炎、慢性肾衰竭、局限性肺高压
2.1 左心室收缩功能障碍	
2.2 左心室舒张功能障碍	
2.3 心脏瓣膜疾病	
2.4 先天性或获得性左心室流入道或流出道阻塞和先天性心肌病	
2.5 先天性或获得性肺静脉狭窄	

【病理特点】

PH 的发病机制及病理过程尚不完全清楚。目前认为 PH 的发生可能是个体遗传易感性、环境因素和一个或多个刺激相互作用的结果。不同疾病所导致 PH 的发病机制并不完全相同。内皮细胞功能障碍在肺血管系统的调节和结构改变中发挥重要作用，内皮血管调节介质如前列环素 2、血栓素、内皮素 –1、一氧化氮、血管内皮生长因子等的代谢紊乱可促进血管收缩、细胞增生、局部炎症、血栓形成，最终导致不可逆性肺血管改变，如内膜纤维化、肺小动脉阻塞、丛样病变。

【病理生理】

随着 PH 患者肺动脉压力和肺血管阻力增加，右心室后负荷逐渐增加，右心室壁进行性增厚，右心腔扩张。在疾病的早期，右心室心输出量尚正常。随着疾病的进展，右心功能进行性失代偿，心输出量减低，出现右心力衰竭症状。右心力衰竭是所有类型 PH 患者致残、致死的最终途径，而 PH 也是引起右心力衰竭的主要原因之一。进行性右心室扩张可能会使得左心室充盈压力增高，使得左心系统疾病和肺部疾病相关 PH 进一步加重。

【临床特征】

PH 早期症状不典型，缺乏特异性且表现多样，容易造成漏诊或误诊。儿童 PH 的表现与成年人相似，最常见的首发症状是活动后气短，其他常见症状包括疲劳、晕厥、头痛、胸痛和心悸，随着右心功能进行性下降可逐渐出现静脉回流受阻，表现为下肢水肿和腹水等。晕厥多见于儿童患者，成年人则以右心力衰竭为主要表现。少部分患者也可表现为干咳和运动后恶心、呕吐。其他相关症状还包括支气管动脉破裂导致的咯血，肺动脉扩张压迫左冠状动脉和大气道引起心绞痛和喘鸣等。体格检查：胸骨左缘抬举性搏动、肺动脉瓣第 2 心音亢进、三尖瓣反流杂音、肺动脉瓣反流舒张期杂音。颈静脉怒张、肝大、腹水、下肢水肿等见于晚期患者。

【超声声像图表现】

1. 二维超声心动图观察 PH 引起的心脏形态结构变化

（1）右心房、右心室：在左心室长轴、大动脉短轴、心尖四腔心切面可显示右心房、右心室增大（图 9-1-1），右心室流出道可增宽，主肺动脉及左右肺动脉内径可增宽。（图 9-1-2）

（2）下腔静脉：右心压力增加可以导致下腔静脉扩张。儿童患者下腔静脉内径随年龄变化较大，一般用呼吸塌陷率估测右心房压（right atrial pressure，RAP），呼吸塌陷率大于 50% 提示 RAP 为 3mmHg（0 ~ 5 mmHg）；呼吸塌陷率 < 50% 提示 RAP 为 15mmHg（10 ~ 20 mmHg）（图 9-1-3）。此法不适用于机械通气状态的患儿。

（3）LV 偏心指数（left ventricular eccentricity index，LVEI）：肺动脉压力大于体循环压 50% 时，室间隔逐渐向左移位。这一表现可用 LVEI 来进行量化，即左心室短轴乳头肌水平，测量与室间隔平行的左心室腔的前后径（D）与从室间隔到侧壁的垂直于长径的短径（S）之比，LVEI=D / S。正常人收缩期和舒张期 EI 均为 1（左心室接近圆形），当舒张末期 LVEI > 1，提示 RV 容量负荷过重；收缩末期和舒张末期 LVEI 均 > 1，提示 RV 压力负荷过重（图 9-1-4）。

LVEI＜1.15提示右心室压正常或轻度增高；1.15≤LVEI≤1.29提示右心室压中度增高；LVEI≥1.3提示右心室压重度增高。

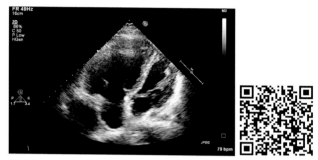

图9-1-1 心尖四腔心切面显示右心室显著增大动态图

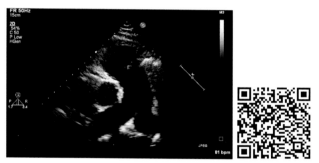

图9-1-2 大动脉短轴切面显示主肺动脉内径增宽动态图

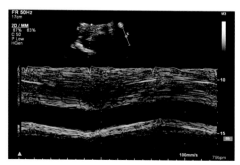

PH患者下腔静脉管腔内径增宽

图9-1-3 下腔静脉长短轴切面

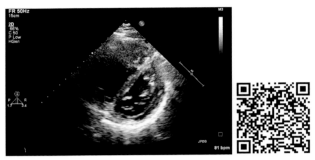

右心室扩大，室间隔失去正常的弧形，左心室收缩期呈"D"字形

图 9-1-4　左心室短轴切面动态图

2. 多普勒超声心动图量化评估肺动脉压力

（1）三尖瓣反流（tricuspid regurgitation，TR）压差法：连续波多普勒法测量三尖瓣最大反流速度（TRmax），应用改良的伯努利方程估测右心室收缩压（right ventricular systolic pressure，RVSP），在无右心室流出道梗阻前提下，RVSP 等于肺动脉收缩压（pulmonary systolic pressure，sPAP）（图 9-1-5），因此 sPAP=RVSP=4（TRmax）^{2}+RAP

注意：①在无右心室流出道梗阻前提下使用该方法；②在临床工作中，不推荐 VSD 患儿诊断时应用该方法估测肺动脉压力。

（2）肺动脉舒张压（dPAP）、肺动脉平均压（mPAP）：通过舒张末期肺动脉瓣反流速度 V 估测 dPAP、mPAP（图 9-1-6），公式如下：

dPAP=RVSP=4V（舒张末期肺动脉瓣反流速度）^{2}+ RAP

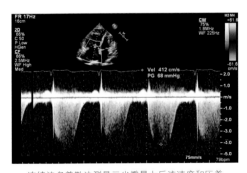

连续波多普勒法测量三尖瓣最大反流速度和压差

图 9-1-5　胸骨旁四腔心切面示三尖瓣反流

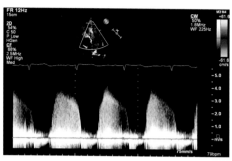

肺动脉瓣舒张期反流频谱，分别测量舒张早期峰值流速和压差以及舒张末期流速和压差

图 9-1-6　大动脉短轴切面示肺动脉瓣反流

mPAP=RVSP=4V（肺动脉瓣反流峰值速度）^{2}+ RAP

（3）室水平或动脉水平分流法：与 TR 法类似，连续波多普勒法测量室水平或动脉水平最大分流速度 Vmax，测量患儿体循环压（SBP），应用改良的伯努利方程估测右心室收缩压：

sPAP=SBP−4Vmax^2（左向右分流）；sPAP=SBP+4Vmax^2（右向左分流）。

注意：当无左心室流出道梗阻时，可用肱动脉收缩压代替体循环收缩压（SBP）。

3. 评估肺血管阻力（PVR）

PVR 可以准确反映肺血管病变的严重程度，是决定手术时机、手术方式及判断预后的重要因素。右心导管检查是测量 PVR 的金标准，但为有创的检查方法，多普勒超声心动图可无创间接估测 PVR，参考公式：PVR=[VTRmax/VTI$_{RVOT}$ × 10]+0.16 ，VTI$_{RVOT}$ 即右心室流出道血流速度时间积分。研究表明其与右心导管血流参数相关性较强（r=0.929）。运用 ROC 曲线定义 VTR/VTI$_{RVOT}$ 的 cut-off 界值为 0.175，其诊断 PVR ＞ 2Wood 的敏感性和特异性分别为 77%、81%。国内外研究报道的多普勒超声估测 PVR 的具体方法及参数不尽相同，其可行性和准确性存在争议。

4. 心功能的评估

（1）右心功能：右心功能情况是评估 PH 严重程度和预后的决定性因素。由于右心室解剖结构不规则及无法假定一个几何图形测定右心室容积，对右心室功能进行准确评价是超声心动图领域的一大挑战。目前指南推荐超声评估右心室收缩功能的指标主要有如下几项。①右心室面积变化率（right ventricular fractional area change，RVFAC）：RVFAC=（舒张末期面积 – 收缩末期面积）/舒张末期面积 × 100%（图 9-1-7）。其缺点在于心尖肌小梁影响心内膜描记的准确性。成年人 RVFAC 正常值＞ 35%。目前尚无儿童大数据研究，但是研究表明其与儿童 PH 预后相关。②三尖瓣环收缩期位移（tricuspid annular plane systolic excurtion，TAPSE）：心尖四腔切面 M 型超声所测 TAPSE（图 9-1-8）是一种评价右心室长轴舒缩功能的参数，是反映右心功能不全较敏感的指标。TAPSE ＞ 15mm 提示右心室收缩功能正常，＜ 8mm 常伴有严重的右心功能障碍。其优势在于不受心脏几何形态的限制，但是该参数有角度和负荷依赖性，其次在容量负荷过重时如左向右分流或在严重的功能性三尖瓣反流

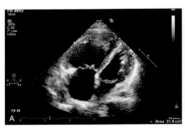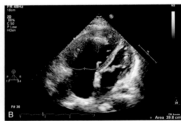

二维超声分别测量右心室收缩末期面积（A）和舒张末期面积（B）

图 9-1-7　心尖四腔心切面测 RVFAC

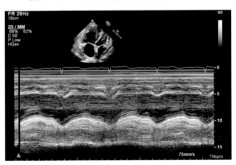

将 M 型取样线通过三尖瓣环测量其位移

图 9-1-8　三尖瓣环收缩期位移

时出现假性正常。③三尖瓣环收缩期运动速度（SM）：三尖瓣环收缩期运动速度减低，提示肺动脉压力升高。研究显示其与 RVFAC、TAPSE 及右心室射血分数（RVEF）具有良好的相关性，成年人低值为 ≤ 10cm/s，Sm < 9.5cm/s 是预测 RVEF < 40% 的最佳值。测量方法：心尖四腔心切面将多普勒取样容积置于三尖瓣环侧壁进行测量（图 9-1-9）。该方法简单，可重复性强，是评估右心室局部收缩功能良好的指标。④心肌做功指数：可无创评价心室整体功能，心肌做功指数 =（右心室等容收缩时间 + 等容舒张时间）/ 肺动脉射血时间，但当存在心律不齐、严重的三尖瓣反流合并 RAP 增高时，会影响测值的

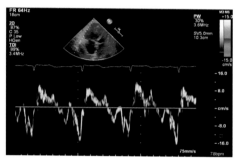

心尖四腔心切面取三尖瓣环处组织多普勒频谱图测量

图 9-1-9　三尖瓣环收缩期运动速度

准确性。

（2）左心功能

常规用二维或 M 型方法评估左心室功能。PH 患儿左心室功能障碍可表现为舒张末期充盈形式变化，如 E/A < 1、E < A、E 减速时间缩短、肺静脉频谱异常、EF 值减低等。特别是左心疾病相关 PH 患儿，二尖瓣及肺静脉评估对于病因诊断至关重要。

【鉴别诊断】

须与 PH 相鉴别的疾病：

1. 与右心增大疾病鉴别：由于 PH 时表现为右心增大，需要与肺动脉压力正常或无明显增高时右心扩大的疾病鉴别，如 ASD、PS、三尖瓣功能不良、PA、右心室心肌病等。

2. PH 的病因鉴别诊断：PH 分类的主要依据是引起 PH 的原因，因此，准确病因诊断对 PH 患儿的临床管理至关重要。心血管结构异常可导致或加重 PH，主要包括持续性分流、瓣膜功能、肺动静脉发育和 COA 等。对于其他心外因素所致 PH，应充分利用其心脏超声表现，并与其临床资料相结合来进行综合判断。

【要点提示】

（1）通过二维和多普勒超声技术诊断并评估 PH 的程度；
（2）全面扫查排查可能引起 PH 的心脏原发疾病；
（3）探查体静脉系统寻找和判断引起 PH 的心外疾病；
（4）左心及右心功能评价；
（5）病因诊断；
（6）儿童肺动脉高压程度的判断与成人不同，不是只看肺动脉收缩压（SPAP）的绝对值，而是与患儿自身的体循环收缩压（SSBP）进行比较，即 SPAP/SSBP，比值＜ 1/3 为正常，1/3 ~ 2/3 为轻度增高，2/3 ~ 1 为中度肺动脉高压，比值＞ 1 为重度肺动脉高压。

【诊断思路】

临床上如果出现呼吸急促、喂养困难、消瘦、多汗、反复呼吸道感染等症状，应考虑到 PH 的可能。对于轻度或无症状的 PH，单独使用超声心动图不能完全评价肺动脉压力。在测定三尖瓣峰值反流速度基础上，应结合其他征象（右心室肥大、左心室偏心指数、肺动脉内径增宽和肺动脉瓣反流）提高超声诊断的准确性。进一步进行病因诊断，如先天性体肺分流性心脏病、左心瓣膜性心脏病、心肌病所致 PH 等。

（马　宁　孙雪瑞）

【参考文献】

[1] Abman SH, Hansmann G, Archer SL, et al. Pediatric Pulmonary Hypertension. Circulation, 2015, 132(21)：2037-2099.

[2] Galiè N, Humbert M, Vachiery J, et al. 2015 ESC/ERS Guidelines for the diagnosis and treatment of pulmonary hypertension. European Respiratory Journal, 2015, 46(4)：903-975.

第二节
新生儿持续性肺动脉高压

【概述】

新生儿持续性肺动脉高压（persistent PH of the newborn，PPHN），又称为持续性胎儿循环或持续性过渡期循环。该病在 1969 年被首次报道，是由于胎儿型循环过渡至正常"成年人"型循环发生障碍，生后肺血管阻力持续性增高，超过体循环动脉压，引起心房和（或）动脉导管水平血液的右向左分流，临床出现严重低氧血症等症状。此病多见于足月儿或过期产儿，约占活产新生儿的 1/1500。病因复杂，病死率高，是导致新生儿死亡的主要原因之一。体外膜肺技术应用之前，死亡率超过 50%，即使早期诊断并及时治疗，其早期死亡率仍然可达 8% ~ 10%。PPHN 不是一种单一的疾病，而是由多种因素所致的临床综合征。

【病理特点】

PPHN 的病理特点主要包括：①肺血管发育不全：指气道、肺泡及相关的动脉数减少，血管床横截面积减少，肺血管阻力增加。可见于先天性膈疝和原发性肺发育不全等。②肺血管重塑发育不良：指肺小动脉数量正常，而血管壁中层环状平滑肌发育异常肥厚，管腔减小，血流受阻。可见于有宫内缺氧史或母亲服用阿司匹林、吲哚美辛等引起胎儿宫内动脉导管早闭等病史。③肺实质病变、感染等因素导致肺血管适应不良。常见于围生期窒息、胎粪吸入、肺炎、酸中毒、肺透明膜病等。

【病理生理】

PPHN 最主要的病理生理特征是胎儿型循环过渡至正常"成年人"型循环发生障碍，生后肺血管阻力持续性增高，未能随着自主呼吸的建立而下降至正常水平。造成肺血流量减少，肺动脉压力超过体循环动脉压，引起心房和（或）动脉导管水平血液的右向左分流，以及右心房、右心室增大和三尖瓣反流，导致右心功能不全。由于右心室前、后负荷增加，心腔扩大，室间隔偏向左心室侧，左心室充盈受到影响，进而心输出量下降，出现全心功能不全。

【临床特征】

PPHN 很少为家族性或与遗传相关，往往合并发育性肺疾病，包括唐氏综合征、先天性肺表面活性物质功能障碍等，多见于足月儿或过期产儿，可有宫内缺氧史或母亲服用阿司匹林、吲哚美辛等引起胎儿宫内动脉导管早闭等病史，也可有羊水被胎粪污染、胎粪吸入、围产期窒息、先天性膈疝、原发性肺发育不全等病史。临床上以严重的低氧血症为主要表现，生后 12 小时内可出现发绀、气急，但通常无呼吸暂停、"三凹征"或呻吟等表现。呼吸窘迫与低氧血症严重程度之间无相关性。高浓度吸氧后多数患儿的发绀症状仍不能改善，为新生儿发绀常见原因之一。临床诊断时须与发绀型先天性心脏病鉴别。

【超声声像图表现】

（1）应用分段诊断法，多切面观察心脏房室及大动脉连接关系正常，除外发绀型先天性心脏病。

（2）肺动脉压力较高时右心房、右心室、肺动脉内径增大。

（3）以二维超声显示开放的房间隔中部卵圆孔和动脉导管。

（4）彩色多普勒显示卵圆孔和动脉导管水平的分流方向为右向左或双向分流。

（5）评估 PH 的程度，可以采用心内分流法、三尖瓣反流法，对无心内分流或反流患儿，可以选用脉冲多普勒测量肺动脉血流加速时间（PAAT）、右心室射血前期（RPEP）和右心室射血时间（RVET）来评估肺动脉压力，具体方法详见本章第 1 节。

（6）评估左、右心功能，具体方法详见本章第 1 节。

【鉴别诊断】

诊断 PPHN 时，必须与引起新生儿期发绀的其他疾病鉴别，特别是需要排除发绀型先天性心脏病。另外，须与继发于其他疾病的 PH 鉴别。

【要点提示】

1. 诊断要点

（1）PPHN 诊断时要先除外新生儿先天性发绀型心脏病。

（2）探查体静脉系统寻找和判断引起 PH 的心外疾病。

（3）通过二维和多普勒超声技术诊断并评估 PH 的程度。

（4）评价左心及右心功能。

（5）新生儿肺动脉高压程度的评估，须与自身体循环压力进行比较（具体内容请参考本章第 1 节）。

2. 诊断思路

超声检查遇到新生儿肺动脉及右心收缩压力较高，房水平出现右向左分流时，需诊断或排除发绀型先天性心脏病，并了解新生儿是否足月或在出生前有无胎粪感染史。通过 TR 法、动脉导管检查或房水平的分流方向和速度估测 PAP，并进行心功能评估，指导肺血管扩张药物的应用和选择。当存在左心功能不全时，出现肺静脉高压，后者在肺血管扩张药应用后氧合指数可进一步恶化。若存在心内分流，可以通过对分流方向的监测评估治疗效果。

（马　宁）

第十章

心包疾病 >>

第一节
心包积液

【概述】

心包在解剖上由脏层心包和壁层心包构成，呈烧瓶形囊袋状，其生理功能包括固定心脏位置和防止感染扩散。正常情况下，心包腔内可有少量液体，通常不超过 10ml，少量的心包积液可起润滑作用，以减少心脏活动时产生的摩擦。当心包发生炎症时，脏层和壁层心包间渗出增多，通常当浆液性渗出超过 50ml 时，称为"心包积液"。多种病因均可导致心包积液发生，明确积液性质对于病因诊断具有提示作用。心包积液引起的症状取决于积液量和积液形成的速度。儿童心包容量较成年人偏小，且静息状态下心率偏快、代偿能力较低，因此，当心包积液迅速增加时，即使积液量相对较少，亦可出现"心脏压塞"，也可称为"心包填塞"，危及患儿生命（详见本章第 2 节）。超声心动图在心包积液的定量评估中发挥了重要的作用。

【病因】

多种病因可导致心包积液发生，其中感染性因素最为常见，包括病毒感染、细菌感染、支原体感染、真菌感染、寄生虫感染及其他少见病原体感染。其次是非感染因素，包括自身免疫性疾病、代谢和内分泌疾病、先天畸形、肿瘤、手术、创伤及理化因素。心包积液依据性质不同可分为漏出液及渗出性，其中渗出液又可分为浆液性、脓性、血性及乳糜性。不同性质的心包积液可因病因及病程不同而交叠存在。其中，漏出液蛋白含量低、细胞数量少、液体清澈，多见于低蛋白血症和心力衰竭。渗出液中蛋白含量相对较高，细胞数量较多，浆液性渗出液较清澈或呈半透明状，见于大多数心包炎。脓性心包积液呈脓液状，存在大量白细胞，多见于细菌性心包炎。乳糜性心包积液见于淋巴管相关疾病。血性心包积液多见于特发性、病毒性、结核性心包炎及放射性损伤、尿毒症和肿瘤相关病因等。

【病理生理】

当存在少量心包积液时，通常不会对血流动力学产生影响，而随着积液量增加，心包腔内压力升高，可出现血流动力学改变，其严重程度通常与积液增长速度、积液量、积液性质、患儿年龄及原发病有关。

当心包积液增长缓慢时，即使较大量的心包积液，也仅造成心包腔压力的轻微升高，患儿可耐受良好。但当心包积液进一步增长，超出一定范围后，则会对心脏产生压迫。通常少量（＜100ml）心包积液不会引起心包腔压力的明显上升，但如果少量液体增长迅速时，也可由于短时间内心包腔压力急速上升，导致心脏压塞。总之，心包积液增长速度越快，积液量越多，对血流动力学的影响就越大。此外，心包积液的黏稠度及心包膜是否存在纤维化、肿瘤浸润等僵硬度增加的改变等，也是导致心包腔压力增高、心脏压塞的危险因素之一。

【临床特征】

当疾病早期纤维素渗出较多而积液量较少时，患儿可出现心前区疼痛，当积液量增多时疼痛会有所减轻。心包积液进一步增多可压迫邻近器官，出现上腹胀痛、恶心；压迫气管及喉返神经可发生咳嗽、呼吸困难及声音嘶哑等。患儿因感染导致心包积液时还可出现感染相关的全身症状，包括发热、乏力、精神不佳、食欲减退及原发病相关的临床表现。在心包炎早期，当心包壁层与脏层间产生大量纤维蛋白时，心脏收缩时两层心包之间摩擦可产生心包摩擦音。心包摩擦音是以急性纤维蛋白渗出为主的心包炎早期的特异性体征，对化脓性心包炎及结核性心包炎等具有提示作用。心包摩擦音通常持续数日，随渗液增多而消失。体位变化对心包摩擦音亦可产生影响，仰卧位时明显，坐位前倾时减弱或消失。心包积液较多者由于肺基底部受压，可导致背部左肩胛角下区叩诊变为浊音，触诊时语音震颤增强，并可闻及支气管呼吸音（"Ewart 征"）。

【超声心动图表现】

超声心动图对于心包积液的诊断具有很高的敏感度及特异度，当积液量超过 50ml 时即可做出诊断，并可以通过超声心动图估测积液量，以及了解有无积液包裹及分隔等。心包积液按分布情况可分为弥漫性心包积液和局限性心包积液。当心包积液较为均匀地分布于脏、壁层心包之间时，称为弥漫性心包积液。在二维超声心动图上表现为脏、壁层心包间出现无回声区，致使脏、壁层心包分离。在少量心包积液时，M 型超声有助于判断，通过心包反射回声和移动的心外膜回声，辨别脏、壁层心包，同时可观察到二者随心脏收缩及舒张活动呈现的两层分离。

　　当心包积液被局限在较小范围的心包腔时，称为局限性心包积液，通常由于纤维粘连出现分隔。局限性心包积液诊断具有重要的意义，其存在部位对于是否造成血流动力学改变具有较为重要的影响，并且局限性心包积液可能会对经皮穿刺引流造成困难。

1. M 型超声心动图

　　通过左心室长轴切面可测定从左心室后壁自基底部至心尖部的液性暗区，对心包积液进行诊断。同时在向主动脉波群方向扫查时，左心房后壁不应出现液性暗区，有助于和胸腔积液等其他疾病进行鉴别。

　　观察右心室前壁运动曲线，如果出现舒张期反向运动（即右心室壁舒张期塌陷运动），提示心包腔积液致心包腔压力增高，使右心室壁舒张受限，如果塌陷幅度较大、持续时间过久，可致右心室流出道接近闭塞，临床可能出现心脏压塞（详见本章第 2 节）。

2. 二维超声心动图

　　（1）心包积液的直接征象：正常情况下，可在后房室沟存在极少量的心包积液。当无回声区范围扩大时，即可做出诊断。胸骨旁左心室长轴切面观察左心室后壁心包积液，四腔心切面观察左心室侧壁及右心室侧壁心包积液，两腔心切面观察左心室前壁、下壁心包积液。剑下切面观察右心室壁外侧心包积液。心室短轴切面可观察左心室前壁、侧壁、后壁、下壁的心包积液，由基底段到心尖段扫查时，可较为全面地掌握心包积液的分布情况。同时无回声区内液体的性状，诸如心包积液的透声性、流动性，其内是否存在强光点状回声，是否存在纤维素样渗出等超声描述，有助于判断心包积液的性状，在一定程度上协诊病因分析。图示分别为外伤及感染所致大量心包积液超声图像（图 10-1-1，图 10-1-2）。

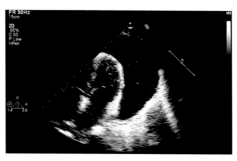

该患儿为外伤所致大量心包积液，超声检查提示左心室侧壁可见大量心包积液，其内可见少量散在点状强回声。心包穿刺提示血性心包积液

图 10-1-1　心包积液超声图像

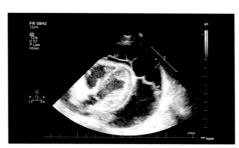

该患儿为链球菌感染所致大量心包积液，超声检查提示左心室侧壁至心尖区域可见大片无回声区，心包腔内可见散在纤维条索回声，考虑纤维素样渗出

图 10-1-2　心包积液超声图像

（2）心包积液的定量分析：通过二维超声心动图测量不同切面无回声区宽度，估测积液量，协助定量诊断。目前对于儿童的心包积液定量分析尚无精确的标准，参照成年人的标准如下：①极少量心包积液，无回声区液体深度为 3～5mm，通常仅左心室后壁、房室瓣环处、剑突下右心室前壁存在液性暗区，而心脏前方、侧壁及心尖部位通常不存在，液体量估测在 50ml 左右；②少量心包积液，无回声区液体深度小于 10mm，积液局限在左心室后壁，可伴或不伴其他部位的积液，估测液体量为 50～100ml；③中量心包积液：无回声区液体深度为 10～20mm，通常有 2 个切面以上部位出现无回声区，估测液体量为 100～500ml；④大量心包积液，无回声区液体深度超过 20mm，整个心动周期中，各切面均可观察到心包积液存在，估测

液体量 > 500ml。

（3）心包积液间接征象：心室受压，心脏在无回声区内摆动，室壁同向运动，出现假性 MVP 以及上、下腔静脉淤血扩张。

3. 频谱多普勒超声心动图

仅有少量心包积液时，通常频谱多普勒超声心动图无明显特异性表现。当心包积液增长，对心脏造成压迫时，可通过频谱多普勒 E 峰、A 峰的形态及测量评价左心室舒张功能。早期表现为 E 峰减低，A 峰增高，而后出现 E 峰、A 峰均降低。

4. 组织多普勒超声心动图

由于心包积液包裹左心室，当积液量增加到一定程度后，可限制心脏活动导致左心室舒张功能减低，通过组织多普勒测定二尖瓣环侧壁侧及室间隔侧的组织运动情况，对舒张功能进行评价。

5. 三维超声心动图

当心包积液呈纤维素性渗出较多时，心包内可呈现分隔。三维超声心动图对于纤维蛋白素附着的部位、分布情况及心包内分隔等具有更直观的评价，有助于对心包穿刺的成功率进行评估。

【鉴别诊断】

须与心包积液相鉴别的疾病：

1. 胸腔积液

由于胸腔紧邻心包，因此可能将大量胸腔积液误认为心包积液。多切面探查对于协助诊断具有重要意义。通常大量心包积液，不会局限在特定切面，各切面均有心包内的液性暗区。当仅四腔心切面观察到心包积液，而左心室后壁及剑突下右心室前壁均无液性暗区时，需要格外警惕胸腔积液可能。此时仔细观察降主动脉与积液的相对位置关系具有重要意义。当左侧胸腔积液时，无回声区通常延伸至降主动脉后外侧，而心包积液则局限在降主动脉前方。

2. 心包囊肿

位于心包内的囊性占位易与多分隔的心包积液相混淆。通常心包囊肿好发于右心室的心包腔内，多数呈椭圆形，具有相对明确的边缘，中心呈无回声区。根据上述特点，多切面观察有助于鉴别诊断。

【要点提示】

1. 图像观察要点

（1）通过多切面测量无回声暗区深度，对心包积液进行半定量分析。

（2）描述心包积液的无回声区的性状，如透声性，是否存在强光点回声及纤维素渗出等。

（3）通过频谱多普勒测量血流频谱随呼吸的变化情况。

（4）观察室壁运动情况，评价左心室收缩功能。

（5）通过频谱及组织多普勒超声心动图评价左心室舒张功能。

（6）通过观察右心房室壁的运动，判断大量心包积液的患儿是否存在心脏压塞。

2. 诊断思路

当患儿因心前区疼痛、发热或憋气等原因就诊时，如果超声心动图检查发现脏、壁层心包间出现无回声区，需要考虑心包积液可能。此时需要评价心包积液是否存在临床意义，如果无回声区深度小，多切面观察仅可在房室交界处探及或仅存在于左心室后壁或剑突下右心室前壁单一切面，仅在收缩期存在，则为正常或无明显临床意义的心包积液。如果收缩期和舒张期均存在心包内无回声区，则积液量通常已经超过 50ml，需要提示临床予以关注。追问病史，了解积液产生的时间。应用二维超声心动图测量舒张末期脏、壁层心包间无回声区的液体深度可半定量评估积液量。观察积液性质，透声性较高的心包积液通常质地较为清亮，多为漏出液或浆液性渗出；透声性较差的心包积液通常质地较为浑浊，多为感染、外伤等所致心包积液，当存在纤维素渗出时，心包腔内可存在纤维条索样回声。无回声区中探及点状强回声对于血性心包积液或感染性心包积液具有一定的提示作用。对积液进行详尽的描述后，重点观察心室壁的运动及功能，尤其是右心房室壁的运动，以帮助临床判断是否出现心脏压塞。

（张晓琳　马　宁）

【参考文献】

[1]　王新房 . 超声心动图学 . 4 版 . 北京：人民卫生出版社，2009.

[2]　John P Veinot. Anatomic Basis of Echocardiographic Diagnosis. Springer, 2011.

[3]　Kuhn B, Peters J, Marx GR, Breitbart RE. Etiology, management, and outcome of pediatric pericardial effusions. Pediatr Cardiol. 2008, 29(1): 90-94.

第二节
心脏压塞

【概述】

心脏压塞又称心包填塞，是指由于心包积液大量聚集或快速增长所导致的心包腔压力迅速上升，致使心室的舒张期充盈受限，继而导致心输出量减低的现象。心包填塞可导致严重的血流动力学障碍，影响重要脏器灌注，发生急性循环衰竭，甚至迅速危及生命。对出现心包填塞的患儿需要早期发现，予以诊断并采取积极治疗手段，包括心包穿刺、心包引流等，以挽救患儿生命。

【病因】

心脏压塞常于大量心包积液或心包积液快速增长时发生。各种导致心包积液的病因都可能引起心脏压塞，其中以感染性因素及外伤最为常见。感染因素可包括病毒感染、细菌感染、支原体感染、真菌感染、寄生虫感染及其他少见病原体感染。新生儿及小婴儿出现的心包积液，即使总量相对较少，也可因代偿能力低而发生心脏压塞。先天性心脏病开胸术后，尤其是 Fontan 类术后心包积液发生率相对较高，中量以上的心包积液可导致心脏压塞。此外，由于外伤所致心脏破裂或大血管破裂导致的急性心脏压塞亦不在少数。

【病理生理】

当积液急速产生或存在大量心包积液时，心包腔内压力上升，当压力超过一定程度时，会影响心室扩张及舒张期的充盈，心输出量减低，血压下降。因此，一方面患儿由于心输出量降低反射性致心率增快；另一方面血压下降，末梢血管收缩，心脏后负荷增加，心脏负担加重，进一步加重心功能不全。心率增快、心室舒张期充盈减少，同时血压降低，心包腔压力增高等因素均导致冠状动脉供血减少，心肌缺血加重，心功能受损，心输出量减低进一步加重，从而形成恶性循环。当积液缓慢聚集时，心脏可适应代偿，但静脉回流受阻持续存在，静脉淤血比较明显。

【临床表现】

心脏压塞常发生于大量心包积液或心包积液迅速增长的患儿。大量心包积液的临床表现包括胸闷、呼吸急促等，查体心界扩大，心尖搏动减弱，听诊心音遥远、低钝。小婴儿可能表现为烦躁、哭闹、呼吸急促、心率加快及喂养困难等。当积液缓慢聚集时，虽然患儿心脏可适应性代偿，但静脉压持续增高并进展，表现为明显的体、肺静脉淤血，包括肝脾大伴触痛、腹水、颈静脉怒张、"肝－颈静脉回流征"（Kussmaul sign）阳性等。当积液快速增长导致急性心脏压塞时，心室舒张期充盈受阻，静脉压升高，心输出量急剧下降，出现代偿性心动过速、血压下降和休克状态。

奇脉是心脏压塞的体征之一，即吸气时脉搏减弱或消失，呼气时脉搏恢复正常。其产生机制为正常吸气时，胸腔负压增加，体循环回流入右心血量增加，与此同时肺血管扩张，血液聚集在肺血管内，通过肺静脉回流入左心的血量减少，导致左心输出量降低，动脉压降低，故而脉搏减弱或消失。临床也可采用吸气时血压变化来进行判断，正常情况下吸气时血压下降不超过 10mmHg，而有奇脉者吸气时血压下降可超过 20mmHg，若血压下降介于 10～20mmHg 之间时，则为可疑。

临床心脏压塞的 Beck 三联征为静脉压升高，血压下降和心搏量下降。X 线胸片可见心影扩大，呈"烧瓶状"，心脏搏动减弱。尤其当肺部无明显充血现象而心影明显增大者，为心包积液的有力证据。心电图的特征性表现为 S–T 段抬高、QRS 低电压。

【超声心动图表现】

1. 经胸超声心动图检查

（1）M 型超声：在胸骨旁左心室长轴切面及剑突下四腔心切面可以通过观察室壁运动曲线了解右心室舒张期塌陷率，且较二维超声具有更好的观察时相性。剑突下 M 型超声测量下腔静脉内径增宽，且随呼吸变化率＜ 50%，对于提示右心房压增高具有较好的临床意义。

（2）二维超声心动图：胸骨旁四腔心切面或剑突下四腔心切面观察右心房收缩期塌陷，当心包腔的压力超过右心房时，右心房游离壁发生塌陷，且右心房壁塌陷时间越长，心脏压塞的可能性越大（图10-2-1，图10-2-2）。当塌陷时间超过1/3心动周期时，确诊心包填塞的特异性可高达100%。通过胸骨旁左心室长轴切面及剑突下四腔心切面观察右心室舒张期塌陷率，对于心脏压塞的诊断比短时间的右心房收缩期塌陷率具有更高的特异性。胸骨旁四腔心切面可观察到心室容量随呼吸的相反变化，即右心室容量在吸气时增加，因为心包腔压力相对固定，因此，左心室充盈减少，室间隔偏向左心室侧，而呼气时发生相反的变化。

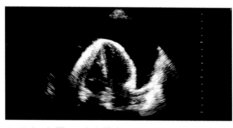

四腔心切面可见舒张期右心室室壁塌陷。箭头所指为右心室局部塌陷

图 10-2-1　心包填塞图示动态图

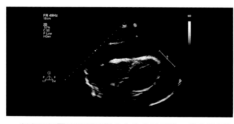

剑突下切面可见舒张期右心室室壁塌陷。箭头所指为右心室局部塌陷

图 10-2-2　心包填塞图示动态图

（3）频谱多普勒：吸气时肺毛细血管压降低，而由于心包腔压力增高，心房压无明显降低，导致肺静脉回流差压减小，表现为频谱多普勒测定肺静脉舒张期回流流速减低，继而舒张期经过二尖瓣口的血流 E 峰减低。左心室充盈减少，导致右心室充盈增加，故室间隔左移，三尖瓣舒张期 E 峰增加。当存在血容量不足时，上述超声征象可能不典型。

（4）组织多普勒：发生心脏压塞时，舒张早期二尖瓣环组织多普勒 e' 减低。

（5）超声心动图引导下心包穿刺：心包穿刺是心包积液病因诊断及临床治疗的重要方法。在心包穿刺过程中，可采用超声心动图引导，观察心包积液部位、深度，协助判断穿刺部位、穿刺针方向及穿刺深度。常规采用胸骨旁左侧第 5、6 肋间或剑突下途径进行，采用套管针或心包穿刺针进行心包积液的穿刺，如心包积液量较大需放置心包引流管，亦可根据超声心动图调整引流管位置，以保证引流充分。穿刺后或在心包引流过程中，通常需要反复观察心包积液的变化情况、穿刺并发症及心功能等情况，以便酌情调整治疗方案。

2. 经食管超声心动图

当心脏术后心包血肿压迫心脏时，也可导致心脏充盈受限的临床表现，但此时可能缺乏心包填塞的超声征象，此种情况下进行食管超声心动图可较为直观的为心包内血块的检出提供依据。

【鉴别诊断】

需从是否存在心脏压塞及病因两方面进行鉴别。

（1）鉴别是否存在心脏压塞：各种病因，尤其是心源性病因导致的休克，临床可出现心输出量减低的临床表现，需要与心脏压塞导致的心输出量减低相鉴别。心脏压塞是在心脏充盈受限基础上出现的心输出量减低，奇脉和颈静脉怒张是心脏压塞特征性的临床表现，可进行鉴别。此外，超声心动图提示心脏压塞的特征性表现，也是重要的鉴别要点，包括舒张早期右心室塌陷、舒张晚期右心房塌陷、二尖瓣征象 E 峰减低，随呼吸变化率增加等。

（2）病因鉴别：心脏术后心包血肿压迫，当心脏手术心包内血块形成时，可对部分房室，通常是右心房、右心室造成压迫，导致心脏充盈受限，患儿出现心脏压塞的临床表现。但此时心包腔内的压力分布不均匀，因此缺乏典型的心脏压塞的超声依据。需要结合病史，同时可进行食管超声心动图检查协助诊断。

【要点提示】

1. 图像观察要点

（1）观察心包积液量及部位。

（2）观察心包腔内是否存在占位或其他异常回声。

（3）观察心房、心室壁在不同心动周期的运动。

（4）观察室间隔是否存在异常运动。

（5）心室内径随呼吸变化情况。

（6）多普勒超声心动图测量房室瓣口流速及随呼吸变化情况。

2. 诊断思路

当临床存在中到大量心包积液，或短时间内心包积液量快速增长时，患儿同时出现心率增快，伴血压下降，则需警惕心脏压塞可能。需要通过超声心动图检查对是否存在心脏压塞进行评估，通过下列超声心动图表现进行判断：①舒张期右心房塌陷，持续时间超过 1/3 心动周期；②舒张早中期右心室室壁塌陷；③吸气时右心室容量增加，左心室容量下降，室间隔偏向左心室侧，而呼气时，出现相反的变化；④观察下腔静脉内径是否增宽，以及随呼吸的内径变化率，90% 以上心脏压塞患者均存在下腔静脉及肝静脉扩张，当吸气塌陷率小于 50% 时，提示体循环静脉压增高；⑤随呼吸变化的多普勒血流频谱，吸气时二尖瓣 E 峰减低 > 30%，呼气时三尖瓣 E 峰减低 > 60%，同时存在肝静脉逆流增加。当存在以上超声心动图阳性表现时，提示存在心脏压塞。

（张晓琳　马　宁）

【参考文献】

[1] 王新房. 超声心动图学. 4 版. 北京：人民卫生出版社，2009.

[2] Kearns MJ，Walley KR. Tamponade：Hemodynamic and Echocardiographic diagnosis. Chest, 2018, 153(5): 1266-1275.

第三节
缩窄性心包炎

【概述】

心包是由两层浆膜围绕一个闭合、潜在的腔隙构成的囊状结构。心包分为两层，即脏层和壁层。脏层心包是心外膜的延续，壁层心包是由致密而菲薄的纤维构成。心包炎是由各种病因，包括细菌、病毒、外伤、尿毒症等引起的心包的炎症改变。其中，缩窄性心包炎多继发于各种急性和慢性心包炎，是心包炎迁延进展的最终结局。儿童发病率较低，大多数患者在临床和病理上都很难确定其发病原因。少数可确定病因者多属于结核性或化脓性，其次为肺吸虫性，少见病因包括肿瘤放疗（如儿童期的淋巴瘤放疗后）、心包手术后、类风湿性、肿瘤性或尿毒症性等心包炎之后。脏层和壁层心包粘连、增厚、纤维化及钙化等，可导致心包腔缩小和舒张期充盈受限，多数以右侧心包的缩窄病变明显，通常累及腔静脉入口处，部分患者在病程早中期心包腔内仍有比较黏稠的心包积液，随着积液减少和纤维化的发生，可出现典型的缩窄性心包炎表现。

【病理解剖】

缩窄性心包炎的病理改变为心包明显增厚、粘连、纤维化及钙化，形成坚硬的盔甲样瘢痕组织。心包膜增厚通常为 3～5mm，部分患儿可增厚至 10mm。纤维蛋白沉着，纤维结缔组织透明样变性，可同时合并肉芽组织增生，导致脏层、壁层心包粘连融合，心包腔缩小或消失，融合心包继之发生钙化，进一步促进了心包增厚和僵硬，限制心脏活动。炎症病变重者，可出现心包与胸壁、膈肌等周围组织粘连。少数患者的心包内可形成条束状纤维组织瘢痕，对腔静脉入口等部位造成明显的压迫。同时心包病变也可累及心外膜下心肌，影响心肌功能和代谢，造成心肌萎缩、纤维变性，脂肪浸润及钙化等病理改变。缩窄性心包炎患者的心脏可正常或缩小，心脏舒张功能明显受损，导致静脉回流障碍，出现肝淤血、肿大等改变，晚期可出现肝硬化。

【病理生理】

缩窄性心包炎，由于心包膜严重增厚、纤维化和钙化，形成了一个丧失弹性的坚硬外壳，因此，限制了心脏各腔室的舒张期充盈，降低了舒张末期的心腔容积。在舒张早期，当心腔容量尚低于僵硬心包腔所能容纳的限度时，舒张期充盈不受影响，而且由于腔静脉压力升高，舒张早期出现异常的快速充盈。当心腔内容量达到失去顺应性的心包所能承受的限度时，快速充盈因突然受阻而中断，血流冲击室壁形成涡流并产生震荡，从而产生舒张早期额外心音，即"心包叩击音"。由于心室充盈受阻，心脏舒张末期容积下降，心输出量减低，患儿此时需要通过心率增加进行代偿；然而当活动量增加或失代偿后，患儿心输出量继续下降，出现呼吸困难及血压下降等。晚期缩窄性心包炎患儿，因心肌萎缩，心脏收缩功能下降，进一步加重心功能不全的表现。缩窄性心包炎患儿，由于钙化心包对心室舒张活动的限制，使心室整体容量相对固定，因此，左、右心室的相互依赖性增强，此时，可通过室间隔的运动及偏移对双心室的容量及压力进行平衡。同时，胸腔压力变化亦不能通过僵硬的心包传递至左右心室腔，该特点可用来与限制性心肌病所致的心室舒张功能异常相鉴别。缩窄性心包炎患者心腔压力及房室瓣血流随呼吸运动呈以下特点：吸气时，肺毛细血管压降低，继而左心房压降低，而由于缩窄心包所限左心室压不变，因此，左心室充盈压差降低，二尖瓣瓣口舒张期血流速度降低；由于双心室的相互依赖性，左心室容积降低引起室间隔向左侧偏移，右心室充盈压增加，舒张期三尖瓣血流速度增快。

【临床特征】

缩窄性心包炎呈进行性发展，早期因代偿机制存在，患儿可无明显临床表现，典型的临床症状可在病程数月或数年出现。患儿的全身症状缺乏明显的特异性，可出现慢性消耗性病容、乏力、心悸、腹部饱胀感及精神食欲减低等症状。缩窄性心包炎的特异性表现包括进行性加重的劳累、气促、呼吸困难或端坐呼吸。心界正常，心尖搏动减弱，心率增快，胸骨左缘第3、4肋间可闻及心包叩击音。右心充盈压增高时，体静脉回流受阻明显，颈静脉怒张、肝大、腹水、胸腔积液、下肢静脉水肿及静脉压升高等。当左心充盈压增高时，出现肺淤血的表现。

【超声心动图表现】

1. M 型超声心动图

从胸骨旁左心室长轴切面，M 型超声通过观察室壁或心包的运动曲线可显示左心室心外膜后方的多层强回声，呈相互平行的强回声线。左心室长轴切面可测量左心房前后径，评价左心房增大程度。同时该切面可观察左心室后壁心包增厚的情况。由于舒张期充盈受损，左心室后壁心内膜显示舒张期运动幅度减低，表现为舒张期后壁运动"平直"形态。剑突下切面测量下腔静脉及肝静脉内径，评价静脉扩张程度（图 10-3-1）。

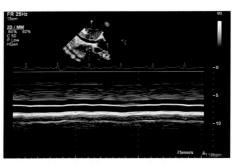

下腔静脉内径增宽，随呼吸内径变化不明显

图 10-3-1　下腔静脉超声图示

2. 二维超声心动图

心尖四腔心切面可显示双房扩大或正常，双心室内径偏小。心包膜明显增厚，尤以房室瓣环处增厚为著，表现为房室交界处轮廓异常，呈环缩状（图 10-3-2）。左心室长轴切面显示舒张早期室间隔弹跳，与心室舒张受限，心室充盈突然终止有关（图 10-3-3）。剑突下四腔心切面观察，可清晰显示心包膜增厚、回声增强的程度，心室舒张和收缩受限，室壁运动受限。部分患儿可观察到包裹性心包积液，质地较稠密，可有较多的纤维素样沉积回声。部分患儿心包钙化，超声表现为局部或整体心包回声明显增强（图 10-3-4）。由于心室充盈受限，心房压增高，腔静脉回流受阻，可出现上、下腔静脉及肺静脉内径增宽，并且受呼吸影响不明显。

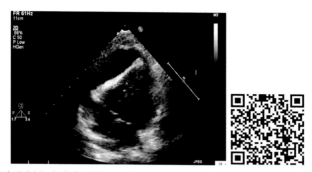

右心室壁外侧心包膜明显增厚，近房室交界处轮廓异常，可见右心室外侧壁心包积液

图 10-3-2 缩窄性心包炎四腔心切面超声图示动态图

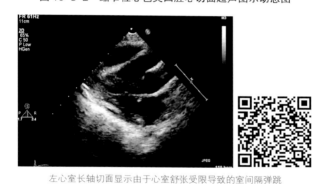

左心室长轴切面显示由于心室舒张受限导致的室间隔弹跳

图 10-3-3 缩窄性心包炎左心室长轴切面超声图示动态图

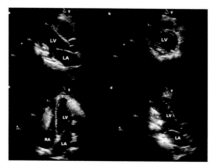

左心室后壁（A,B,D）及右心室前壁（C）可见心包回声增强，提示心包钙化。LA：左心房；
LV：左心室；RA：右心房

图 10-3-4 心包钙化超声图像

（引自 Anatomic Basis of Echocardiographic Diagnosis. Chapter 10）

3. 多普勒超声心动图

脉冲多普勒检查在缩窄性心包炎的评价中具有重要的意义。心尖四腔心切面超声可显示房室瓣口的血流频谱。各瓣口的血流均可呈现较为特征性的改变。二、三尖瓣瓣口舒张期血流充盈受限，表现为舒张早期 E 峰速度增高，减速时间缩短，A 峰减低。E/A 比值明显增大，吸气时左心室等容舒张时间延长。房室瓣口血流随呼吸变化：吸气时二尖瓣 E 峰减低超过 25%～40%，同时三尖瓣 E 峰增加超过 40%～60%；呼气时三尖瓣 E 峰最大减低超过 40%～60%。呼气时，肝静脉舒张期逆流增加。

4. 组织多普勒

心尖四腔心切面显示二尖瓣环舒张早期运动速度 e′ 显著增高，当超过 12cm/s 时，对于诊断缩窄性心包炎具有较高特异性。与正常情况不同，缩窄性心包炎患者瓣间隔侧舒张早期运动速度 e′ 高于瓣环侧壁运动速度（图 10-3-5，图 10-3-6）。随病情加重，间隔侧二尖瓣环舒张早期运动速度 e′ 显著增加，可能导致 E/ e′ 正常的矛盾现象。

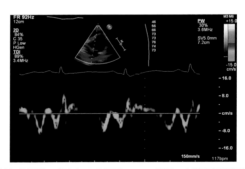

二尖瓣环间隔侧舒张早期运动速度 e′ 高于图 10-3-6 所示二尖瓣环侧壁舒张早期运动速度

图 10-3-5　二尖瓣环间隔侧组织多普勒超声图示

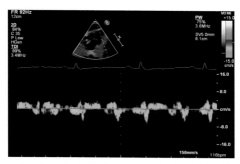

二尖瓣环侧壁舒张早期运动速度 e' 低于图 10-3-5 所示二尖瓣环间隔侧舒张早期运动速度

图 10-3-6 二尖瓣环侧壁组织多普勒超声图示

【鉴别诊断】

限制性心肌病与缩窄性心包炎的临床表现相似。超声心动图也可表现为双房扩大、心脏舒张及收缩功能受损等征象。限制性心肌病心室可正常或稍大，但心腔内径无明显增大，部分可出现心腔缩小或心尖闭塞，心室壁可增厚，心肌运动减低。患儿出现左心力衰竭伴肺淤血较为常见。吸气时肝静脉舒张期存在逆流。频谱多普勒二尖瓣口舒张期 E 峰随呼吸变化不明显。组织多普勒提示二尖瓣环室间隔侧及左心室侧壁侧的 e' 均减低，室间隔侧的 e' 低于左心室侧壁（表 10-3-1）。此外，限制性心肌病既往无心包炎病史，超声心动图无心包增厚、回声增强的改变。

表 10-3-1 缩窄性心包炎和限制性心肌病的超声鉴别要点

	缩窄性心包炎	限制性心肌病
心脏大小	正常	正常或增大
室壁厚度	正常	轻度增厚
室壁运动	正常	减低
心包增厚、回声增强	有	无
二尖瓣环组织多普勒	室间隔侧 e' 高于左心室侧壁	室间隔侧 e' 低于左心室侧壁
频谱多普勒测定心室流入道血流速度随呼吸变化情况	心室流入道血流速度随呼吸变化明显	心室流入道血流速度随呼吸无明显改变
肝静脉反向血流时限	通常呼气相出现血流反向	通常吸气相出现血流反向
心室舒张末期压力	左心室及右心室舒张末压力一致或相似	左心室舒张末压力高于右心室

【要点提示】

1. 图像观察要点

（1）多切面观察各心腔大小，注意双房扩大情况。

（2）观察房室交界区的形态及轮廓。

（3）观察脏、壁层心包的厚度、回声强度。

（4）测量下腔静脉内径，评价下腔静脉的吸气塌陷率。

（5）多普勒测定二尖瓣口 E 峰、A 峰。

（6）组织多普勒评价左心室舒张功能。

（7）观察吸气相二尖瓣 E 峰流速变化情况。

（8）观察是否存在心包积液及其征象。

2. 诊断思路

临床表现为消耗性面容、乏力、食欲不振，同时存在肝大、腹水、下肢肿胀的患儿，经胸超声心动图提示双房扩大时需要考虑缩窄性心包炎的可能，需要进一步观察心室大小、室壁厚度及运动情况。同时重点观察脏、壁层心包的厚度、回声强度、活动度，以及室间隔异常运动和房室交界处的心脏外形轮廓等。经 M 型超声观察到心包增厚、回声增强，脏、壁层心包间正常的相对运动消失，表现为平行运动，考虑心包粘连。需要进一步评价心室舒张功能，双心室舒张功能呈限制性充盈改变，即 E 峰增高，A 峰下降，DT 缩短；房室瓣血流随呼吸变化，表现为吸气时二尖瓣 E 峰减低超过 25%，呼气时三尖瓣 E 峰减低超过 40%，同时呼气相肝静脉舒张期血流逆流增加。组织多普勒表现室间隔侧 E/e′ 增加，提示舒张功能减低。由于左心室侧壁二尖瓣环与心包粘连，使侧壁二尖瓣环 e′ 低于室间隔侧 e′，即出现瓣环反转。上述征象的发生均提示缩窄性心包炎。

（张晓琳　马　宁）

【参考文献】

[1] 王新房 . 超声心动图学 . 4 版 . 北京 : 人民卫生出版社 , 2009.

[2] John P. Veinot. Anatomic Basis of Echocardiographic Diagnosis. Springer. 2011.

[3] Fardman A, Charron P, Imazio M, Adler Y. European Guidelines on Pericardial Diseases: a Focused Review of Novel Aspects. Curr Cardiol Rep, 2016, 18(5): 46.

第十一章

心脏肿瘤 >>

【概述】

心脏肿瘤（cardiac tumors）较少见，心脏肿瘤可分为原发性和继发性，也可分为良性和恶性。在儿科的尸检报告中发生率为0.027%～0.08%。随着超声心动图被广泛应用于诊断心脏病变，使小儿心脏肿瘤的发生较过去有所增加，20世纪80年代后在儿科超声心动图诊断资料中，心脏肿瘤占0.17%～0.2%。与成年人不同的是，在儿童中原发性心脏肿瘤占大多数。在儿科原发性心脏肿瘤中，良性肿瘤占90%，最常见的良性肿瘤是横纹肌瘤。以往由于心脏肿瘤的临床表现不典型并且差异极大很难进行及时诊断，大部分经过尸检才发现。随着超声显像技术在临床上的应用及不断进步，心脏肿瘤的检出率及临床诊断机会明显增加，甚至在产前获得诊断，因此也推动了外科切除肿瘤的发展。本章中主要介绍原发性心脏肿瘤。

【病理解剖】

儿童原发性心脏肿瘤中以良性肿瘤居多，约占90%，婴儿及儿童尸检病理资料显示最常见的是横纹肌瘤（60%～80%），其次是纤维瘤（6%～25%），其他良性肿瘤还包括畸胎瘤（6%～25%）、血管瘤（＜10%）、黏液瘤（＜1%）等。原发性心脏肿瘤中恶性肿瘤约占10%，其中以间皮瘤、血管肉瘤、横纹肌肉瘤、纤维肉瘤较为常见。

1. 横纹肌瘤

心脏横纹肌瘤（rhabdomyomas）是胎儿及儿童最常见的原发性心脏肿瘤，占儿童各种原发性心脏肿瘤的40%～60%，胎儿发生率最高，其次为新生儿及婴儿。目前认为心脏横纹肌瘤是一种源自胚胎心肌母细胞的婴儿错构瘤。瘤组织疏松，细胞较大，呈卵圆形。心脏横纹肌瘤细胞并非真正的肿瘤细胞，是一种富含糖原的异形心肌细胞，胞质空泡状，富含糖原，核居中，核仁明显。核周围的胞质呈疏网状，细胞形似蜘蛛，故有"蜘蛛细胞"之称。肿瘤常为多发性，直径数毫米至数厘米，生长部位以室间隔为多，也可在左、右心室壁，两侧发生率相似，有时可累及心房、乳头肌或广泛弥散。肿瘤边界分明但无包膜，呈灰白色结节样生长于心肌内，肿瘤大者可长入心腔。肿瘤内纤维化、钙化及出血罕见。

心脏横纹肌瘤绝大多数发生在结节性硬化症（tuberous sclerosis complex，TSC）患者，尸检及临床资料中30%～50%结节性硬化症患者合并心脏横纹肌瘤，50%～86%横纹肌瘤患者合并结节性硬化症。TSC是一种常染色体显性遗传的神经皮肤综合征，其临床特征性三联征为癫痫、智力低下及面部血管纤维瘤，常可累及脑、皮肤、心脏、肾脏等多个系统，心脏横纹肌瘤是较常伴发疾病之一，有时心脏横纹肌瘤是结节性硬化症的唯一临床表现。合并TSC的心脏横纹肌瘤大多数（约90%）为多发性。研究发现，心脏横纹肌瘤常随年龄增长出现自然消退倾向。有文献报道，心脏横纹肌瘤完全或部分自然消退的占54%。大多数在新生儿期发现的心脏横纹肌瘤在1岁以内自然消退。

2. 纤维瘤

纤维瘤（fibroma）是儿童中发生率仅次于横纹肌瘤第2常见的原发性心脏肿瘤。肿瘤多为单发，一般体积较大，平均直径约5cm，较大者可达10cm。纤维瘤好发于室间隔和心室游离壁，以室间隔和左心室前壁最为多见，约10%发生于右心室，偶见于右心房和房间隔。纤维瘤主要由成纤维细胞及胶原纤维构成，呈近似圆形，质地坚硬，没有包膜，肿瘤中央可发生钙化。肿瘤团块剖面呈螺环纹状，病灶与邻近心肌边界清楚。肿瘤包埋于心肌中，可向心内膜和心外膜生长，但心内膜和心外膜完整。纤维瘤生长速度缓慢，但目前尚无关于心脏纤维瘤自然消退的报道。虽然纤维瘤较横纹肌瘤少见，但是纤维瘤更容易引起临床症状并且通常需要手术治疗。

3. 血管瘤

血管瘤通常位于皮肤、肝等部位，心脏血管瘤十分罕见。心脏血管瘤组织学上可以分为海绵状型、毛细血管型及动静脉型。病理上，血管瘤由充满血液的血管囊腔构成，囊壁内衬良性增生的血管内皮细胞，可发生纤维化、钙化及形成血栓。心脏血管瘤可发生于心壁和心包等心脏任何部位。心内膜血管瘤通常为毛细血管型或者海绵状混合毛细血管型血管瘤。心肌内血管瘤可能为海绵状型、毛细血管型及动静脉型血管瘤。心外膜血管瘤可能是海绵状型和动静脉型血管瘤。心脏血管瘤可以单独发生，也可以是全身多发性血管瘤累及心脏。

4. 黏液瘤

黏液瘤（myxoma），是成年人中最常见的原发性心脏肿瘤，在儿童中并不多见。黏液瘤是源于心内膜下层有分化潜能的原始间充质细胞的真性肿瘤。黏液瘤可发生于心腔的任何部位，90%发生于心房，左、右心房发生比例约 4∶1。房间隔卵圆窝附近是心房黏液瘤最常见的发生部位，瘤体根部大多有蒂与房间隔相连，瘤体的活动度与蒂的长短有关。黏液瘤多数为单发，但也可多发，外形多样，如圆形、椭圆形或块状、分叶状、穗状等。肿瘤内可有出血灶，梗死伴纤维化、囊变、钙化常见。黏液瘤瘤体或者瘤体表面的血栓容易脱落而导致体循环或肺循环栓塞，这与肿瘤的生长部位相关，体循环栓塞的发生率明显高于肺循环栓塞。黏液瘤多为散发病例，但是部分黏液瘤患者有家族性发病的倾向，可能与 GNAS1 基因或 PRKAR1A 基因突变有关。有研究认为多发性、家族性黏液瘤和黏液瘤综合征属复杂心脏黏液瘤，其细胞具有远距离种植能力，具有低度恶性或恶性倾向。

5. 其他良性心脏肿瘤

脂肪瘤、纤维脂肪瘤、房室结肿瘤等其他心脏良性肿瘤均较少见，大多数是行心脏检查时偶然发现。

6. 心脏恶性肿瘤

原发性心脏恶性肿瘤多为肉瘤，其中以血管肉瘤（angiosarcoma）较为常见，其次为横纹肌肉瘤（rhabdomysarcoma）、间皮肉瘤（mesothelioma）、纤维肉瘤（fibrosarcoma）、淋巴肉瘤（lymphosarcoma）等。肿瘤可位于心脏的任何部位，可单发，亦可多发。恶性肿瘤体积多数较大，呈分叶状或不规则形状，内部回声不均匀。肿瘤多呈浸润性生长，与心壁的附着面较广，多无蒂，活动度小。肿瘤可侵及心壁内，并可累及心包，对瓣膜也有不同程度的破坏，亦可伴有心包积液。较大的肿瘤多可造成不同程度的梗阻。恶性肿瘤在手术后可原位复发。

【病理生理】

心脏肿瘤导致的血流动力学改变与肿瘤的类型、部位、大小、数目等密切相关。较小的心脏肿瘤对血流动力学无明显影响，较大的心脏肿瘤可以导致心腔的有效容积减小，从而使心腔舒张末期容积减小，进而影响心脏每搏输出量。发生在心室流入道或者流出道的肿瘤可以导致流入、流出道梗阻，从而引起心力衰竭；发生在腔静脉或肺静脉入口处的肿瘤可以引起静脉回流受阻，导致体静脉或肺静脉淤血；位于瓣膜上或者邻近瓣膜的肿瘤可以引起瓣口狭窄或者出现瓣膜关闭不全的现象。如果肿瘤侵犯心脏传导系统，则可以引起心律失常。此外，某些病理类型的心脏肿瘤，如血管瘤、畸胎瘤、恶性肿瘤等易产生心包积液，甚至会导致心脏压塞。

【临床特征】

心脏肿瘤患者的临床表现通常缺乏特异性，临床表现不典型，差异很大。其临床表现与肿瘤的类型、部位、大小及数目密切相关，主要包括全身症状、栓塞症状及心血管系统症状。

1. 全身症状

主要有发热、乏力、体重减轻等。全身症状类似IE、胶原血管病等，可能与肿瘤坏死或肿瘤分泌的某些物质有关，临床上易误诊为感染性疾病或风湿性疾病。这些症状可在肿瘤切除后消失。

2. 栓塞症状

临床上出现栓塞症状的患者并不少见，多见于黏液瘤患者。栓塞可能源于肿瘤碎片的脱落或肿瘤表面血栓的脱落。栓塞的部位取决于肿瘤的部位及是否存在心内或者大动脉水平的交通。左心系统肿瘤可以导致体循环栓塞，右心系统肿瘤可以导致肺循环栓塞，体循环栓塞更多见，部分患者以脑栓塞为首发症状就诊。

3. 心血管系统症状

心血管系统的表现主要取决于肿瘤的部位、大小及影响范围。如果肿瘤体积较小，且仅限于心肌内，常无临床表现，仅在超声检查时偶然发现。①血流梗阻：心脏肿瘤向心腔内生长可导致流入系统、流出系统梗阻及瓣膜关闭不全等，出现心脏杂音、心前区疼痛、发绀等。②心力衰竭：肿瘤浸润心肌广泛导致心肌受损，可出现心力衰竭的临床表现，表现为气促、水肿、心脏扩大等。位于心外膜的肿瘤或肿瘤侵犯心包可以引起心包积液，甚至导致心脏压塞。③心律失常：肿瘤侵犯心脏传导系统，则可以引起心律失常。如果心脏位于房室结区域或影响传导束，即使很小的肿瘤也会引起心律失常。有时心律失常是原发性心脏肿瘤的首发临床表现。

【超声心动图表现】

超声心动图是临床上检查心脏肿瘤的首选影像学检查方法，可以准确发现心脏肿瘤并确定肿瘤的部位，还可初步区分肿瘤的良恶性，同时还可以检出合并心脏畸形，明确肿瘤引起的血流动力学改变等。

1. 横纹肌瘤

超声心动图多切面扫查可清晰显示肿块呈中高回声团块（图11-1），较固定，内回声均质，边界清晰，但无明确包膜，无蒂，通常不伴有心包积液。肿瘤直径从几毫米到几厘米不等，多数病例为多发性，肿瘤多位于室间隔或心室壁内，最常累及左心室，其次为右心室和室间隔。肿瘤位于心室的流入道或流出道时可造成梗阻，彩色多普勒及频谱多普勒检查可显示梗阻部位花彩血流信号并通过测量流速能够评估梗阻的严重程度（图11-2，图11-3）。巨大的横纹肌瘤可以导致心腔有效容积减小，多发者可能影响心脏功能。超声心动图随访结果显示肿瘤有缩小的趋势甚至自然消退。

2. 纤维瘤

纤维瘤可位于心肌壁上的任何位置，最常位于室间隔上，也可位于左心室壁，较少累及右心室壁、心房壁。肿瘤位于心肌内，没有包膜，回声反射较心肌强，肿瘤直径从几毫米到几厘米不等，多为单发，（图11-4），部分纤维瘤也可向心腔内生长使心腔有效容积减小，影响流入道和流出道血流，并可能影响心脏功能。瘤体内可以出现钙化强光点。少见心包积液。彩色多普勒超声可以显示是否存在梗阻及梗阻程度。目前无纤维瘤自行消退的报道。

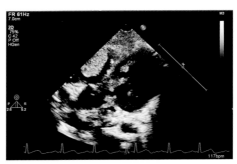

二维超声心动图心尖非标准切面显示左、右心室内可见多个中高回声团块

图 11-1　心腔内横纹肌瘤

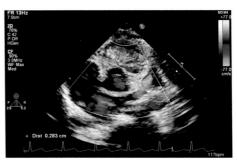

彩色多普勒大动脉短轴切面显示肿瘤致右心室流出道梗阻，血流通过右心室流出道时血流束变细

图 11-2 右心室流出道梗阻

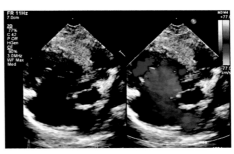

彩色多普勒大动脉短轴切面显示肿瘤致右心室流出道梗阻，右心室流出道可见花彩血流

图 11-3 横纹肌瘤致右心室流出道梗阻动态图

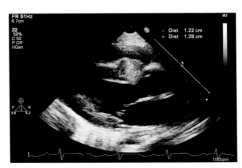

二维超声心动图左心室长轴切面显示室间隔基底段心肌内可见稍强回声团块，肿块与心肌分界清晰

图 11-4 心脏纤维瘤

3. 血管瘤

心脏血管瘤可以发生在心脏的任何部位，表现为稍高或高回声团块，瘤体中央可出现坏死、液化（图 11-5，图 11-6）。发生在心肌内可表现为室壁增厚，或带蒂与心壁相连并向心腔内突出，可影响流入道、流出道、瓣膜等引起梗阻和血流动力学异常，彩色多普勒血流显像显示收缩期流出道内五彩镶嵌射流束（图 11-7）。也可发生在心外膜或心包，导致心包积液，甚至发生心脏压塞。

4. 黏液瘤（图 11-8，图 11-9）

黏液瘤多位于左心房内，常借助一蒂附着于房间隔左心房面的卵圆窝的边缘。通常表现为一致密的发光团，瘤体为椭圆形或类圆形，少数呈分叶状。黏液瘤松脆易脱落，易并发栓塞。黏液瘤瘤体形状可随心动周期而发生变化，舒张期通过房室瓣凸入心室内，收缩期返回左心房内，可造成房室瓣口梗阻和静脉回流受阻。蒂长、瘤体大、附着部位低的黏液瘤对房室瓣口阻塞重，反之则轻。黏液瘤多为单发，但是少数病例为多发，行超声心动图检查时应多切面扫查，避免漏诊。

5. 恶性肿瘤

肿瘤可位于心脏任何位置。恶性肿瘤形体多数较大，呈分叶状或不规则形状，内部回声不均匀。肿瘤多呈浸润性生长，与心壁的附着面较广，多无蒂，活动度小。肿瘤可侵及心壁内，并可累及心包，对瓣膜也有不同程度的破坏，亦可伴有心包积液。肿瘤可单发，亦可为多发。较大的肿瘤多可造成不同程度的梗阻。

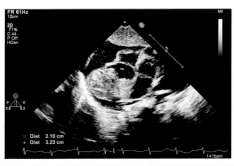

二维超声心动图剑突下非标准四腔心切面显示右心房顶部可见稍高回声团块，形态欠规则，肿块回声稍欠均匀

图 11-5　右心房血管瘤

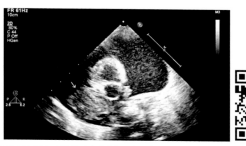

二维超声心动图心尖四腔心切面显示右心房顶部可见稍高回声团块，形态欠规则，心包腔内可见大量心包积液

图 11-6　右心房血管瘤合并心包积液动态图

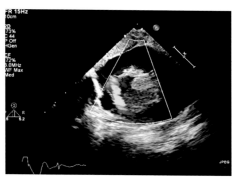

彩色多普勒超声心动图显示上腔静脉入右心房处血流速度增快，可见血流加速

图 11-7　上腔静脉血流受阻动态图

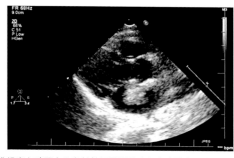

二维超声心动图左心室长轴切面显示左心房内异常回声团块，随心动周期活动度较大

图 11-8　左心房黏液瘤动态图

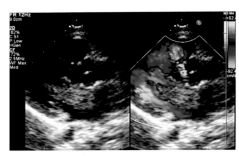

彩色多普勒超声心动图左心室长轴切面显示左心房内异常回声团块舒张期通过二尖瓣进入左心室，并导致二尖瓣口血流速度增快

图 11-9　左心房黏液瘤致二尖瓣口梗阻动态图

心脏良性肿瘤与恶性肿瘤的鉴别见表 11-1。

表 11-1　心脏良性肿瘤与恶性肿瘤的鉴别

	良性肿瘤	恶性肿瘤
形态	规则	分叶状或不规则
肿瘤回声	均匀	不均匀
基底	窄	宽
蒂	多有	多无
浸润性	无	有
活动度	幅度大	幅度小或固定不动
长径 / 基底直径之比	多 > 2	多 < 2
心包积液	少数有积液	多数有积液

【鉴别诊断】

须与心脏肿瘤相鉴别的疾病：

（1）心腔内血栓：心腔内血栓一般发生在存在基础心血管病变的心腔内，如风湿性心脏病二尖瓣狭窄合并左心房血栓，房颤患者合并左心耳血栓，成年人心肌梗死合并室壁瘤患者可合并左心室血栓，FM 患儿可合并心室血栓。

（2）赘生物：瓣膜赘生物表现为瓣叶上大小不等的回声不均的团块，与瓣叶附着较紧密，随瓣叶摆动而上下甩动，病史及临床表现可有一定的鉴别诊断价值。

（3）心肌病：发生在心肌内的肿瘤表现为室壁增厚，应与 HCM

鉴别。前者表现为心肌局限性增厚，多可见与心肌分界清晰的肿瘤回声，且大多数情况下肿瘤回声较心肌回声强；而 HCM 心肌多表现为一个壁或整个心肌的肥厚，并且心肌回声斑点增强。

【要点提示】

1. 图像观察要点

（1）肿瘤的发生部位。

（2）肿瘤的个数、形态、大小、有无蒂、活动度、包膜情况，与室壁的关系。

（3）肿瘤对血流动力学的影响，是否存在流入、流出系统的梗阻及瓣膜的关闭不全。

（4）是否存在心包积液。

（5）是否合并其他心脏畸形。

2. 诊断思路

心脏肿瘤患儿临床表现不典型，个体之间存在很大差异，超声心动图是临床上诊断心脏肿瘤的首选检查方法。超声心动图检查发现心脏肿瘤时，要注意观察肿瘤的大小、形态、部位、活动度及对血流动力学的影响。此外，还应注意肿瘤的个数，除心脏横纹肌瘤易多发外，其余心脏肿瘤多为单发，行超声心动图检查发现一个心腔内存在肿瘤时，要仔细探查其他心腔内是否存在肿瘤，避免漏诊。结合患儿的性别、年龄和病史综合判断。

（杨　娇　马　宁）

【参考文献】

[1] 王新房 . 超声心动图学 . 4 版 . 北京 : 人民卫生出版社 , 2009.

[2] 黄国英 . 小儿超声心动图学 . 上海 : 上海科学技术出版社 , 2015.

第十二章

心腔内血栓 >>

【概述】

小儿心腔内血栓包括发生在儿童时期、因各种疾病或医源性治疗所致的心腔内形成的附壁血栓或游离血栓,严重威胁患儿生命。由于血栓脱落可以导致体循环或者肺循环栓塞,甚至引起患儿突然死亡,因此,早期诊断、及时治疗对挽救患儿生命尤为重要。心腔内血栓可在 DCM、EFE、重症心肌炎或 FM、风湿性心脏病、先天性心脏病、心脏术后、中心静脉置管、心腔内起搏器植入术后或房性心律失常的基础上发生。此外,血栓风暴患儿也可以出现心腔内血栓。血栓风暴是一种连续的呈急性 – 亚急性发作的血栓事件,可在数天至数周内进行性累及多部位血管,常见病因多为遗传性易栓症和获得性高凝状态。经胸超声心动图在观察心腔内血栓的形成、治疗及随访中具有重要的价值,部分经胸超声效果差的病例,经食管超声心动图可以提供更多的信息。

【病理解剖及病理生理】

心腔内血栓形成多数是由于内皮或心内膜受损,血流状态的改变和血液凝固性增高引起的,自身免疫性缺陷也可导致血栓形成。心腔低压区和高压区形成血栓的机制不同。低压区域,如左心房,其几何形态的改变和功能丧失可形成血栓,如房颤时心房失去有效收缩,扩大的左心房收缩力下降,导致剪切力和血流速度显著降低,血流淤滞引起血液成分沉淀,凝血系统激活,形成血栓。高压区域,如左心室,该区域血流和剪切力异常升高导致湍流,过高的剪切力导致血细胞破坏,加之高速湍流,血小板及凝血系统激活,形成血栓。血栓的主要成分为红细胞、白细胞、血小板及胶原纤维。血栓脱落会引起体循环或肺循环栓塞。

【临床特征】

一般心腔内血栓形成均存在基础心脏病变,除原发病的临床表现之外,心腔内血栓患儿缺乏特异性的症状体征。若出现血栓脱落,则可出现栓塞症状。栓塞的部位取决于血栓的部位及是否存在心内或者大动脉水平的交通。左心系统血栓可以导致体循环栓塞,右心系统血栓可以导致肺循环栓塞。心腔内血栓可引起患者突然瘫痪、意识障碍,从而严重威胁患儿生命。

【超声心动图表现】

1. M型超声心动图

主要用于观察房室腔内径的大小、血栓内部回声及活动度等。

2. 二维超声心动图

二维超声心动图是观察心腔内血栓的重要方法，可以观察心腔内血栓的部位、大小、形态及运动情况。观察心腔内血栓时应该多切面扫查，以便完整显示血栓形态并避免漏诊。

（1）血栓部位：血栓可位于心腔内任何部位。左心房内血栓可位于左心房后壁、侧壁、左心耳，少数可延伸到房间隔；左心室血栓多位于心尖部（图12-1）；右心房内血栓可附着于右心房壁，也可由深静脉系统血栓延伸入右心房（图12-2～图12-4）；右心房室内的异物如起搏器电极、导线周围也可形成血栓。

（2）血栓的形态及活动度（图12-5）：心腔内血栓多为椭圆形或不规则形，右心房内血栓可呈长条样在心房内飘动。一般血栓基底部较宽，无蒂。陈旧血栓形态不随血流而改变，新鲜血栓形态可随心脏舒缩活动发生轻微改变，有漂浮感。

（3）血栓回声：新鲜血栓和机化血栓回声不同，新近形成的血栓回声较弱，可具有一定的漂浮感，机化血栓或陈旧血栓回声较强（图12-1），并且常常是多次新、旧血栓交替形成，机化程度不一，可出现回声不均匀的表现。

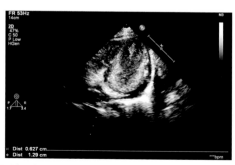

二维超声心动图近左心室心尖短轴切面可见椭圆形稍高回声团块附着于左心室心尖部室壁

图 12-1　左心室血栓

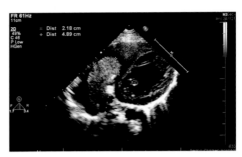

二维超声心动图四腔心切面显示右心房内可见较大异常回声团块

图 12-2 右心房血栓

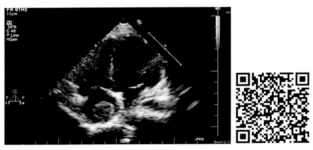

二维超声心动图四腔心切面显示右心房内异常回声团块随心动周期摆动，舒张期可通过三尖瓣延伸入右心室

图 12-3 右心房血栓动态图

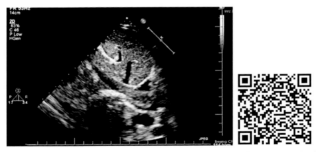

二维超声心动图剑突下切面显示血栓自下腔静脉延伸入右心房，并随血流摆动

图 12-4 血栓自下腔静脉延伸入右心房动态图

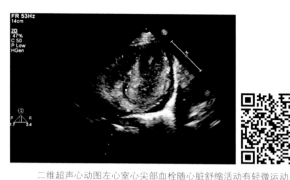

二维超声心动图左心室心尖部血栓随心脏舒缩活动有轻微运动

图 12-5　左心室心尖部血栓动态图

3. 多普勒超声心动图

血栓本身无特殊表现，主要为原发性心脏病变的表现。彩色多普勒超声检查心腔内血栓时可发现血栓部位出现充盈缺损的表现（图 12-6）。

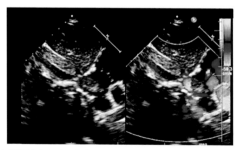

彩色多普勒超声心动图剑突下切面显示下腔静脉血栓延伸入右心房，下腔静脉内血流可见充盈缺损

图 12-6　下腔静脉血栓延伸入右心房动态图

4. 经食管超声心动图

经胸超声心动图会受到胸部组织及肺气的影响，在观察心腔内血栓尤其是左心耳内血栓时有时难以显示清楚，采用经食管超声心动图可以较为清晰地显示心腔内的血栓。

【鉴别诊断】

须与心腔内血栓相鉴别的疾病：

（1）心腔内肿瘤：心腔内血栓一般发生在存在基础心血管病变的心腔内，如FM患儿可合并心室血栓，但心脏肿瘤一般无基础心脏病。

（2）赘生物：赘生物多位于瓣膜上，表现为瓣叶上大小不等的回声不均的团块，与瓣叶附着较紧密，随瓣叶摆动而上下甩动。借助病史及临床表现可有一定的鉴别诊断价值。

（3）心腔内云雾状回声：新鲜血栓要与心腔内浓密的云雾状回声相鉴别。云雾状回声又称自发显影，表现为弥散于心腔内呈旋涡样缓慢流动的微细点状回声，形状不固定。

【要点提示】

1. 图像观察要点
（1）血栓的部位。
（2）血栓的个数、形态及活动度。
（3）原发心血管病变的表现。

2. 诊断思路
心腔内血栓是某些心脏病的并发症，当心腔内血流缓慢、紊乱时可产生血栓。由于心腔内血栓缺乏特异性的临床表现，临床容易漏诊，但是心腔内血栓可引起患者突然瘫痪、意识障碍等，严重威胁患者生命安全，因此，早期明确诊断、早期治疗，对防止血栓脱落、避免严重并发症至关重要。对于各种原因引起的心脏增大、心脏功能减低的疾病，均应注意探查各个心腔内是否存在异常回声，发现异常回声后，要注意异常回声所在部位、回声、形态、活动度等，并且在临床治疗过程中监测血栓大小及活动度的变化。

（杨　娇　马　宁）

【参考文献】

[1] 王新房 . 超声心动图学 . 4 版 . 北京：人民卫生出版社 , 2009.

[2] 唐浩勋，袁　越 . 小儿心腔内血栓概述 . 国际儿科学杂志 , 2011, 38(4): 340-343.

[3] 马静瑶，张　鑫，李晓峰等 . 应用利伐沙班有效控制学龄前儿童血栓风暴一例 . 中华儿科杂志 , 2018, 56(8): 633-634.

第十三章

累及心血管的综合征 >>

第一节
马方综合征

【概述】

马方综合征（Marfan syndrome，MFS）是一种最常见的结缔组织常染色体显性遗传病，发病率为 1/5000 ~ 1/3000。MFS 有典型的眼部、心血管和肌肉骨骼异常，由于其为一组相关疾病，故称为综合征。其临床表现不一，轻者仅有 MFS 的孤立特征，重者新生儿期即可出现累及多个器官系统的严重病变。

【病理解剖】

MFS 可累及全身结缔组织，引起骨骼、心血管、眼部和神经系统病变。MFS 的心血管损伤常为进行性，升主动脉瘤、夹层动脉瘤和MVP 为 MFS 在心血管系统的三大表现，其病理学改变主要为主动脉中层坏死和二尖瓣黏液样变性。主动脉中层弹力纤维和肌纤维进行性退化，胶原纤维和黏液物质增多，导致主动脉中层变薄，广泛的囊性坏死，病灶内瘢痕组织和黏液物质沉积，弹力纤维减少、变性或断裂。这一改变也可发生于胸、腹主动脉及其分支。主动脉中层囊性坏死多从主动脉根部开始，继而累及整个主动脉。

【病理生理】

病变首先表现为升主动脉扩张，主动脉根部明显扩张可造成主动脉瓣环扩大，主动脉瓣相对关闭不全，造成主动脉瓣反流。在主动脉中层囊性坏死的情况下，还可发展为主动脉夹层，夹层形成后，可由局部向远端延伸。主动脉瓣、二尖瓣和腱索可出现黏液变性、酸性黏多糖增多，导致瓣叶过大、过长，腱索松弛延长，故常合并二尖瓣和主动脉瓣脱垂。该病的严重并发症包括主动脉夹层破裂、充血性心力衰竭。动脉瘤破裂和主动脉关闭不全所致的心力衰竭是该病的主要致死原因。

【临床特征】

1. 主动脉疾病

主动脉根部疾病（引起动脉瘤样扩张、主动脉瓣关闭不全和主动脉夹层）是导致 MFS 并发症和死亡的主要原因。大约 50% 的 MFS 年幼患者存在主动脉扩张且随时间有进展。超声心动图发现 60% ~ 80% 的 MFS 成年人患者存在主动脉根部扩张，并通常伴有主动脉瓣关闭不全。扩张还可能累及胸主动脉的其他节段、腹主动脉、肺动脉根部甚至颈动脉和颅内动脉。主动脉直径的正常范围随体型和年龄的变化而改变，因此，Z 评分被用于识别主动脉扩张。未诊断和未经治疗的 MFS 常伴有主动脉夹层。夹层一般刚好始于冠状动脉开口上方，并可能延及整条主动脉；大约 10% 的夹层始于左锁骨下动脉远端；但夹层很少仅限于腹主动脉。患者在没有出现夹层时多无明显临床症状，出现夹层后会出现游走性剧烈疼痛。

2. 心脏病变

40% ~ 54% 的 MFS 患者存在 MVP，但 MVP 是非特异性的表现，其发生率随年龄增长而增加，并且在女性中的发生率更高，还可能发生三尖瓣脱垂。大约 25% 的 MVP 患者会出现进展性恶化。在有严重及快速进展性表现的 MFS 年幼患者中，MVP 及二尖瓣关闭不全引起的心力衰竭是导致出现并发症和死亡的主要原因。MFS 患者还可能存在心肌病、心室扩大及与瓣膜病无关的轻度收缩功能障碍。

3. 骨骼表现

MFS 患者存在过度的长骨线性生长和关节松弛，比根据其遗传学背景预测的身高更高，他们通常（但不一定）高于一般人群标准。

4. 蜘蛛指（趾）

MFS 患者通常具有蜘蛛指（趾）伴拇指征和腕征阳性。拇指征阳性是指在有或没有亲属或检查者的帮助下，患者可自行完成最大限度拇指内收动作，并且拇指整个远节指骨超出了紧握的拳头的尺侧缘。腕征阳性是指在环绕对侧腕关节时，拇指末端覆盖到小指的整个指甲。

5. 鸡胸畸形

鸡胸被认为对于 MFS 比漏斗胸或胸部不对称更具特异性。

6. 足后段外翻

足后段外翻伴有足前段外展和足中段降低，评估时应该从前面和后面来观察。

7. 异常的上部量 / 下部量比例和臂展 / 身高比例

MFS 患者有相比于躯干长度不成比例的长肢体 (肢体细长)，因此，上部量 / 下部量的比例减小、臂展 / 身高的比例增加。

8. 脊柱侧凸和脊柱后凸

存在以下表现之一即可诊断脊柱侧凸。①患者前屈时，左半胸和右半胸肋骨间的垂直差 ≥ 1.5cm；② Cobb 角至少 20°。

9. 髋臼内陷症

髋臼内陷症可通过 X 线平片、CT 或 MRI 诊断。骨盆前后位片显示髋臼向内超出髂坐线（Kohler 线）3mm 及 3mm 以上时即可诊断。CT 或 MRI 的诊断标准尚未如此准确界定，但包含髋臼水平的骨盆入口失去正常椭圆形状。

10. 面部特征

长头（头指数降低或头部宽 / 长比降低）、眼球下陷、睑裂下斜、颧骨发育不良及颌后缩。

11. 眼部异常

50% ~ 80% 的 MFS 患者存在晶状体异位。最大限度散瞳后通过裂隙灯检查有无晶状体异位，晶状体通常向上和向颞侧移位。出现晶状体异位的原因是失去了睫状小带的支持。MFS 患者可因眼轴长度增加而出现继发性近视。MFS 的其他眼部表现包括：扁平角膜（通过角膜曲率确定）、虹膜发育不全或睫状肌发育不全导致瞳孔减小、视网膜脱离、青光眼和早期白内障形成。MFS 的视网膜撕裂和脱离常为双侧性，可能与增生性视网膜病变相关。

12. 硬脊膜扩张

硬脊膜扩张是由硬脊膜和神经孔进行性扩张及椎骨侵蚀造成椎管扩大引起的，这种异常通常累及腰骶椎。

13. 肺部病变

部分 MFS 患者会出现肺气肿改变，肺大疱主要出现在肺上叶，从而容易引起自发性气胸。

14. 皮纹

萎缩纹出现在中背部、腰部、上臂、腋区或腿部等不常见部位，与明显体重改变无关。

15. 其他

可能会出现复发性疝或切口疝、关节过度活动、高腭穹，但这些并未纳入系统评分，因为它们被认为是非特异性的临床特征。

【诊断标准】

1. 常规标准

MFS 的临床表现多变，主动脉根部扩张和晶状体异位是该病的主要特点，而存在多种全身性特征能支持诊断。1996 年提出了 MFS 的严格诊断标准（Ghent 分类），并在 2010 年进行了修订。修订版 Ghent 分类更重视主动脉根部扩张 / 主动脉夹层和晶状体异位（作为 MFS 的主要临床特征），以及重视对 FBN1 突变的检测。

无 MFS 家族史的情况下，符合以下标准即可诊断 MFS

- 主动脉病变（主动脉直径 Z 评分 ≥ 2 或主动脉根部夹层）且晶状体脱位
- 主动脉病变（主动脉直径 Z 评分 ≥ 2 或主动脉根部夹层）且存在致病 FBN1 突变
- 主动脉病变（主动脉直径 Z 评分 ≥ 2 或主动脉根部夹层）且系统评分 ≥ 7
- 晶状体脱位且有主动脉瘤并伴致病 FBN1 突变

具有 MFS 家族史的情况下，符合下列任何标准即可诊断 MFS

- 晶状体脱位
- 系统评分 ≥ 7
- 主动脉病变（20 岁以上者的主动脉直径 Z 评分 ≥ 2，20 岁以下者的主动脉直径 Z 评分 ≥ 3，或主动脉根部夹层）

系统评分 – 修订版 Ghent 分类包括了以下针对系统特征的评分系统

· "腕征"加"拇指征"：3分（"腕征"或"拇指征"：1分）

· 鸡胸畸形：2分（漏斗胸或胸部不对称：1分）

· 足后段畸形：2分（普通扁平足：1分）

· 气胸：2分

· 硬脊膜扩张：2分

· 髋臼内陷症：2分

· 上部量／下部量的比例减小且臂展／身高的比值增加且无严重脊柱侧凸：1分

· 脊柱侧凸或胸腰段脊柱后凸：1分

· 肘关节外展减小（完全外展时≤170°）：1分

· 面部特征［5项特征中至少3项：长头畸形、眼球下陷、睑裂下斜、颧骨发育不良、颌后缩］：1分

· 皮纹：1分

· 近视＞3屈光度：1分

· 所有类型的MVP：1分

· 系统评分≥7，表明严重的全身受累

2. 年轻患者的诊断

将诊断标准应用于＜20岁的个体需要特别谨慎，尤其是散发性的患者，因为随后可能出现其他的临床特征。修订版 Ghent 疾病分类推荐以下命名用于存在 MFS 特征但不符合 MFS 诊断标准的20岁以下个体：①不存在 FBN1 突变的情况下，如果系统评分＜7和（或）主动脉根部测量值为边界值（Z评分＜3），则应用"非特异性结缔组织病"。②如果在散发性或家族性病例中发现 FBN1 基因突变，但主动脉根部 Z 评分＜3，则应用"可能的 MFS"。

由于存在发生主动脉疾病的潜在风险，系统表现提示 MFS 但没有心血管受累的20岁以下个体也应该每年接受超声心动图检查。

【超声心动图表现】

1. 主动脉根部扩张

主动脉根部扩张，管壁变薄，以主动脉窦部为著（图 13-1-1）。大动脉短轴切面可见主动脉 3 个窦呈"品"字征（图 13-1-2）。儿童期很少有主动脉夹层表现。有时可见主动脉瓣脱垂——主动脉瓣脱入左心室流出道，彩色多普勒超声引导下可见舒张期反流信号。

2. 二、三尖瓣脱垂

多数 MFS 患儿均可见二尖瓣冗长，瓣膜关闭时瓣体脱入左心房侧（图 13-1-3）。彩色多普勒引导下可见偏心反流信号（图 13-1-4）。部分可见三尖瓣冗长，瓣膜关闭时瓣体脱入右心房侧，彩色多普勒超声引导下可见反流信号。

3. 其他超声表现

心室扩大、收缩功能障碍、心包积液等。

【鉴别诊断】

MFS 的鉴别诊断包括表型特征与 MFS 表型部分重叠的多种疾病，与 FBN1/2 或 TGFBR1/2 突变相关的疾病，以及多种其他遗传病，如晶状体脱位综合征、MASS 表型、MVP 综合征、同型半胱氨酸尿症、先天性挛缩性蜘蛛指（趾）等。如上所述，对于年龄小于 20 岁的个体，排除 MFS 尤其困难。

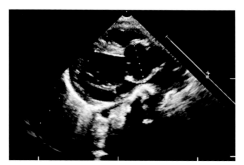

二维超声显示主动脉根部扩张，管壁变薄，以主动脉窦部为著

图 13-1-1　左室长轴显示主动脉根部扩张

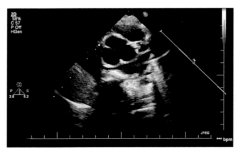

大动脉短轴切面可见主动脉 3 个窦呈"品"字征

图 13-1-2 大动脉短轴显示主动脉根部扩张动态图

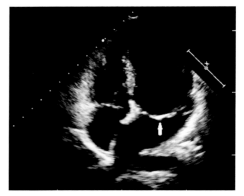

二尖瓣冗长，瓣膜关闭时瓣体脱入左心房侧（箭头）

图 13-1-3 四腔心切面显示 MVP

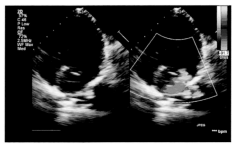

彩色多普勒引导下二尖瓣可见偏心反流信号

图 13-1-4 MVP 动态图

【要点提示】

1. 图像观察要点

对于 MFS 患儿来说，超声心动图最常见的是主动脉根部的扩张及 MVP，因此，主动脉窦部及二尖瓣瓣膜是 MFS 患儿最应关注的重点。

2. 诊断思路

幼儿和儿童首次诊断 MFS 大多是根据心血管系统以外的表现，其中，75% 是根据眼睛（晶状体半脱位、近视），53% 是根据脊柱后、侧弯以及蜘蛛指（趾）、腭裂等其他畸形，因此，在临床工作中遇到以上表现的患者时，应考虑到是否有 MFS 可能，需认真探查主动脉根部及二、三尖瓣瓣膜。

（张　鑫）

【参考文献】

[1] Judge DP, Dietz HC. Marfan's syndrome. Lancet, 2005, 366(9501): 1965-1976.

[2] Ahimastos AA, Aggarwal A, D'Orsa KM, et al. Effect of perindopril on large artery stiffness and aortic root diameter in patients with Marfan syndrome：a randomized controlled trial. JAMA, 2007, 298(13): 1539-1547.

第二节
Williams 综合征

【概述】

Williams 等人于 1961 年首次报道主动脉瓣上狭窄患者同时合并智力下降和特殊面容。1962 年，Beuren 等人报道了此综合征的临床表现还包括外周肺动脉狭窄和牙齿异常，此后又有多组病例报道，由于其临床表现多成组出现，故称其为 Williams 综合征（Williams syndrome，WS）。该病发病率较低，约为 1/10 000，以散发为主，在种族和性别上没有显著差异。有报道指出，WS 患者发生心源性猝死的概率高于正常人，引起猝死的原因可能为冠状动脉病变、心肌缺血、心肌梗死、恶性心律失常，故早期诊断、及时治疗对该病具有重要的意义。

【发病机制】

1993 年，Ewart 等人发现 WS 的病因为第 7 号染色体长臂上弹力蛋白（elastin gene，ELN）位点及其附近区域的基因微缺失，对于该病的进一步研究发现，大部分患者在 7q11.23 区域都有包括至少 28 个基因在内的、长度为 1.5 ~ 1.6Mb 的缺失。其中，缺失的 ELN 是编码结构蛋白质的弹力蛋白，而弹力蛋白又是各种器官结缔组织中弹性纤维的重要成分。该基因突变或缺失引起弹力蛋白量或质的缺陷，造成血管病变、特征性面部改变、疝气、声音沙哑等表现，可解释 WS 的部分临床特征。但其他临床特征，如精神发育迟滞、特殊的认知特点和性格等并不是由 ELN 基因的单倍体缺失引起，目前认为在脑组织专一表达的 LIM 激酶 1 基因可能与 WS 的认知发育迟滞有关。

【病理解剖及病理生理】

由于第 7 对染色体长臂 7q11.23 位点的血管弹力蛋白 ELN 基因缺失，导致 WS 患者常合并血管弹力纤维病变。病理特点是血管内壁形成峰样弹力纤维增生，多数表现为主动脉瓣上局限性或弥漫性狭窄，肺动脉狭窄，局部或弥漫性的胸、腹主动脉狭窄，脑血管狭窄，肾动脉狭窄等，个别病例尚有冠状动脉病变。狭窄的程度可能轻微或严重，狭窄的血管也可能是一条或多条。肾动脉狭窄可能会引起高血压。

主动脉瓣上狭窄是一种发病率较低的左心室流出道梗阻性疾病，仅占先天性心脏病的 0.2% ~ 0.5%，却是 WS 患者最常见的心血管病变，据报道有 58% ~ 75% 的该病患者合并有主动脉瓣上狭窄。该病患者的主动脉瓣和瓣环多正常，约有 25% 合并主动脉瓣畸形，如瓣膜增厚、粘连、变形，主动脉瓣瓣叶与主动脉瓣上血管组织可有不同程度的附着粘连，有时畸形的瓣膜可遮盖冠状动脉开口。

主动脉瓣上狭窄常引起左心室压力负荷增加，左心室收缩期压力明显升高、室壁肥厚、张力增加、顺应性降低，严重时可出现心内膜下心肌组织纤维化和心肌缺血等病变。除了少数靠近主动脉瓣的局限性狭窄病变外，该病一般不引起主动脉狭窄后扩张。由于冠状动脉多数在狭窄病变的近端，受左心室高压的长期影响，冠状动脉可出现扩张和迂曲，管壁增厚，容易较早发生粥样硬化病变，造成早期冠心病。主动脉瓣瓣叶游离缘与主动脉瓣上狭窄部位粘连，可引起冠状动脉开口狭窄，影响心肌的血液供应。

【临床特征】

1. 心血管病变

有 60% ~ 80% 的 WS 患者合并心血管病变，其中最常见的为主动脉瓣上狭窄，其次为外周肺动脉狭窄。

2. 特殊面容

WS 患者具有典型的脸部特征，亦被称为小精灵样面容。其特点是两颞狭窄、两颊饱满、眶周丰满、面颊突出、鼻梁扁平、鼻孔前倾、鼻尖朝上、人中长、上唇宽大、嘴唇厚、下颌小、耳朵突出、耳垂较大。该病患者脸部特征随着年龄的增长越发典型，并且随着年龄的增长，皮下组织丧失，产生早老性特征，很多成年人头发提早变白。

3. 智力障碍

大部分 WS 患者有轻微至中度的智力低下，IQ 从低于 40 到正常不等，总的平均智商在 50 ~ 60。同时伴有学习障碍，包括注意力不集中、多动、心智发展迟缓等。

4. 行为特点

WS 患者多具有"鸡尾酒"样个性：不怕生、有礼貌、健谈、好交际，对人过分友好，喜欢与人互动。一般会讲话的年龄延迟，尽管言语流畅，但实际上存在语言障碍。部分患者有音乐的天赋，有完美的音调及旋律的敏感度。该病患者认知特征是语言和人脸加工能力相对较好，但非言语技能，如数字操作、空间认知、计划和问题解决能力则较差。

5. 生长发育迟缓

WS 患者大部分有出生延迟，出生体重较轻，常低于 3kg。患者身高与体重发育落后，伴运动发育迟缓。青春期发育较早，导致成年身高较矮，且相对肥胖。

6. 婴儿期高钙血症

约有 15% 的 WS 患者出现轻微的高钙血症，常发生在出生后的第 1 年，随着年龄增长血钙逐渐恢复，通常在 4 岁时恢复正常；但是在青春期时可能再次复发，部分可能表现较为严重。

7. 牙齿问题

WS 患者牙齿小，排列稀疏、不整齐，牙咬合不正。

8. 骨骼肌肉问题

WS 患者肌张力低，关节活动受限，肢体行动协调性不佳，典型的体态特征是肩部倾斜，腰部脊椎前弯曲较大，以及臀部和膝部出现弯曲。

9. 胃肠问题

WS 患者在婴儿期吸吮力弱、吞咽不协调、易呛、易呕吐、喂食困难、易便秘及经常性腹绞痛。腹绞痛可能持续至 4 ~ 10 个月大，逐渐恢复正常。10% ~ 15% 的患者有直肠脱垂。

10. 疝气

WS 患者患腹股沟疝或脐疝的概率较常人高。

11. 眼睛

WS 患者常伴有斜视、远视、星状虹膜，同时还有视觉空间方面的问题。

12. 听力

WS 患者对某些高频率的声音特别敏感，甚至感到刺耳或痛苦。容易得中耳炎，有的甚至会影响听力。

13. 肾脏

WS 患者肾脏可出现结构性异常变化、结石或肾功能障碍。

14. 甲状腺

WS 患者可合并甲状腺发育不良及甲状腺功能低下，年龄越小越常见，而 > 10 岁的患者无论是否合并甲状腺发育不良，其甲状腺功能均正常。部分该病患者年纪大时，可出现甲状腺功能性退化。

【诊断】

1. 临床诊断方法

采用 Lowery 等人提出的 WS 的表现型评分表对患者进行临床资料分析，其中，典型的面容特征 3 分，智力障碍和（或）发育迟滞 1 分，主动脉瓣上狭窄 2 分，非主动脉瓣上狭窄心脏畸形 1 分，腹股沟疝 1 分，高血钙 2 分。Lowery 评分表总计 10 分，其中，0 ~ 3 分者属于"不确定类"，4 ~ 10 分者属于"典型类"，即 Lowery 评分 > 4 分者可临床诊断为 WS。评分越高者，诊断依据越充分。

2. 基因诊断技术

目前，检测 WS 基因片段缺失的技术包括荧光原位杂交技术（fluorescence in situ hybridization，FISH）、多重连接探针扩增技术（multiplex ligation dependent probe amplification，MLPA）、实时荧光定量 PCT 检测分析（quantitative real time polymerase chain reaction，qPCR）及染色体微阵列（chromosomal microarray analysis，CMA）等。

【超声心动图表现】

1. 二维超声心动图

左心室长轴、心尖五腔心及剑突下主动脉长轴等切面，显示主动脉窦上方局限性环形狭窄，或弥漫性发育不良致内径变窄，可清晰观察到狭窄环或发育不良狭窄段的部位及范围（图 13-2-1，图 13-2-2）。狭窄严重者可同时出现左心室肥厚、冠状动脉增宽。

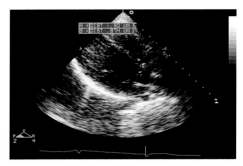

二维超声心动图显示主动脉窦上方局限性环形狭窄

图 13-2-1　主动脉瓣上狭窄

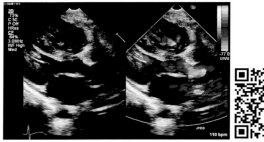

二维及彩色多普勒血流显像均可见主动脉瓣上狭窄

图 13-2-2　主动脉瓣上狭窄动态图

2. 彩色多普勒血流显像

可见主动脉瓣上方狭窄处五彩镶嵌血流束射向升主动脉（图 13-2-2，图 13-2-3）。

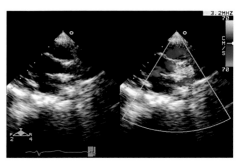

彩色多普勒血流显像可见主动脉瓣上方狭窄处五彩镶嵌血流束射向升主动脉

图 13-2-3　主动脉瓣上狭窄

3. 频谱多普勒检查

测及主动脉瓣上狭窄处收缩期高速湍流，可测量跨狭窄处血流速度及压差（图 13-2-4）。

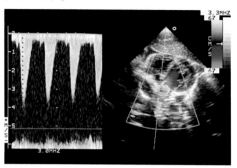

频谱多普勒测及主动脉瓣上狭窄处收缩期高速湍流

图 13-2-4　主动脉瓣上狭窄

肺动脉狭窄表现为肺动脉主干或外周肺动脉内径狭窄，狭窄处可见五彩镶嵌且变窄的血流束（图 13-2-5）。

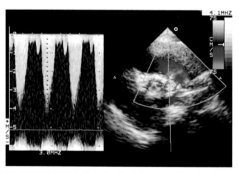

肺动脉主干或外周肺动脉内径狭窄，狭窄处可见五彩镶嵌且变窄的血流束

图 13-2-5　肺动脉狭窄

【鉴别诊断】

WS 的主动脉瓣上狭窄须与主动脉瓣狭窄相鉴别，二维超声心动图观察主动脉瓣瓣膜形态及启闭活动，彩色多普勒超声观察高速血流的起始部位，有利于二者的鉴别。

【要点提示】

1. 图像观察要点

有 60% ~ 80% 的 WS 患者合并心血管病变，最常见的为主动脉瓣上狭窄及外周肺动脉狭窄。因此，该病的图像观察要点集中于对主动脉瓣上以及肺动脉分支的探查。注意有无内径的狭窄及流速的加快。对于主动脉瓣上狭窄，要注意与主动脉瓣狭窄相鉴别。

2. 诊断思路

该病通常在出生时就有典型的临床表现，但部分患者延迟发病，婴儿期症状不明显。大部分 WS 患者具有典型"小精灵"样面容、轻度智力障碍、独特的认知特点，婴儿期间歇性高钙血症，牙齿发育不良，疝气，骨骼、关节异常等表现。遇到以上表现的患儿，应考虑是否有 WS 可能。

（张　鑫）

【参考文献】

[1] Morris CA. Introduction：Williams syndrome. Am J Med Genet C Semin Med Genet, 2010, 154C(2): 203-208.

[2] Pober BR. Williams-Beuren syndrome. N Engl J Med, 2010, 362: 239-252.

第三节
Berry 综合征

【概述】

Berry 综合征是一组少见的先天性心脏病，在先心病中的发病率低，约为 0.04%。1982 年由 Berry 首先提出并报道，至今国外仅见散在的个案报道约 30 余例。国内华中科技大学同济医学院和上海交通大学医学院分别进行过病例系列报道，2017 年北京儿童医院报道病例系列共 12 例。国外有研究者检测到患儿染色体 9p24.2 臂上的基因缺失，故建议在更多病例中开展基因学检测以明确病因。该病的治疗以一期手术矫治为主，通过手术治疗患儿可获得远期生存。

【病理解剖】

Berry 综合征主要的病理改变为大血管组合畸形，包括以下 4 个方面：①主 – 肺动脉远端间隔缺损；②右肺动脉异常起源于升主动脉；③主动脉弓发育不良；④室间隔完整。以上病理改变具有共同的胚胎发生学基础。在胚胎发育的第 5 ~ 8 周，TAC 远端间隔分隔失败，形成了主 – 肺动脉远端间隔缺损。同时由第 6 对主动脉弓连接形成的肺动脉分叉部骑跨于缺损之上，或第 6 对主动脉弓连接失败，使右肺动脉与升主动脉相连，均形成右肺动脉异常起源于升主动脉。主 – 肺动脉远端间隔缺损和异常起源的右肺动脉分流了部分向主动脉弓部供血的血流量，又由于完整的室间隔限制向主动脉弓部供血的其他来源，使主动脉弓部的血供减少，发生"失用性"发育不良。

有国外研究者提出广义的 Berry 综合征可依据主 – 肺动脉远端间隔缺损位置分为 3 个亚型：Ⅰ 型缺损位于主 – 肺动脉近端，左、右肺动脉起源正常；Ⅱ 型缺损位于主 – 肺动脉远端，其中Ⅱa 型右肺动脉紧邻缺损部位，Ⅱb 型右肺动脉远离缺损部位，完全起自升主动脉；Ⅲ 型为多发缺损。对 Berry 综合征患儿进行病理亚型的分型具有明确的临床意义，Ⅱa 型因其右肺动脉与主 – 肺动脉间隔缺损距离较近，较Ⅱb 型患儿手术矫治难度小。有研究者报道 Berry 综合征可以合并其他畸形出现，如 13 号染色体三体畸形、肢体畸形、全内脏反位。这些合并畸形提示研究者应在术前对 Berry 综合征患儿进行基因学检测。

【病理生理】

Berry 综合征患儿出生后血流动力学改变也较为复杂。首先，Berry 综合征患儿肺循环血量显著增加，超声心动图可探查到动脉水平存在的大量左向右分流。患儿的主 – 肺动脉间隔缺损一般较大，导致主肺动脉与左肺动脉容量负荷明显增加，而右肺动脉完全起自主动脉或紧邻主 – 肺动脉间隔缺损处，同样存在着容量负荷增加的情况。患儿肺血增多，易患肺部感染性疾病，故患儿就诊时常伴有肺部症状和体征。由于存在主 – 肺动脉间隔缺损和(或)右肺动脉起自升主动脉，肺循环血流量增多的同时，体循环血流量减少。在胚胎期由于体循环血流量的减少，导致主动脉弓部发育不良。在以往的研究中，Berry 综合征的主动脉弓发育异常以缩窄和离断 A 型较为多见。

【临床特征】

患儿发病较早，临床表现也较重。生后出现青紫、反复肺炎、急性呼吸衰竭及心力衰竭表现。查体发现口唇发绀，心尖搏动明显，叩诊心界扩大，于胸骨左缘第 2、3 肋间可闻及Ⅲ级连续性杂音并伴震颤。

【超声心动图表现】

经胸超声心动图（图 13–3–1 ~ 图 13–3–5）

（1）在胸骨旁高位切面可探查到主 – 肺动脉远端间隔回声脱失。

（2）胸骨旁主动脉长轴切面可探查一支异常血管起自升主动脉后壁，为异常起源的右肺动脉。

（3）胸骨旁肺动脉长轴切面可探查到 Berry 综合征的典型征象"蝴蝶征"，即主动脉、肺动脉同时显示时，可清晰显示左肺动脉与主肺动脉相延续，右肺动脉与升主动脉相延续。

（4）胸骨上窝切面可探查到主动脉弓缩窄或主动脉弓部延续中断。

（5）各切面均显示室间隔完整。

（6）绝大部分患儿存在 PDA，可在胸骨旁肺动脉长轴切面侧动探头，探查到连接于降主动脉与肺动脉间的异常通道，其内可探及双期连续的肺动脉向主动脉的分流信号。

（7）部分患儿可合并有 ASD 或卵圆孔未闭。

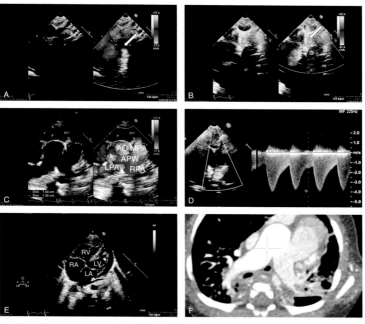

A. 胸骨上窝切面显示离断的主动脉弓，离断 A 型箭头所示为离断部位；箭头所示为离断部位 B.
离断 B 型；箭头所示为离断部位；C. 胸骨旁肺动脉长轴切面显示"蝴蝶征"；D. 动脉水平右
向左分流；E. 右心房室增大；F.CT 也有"蝴蝶征表现"。AO：主动脉；MPA：主 – 肺动脉；
LPA：左肺动脉；RPA：右肺动脉；APW：主 – 肺动脉间隔缺损；LV：左心室；RV：右心室；
LA：左心房；RA：右心房

图 13-3-1　Berry 综合征经典图像

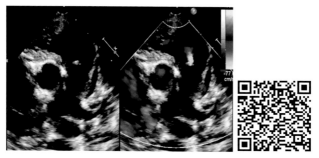

胸骨旁肺动脉长轴切面显示主 – 肺动脉间隔缺损与右肺动脉异常起源于主动脉

图 13-3-2　"蝴蝶征"动态图

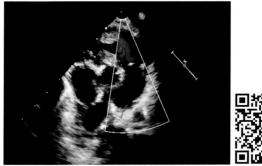

胸骨旁肺动脉长轴切面显示 PDA，导管内可见肺动脉向主动脉分流的蓝色血流

图 13-3-3　PDA 动态图

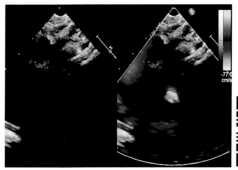

胸骨上窝切面显示 IAAA 型，离断位于左锁骨下动脉以远

图 13-3-4　IAAA 型动态图

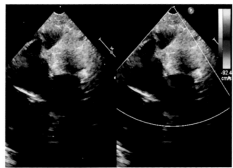

胸骨上窝切面显示 IAAB 型，离断位于左颈总动脉与左锁骨下动脉之间

图 13-3-5　IAAB 型动态图

【鉴别诊断】

Berry 综合征需要与单独存在的主 – 肺动脉间隔缺损、右肺动脉异常起源于升主动脉、Ⅰ型 TAC 相鉴别。

1. 主 – 肺动脉间隔缺损

有学者认为，Berry 综合征是主 – 肺动脉间隔缺损Ⅱ型中的一种特殊类型。Berry 征中的主 – 肺动脉间隔缺损一般较大，位于肺动脉远端。单独存在的主 – 肺动脉间隔缺损可位于肺动脉近端，也可以是较大范围的累积全段的缺损。

2. 右肺动脉异常起源于升主动脉

独立存在的右肺动脉异常起源于升主动脉，可于左心室长轴切面或主动脉短轴切面探及异常起源的血管，但主动脉与肺动脉间无交通。

3. Ⅰ型 TAC

Berry 综合征须与Ⅰ型 TAC 相鉴别。这两者鉴别点在于动脉干呈囊状扩张，部分或完全未分隔。Ⅰ型 TAC 在心底短轴切面仅见一粗大的大血管起源于室间隔残端之上，仅有一组半月瓣，这与 Berry 综合征的完整室间隔是完全不同的。

【要点提示】

1. 图像观察要点

（1）探查是否存在主 – 肺动脉远端间隔回声脱失。

（2）自升主动脉后壁是否有异常血管发出，为异常起源的右肺动脉。

（3）主动脉弓降部发育情况如何。

（4）室间隔是否完整。

2. 诊断思路

Berry 综合征为一组大血管组合畸形，超声诊断过程中发现存在主 – 肺动脉间隔缺损时，需继续重点探查右肺动脉起源情况，明确右肺动脉起始位置。该病也易漏诊 IAA 或缩窄，若未养成常规探查胸骨上窝切面的习惯，则可能会因超声心动图诊断不全面，最终导致手术矫治畸形不完全。该病的治疗以一期手术矫治为主，通过手术治疗患儿可获得远期生存。手术的关键点在于处理异常起源的右肺动脉，若右肺动脉与主肺动脉距离较远，则可考虑采用自体心包补片或游离部分主动脉壁的方式连接主肺与右肺动脉。故超声心动图检查时对右肺动脉起源位置进行多切面探查以明确病理特点，并测量缺损部位与右肺动脉间的距离，均对术者选择何种手术方式有明确的参考意义。

（李静雅　马　宁）

【参考文献】

[1] Li JY, Yang Y, Duan XM,et al. Berry syndrome：a rare cardiac malformation with extra－cardiac fingdings. Science China Life Sciences, 2017, 60(7): 772-774.

[2] Hu R, Zhang W, Liu X, et al. Current outcomes of one－stage surgical correction for Berry syndrome. J Thoracic Cardiovasc Surgery, 2017,153：1139-1594.

第四节

Cantrell 综合征

【概述】

Cantrell 综合征是一种罕见的复杂先天性疾病，其发病率约为 0.00055%。该病于 1958 年由 Cantrell 首次报道，因此被后人称为 Cantrell 综合征或 Cantrell 五联症。Cantrell 综合征的病因与发病机制尚不明确。目前多数学者认为，这 5 种畸形的发生与胚胎发育密切相关。在胚胎期第 14~18 天，中胚层移行发育缺陷及变异可致相应的解剖异常。考虑其原因可能为：①血管发育不良导致窃血现象；②机械因素导致畸形，如继发于羊膜破裂、牵拉和粘连等；③基因突变、特发性或妊娠 3 个月内病毒感染；④胎儿期受母亲服药影响。

【病理解剖】

Cantrell 综合征由以下 5 种畸形组成：①胸骨下段缺损或胸骨裂；②膈肌前部缺损，膈疝；③脐上腹壁中线缺如，脐疝；④心包缺损或缺如，心包疝；⑤先天性心血管畸形。

Cantrell 五联症可分为 3 型：Ⅰ型为明确诊断，5 种畸形全部存在；Ⅱ型为可能诊断，具备 5 种畸形中的 4 种，必须包括心脏畸形及腹壁缺损；Ⅲ型为不完全诊断，畸形组合不同但未达到Ⅱ型标准者，必须包括胸骨缺损。临床上绝大多数患儿为不完全 Cantrell 五联症，极少部分为完全 Cantrell 五联症。

【临床特征】

Cantrell 五联症临床表现各异，大部分患儿在出生后或出生后不久死亡，少数成长至儿童甚至成年。常见的临床表现有发绀、呼吸困难、肺部感染，听诊可发现心脏杂音，还可发现脐疝、腹部心尖搏动、异位心脏（即心尖或憩室状左心室壁自缺如部位疝出胸腹外，疝囊部皮肤松弛、色素沉着，随心脏跳动而起伏，尤以站立位明显，平卧位患者心脏可部分或完全还纳胸腔）。Cantrell 五联症心脏可部分或全部位于胸腔外，根据心脏的位置不同可分为 5 种类型，即颈型、颈胸型、胸型、胸腹型、腹型；根据心脏有无皮肤覆盖分为完全型和部分型。部分型心脏异位多见，胸型和胸腹型最常见，占 97%；完全型心脏异位十分罕见，一旦出现多表现为新生儿急症，病死率极高。

先天性心脏畸形是 Cantrell 五联症中重要的组成部分。其心脏畸形复杂多样，病变程度严重不一，文献报道常见的有左心室憩室、VSD、ASD、肺动脉狭窄或闭锁、TOF，其他还可见大动脉转位、三尖瓣闭锁、PTA、ECD 等。

胸骨下段发育异常，胸部 X 线正侧位片和 CT 均可诊断。膈肌发育不良形成膈疝，在超声、X 线胸片、CT、MRI 可不同程度地显示。上腹壁发育不良及脐周疝，在超声、CT、MRI 均可显示。心包缺损或缺如，如果形成心包疝则在胸片、超声、CT、MRI 上显示，如果没有疝形成则难以术前诊断。心脏畸形可以通过超声心动图、CT、MRI 诊断。

Cantrell 五联症一经诊断，应立即手术治疗，手术的关键是心脏畸形的成功矫正，异位心脏合理还纳，充分给予心脏还纳空间，防止心脏过分受挤压或扭曲。严重的 Cantrell 综合征为致死性疾病，早期接受手术治疗死亡率仍高达 50%，术后并发的心脏破裂、压塞、猝死、心内膜炎、外周栓塞、心力衰竭、心律失常等，多为其死亡原因。术后存活病例大多为轻症患儿，多数病例能 I 期修复且效果满意。

【超声心动图表现】

1. 左心室憩室

左心室憩室是 Cantrell 五联症最常合并的心血管畸形。

（1）二维超声可见左心室心尖部呈憩室样向外膨凸，憩室可呈肌性或纤维性。该病多为肌性，表现为心腔外囊袋性结构，与左心室心尖及侧壁等心肌组织相连，憩室壁本身具有一定的心肌功能，与左心室运动同步。憩室与左心室连接处相对狭小，形成交通口（图 13-4-1）。

（2）彩色及频谱多普勒超声显示收缩期血流信号从左心室进入憩室，舒张期则从憩室返回左心室（图 13-4-2）。

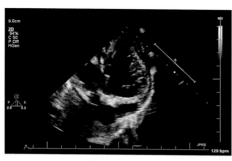

图 13-4-1　二维超声可见左心室心尖部呈憩室样向外膨凸动态图

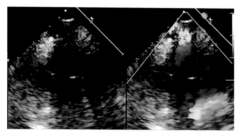

图 13-4-2　彩色多普勒显示左心室与憩室间花彩血流信号

2. 其他常见合并畸形

如 VSD、ASD、肺动脉狭窄或闭锁、TOF 等，详见相关章节。

【鉴别诊断】

（1）Cantrell 五联症在临床较为少见，在诊断时需要与孤立的脐带异位、孤立的心脏异位、孤立的腹壁缺如、羊膜带综合征、体蒂异常和其他复杂畸形相鉴别。

（2）左心室憩室须与左心室室壁瘤相鉴别。室壁瘤瘤颈较宽，瘤壁明显变薄，运动明显减弱，收缩功能消失或呈矛盾运动，瘤壁与正常心肌间有由正常心肌向坏死心肌逐渐转化的交界区。结合临床的病史与左心室肌性憩室不难鉴别。

【要点提示】

1. 图像观察要点

Cantrell 五联症最常见的心血管畸形是左心室憩室，在临床诊断中往往需要与左心室室壁瘤相鉴别。同时还要关注是否合并其他先天性心血管畸形。

2. 诊断思路

Cantrell 五联症是临床上一种罕见的先天性疾病，其先天性心血管病变多见，手术治疗以心脏畸形矫治为主。超声心动图可探查其心脏表现，尤其是发现左心室憩室时，应结合其心外表现，注意考虑该病的可能，及时做出正确诊断。

Cantrell 五联症临床手术难度大，患儿生存率低。产前超声筛查对早期发现及诊断该病具有重要意义。一旦发现应终止妊娠，减少对孕妇的伤害，避免 Cantrell 五联症患儿出生。

（张　鑫）

【参考文献】

[1] Türkapar AF, Sargin Oruc A, ksüzoglu A, et al. Diagnosis of pentalogy of cantrell in the first trimester using transvaginal sonography and color doppler. Case Rep Obstet Gynecol, 2015: 179298.

[2] Korver AM, Haas F, Freund MW, et al. Pentalogy of Cantrell：Successful early correction. Pediatr Cardiol, 2008, 29: 146-149.

第五节

Shone 综合征

【概述】

Shone 综合征是一组罕见的心脏畸形，最早由 Shone 等人于 1963 年首次报道，其主要特征是以左心室流入道和左心室流出道的多个水平不同程度梗阻，包括二尖瓣瓣上环、降落伞型二尖瓣或其他二尖瓣畸形、SAS、COA。这 4 种畸形均来自左心系统，前 2 个为流入道发育畸形，后 2 个为流出道发育畸形。由于找不到合适的名称来总结这类畸形，就将这类心脏畸形称为 Shone 综合征。

完全型 Shone 综合征同时合并 4 种畸形，较为少见。目前广义定义 Shone 综合征为以左心系统流入道和流出道多个水平梗阻为特征的复杂心脏畸形。上述流入道畸形的任何一种同时合并流出道畸形者即可诊断为不完全性 Shone 综合征。根据患者在左心系统多水平梗阻程度不一，轻者可不需治疗；严重者多在幼年发病，需要手术治疗。Shone 综合征患儿多数预后较好，手术死亡率与二尖瓣疾病严重程度、室壁肥厚程度及手术次数相关。

【病理解剖】

Shone 综合征是一种左心系统的多发畸形，其形态学组合有多种类型。流入道畸形最常见的是二尖瓣瓣上环，表现为附着于瓣环上方数毫米的环形或半环形的纤维肌肉组织，偶见纤维环部分附着于瓣环内或房间隔上，环的中央有大小不等的孔。降落伞型二尖瓣主要特点为二尖瓣下只有单组乳头肌，多数由于前乳头肌缺失，前后瓣叶均连接于一组乳头肌，形成降落伞形状；另外一种类 PMV 畸形：尽管瓣下有两组乳头肌，但两组乳头肌间有异常的腱索相连，使其功能上相当于单组乳头肌；或为两组乳头肌，但一组发育不良，二尖瓣前后叶腱索完全或大部分附着于一组粗大乳头肌上。除了 PMV 外，还可见 DOMV 及传统、典型的二尖瓣狭窄，包括瓣环发育不良、瓣叶增厚、交界粘连、腱索缩短、乳头肌融合等。流出道畸形主要包括 SAS 和

COA。SAS 可为隔膜型,也可为肌型狭窄。COA 较为常见,多为婴儿型,伴有粗大的动脉导管。

【病理生理】

Shone 综合征在血流动力学方面主要表现为左心室流入道和流出道的梗阻。二尖瓣瓣上环、降落伞二尖瓣可因瓣上环孔隙狭窄或二尖瓣开放受限,导致左心房至左心室压差增高,左心房血流通过二尖瓣受限,最终形成 PH。SAS 引起左心室流出道压差增大,血流受阻。COA 近端的长期高血压可导致左心室负荷加重,左心室肥厚、顺应性降低、左心室扩大及心力衰竭;远端主动脉血液供应减少,可造成相关脏器处于低灌注或缺血状态。

【临床特征】

Shone 综合征多于新生儿和婴幼儿期被发现,梗阻轻者无症状,可生存至较大年龄;梗阻严重者在出生早期即可出现充血性心力衰竭、PH,表现为喂养困难、进食少、反复呼吸道感染、呼吸困难等,严重的可进展为心源性休克。COA 可导致上肢血压高于下肢、下肢缺血、无搏动、少尿等。

【超声心动图表现】

1. 二尖瓣瓣上环

二维超声可见在二尖瓣瓣环上方、左心耳下方的纤维条索状强回声(图 13-5-1),中央可见大小不等的孔;部分患儿的二尖瓣瓣上环紧邻二尖瓣环,甚至可见位于瓣环内。彩色多普勒超声显示二尖瓣开放时瓣环上方高速花彩血流信号。脉冲多普勒测量二尖瓣口流速增快,加速点位于瓣环上方。

2. 降落伞二尖瓣或 DOMV

降落伞二尖瓣二维超声可见二尖瓣为一组乳头肌,或为两组乳头肌,但一组发育不良,二尖瓣前后叶腱索完全或大部分附着于一组粗大乳头肌上。二尖瓣开放时形如降落伞,瓣叶开放受限。彩色多普勒超声显示二尖瓣口可见高速花彩血流信号。DOMV:在四腔心切面中见二尖瓣 2 个开口,每个开口都有腱索附着,在心室短轴切面中可见二尖瓣 2 个开口，独立启闭（图 13-5-2）。

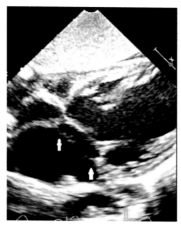

在二尖瓣瓣环上方，左心耳下方纤维条索状强回声（箭头）

图 13-5-1 二维超声心动图

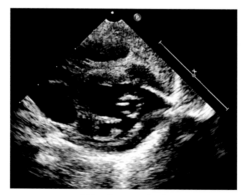

二尖瓣 2 个开口，独立启闭

图 13-5-2 心室短轴切面中可见

3. SAS

二维超声可见主动脉瓣下纤维嵴或肌性膨凸，致左心室流出道梗阻，内径狭窄（图 13-5-3）。彩色多普勒超声显示左心室流出道高速花彩血流信号。

4. COA

二维超声主动脉弓长轴切面可见膜样、肌性或长段样狭窄，导致弓降部内径狭窄。彩色多普勒超声显示经过狭窄处的血流速度增快，呈五彩镶嵌样（图 13-5-4）。

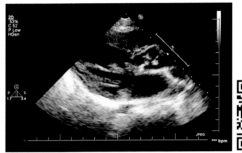

主动脉瓣下纤维嵴膨凸，致左心室流出道梗阻，内径狭窄

图 13-5-3　二维超声动态图

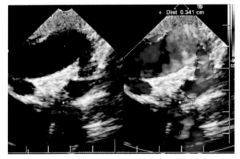

弓降部内径狭窄，经过狭窄处的血流速度增快，呈五彩镶嵌样

图 13-5-4　主动脉弓长轴切面

【鉴别诊断】

Shone 综合征为左心系统涉及流入道及流出道的多发畸形，须与 HLHS 相鉴别。典型的 Shone 综合征包括二尖瓣瓣上环、PMV 畸形、SAS 及 COA，但左心发育尚可。HLHS 是一组以左心系统严重发育不良为特征的心脏畸形，包括主动脉瓣和（或）二尖瓣闭锁、狭窄或发育不良，伴左心室发育不良、升主动脉和主动脉弓发育不良。二者最重要的鉴别要点在于左心室的发育情况。

【要点提示】

1. 图像观察要点

（1）应多切面观察二尖瓣装置各部分的形态、活动、乳头肌数目、腱索附着部位。

（2）多切面观察二尖瓣瓣上结构。

（3）测量二尖瓣口及瓣环上方血流速度，应用脉冲多普勒定位血流加速点的位置。

（4）关注主动脉瓣形态、活动、瓣膜数目。

（5）主动脉瓣下内径、主动脉弓降部内径及血流。

2. 诊断思路

Shone 综合征发病率低，往往因严重的 COA 被早期诊断。应认真探查左室流入道及流出道，观察瓣膜形态及其周围结构，提高该病诊断率。二尖瓣瓣上环容易漏诊，应用彩色多普勒及脉冲多普勒测量左心室流入道流速并定位血流加速点。左心室肥厚是 Shone 综合征重要的间接征象，对左心室肥厚患儿应注意排查以上各项畸形，以避免漏诊 Shone 综合征。

（张　鑫）

【参考文献】

[1] Ikemba CM, Eidem BW, Fraley JK, et al. Mitral valve morphology and morbidity/mortality in shone' s complex. Am J Cardiol, 2005, 95(4): 541-543.

[2] St Louis JD, Bannan MM, Lutin WA, et al. Surgical strategis and outcomes in patients with Shone complex : a retrospective review. Ann Thorac Surg, 2007, 84(4): 1357-1363.

第六节
PHACE 综合征

【概述】

PHACE（posterior fossamal formations，large facial hemangiomas，cerebral arterial anomalies，cardiovascular anomalies，eye anomalies）综合征是一组累及皮肤、脑、血管、眼和身体腹侧的神经皮肤综合征，主要包括后颅窝畸形、面部血管瘤、脑动脉异常、心血管畸形和眼部畸形。由 Frieden 等人在 1996 年第 1 次正式命名。绝大部分 PHACE 综合征患儿均合并面部节段性血管瘤（累及面部超过一个解剖位置的血管瘤，解剖位置见图 13-6-1），因而面部节段性血管瘤是其特征性病变（图 13-6-2）。男女发病比例为 1∶9。

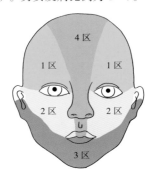

根据解剖位置，可将面部节段性血管瘤分为 4 区，分别是：1 区（额颞区），包括侧前额、侧面及前面额颞头皮；2 区（上颌区），包括鼻中沟及延伸到两侧的面颊，但不包括人中及耳前区；3 区（下颌区），包括耳前区下颌骨、下巴及下唇；4 区（额鼻），包括前内侧头皮，鼻梁、鼻尖、鼻翼及人中

图 13-6-1　面部节段性血管瘤分区示意图

PHACE 综合征发病的可能机制主要包括缺氧假说、中胚层血管内皮细胞异常假说、基因异常假说、胎盘绒毛膜绒毛间质干细胞假说。目前，PHACE 综合征的治疗药物主要包括 β 受体阻滞剂、糖皮质激素、mTOR 受体抑制剂。该病的预后与合并病变的严重程度有关。

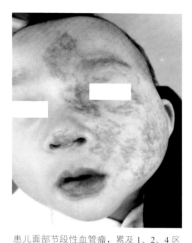

患儿面部节段性血管瘤，累及 1、2、4 区

图 13-6-2　PHACE 综合征患儿面部血管瘤

【诊断标准】

2009 年，Metry 等人首次提出了 PHACE 的诊断标准，2016 年 HHS 发布的专家共识又进行了局部修订。标准中将 PHACE 综合征分为两类，即确定型 PHACE 综合征和可能型 PHACE 综合征，同时制定了临床诊断的主要标准及次要标准。

诊断标准具体如下：

（1）脑血管异常

主要标准包括：主要大脑动脉畸形或发育不良、动脉狭窄或闭塞（伴或不伴烟雾病侧支）、大脑动脉及颈动脉缺失或发育不良、大脑动脉或颈动脉的异常发生或走行、颈动脉 – 椎基底动脉永久吻合。

次要标准包括：任何脑动脉的动脉瘤。

（2）脑结构病变

主要标准包括颅后窝大脑异常、Dandy-Walker 复合体、中脑或后脑发育不全。

次要标准包括大脑中线异常、皮质发育异常。

（3）心血管异常

主要标准包括主动脉弓畸形，COA、动脉瘤，迷走锁骨下动脉伴或不伴血管环。

次要标准包括 VSD、右位主动脉弓。

（4）眼部异常

主要标准包括后段异常、玻璃体增生、持续性胎儿血管化、视网膜血管异常、视盘异常、视神经发育不全、视乳头周围的角膜葡萄肿。

次要标准包括前部异常、小眼畸形、硬化性角膜、眼缺损、白内障。

（5）腹侧或中线（胸腹中线）异常

主要标准包括胸骨的缺陷、胸骨凹陷、胸骨裂、脐旁裂。

次要标准包括异位甲状腺垂体机能减退、正中胸骨丘疹或畸胎瘤。

同一个器官或系统发生的不同损伤，不论发生的数量，均算作符合一条诊断标准。

确定型 PHACE 综合征：①存在特征性面部节段性血管瘤直径＞5cm，同时符合一个主要标准或 2 个次要标准；②血管瘤出现在颈部、上躯干和上肢近端等部位，同时符合 2 个主要标准。

可能型 PHACE 综合征：①特征性面部节段性血管瘤直径＞5cm，同时符合一个次要标准；②血管瘤出现在颈部、上躯干和上肢近端等部位，同时符合一个主要标准或 2 个次要标准；③符合 2 个主要标准，即使没有出现血管瘤。

【病理解剖特点】

心脏、主动脉弓和头臂血管异常是 PHACE 综合征的常见皮肤外特征，是引起该病患儿发生死亡的重要原因。有研究表明，41% 的 PHACE 综合征患儿合并心血管畸形，其中，主动脉弓畸形、COA、动脉瘤、迷走锁骨下动脉伴或不伴血管环为诊断的主要标准；VSD、右位主动脉弓为诊断的次要标准。PHACE 综合征的 COA 不同于非 PHACE 患者的缩窄，常为长段发育不全、横弓的闭锁、邻近动脉不同程度的瘤样扩张等；PHACE 综合征的主动脉弓异常很少导致或合并二尖瓣或主动脉瓣功能不全。在 PHACE 综合征患儿中，右位主动脉弓和双主动脉弓的发生率高于普通人群。复杂的先天性心脏病在 PHACE 患儿中相对少见，如 TOF、三尖瓣闭锁等，最常见的心内畸形是 VSD，其他被报道过的包括 PS、ASD、PDA 和主动脉瓣二叶畸形。

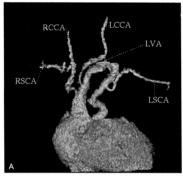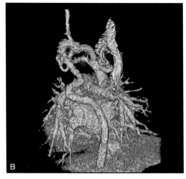

患儿增强 CT 三维重建图，显示主动脉发育异常，长段缩窄，走行明显纡曲。A 为前面观；B 为后面观；RCCA：右颈总动脉；LCCA：左颈总动脉；RSCA：右锁骨下动脉；LVA：左椎动脉；LSCA：左锁骨下动脉

图 13-6-3　PHACE 综合征

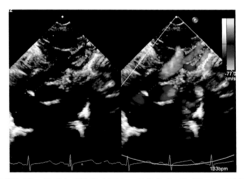

患儿胸骨上窝切面，显示主动脉发育不良，长段缩窄及闭锁，主动脉弓 A 型离断

图 13-6-4　PHACE 综合征

【临床特征】

PHACE 综合征作为累及全身多系统的综合征，以面部节段性血管瘤为特征性表现。先天性血管异常是 PHACE 综合征最常见的皮肤外病变，其他的皮肤外表现还包括脑部结构异常、眼部异常、胸骨裂、泌尿生殖系统异常、脊髓病、骨畸形、肛门直肠畸形、肾功能异常等，因此，就诊患儿临床表现多样。在 PHACE 综合征治疗方案选择时，需要结合患儿的具体情况，多学科合作。必要时需要入院治疗，以便监测与防治并发症。

【超声心动图表现】

心血管病变主要表现为主动脉弓畸形，COA、动脉瘤，迷走锁骨下动脉伴或不伴血管环，以及 VSD、右位主动脉弓等。超声诊断请参考本书相关章节。

【要点提示】

1. 图像要点

（1）注意主动脉弓部的发育情况，重视锁骨上窝切面探查，注意主动脉有无缩窄或离断，有无囊性扩张及头臂动脉的近端是否存在异常。

（2）心内结构需行多切面顺序扫查，以明确有无心内畸形。

2. 诊断思路

做超声检查遇到有面部节段性血管瘤的患儿时，要注意排查PHACE综合征。重点探查主动脉弓、分支血管及心内畸形等。建议临床进一步检查，必要时多学科会诊。

（郑　淋）

【参考文献】

[1] Heyer G L. PHACE(S) syndrome. Handbook of Clinical Neurology, 2015, 132: 169-183.

[2] Guillaume Bellaud , Eve Puzenat, et al. PHACE syndrome, a series of six patients：clinical and morphological manifestations, propranolol efficacy, and safety. International Journal of Dermatology, 2015, 54, 102-107.

[3] Metry D, Heyer G, Hess C, et al. Consensus statement on diagnostic criteria for PHACE syndrome. Pediatrics, 2009, 124(5): 1447-1456.

[4] Garzon MC, Epstein LG, Heyer GL, et al. PHACE Syndrome：Consensus-Derived Diagnosis and Care Recommendations. J Pediatr, 2016, 178: 24-33.e2

第十四章

先天性心脏病
介入治疗术中的应用 >>

　　先天性心脏病介入治疗（interventional therapy），是目前医学领域的热点之一，近年来发展迅速并已逐渐形成一门新兴的分支学科。自20世纪80年代以来，介入治疗的方法与器械在不断更新和改善，心脏介入人员在实践中不断积累经验，使常见先天性心脏病的介入治疗逐步进入了成熟阶段。近几年来，随着微创医学的发展，微创治疗先天性心脏病越来越受到大家的重视。其中，经胸微创封堵术是近年来经由导管介入封堵术发展而来的新技术，它集内科介入和传统手术方法于一体，具有切口小、无须体外循环、无X线辐射、创伤小、操作更直接等优点。超声心动图具有实时、方便、无创、图像质量高、重复性强等优点，在先天性心脏病介入治疗中起着非常重要甚至不可替代的作用。

　　本章关于常见先天性心脏病介入治疗的适应证和禁忌证参考中国医师协会儿科医师分会先天性心脏病专家委员会、中华医学会儿科学分会心血管学组和《中华儿科杂志》编委会组织国内相关专家编写的《儿童常见先天性心脏病介入治疗专家共识》，对先天性心脏病介入治疗推荐类别的表述沿用国际上通常采用的方式。

　　Ⅰ类：已证实和（或）一致公认某诊疗措施有益、有用和有效。

　　Ⅱ类：某诊疗措施的有用性和有效性的证据尚有矛盾或存在不同观点。

　　Ⅱa类：有关证据和（或）观点倾向于有用和有效。

　　Ⅱb类：有关证据和（或）观点尚不能充分说明有用和有效。

　　Ⅲ类：已证实和（或）一致公认某诊疗措施无用和无效，并可能有害。

第一节
房间隔缺损封堵术

【介入治疗指征】

Ⅰ类

年龄≥2岁，有血流动力学意义（缺损直径≥5mm）的中央型 ASD；缺损至冠状静脉窦，上、下腔静脉及肺静脉的距离≥5mm，至房室瓣的距离≥7mm；房间隔直径＞所选用封堵器左心房侧的直径；不合并必须外科手术的其他心血管畸形。

Ⅱa类

（1）年龄＜2岁，有血流动力学意义且解剖条件合适的中央型 ASD。

（2）前缘残端缺如或不足，但其他边缘良好的具有血流动力学意义的中央型 ASD。

（3）具有血流动力学意义的多孔型或筛孔型 ASD。

Ⅱb类

（1）心房水平出现短暂性右向左分流且疑似出现栓塞后遗症（卒中或复发性短暂脑缺血发作）的患儿。

（2）缺损较小，但有血栓栓塞风险。

Ⅲ类

（1）原发孔型、静脉窦型及无顶冠状窦型 ASD。

（2）伴有与 ASD 无关的严重心肌疾患或瓣膜疾病。

（3）合并梗阻性 PH。

【术前超声检查和封堵器选择】

1. 检查方法及注意事项

ASD 封堵术前检查应注意多切面、多角度扫查，尽可能观测 ASD 周缘情况及测量 ASD 最大直径，减少因扫查角度所致的假性回声失落。胸骨旁非标准四腔心切面及剑突下双房心切面是检测 ASD

的最佳切面。对于小儿患者可用较高频率探头以提高分辨率。此外，注意合并畸形的检查，如发现 ASD 合并其他需手术矫治的畸形应采取手术治疗。

2. ASD 大小评估及封堵器选择

术前经胸超声心动图通常在以下 3 个切面监测，并测量 ASD 直径。①大动脉短轴切面：测量 ASD 最大直径，观察主动脉后壁及对侧房顶有无残端组织，并测量残端组织的长度（图 14-1-1A）。②心尖四腔心切面：测量 ASD 最大直径，测量缺损距二尖瓣环和心房顶部的距离并判断残端组织的软硬程度（图 14-1-1B、C）。③剑突下双房心及下腔静脉长轴切面：测量该切面 ASD 直径，分别测量缺损口距上腔静脉和下腔静脉的距离，判断缺损残缘的软硬程度（图 14-1-1D）。临床上多根据超声测量 ASD 的最大直径选择封堵器型号，同时测量房间隔总长度，以便判断封堵器是否能充分展开。

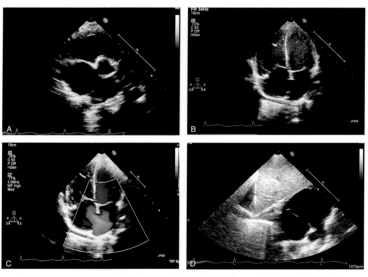

A. 大动脉短轴切面显示缺损口距主动脉及对侧房顶的距离；B. 心尖四腔心切面显示 ASD 口距二尖瓣环及房顶的距离；C. 心尖四腔心切面彩色多普勒模式协助判断缺损口距二尖瓣环及房顶的距离；D. 剑突下双房心切面显示缺损口距上、下腔静脉的距离

图 14-1-1　ASD 封堵术前超声心动图检查

【超声心动图在房间隔缺损封堵术中的应用】

1. ASD 封堵术中观察和引导

　　ASD 封堵术中，超声心动图监测引导的第 1 步是要判断导丝是否穿越 ASD，然后引导鞘管及封堵器的释放，最后来评价封堵效果。目前，90% 以上的病例可通过经胸超声来完成监测引导，但仍有少数病例如多孔 ASD，经胸超声显示不清封堵器与腔静脉、肺静脉及房顶部的关系，需要经食管超声心动图引导来完成 ASD 介入封堵术。检查时应注意逐步旋转探头发现鞘管的长轴确实穿越房间隔方可（图 14-1-2A、2B，图 14-1-3，图 14-1-4）。通常四腔心切面和大动脉短轴切面容易判断导丝、鞘管与 ASD 的关系。

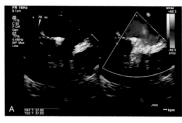 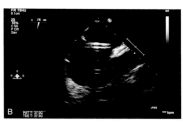

A. 经食管超声心动图监测指导导丝穿越房间隔；B. 经食管超声心动图监测指导鞘管穿越房间隔

图 14-1-2　经食管超声心动图封堵术中指导导丝、鞘管穿越房间隔

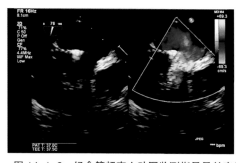

图 14-1-3　经食管超声心动图监测指导导丝穿越房间隔动态图

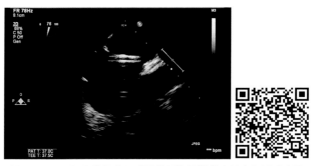

图 14-1-4　经食管超声心动图监测指导鞘管穿越房间隔动态图

2. ASD 封堵术中监视和评估

当封堵器左侧伞盘在左心房打开向房间隔回撤时，二维超声应实时监视整个过程；左侧伞盘回撤紧贴房间隔时，应提示释放出封堵器腰部和右侧伞盘。当封堵器全部释放后，超声心动图应用上述切面进行多切面判断和评价。左右侧伞盘应分别位于房间隔的两侧，且两侧伞盘间应夹着房间隔组织。经胸超声可在胸骨旁或心尖四腔切面观察到封堵器呈"H"形（图 14-1-5A，图 14-1-6）；在主动脉短轴切面可见封堵器呈"Y"形（图 14-1-5B、5C，图 14-1-7）；剑突下双房心切面可显示封堵器呈"工"形。（图 14-1-5D，图 14-1-8）

超声心动图还可以评价封堵术后即时的效果及有无残余分流，如分流束从伞盘边缘出现，则说明封堵器可能过小；如两侧伞盘鼓起不能紧贴房间隔，而分流束在伞盘腰部出现，则说明封堵器可能过大。另外，超声心动图还可评价二尖瓣情况，如超声观察到封堵器顶到二尖瓣产生二尖瓣反流或原有反流量增加，说明缺损距二尖瓣环的残端组织过短，不适合封堵，或者封堵器过大应重新尝试较小的封堵器。

3. 判断有无封堵术后并发症

ASD 封堵术后的并发症有：心律失常，特别是房室传导阻滞；二尖瓣反流；封堵器脱落、移位和残余分流；血栓栓塞、气体栓塞；脑微小血管栓塞，如头晕、头痛、视物模糊等；穿刺部位血肿及股动静脉瘘；心脏压塞、迟发性心包积液及主动脉窦心房瘘（图 14-1-9A、9B，图 14-1-10，图 14-1-11）等。

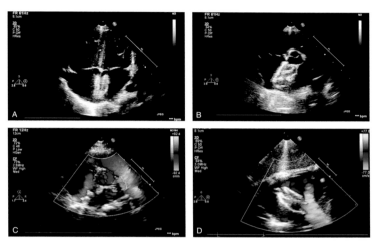

A. 心尖四腔心切面显示封堵器呈"H"形；B. 大动脉短轴切面显示封堵器呈"Y"形；C. 大动脉短轴切面彩色多普勒模式显示房水平分流消失；D. 剑突下双房心切面显示封堵器呈"工"形

图 14-1-5　ASD 封堵术后超声声像图

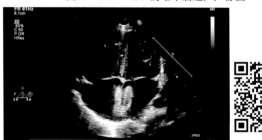

图 14-1-6　心尖四腔心切面显示封堵器呈"H"形动态图

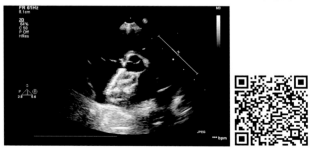

图 14-1-7　大动脉短轴切面显示封堵呈"Y"形动态图

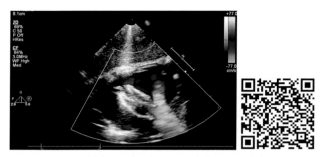

图 14-1-8　剑突下双房心切面显示房水平分流消失动态图

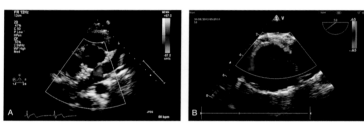

A. 经胸超声心动图显示主动脉窦有破口，主动脉窦血流经破口进入右心房；B. 术中经食管超声心动图清晰显示主动脉 – 右心房瘘

图 14-1-9　ASD 封堵术后主动脉 – 右心房瘘动态图

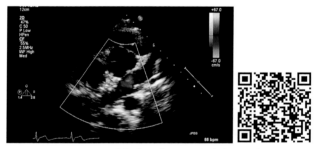

图 14-1-10　经胸超声心动图显示主动脉窦有破口，
主动脉窦血流经破口进入右心房动态图

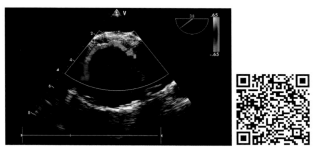

图 14-1-11 术中经食管超声心动图清晰显示主动脉 – 右心房瘘动态图

（张红菊）

【参考文献】

[1] 李 奋，孙 锟，张智伟，等 . 儿童常见先天性心脏病介入治疗专家共识 . 中华儿科杂志，2015, 53(1): 17-24.

[2] 陈德理，秦 鸣 . 食管超声心动图引导下经胸微创封堵先心病的应用 . 医学影像学杂志，2015, 25(8): 1358-1360.

第二节

室间隔缺损封堵术

【室间隔缺损封堵术的介入治疗指征】

Ⅰ类

（1）膜周型 VSD：年龄≥ 3 岁；有临床症状或有左心超负荷表现；VSD 上缘距主动脉右冠瓣≥ 2mm，无主动脉瓣脱垂及主动脉瓣反流；缺损直径＜ 12mm。

（2）肌部 VSD：年龄≥ 3 岁，有临床症状或有左心超负荷表现，肺体循环血流量比（Qp/Qs）> 1.5。

（3）年龄≥ 3 岁、解剖条件合适的外科手术后残余分流或外伤后 VSD，有临床症状或有左心超负荷表现。

Ⅱa类

（1）膜周型 VSD：有临床症状或左心超负荷表现，年龄 2 ~ 3 岁。

（2）VSD 上缘距离主动脉右冠瓣≤ 2mm，虽有轻度主动脉瓣脱垂但无明显主动脉瓣反流。

（3）肌部 VSD：体重≥ 5kg，有临床症状或有左心超负荷表现，Qp/Qs > 2.0。

Ⅲ类

（1）双动脉下型 VSD。

（2）伴轻度以上主动脉瓣反流。

（3）合并梗阻性 PH。

（4）既往无 IE 病史且无血流动力学意义的膜周和肌部 VSD。

【术前超声检查和封堵器选择】

1. 检查方法及注意事项

VSD 封堵术前超声心动图检查必须根据患儿具体情况选择合适的检查部位，提倡多部位、多切面、多方位连续性扫查，尽可能全面观测 VSD 及其周围的比邻关系。根据受检患儿情况选择合适的探头频率，通常儿童患者可选用较高频率，以清楚显示 VSD 边缘情况。此外，应注意合并畸形的检查，确定是否在室间隔封堵术同时进行合并畸形的介入性治疗。VSD 封堵术前确定合并畸形的类型，对选择手术治疗方案极为重要。

2. VSD 大小评估及封堵器选择

术前经胸超声心动图通常在以下切面监测，并测量 VSD 直径。①胸骨旁左心室长轴切面：测量该切面 VSD 最大直径，测量缺损边缘距主动脉瓣环的距离。②大动脉短轴切面：测量该切面 VSD 最大直径，观察缺损右心室面形态，判断 VSD 与三尖瓣腱索及纤维组织是否粘连。③心尖五腔心切面：测量该切面 VSD 最大直径，测量缺损边缘距主动脉瓣环的距离。VSD 封堵治疗应根据 VSD 的形态、缺损大小、缺损与主动脉瓣环的距离选择不同类型封堵器，VSD 远离主动脉瓣，首选对称型 VSD 封堵器；VSD 靠近主动脉瓣，选择偏心型封堵器为佳；多孔型缺损可选择左、右两侧不对称的细腰型封堵器。

【超声心动图在室间隔缺损封堵术中的应用】

1. VSD 封堵术中观察和引导

VSD 封堵术中超声心动图可进一步明确 VSD 的位置和大小，观察和提示钢丝能不能穿过三尖瓣腱索，输送长鞘放置时，超声心动图引导长鞘从右心室穿过 VSD 进入左心室指向心尖方向（图 14-2-1A、1B）。

2. VSD 封堵术中监视和评估

当封堵器沿输送长鞘在左心室面打开左侧伞盘后回撤时，超声心动图可监视伞盘是否卡在腱索上，并引导左侧伞盘继续回撤紧贴室间隔左心室侧。超声还可观察分流量是否减少，伞盘是否碰到主动脉瓣。然后在超声监视和引导下，在室间隔右心室侧打开右侧伞盘。推拉试验评估封堵器是否固定良好，检查封堵器位置是否正确（图 14-2-2，图 14-2-3）。

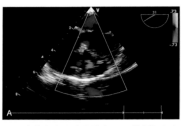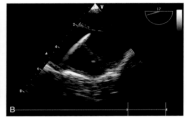

A. 经食管超声心动图明确 VSD 位置和大小；B. 经食管超声心动图监测导丝经 VSD 进入左心室

图 14-2-1　经食管超声心动图室 VSD 封堵术中监测和引导作用

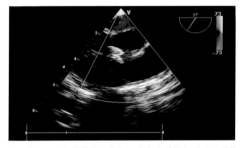

术中经食管超声心动图显示封堵器位置满意，彩色多普勒超声显示封堵处无残余分流

图 14-2-2　术中经食管超声心动图评估封堵器释放后疗效

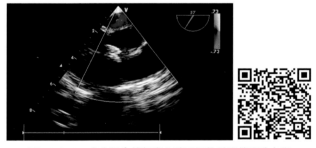

图 14-2-3　术中经食管超声心动图评估封堵效果动态图

3. 判断有无封堵术后并发症

当封堵器释放后，超声心动图可判断和评价封堵效果。确定左、右侧伞盘是否位于室间隔的左、右心室面，观察有无残余分流、主动脉瓣和二、三尖瓣瓣叶活动情况及有无反流，判断封堵器是否造成左心室流出道梗阻（图 14-2-4 ～图 14-2-6）。VSD 封堵术后并发症常

见有心律失常，特别是房室传导阻滞；封堵器脱落、移位、残余分流和溶血；主动脉瓣反流及穿孔；三尖瓣反流、穿孔及腱索断裂；穿刺血管相关并发症等。

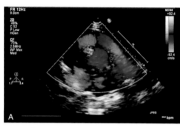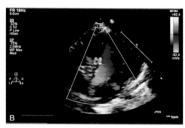

A. 大动脉短轴切面彩色多普勒超声显示室水平无残余分流，三尖瓣无明显反流；B. 心尖五腔心切面彩色多普勒超声显示室水平无残余分流，左心室流出道无梗阻

图 14-2-4　经胸超声心动图评估封堵效果

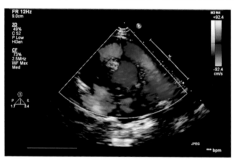

图 14-2-5　经胸超声心动图评估封堵效果动态图

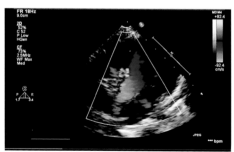

彩色多普勒超声显示室水平无残余分流，左心室流出道无梗阻

图 14-2-6　经胸超声心动图评估封堵效果动态图

（张红菊）

【参考文献】

[1] 李　奋, 孙　锟, 张智伟, 等. 儿童常见先天性心脏病介入治疗专家共识. 中华儿科杂志, 2015, 53(1): 17-24.

[2] 朱鲜阳. 常见先天性心脏病介入治疗中国专家共识——二、VSD 介入治疗. 介入放射学杂志, 2011, 20(2): 87-92.

第三节
动脉导管未闭封堵术

【动脉导管未闭封堵术介入治疗指征】

Ⅰ类

PDA 伴有明显左向右分流，并且合并充血性心力衰竭、生长发育迟滞、肺循环多血及左心房或左心室扩大等表现之一者，且患儿体重及解剖条件适宜，推荐行经导管介入封堵术。

Ⅱa类

心腔大小正常的左向右分流的小型 PDA，如果通过标准的听诊技术可闻及杂音，可行经导管介入封堵术。

Ⅱb类

（1）通过标准听诊技术不能闻及杂音的"沉默型"PDA 伴有少量左向右分流（包括外科术后或者介入术后残余分流）。

（2）PDA 合并重度 PH，动脉水平出现以左向右分流为主的双向分流，如果急性肺血管扩张试验阳性，或者试验性封堵后肺动脉收缩压降低 20% 或 30 mmHg 以上，且无主动脉压力下降和全身不良反应，可以考虑介入封堵。

Ⅲ类

（1）依赖于动脉导管的开放维持有效肺循环或体循环的心脏畸形。

（2）PDA 合并严重 PH，动脉导管水平出现双向分流或者右向左分流且急性肺血管扩张试验阴性。

【术前超声心动图检查和封堵器选择】

1. 检查方法及注意事项

PDA 封堵术前超声检查需注意判断 PDA 的位置和形态，测量 PDA 的长度、导管主动脉侧和肺动脉侧内径及导管的最窄处内径。彩色多普勒超声观察分流的方向及时相，并测定 PDA 的分流速度及压力阶差，估算肺动脉压力。

2. 动脉导管大小评估及封堵器选择

胸骨旁肺动脉长轴切面，由于 PDA 与声束的角度问题，容易造成测量上的误差，尤其难以观测动脉导管的长径；此切面上彩色多普勒成像最好，因此可在该切面测量分流束宽度，再结合二维超声图像进行判断。胸骨上窝主动脉弓长轴切面，PDA 的走行与声束方向几乎垂直，此切面二维图像最佳，能显示 PDA 的形态、大小、走行及主动脉、肺动脉之间的关系。弹簧圈包括不可控弹簧圈封堵器如 Gianturco coil 和可控弹簧圈封堵器如 Cook detachable coil，多用于最窄直径≤2.0mm 的未闭导管；Amplatzer Plug 多用于小型长管状未闭导管；蘑菇伞封堵器、肌部和膜部 VSD 封堵器多用于大型动脉导管。

【超声心动图在动脉导管未闭封堵术中的应用】

1. PDA 封堵术中观察和引导

（1）经皮 PDA 封堵术

在经皮动脉导管封堵治疗过程中，轨道建立后，当封堵器主动脉侧伞盘在降主动脉侧打开并回拉时，超声心动图可观察伞盘是否到位并紧贴导管主动脉侧（图 14-3-1A，图 14-3-2），并可判断是否影响降主动脉血流；当封堵器腰部和肺动脉侧伞盘打开后，彩色多普勒可观察是否有残余分流，是否影响肺动脉分支血流（图 14-3-1B，图 14-3-3，图 14-3-4）。如应用弹簧圈或血管塞封堵时，导管从降主动脉穿过小导管到肺动脉侧，超声心动图可清楚显示并做出指引；弹簧圈释放后，超声心动图可探查到是否有残余分流，以及是否影响肺动脉血流。

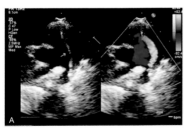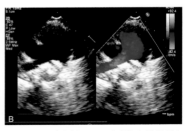

A. 经胸超声肺动脉长轴切面监测封堵器是否紧贴 PDA 主动脉侧；B. 经胸彩色多普勒超声肺动脉长轴切面显示动脉水平分流消失

图 14-3-1　经胸超声心动图引导经皮 PDA 封堵

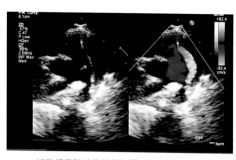

经胸超声肺动脉长轴切面监测封堵器是否紧贴 PDA 主动脉侧

图 14-3-2 经胸超声心动图引导 PDA 封堵动态图

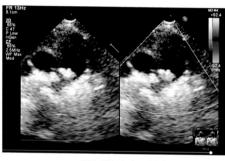

经胸超声心动图监测引导封堵器释放

图 14-3-3 经胸超声心动图引导 PDA 封堵动态图

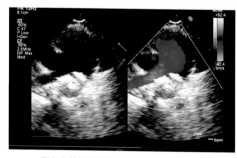

彩色多普勒超声肺动脉长轴切面观察动脉水平是否残余分流

图 14-3-4 经胸超声心动图引导 PDA 封堵动态图

（2）经胸微创 PDA 封堵术

在进行经胸微创 PDA 封堵术时，经食管超声心动图可在术中进一步明确动脉导管的大小和形态（图 14-3-5A、5B，图 14-3-6）。双荷包线缝合于主肺动脉合适部位。通过荷包中心，输送长鞘刺入主肺动脉，在经食管超声引导下鞘管经肺动脉穿过动脉导管至主动脉侧，超声医生指导外科医生放置封堵器鞘管，超声监视下先释放主动脉侧伞盘，回撤紧贴主动脉壁时再释放肺动脉侧伞盘，做推拉试验观察封堵器位置是否牢固及有无残余分流（图 14-3-5C、5D，图 14-3-7），判断封堵器是否影响降主动脉血流（图 14-3-8，图 14-3-9）等，达到临床满意后，释放封堵器并封闭封堵器输送轨道。

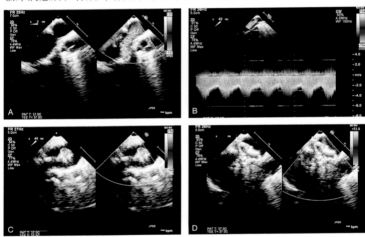

A. 经食管彩色多普勒超声显示动脉水平连续性左向右分流；B. 经食管连续多普勒超声显示连续性血流频谱；C. 经食管超声监测引导封堵器释放；D. 经食管彩色多普勒超声显示封堵器位置稳固，动脉水平分流消失

图 14-3-5　经食管超声心动图引导经胸微创 PDA 封堵

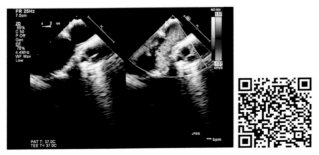

图 14-3-6　经食管彩色多普勒超声显示动脉水平连续性左向右分流动态图

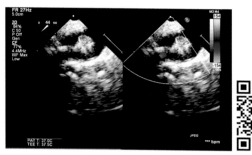

图 14-3-7　经食管超声监测引导鞘管释放封堵器动态图

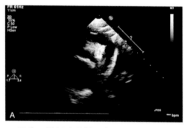
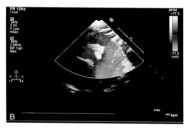

A. 经胸二维超声胸骨上窝切面显示封堵器位置正常，降主动脉无梗阻；B. 经胸彩色多普勒超声胸骨上窝切面显示降主动脉血流通畅

图 14-3-8　经胸超声术中观察封堵器是否影响降主动脉血流动态图

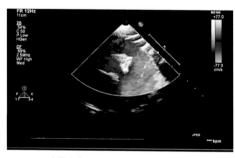

胸骨上窝切面显示封堵器位置正常，降主动脉血流通畅

图 14-3-9　经胸超声动态图判断封堵效果动态图

　　经食管超声心动图寻找动脉导管是一个比较困难的操作，因动脉导管位置靠近食管上段，有肺气的遮挡，做到以下几点可以较迅速地探查到导管的管状结构：①动作一定要轻柔、幅度小，因动脉导管本身就比较短小；②寻找动脉导管时可先寻找肺动脉长轴切面，向上、

向后、向左侧旋转并弯曲探头；③术中经食管探头固定在 0°～20° 左右，先固定探头再通过旋转弯曲探头来尽快寻找动脉导管是比较快捷的方法。

2. 判断有无封堵术后并发症

一般情况下封堵后彩色多普勒超声可见动脉水平分流消失。若发现残余分流，但分流量及分流速度不大，可以观察 10～20 分钟，超声心动图监测若发现分流消失或明显减少，可释放封堵器；若封堵器封堵后残余分流明显并呈射流状则说明封堵器型号可能偏小，需更换封堵器型号。PDA 封堵术后的并发症有封堵器移位、残余分流和溶血、降主动脉梗阻（图 14-3-10）、左肺动脉狭窄等。

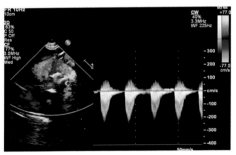

封堵术后经胸连续多普勒超声显示降主动脉流速轻度增快

图 14-3-10　封堵术后降主动脉流速增快

（张红菊）

【参考文献】

[1] 李　奋，孙　锟，张智伟，等．儿童常见先天性心脏病介入治疗专家共识．中华儿科杂志，2015，53(1): 17-24.

[2] 陈玉龙，杜建侠，董　娟．食管超声心动图在引导 PDA 经微创封堵术中的应用价值．医疗装备，2017，30(23): 15-17.

第四节

经皮球囊肺动脉瓣成形术

【肺动脉瓣球囊扩张成形术的指征】

Ⅰ类

（1）经导管或超声多普勒测量的跨瓣收缩期压差≥40mmHg（1mmHg=0.133kPa）或者合并右心功能不全的典型PS。

（2）依赖于动脉导管开放的危重性PS。

Ⅱa类

（1）符合上述球囊扩张术指征的瓣及瓣膜发育不良型PS。

（2）室间隔完整的肺动脉瓣闭锁，如果解剖条件合适，并且排除右心室依赖性冠状动脉循环，可以进行瓣膜打孔球囊扩张术。

Ⅱb类

婴幼儿复杂先心病伴PS，包括少数TOF患儿，暂不能进行根治术时，可采用球囊扩张术进行姑息治疗。

Ⅲ类

（1）室间隔完整的肺动脉瓣闭锁或极重度PS，合并右心室依赖性冠状动脉循环。

（2）PS伴有需要外科手术处理的重度三尖瓣反流。

（3）单纯性肺动脉瓣下漏斗部狭窄，但瓣膜正常者。

【术前超声检查及球囊选择】

1. 检查方法及注意事项

超声心动图能否准确测量肺动脉瓣环直径是肺动脉瓣球囊扩张成形术能否成功的关键因素之一。对于PS诊断方面应注意以下问题：经胸超声心动图详细完整地评估肺动脉瓣瓣叶增厚情况、肺动脉瓣活动度及观察有无反流（图14-4-1，图14-4-2）；超声心动图测量肺动脉瓣环直径，肺动脉瓣瓣上峰值流速，计算峰值跨瓣压差；超声心动图评估右心室壁厚度、右心室大小、右心室流出道有无肥厚梗阻及右心功能；评价其他瓣膜形态及功能；排除其他合并畸形。

2. 球囊选择

球囊大小通常选择球囊和瓣的比值（球：瓣比值）为 1.2 ~ 1.4 的球囊；瓣膜狭窄严重者，其比值可偏小；瓣膜发育不良者选择的比值偏大。长度上，新生儿及小婴儿宜选择球囊长度为 20mm；儿童患者选择球囊长约 30mm；对于年龄＞ 10 岁或体重＞ 30kg 的患儿，也可用 Inoue 球囊导管。

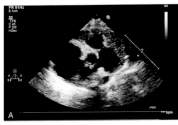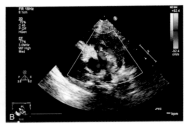

A. 大动脉短轴切面显示 PS 口径、狭窄后扩张；B. 大动脉短轴切面显示通过肺动脉瓣口的五彩镶嵌高速血流

图 14-4-1　PS 球囊扩张术前评估

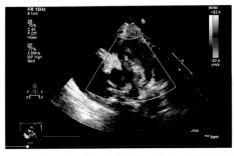

图 14-4-2　大动脉短轴切面显示通过肺动脉瓣口的五彩镶嵌高速血流动态图

【在肺动脉瓣球囊扩张术中的应用】

1. 放射线引导下经皮肺动脉瓣球囊扩张成形术

当钢丝轨道建立后，插入球囊导管前，可通过超声心动图探查到钢丝在心腔内的位置；在球囊导管进入右心室、三尖瓣口有阻力时，超声可观察球囊是否卡在腱索之间，引导球囊导管放置在肺动脉瓣口上。每次球囊扩张后，超声心动图应观察肺动脉瓣的活动情况、瓣口

开放径的变化，以及测量肺动脉瓣血流速度和跨瓣压力阶差；还可观察术中可能出现的并发症，如肺动脉瓣损伤撕裂、三尖瓣反流及腱索断裂、右心室流出道痉挛、心包积液及急性心脏压塞等。

2. 单纯超声引导下经皮肺动脉瓣球囊扩张成形术

根据声窗采用经胸超声或经食管超声并选择多个切面引导，可全程实时监测经皮穿刺球囊导管路径，可以部分预充球囊，便于观察球囊的位置，保证球囊中部正对肺动脉瓣环处。固定球囊及导丝，以 8 ~ 10 个大气压充盈球囊，持续 8 ~ 10 秒，快速吸瘪球囊，退出球囊后，超声探测肺动脉血流通过情况，测量肺动脉瓣流速及压差，观察肺动脉瓣反流情况（图 14-4-3，图 14-4-4）。一般认为肺动脉跨瓣压差低于 20mmHg 为扩张成功。若肺动脉跨瓣压差 > 30mmHg，则需要适当增加球囊直径再次扩张；若压差下降满意，则送入多功能导管测量右心室压力及肺动脉压力。

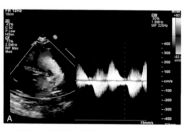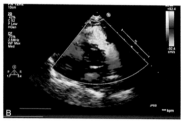

A. 连续多普勒超声测量跨肺动脉瓣阶差小于 20mmHg；B. 彩色多普勒超声显示肺动脉瓣口中量反流

图 14-4-3　肺动脉瓣球囊扩张术后评估

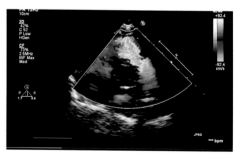

图 14-4-4　肺动脉瓣球囊扩张术后彩色多普勒超声显示肺动脉瓣口中量反流动态图

3.判断肺动脉瓣成形术后效果及有无并发症

肺动脉瓣球囊成形术一般可扩张 3 次左右，当超声探查跨肺动脉瓣压力阶差在 20mmHg 以下，说明扩张效果满意；如跨瓣压力阶差在 25mmHg 左右，说明扩张效果可以接受；如跨瓣压力阶差在 30mmHg 以上，则还需要扩张或更换更大的球囊进行扩张。肺动脉瓣成形术后并发症有肺动脉损伤和破裂、右心室流出道痉挛、三尖瓣反流及腱索断裂等。

（张红菊）

【参考文献】

[1] 李　奋, 孙　锟, 张智伟, 等 . 儿童常见先天性心脏病介入治疗专家共识 . 中华儿科杂志 , 2015, 53(1): 17-24.

[2] 潘湘斌, 胡盛寿, 欧阳文斌, 等 . 单纯超声引导下经皮肺动脉瓣球囊成形术的应用研究 . 中华小儿外科杂志 , 2015, 36(4): 286-288.

第十五章

复杂先天性心脏病
外科手术围术期的应用 >>

复杂先天性心脏病一般指累及心脏内和（或）大血管多个解剖部位的复杂结构畸形，并引起严重的血流动力学异常，如完全型 ECD、TOF、DORV、完全型大动脉转位、PA、单心室、IAA 等畸形。手术治疗是达到解剖结构和（或）血流动力学矫治的主要方法。超声心动图在复杂先天性心脏病围手术期对疾病的术前诊断、术中监测与术后疗效评价方面有着极其重要的临床意义。复杂先天性心脏病术前诊断相关内容介绍请参考前面各章节，本章内容主要介绍超声心动图在临床相对常见的复杂先天性心脏病的术中即刻与术后随访时如何进行准确的评估，以便超声医生了解针对不同疾病的手术矫治中如何进行个体化的精准超声评估。

第一节
心内膜垫缺损矫治术

【术中经食管超声心动图监测】

1. 术中经食管超声心动图检查目的

在对患儿全麻后心脏停搏前，行经食管超声心动图检查以复核或修正术前诊断。进一步明确房 VSD 的大小、部位和分流情况，观察心室发育情况、各瓣膜形态、反流程度，观察心内是否合并其他必须手术治疗的畸形。手术完成后即刻、心脏复跳后在关胸前再次行经食管超声心动图检查，对手术效果进行即刻评价。主要观察房室水平有无残余分流、修复后的左右心房室瓣功能、左心室流出道、心功能及心包等情况。及时与术者沟通，以便术者及时判断手术效果，必要时进行二次手术修正。

2. 主要观察切面与监测要点

在手术后即刻进行评估时，一定要结合患儿当时的心率、心律、血压等生命体征。

（1）四腔心切面：将食管探头缓缓插入至食管中段，探头角度为 0° 显示四腔心切面，观察房室瓣叶启闭运动，术前和术后即刻进行反流程度的半定量评价；术前还需要评价左、右心室发育情况，是否存在非对称型完全性房 VSD，术后即刻观察房室水平有无残余过隔分流。

（2）大动脉短轴切面：将食管探头从食管中段四腔心切面缓慢向上退出 1 ~ 2cm 后，调整探头晶片角度至 30° ~ 45°，即可显示大动脉短轴切面。该切面可以观察主动脉瓣叶的启闭运动，评价主动脉瓣瓣叶有无反流及反流的程度；评价室间隔修补术的效果，观察有无室水平残余分流。

（3）双房心上下腔切面：旋转晶片角度至 110° 左右，调整探头位置，清晰显示房间隔、左、右心房及上、下腔静脉，观察房水平是否有残余分流等情况。

（4）左心室流出道切面：继续旋转探头晶片角度至120°～135°，显示左心室流出道切面，观察左心室流出道血流是否通畅，应用多普勒超声检测局部高速血流。

【术后经胸超声心动图评估】

1. 心包及心室功能评估

术后超声心动图重点观察心包腔内是否有积液及心功能情况。由于术后患儿行动不便，往往需要在床边进行快速检查和诊断。可以目测或应用M型超声心动图定量评估，结合心腔大小及上下腔静脉回流情况，指导治疗液体输入量。

2. 房室瓣功能的评估

联合应用二维、彩色及频谱多普勒技术评估房室瓣功能（图15-1-1～图15-1-3）。文献报道术后约10%患者残余较严重的二尖瓣反流，针对二尖瓣反流的再手术率为7%～8%。

3. 检测有无残余心内分流及左心室流出道梗阻

胸骨旁左心室长轴、主动脉短轴、心尖四腔心及心尖五腔心切面均可以探查室间隔有无回声脱失；彩色多普勒超声有助于明确室水平有无残余分流及分流方向（图15-1-4～图15-1-6）。剑突下四腔及双心房切面是观察房间隔的最佳切面，结合彩色多普勒可以明确房水平有无残余分流及分流量的大小。心尖五腔心和心尖三腔心切面是评估左心室流出道有无梗阻的最佳切面（图15-1-7，图15-1-8）。大约15%ECD的患者在术后逐渐进展为左心室流出道梗阻，需要终身随访评估。

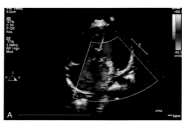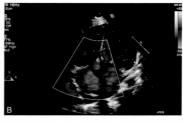

A. 胸骨旁心尖四腔心切面彩色多普勒超声显示二尖瓣反流；B. 胸骨旁心尖四腔心切面彩色多普勒超声显示三尖瓣微量反流

图 15-1-1　ECD 矫治术后房室瓣功能评估

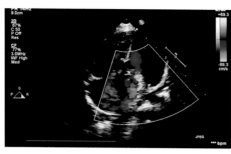

彩色多普勒超声显示二尖瓣少中量反流

图 15-1-2　胸骨旁心尖四腔心切面动态图

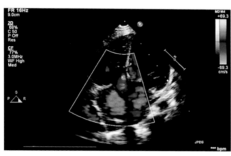

彩色多普勒超声显示三尖瓣微量反流

图 15-1-3　胸骨旁心尖四腔心切面动态图

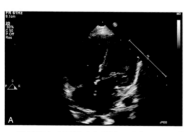
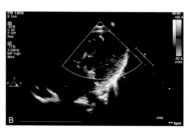

A. 胸骨旁心尖四腔心切面房、室间隔可见修补回声，未见明显回声脱失；B. 胸骨旁非标准切面彩色多普勒超声显示靠近心尖肌部残余左向右分流

图 15-1-4　心内膜垫矫治术后室水平分流情况评估

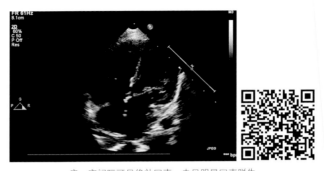

房、室间隔可见修补回声，未见明显回声脱失

图 15-1-5　胸骨旁心尖四腔心切面动态图

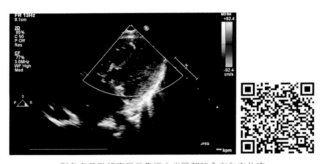

彩色多普勒超声显示靠近心尖肌部残余左向右分流

图 15-1-6　胸骨旁非标准切面动态图

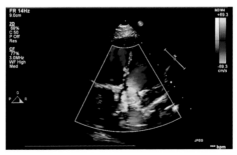

胸骨旁心尖五腔心切面彩色多普勒超声显示左心室流出道血流通畅

图 15-1-7　ECD 矫治术后左心室流出道无梗阻

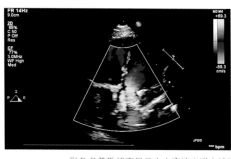

彩色多普勒超声显示左心室流出道血流通畅

图 15-1-8　胸骨旁心尖五腔心切面动态图

4. 肺动脉压力的评估

ECD 矫治术后需仔细评估肺动脉压力状态。在无 PS 和右心室流出道梗阻时，右心室收缩压与肺动脉收缩压近似相等，可根据三尖瓣反流法估测肺动脉收缩压。

【要点提示】

1. 图像观察要点

（1）术前及术后即刻均需要重点观察房室瓣有无反流及反流程度。

（2）术前多切面观察房室瓣环、房室腔大小及发育情况。

（3）术后观察房、室水平有无残余分流及分流量大小。

（4）术后观察有无残余左心室流出道梗阻。

（5）术后观察心包有无积液及评估心功能。

（6）估测肺动脉压力。

2. 诊断思路

ECD 矫治术的效果与房室瓣畸形的程度有关，对于完全型 ECD 患者，评估左、右心室发育是否均衡和房室瓣关闭不全的程度至关重要。两心室发育均衡才有可能进行双心室修补。左侧房室瓣功能异常和左心室流出道梗阻是 ECD 矫治术后需要再手术干预的最常见原因。术前和术中经食管超声探查房室瓣功能及有无残余左心室流出道梗阻非常重要。在手术后即刻观察各项超声指标时，一定要结合患儿当时的心律、血压等生命体征，尽量排除外界因素的影响。

（张红菊　马　宁）

【参考文献】

[1] 王新房，谢明星. 超声心动图学, 5 版. 北京：人民卫生出版社，2016.

[2] Eidem BW, Cetta F, O' Leary PW. Frank Cetta. Echocardiography in Pediatric and Adult Congenital Heart Disease. VSA: LWW, 2015.

第二节

法洛四联症矫治术

【术中经食管超声心动图监测】

1. 术中经食管超声心动图检查目的

检查目的：补充修正术前诊断；观察室缺补片并判断有无残余分流以便及时修正手术方案；了解右心室流出道重建的情况；了解肺动脉瓣及三尖瓣启闭运动及功能；评估心功能；指导心腔内排气，以免发生空气栓塞。

2. 主要观察切面与监测要点

（1）四腔心切面：麻醉诱导、气管插管后，将探头插入食管中段，晶片角度调整至 0°，微调探头位置及弯曲弧度直至清晰显示四腔心切面。观察二、三尖瓣瓣叶的启闭运动，评价房室瓣功能；术后即刻监测室水平有否残余分流，特别要注意是否残余肌部 VSD，观察心室壁运动幅度，评价心功能。

（2）大动脉短轴切面：在四腔心切面基础上将探头稍向外退出，调整晶体角度至 30° ~ 45° 显示大动脉短轴切面，观察主动脉瓣瓣叶的启闭运动及功能；术前观察是否合并冠状动脉畸形；术后即刻评价室水平是否存在残余分流。（图 15-2-1，图 15-2-2）

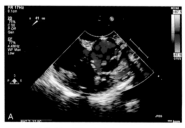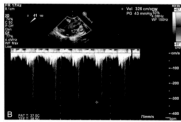

A. 大动脉短轴切面彩色多普勒显示室水平残余少量左向右分流；B. 连续多普勒超声检测到室水平分流的血流频谱

图 15-2-1　术中经食管超声心动图评估手术效果

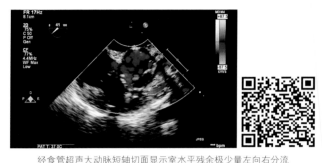

经食管超声大动脉短轴切面显示室水平残余极少量左向右分流

图 15-2-2　术中经食管超声心动图评估手术效果动态图

（3）右心室流出道及肺动脉长轴切面：旋转晶片角度至 80°～90°，显示右心室流出道及肺动脉长轴切面，评估右心室流出道重建情况（图15-2-3，图 15-2-4），测量右心室流出道及肺动脉峰值流速及压力阶差，评价肺动脉瓣功能。

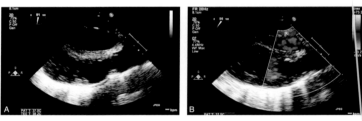

A. 经食管右心室流出道长轴切面显示右心室流出道梗阻解除；B. 经食管彩色多普勒超声显示右心室流出道血流通畅，梗阻解除

图 15-2-3　术中经食管超声心动图评估右心室流出道重建情况

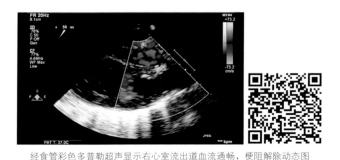

经食管彩色多普勒超声显示右心室流出道血流通畅，梗阻解除动态图

图 15-2-4　术中经食管超声心动图评估右室流出道重建情况动态图

（4）双房心上下腔切面：旋转晶片角度至110°左右，上下调整探头的深度，直至清晰显示房间隔、双心房及上下腔静脉，观察房水平是否有残余分流等（图15-2-5，图15-2-6）。

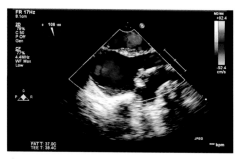

经食管双房心切面显示房间隔延续完整，彩色多普勒超声显示无残余分流

图15-2-5　术中经食管超声观察房间隔情况

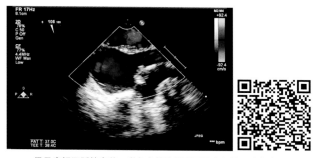

显示房间隔延续完整，彩色多普勒超声显示房水平无残余分流

图15-2-6　经食管双房心切面动态图

【术后经胸超声心动图评估】

1. 评估室水平有无残余分流

胸骨旁左心室长轴、大动脉短轴及心尖五腔心切面观察VSD补片处有无回声脱失，彩色多普勒超声进一步明确室水平有无残余分流及分流方向（图15-2-7）。

2. 评估右心室流出道、肺动脉瓣、肺动脉主干和左右分支内径

大动脉短轴切面可以清晰显示右心室流出道、肺动脉瓣环情况。彩色多普勒超声有助于明确右心室流出道有无梗阻（图15-2-8A、B、

C，图 15-2-9）。肺动脉长轴切面可以显示肺动脉主干及其分支通畅情况，观察肺动脉瓣启闭功能，若出现肺动脉瓣反流，可在肺动脉内探及舒张期反向红色血流束，并通过连续多普勒评估肺动脉狭窄及反流程度（图 15-2-8D，图 15-2-10，图 15-2-11）。准确测量肺动脉瓣环、肺动脉主干、左右肺动脉内径。

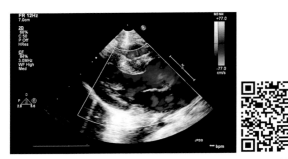

术后胸骨旁左心室长轴切面彩色多普勒超声显示室水平分流消失

图 15-2-7　经胸超声心动评估 TOF 术后疗效动态图

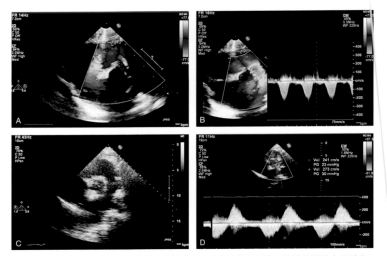

A. 大动脉短轴、肺动脉长轴切面彩色多普勒显示室水平分流消失，肺动脉瓣微少量反流；B. 连续多普勒显示肺动脉残余轻度梗阻；C. 大动脉短轴切面显示右心室流出道及肺动脉狭窄基本解除；D. 连续多普勒超声显示肺动脉前向流速明显减低，同时显示舒张期肺动脉瓣反向血流频谱

图 15-2-8　TOF 矫治术后超声心动图评估

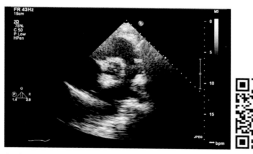

术后胸骨旁肺动脉长轴切面显示右心室流出道、主肺动脉及其分支梗阻解除

图 15-2-9 经超声心动图评估 TOF 矫治术后疗效动态图

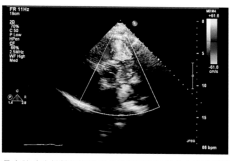

术后胸骨旁肺动脉长轴切面彩色多普勒超声显示右心室流出道及肺动脉血流通畅，同时显示舒张期肺动脉瓣中量以上反流

图 15-2-10 TOF 矫治术后肺动脉长轴动态图

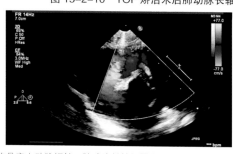

术后胸骨旁大动脉短轴、肺动脉长轴切面彩色多普勒显示室水平分流消失，肺动脉瓣微少量反流

图 15-2-11 TOF 矫治术后肺动脉长轴动态图

3. 各房室腔大小及三尖瓣功能的评估

胸骨旁左心室长轴切面应用 M 型超声心动图可以对左、右心室

发育和功能进行评估；心尖四腔心、心尖五腔心、胸骨旁心室短轴切面评估 TOF 根治术后各个腔室的发育情况；观察二、三尖瓣的形态及启闭运动，尤其是三尖瓣的启闭情况，连续多普勒可以检测三尖瓣反流压差，由此可以对右心室腔的压力及后负荷状况进行评估。

【要点提示】

1. 图像观察要点

（1）术前准确评价右心室流出道、肺动脉主干及分支发育情况是决定手术方案的重点。

（2）术前应用经食管超声探查冠状动脉起源及走行是否异常。

（3）术后即刻观察右心室流出道疏通效果，有无右心室流出道或肺动脉残余梗阻。

（4）术后即刻观察室水平有无残余分流。

（5）观察三尖瓣启闭运动及有无反流。

（6）心功能评估，尤其是右心功能。

（7）注意心包腔有无积液。

2. 诊断思路

TOF 根治手术术前及术后进行超声心动图评估时，对于右心室流出道、肺动脉主干及分支的发育和狭窄程度判断至关重要，因此需要多切面、联合应用二维和多普勒等多种超声技术，并结合临床表现进行综合全面评估。除常规参数外，需要分别测量三尖瓣环、右心室流出道、肺动脉瓣环、肺动脉主干、左右分支及胸降主动脉内径等。同时，要重视探查是否合并冠状动脉畸形，以及对主动脉弓及其分支的探查。除此之外，术后要重视对肺动脉瓣反流程度的评估及有无残余室水平分流和心功能受损等情况。

（张红菊　马　宁）

【参考文献】

[1] Eidem BW, Cetta F, O' Leary PW. Frank Cetta. Echocardiography in Pediatric and Adult Congenital Heart Disease. VSA: LWW, 2015.

[2] 黄国英 . 小儿超声心动图学 . 上海：上海科学技术出版社，2014.

第三节
完全型大动脉转位调转术

【术中经食管超声心动图监测】

1. 术中经食管超声心动图检查目的

患儿麻醉诱导后进一步复核或补充术前诊断；术后即刻评价室水平有无残余分流以便及时纠正手术方案；评价手术调转后主动脉及肺动脉有无狭窄或扩张，评价有无吻合口漏；了解左、右心室流出道是否通畅；了解主动脉瓣及肺动脉瓣反流情况；了解冠状动脉吻合口情况；术中监测心功能。

2. 主要观察切面与监测要点

（1）四腔心切面：探头插入食管中段后，探头晶片角度调整至0°，微调探头位置及弯曲度，显示四腔心切面，观察二、三尖瓣的形态及启闭运动，观察房室瓣有无反流及反流的程度；术前进一步明确是否合并 VSD，术后即刻检测室水平有否残余分流；评价左、右心室的大小及室间隔运动情况；观察室壁运动情况，密切注意有无出现节段性室壁运动异常。

（2）大动脉短轴切面：探头晶片角度调整至30°～45°，术前探查冠脉起源及走行；评价半月瓣功能；术后评估新生主动脉瓣形态及功能；应用彩色多普勒超声进一步明确有无残余室水平分流。

（3）右心室流出道及肺动脉长轴切面：旋转晶片角度至80°～90°即可显示右心室流出道及肺动脉长轴切面，评估新生肺动脉有无狭窄和扩张，右心室流出道是否通畅，测量右心室流出道及肺动脉的峰值流速及压力阶差。

（4）左心室长轴切面：旋转晶片角度至120°～135°，可清晰显示左心室流出道和主动脉瓣，该切面注意观察主动脉瓣启闭运动及功能；观察主动脉有无狭窄或扩张及左心室流出道有无梗阻。

【术后经胸超声心动图评估】

1. 术后心室功能评估

术后超声心动图测量左心室舒张末内径及容积大小，观察室间隔有无向左心室侧偏移；若术前左心室发育良好，术中冠状动脉处理恰当，术后患儿心室功能将处于正常范围（图 15-3-1，图 15-3-2）。注意观察有无显著的节段性室壁运动异常。

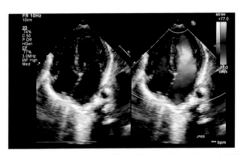

心尖四腔心切面显示左心室舒张末期内径接近正常，室间隔未见明显偏移

图 15-3-1　术后左心室功能接近正常

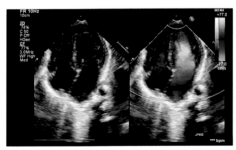

显示左心室舒张末期内径接近正常，室间隔未见明显偏移

图 15-3-2　术后经胸超声心动图评估动态图

2. 术后新生主动脉评估

术后对新生主动脉评估主要在于观察主动脉吻合口及远端有无梗阻和主动脉瓣有无反流（图 15-3-3 ～图 15-3-5）。大动脉调转术后出现新生主动脉瓣关闭不全的比例较高。

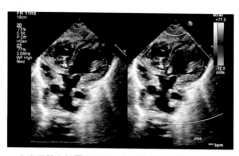

心尖五腔心切面显示新生主动脉瓣舒张期微量反流

图 15-3-3　经胸超声心动图评估新生主动脉瓣情况

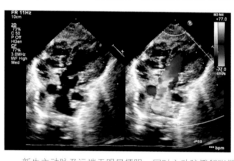

新生主动脉及远端无明显梗阻，同时主动脉瓣舒张期可见微量反流

图 15-3-4　大动脉调转术后评估新生主动脉动态图

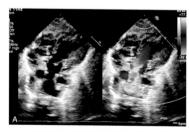
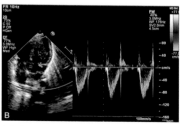

A. 心尖五腔心切面彩色多普勒超声显示主动脉吻合口及远端血流基本通畅；B. 频谱多普勒超声测量主动脉前向血流速度正常

图 15-3-5　术后主动脉吻合口及远端无梗阻

3. 术后新生肺动脉评估

大动脉调转术中新生肺动脉重建包括如下几个步骤：冠状动脉游离后原主动脉根部管壁补片修补、Lecompte 操作及肺动脉融合部与原主动脉的吻合，从而完成新生肺动脉的重建（图 15-3-6～图

15-3-8）。肺动脉狭窄是大动脉调转术后较为常见的并发症，是再次手术的重要原因。大动脉调转术后对新生肺动脉评估主要在大动脉短轴及肺动脉长轴切面观察肺动脉及其分支有无梗阻，注意观察肺动脉瓣有无反流及反流程度。

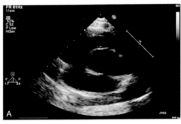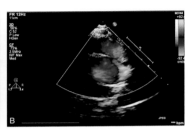

A.肺动脉长轴切面二维超声显示右心室流出道及肺动脉内径正常；B.肺动脉长轴切面彩色多普勒超声显示右心室流出道及肺动脉血流通畅

图 15-3-6　经胸超声心动图评估新生肺动脉情况

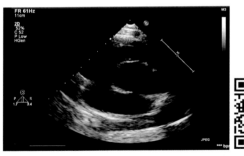

二维超声显示右心室流出道及肺动脉内径正常

图 15-3-7　大动脉转位调转术后肺动脉长轴切面动态图

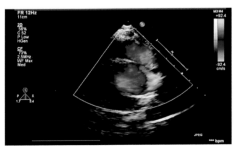

彩色多普勒超声显示右心室流出道及肺动脉血流通畅

图 15-3-8　经胸超声心动图评估新生肺动脉动态图

【要点提示】

1. 图像观察要点

（1）重建主动脉及肺动脉有无狭窄和扩张。

（2）主动脉瓣和肺动脉瓣有无反流。

（3）观察冠状动脉吻合口有无狭窄和闭塞。

（4）观察是否有节段性室壁运动异常。

（5）左、右心室功能评估。

2. 诊断思路

临床遇到完全型大动脉转位大动脉调转术后患儿时，行超声心动图检查前必须了解病史及手术方式。首先，观察新建主动脉及肺动脉有无狭窄或扩张，因为术后新建肺动脉狭窄是大动脉调转手术术后常见并发症，所以需要仔细观察和评估。其次，要观察各房室腔大小比例，测量左心室舒张末内径、容积及心室壁厚度，观察室间隔位置及运动模式。若观察到室间隔向左心室侧偏移，提示左心功能减低或右心室压力较高，需要进一步排查新建肺动脉的狭窄等并发症。如术后患儿左心室壁出现节段性运动异常，应尽可能观察冠状动脉吻合口处情况，排查是否有狭窄或其他冠状动脉病变。

（张红菊　马　宁）

【参考文献】

[1] 王新房，谢明星.超声心动图学，5版.北京：人民卫生出版社，2016.

[2] 黄国英.小儿超声心动图学.上海：上海科学技术出版社，2014.

第四节
右心室双出口矫治术

【术中经食管超声心动图监测】

1. 术中经食管超声心动图检查目的

在麻醉诱导状态下评估心脏结构，复核或补充修正术前诊断；术后即刻针对不同术式进行重点检查。评价心室水平有无残余分流；评估左心室内隧道有无过小或扭曲，有无左心室流出道梗阻；评估右心室流出道或肺动脉是否残余狭窄；明确是否残留其他需矫治的心内畸形。

2. 主要观察切面与监测要点

（1）四腔心切面：麻醉状态下，食管探头进入食管中段水平，探头晶片角度调至 0°，显示四腔心切面，观察二、三尖瓣形态及启闭运动，评价房室瓣功能；观察 VSD 补片有无回声脱失和过隔血流。

（2）大动脉短轴切面：探头晶片角度调至 30°~45°，观察主动脉瓣形态及功能；评估 VSD 修补效果。

（3）右心室流出道及肺动脉长轴切面：晶片角度调至 80°~90°，观察评估右心室流出道及肺动脉是否通畅，测量右心室流出道及肺动脉的峰值流速及压力阶差，观察肺动脉瓣有无反流及反流程度。

（4）左心室长轴切面：晶片角度调至 120°~135°，注意观察左心室内隧道有无过小或扭曲，有无左心室流出道狭窄，观察有无主动脉瓣反流及反流程度。

【术后经胸超声心动图评估】

1. 评估心室功能

DORV 矫治术后，体、肺循环血流动力学改变很大，尤其是术前合并 PS 者，远端肺血管发育不良易造成肺阻力增加，PS 疏通术后如有反流会增加右心室前负荷。因此，超声心动图应评估肺动脉有无狭窄及狭窄程度或反流程度，评估右心室功能有无受损。

2. 评估室水平有无残余分流

多切面可以观察 VSD 补片有无回声脱失及残余分流。

3. 评估有无残余左心室流出道梗阻

胸骨旁左心室长轴、心尖五腔心及心尖三腔心切面是观察左心室流出道的最佳切面，注意观察左心室内隧道形态，血流是否通畅，有无残余左心室流出道梗阻，应用频谱多普勒超声定量检测左心室流出道流速及压差（图 15-4-1A、B，图 15-4-2，图 15-4-3）。

4. 右心室流出道重建情况及肺动脉瓣功能评估

对于手术建立外管道的术后复查患儿，可在大动脉短轴切面观察有无外管道狭窄并评价其严重程度。明确右心室流出道、肺动脉主干及其分支是否通畅，观察肺动脉瓣有无反流，通过连续多普勒评估肺动脉狭窄及反流程度（图 15-4-1C、D，图 15-4-4，图 15-4-5）。

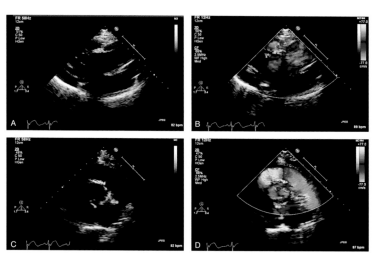

A. 胸骨旁左心室长轴切面显示左心室流出道无梗阻；B. 彩色多普勒显示左心室流出道血流通畅；C. 大动脉短轴切面显示肺动脉内径正常；D. 彩色多普勒显示肺动脉血流通畅

图 15-4-1 DORV 矫治术后左、右心室流出道通畅

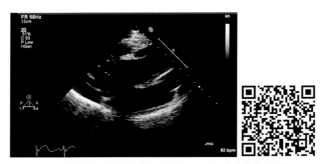

术后胸骨旁左心室长轴切面二维超声显示左心室流出道无梗阻

图 15-4-2　经胸超声心动图评估左心室流出道情况二维动态图

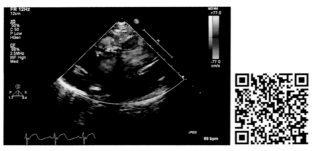

术后胸骨旁左心室长轴切面彩色多普勒超声显示左心室流出道血流通畅

图 15-4-3　经胸彩色多普勒超声评估左心室流出道情况动态图

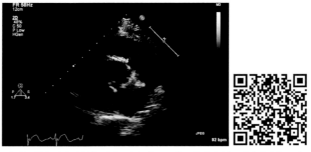

术后胸骨旁肺动脉长轴切面二维超声显示右心室流出道及肺动脉内径正常

图 15-4-4　经胸二维超声评估右心室流出道情况动态图

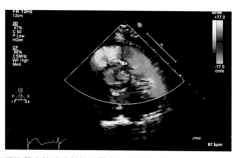

术后胸骨旁肺动脉长轴切面彩色多普勒超声显示右心室流出道及肺动脉血流通畅

图 15-4-5　经胸彩色多普勒超声评估右心室流出道动态图

5. 房室瓣功能的评估

胸骨旁左心室长轴切面、右心室流入道切面及心尖四腔心切面可观察二、三尖瓣的形态及启闭运动，尤其是三尖瓣的启闭情况；连续多普勒可以检测三尖瓣反流压差，由此可以对右心室腔的压力状况进行评估。

【要点提示】

1. 图像观察要点

（1）观察室水平有无残余分流。

（2）观察左心室内隧道是否通畅，有无左心室流出道狭窄。

（3）观察右心室流出道重建效果，有无右心室流出道梗阻。

（4）观察肺动脉瓣有无残余狭窄及反流。

（5）心功能评估，尤其是右心功能。

2. 诊断思路

右心室双出口是复杂性先天性心血管畸形，临床可选择的手术方案多种多样，需要针对不同类型制定。术前超声心动图诊断需要辨别 VSD 位置与两大动脉的关系，以及肺动脉是否狭窄，这对术式选择十分重要。超声心动图门诊遇到术后复查患儿时，首先需要了解其术前心脏畸形特点及手术方式。针对不同手术方式进行有针对性的观察，既要观察其解剖结构修复的情况，也要观察其血流动力学矫正的情况。

（张红菊　马　宁）

【参考文献】

[1] Eidem BW, Cetta F, O'Leary PW. Frank Cetta. Echocardiography in Pediatric and Adult Congenital Heart Disease. VSA: LWW, 2015.

[2] [美]康斯坦丁·马弗蒂斯,卡尔·贝克.小儿心脏外科学.刘锦纷,孙彦隽译.4版.上海:世界图书出版公司,2017.

第五节
体 – 肺动脉分流术

　　体 – 肺动脉分流术是复杂心脏血管畸形矫治手术中的姑息术式之一，适用于肺动脉严重狭窄或闭锁等肺血管发育差、肺血少的发绀型患儿，早期通过人为干预增加肺循环血流量，改善肺循环和肺血管发育情况。具体术式参见图 15-5-1。

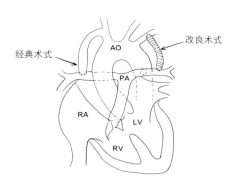

右侧体 – 肺动脉分流术（经典术式）：游离右锁骨下动脉与右肺动脉行端侧吻合；左侧体 – 肺动脉分流术（改良术式）：左锁骨下动脉与左肺动脉间通过人工血管吻合

图 15-5-1　体 – 肺动脉分流术示意图

【术后经胸超声心动图评估】

1. 检查目的
　　评估体 – 肺动脉分流管道是否通畅；术后心室和肺血管发育情况；通过测定人工管道两端的压差而估测肺动脉压力；体 – 肺动脉分流术后并发症的评价。

2. 检查方法与超声心动图评估
　　（1）二维超声心动图
　　1）胸骨上窝或高位胸骨旁切面是显示体 – 肺动脉分流术的最佳切面。（图 15-5-2，图 15-5-3）

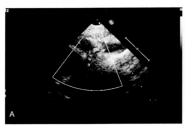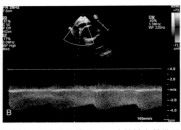

A. 胸骨上窝切面显示锁骨下动脉与肺动脉间连续性左向右分流信号；B. 连续性多普勒超声测量人工血管内血流为连续性血流频谱

图 15-5-2　体 – 肺分流术后人工血管血流通畅

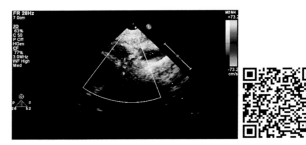

体 - 肺分流术后胸骨上窝切面显示锁骨下动脉与肺动脉间连续性左向右分流信号

图 15-5-3　体 – 肺分流术后人工血管血流通畅动态图

2）胸骨旁大动脉短轴及肺动脉长轴切面：观察并定量评估术后体 – 肺分流管道是否通畅，评估肺动脉主干及其分支的发育情况（图 15-5-4，图 15-5-5）。

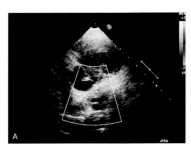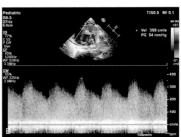

A. 胸骨旁肺动脉长轴切面显示主动脉与肺动脉间人工血管内连续性左向右分流信号；B. 胸骨旁肺动脉长轴切面连续性多普勒检测人工血管内血流为连续性湍流频谱

图 15-5-4　体 – 肺分流术后人工血管无梗阻

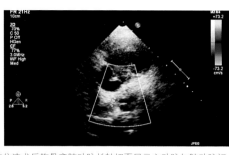

体 - 肺分流术后胸骨旁肺动脉长轴切面显示主动脉与肺动脉间人工血管内连续性左向右分流信号

图 15-5-5　体 - 肺分流术后人工血管无梗阻动态图

3）胸骨旁左心室长轴切面、心尖四腔心切面：可以显示体 - 肺动脉分流术后心室的发育情况，并测量房室腔大小，结合 M 型超声心动图检测心室收缩功能。

（2）彩色多普勒超声：彩色多普勒超声有助于引导观察二维超声中不能明确的分流通道，并评价其通畅情况。

（3）频谱多普勒超声：将多普勒的取样容积置于体 - 肺动脉分流的肺动脉端，显示为连续性湍流频谱，类似于 PDA；可以根据流速和压差估测肺动脉压力。

【要点提示】

1. 图像观察要点

（1）评估体 - 肺分流管道是否通畅。
（2）观察体 - 肺分流术后心室和肺血管的发育情况。
（3）估测肺动脉压力。
（4）观察有无体 - 肺分流术后并发症的发生。

2. 诊断思路

行超声心动图检查前一定要询问病史，查看病例资料，了解手术方式。检查时联合二维及多普勒超声技术，显示体 - 肺动脉分流管道的吻合部位，评价其是否通畅；定量评估术后心室和肺动脉主干及分支血管的发育情况，估测肺动脉压力，为二期手术时机及方案的选择提供可靠依据。

（张红菊　马　宁）

【参考文献】

[1] 王新房，谢明星．超声心动图学．5 版．北京：人民卫生出版社，2016.

[2] ［美］康斯坦丁·马弗蒂斯，卡尔·贝克．小儿心脏外科学．刘锦纷，孙彦隽 译．4 版．上海：世界图书出版公司，2017.

肺动脉环缩术

　　肺动脉环缩术，又称 Banding 手术，是复杂心脏血管畸形矫治手术中的姑息术式之一，适用于不合并肺动脉狭窄、合并肺循环血容量多、PH 的患儿。该术式通过人为干预，减少肺循环血流量，降低肺动脉压力，防止发生心力衰竭。例如，完全型大动脉转位拟行动脉调转术前，行肺动脉环扎术还可进行左心室功能训练。手术方法即在肺动脉主干用束带环扎减小主肺动脉内径。具体术式参见图15-6-1。

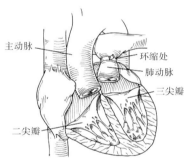

在肺动脉主干用束带环扎减小肺动脉内径，通过人为干预减少肺循环血流量

图 15-6-1　肺动脉环缩术示意图

（引自：Kouchoukos, NT, Blackstone, EH, Hanley, FL, et al. Kirklin/Barratt–Boyes cardiac surgery. Academic：ELSEVIER, 2013：1061.）

【术后经胸超声心动图评估】

1. 检查目的

　　定量评估术后肺动脉内径及环缩处压差；术后左心室发育的评价；术后并发症的评价。

2. 检查方法与超声心动图评估

　　（1）二维超声心动图

　　1）胸骨旁肺动脉长轴切面：观察并测量肺动脉环缩处局部内径，显示肺动脉瓣环，肺动脉主干及左、右肺动脉分支，并测量内径（图

15-6-2A，图 15-6-3）。评价有无肺动脉瓣开放受限或关闭不全等。

2）胸骨旁左心长轴切面：观察室间隔厚度、形态及运动模式，进行左心室发育情况的评估。若室间隔突向右心室，厚度及运动良好，左心室内径大于右心室，提示左心室发育及功能较好；相反，则提示左心室发育不好。

3）心尖四腔心切面：可以显示各房、室腔的大小，室间隔的偏移方向和程度，对左心室发育程度进行评估，同时观察房室瓣功能。

（2）彩色多普勒超声：胸骨旁肺动脉长轴切面或其他非标准切面彩色多普勒可显示肺动脉环缩处五彩镶嵌状的花彩血流信号（图 15-6-2B，图 15-6-4）。若有肺动脉瓣反流，在该切面上也可以显示。

（3）频谱多普勒超声：将脉冲波或连续多普勒的取样容积置于肺动脉环缩处上方，采用连续多普勒可测量肺动脉环缩处的最大流速及压力阶差（图 15-6-2C），理想状态最大压差在 50mmHg。

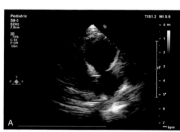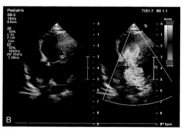

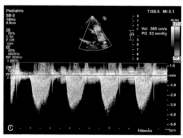

A. 肺动脉瓣上局部内径变窄；B. 肺动脉环缩处呈五彩镶嵌花彩血流；C. 连续多普勒显示肺动脉环缩湍流频谱

图 15-6-2　肺动脉环缩术后超声心动图表现

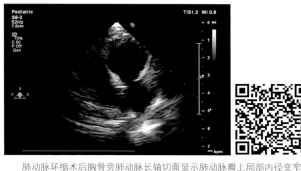

肺动脉环缩术后胸骨旁肺动脉长轴切面显示肺动脉瓣上局部内径变窄

图 15-6-3　经胸超声心动图评估肺动脉环缩术后疗效二维动态图

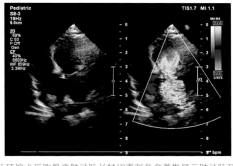

肺动脉环缩术后胸骨旁肺动脉长轴切面彩色多普勒显示肺动脉环缩处呈五彩镶嵌花彩血流

图 15-6-4　经胸超声心动图评估肺动脉环缩术后疗效彩色多普勒动态图

【要点提示】

1. 图像观察要点

（1）观察肺动脉环缩术后肺动脉内径。

（2）评估肺动脉环缩处的压差。

（3）肺动脉环缩术后左心室发育的评估。

（4）观察有无环缩术后并发症发生。

2. 诊断思路

超声心动图是评估肺动脉环缩术后效果和并发症首选的影像学检查方法。肺动脉环缩术适用于合并肺循环血容量多和 PH 的患儿。该术式通过人为干预，减少肺循环血流量，降低肺动脉压力，防止发生心力衰竭。例如，完全型大动脉转位拟行动脉调转术前，行肺动脉环扎术可进行左心室功能训练。超声心动图检查可以动态观察室间隔的偏移方向和程度，对左心室发育程度进行评估。二维超声心动图叠加彩色多普勒可显示肺动脉环缩术部位并测量局部肺动脉内径，评估肺动脉环缩的程度，理想状态最大压差在 50mmHg。此外，超声心动图可以评价是否出现环缩术后并发症及其严重程度等。

（张红菊　马　宁）

【参考文献】

[1]　王新房，谢明星.超声心动图学.5版.北京：人民卫生出版社，2016.

[2]　Eidem BW, Cetta F, O' Leary PW. Frank Cetta. Echocardiography in Pediatric and Adult Congenital Heart Disease. VSA: LWW, 2015.

[3]　[美]康斯坦丁·马弗蒂斯，卡尔·贝克.小儿心脏外科学.刘锦纷，孙彦隽译.4版.上海：世界图书出版公司，2017.

第七节

Glenn 术、Fontan 术及全腔静脉肺动脉连接术

【概述】

Glenn 术式，即上腔静脉与右肺动脉吻合术，是复杂心脏血管畸形矫治手术中的姑息术式之一，该术式是将上腔静脉血流绕过右心室直接进入肺动脉，部分"旷置右心室"，适用于三尖瓣闭锁、单心室伴肺动脉狭窄和三尖瓣下移畸形等复杂畸形患儿。经典 Glenn 分流术是使上腔静脉的血完全进入右肺动脉，而双向 Glenn 分流术是将上腔静脉横断与肺动脉吻合后，使上腔静脉的血同时流向左右肺动脉。目前，临床上最常用的术式是双向 Glenn 分流术，该术式可减轻心室容量负荷，提高左心室射血功能和缓解缺氧症状，为后续的 Fontan 手术或全腔静脉肺动脉连接手术创造有利条件（图 15-7-1A）。

Fontan 手术，又称为"肺动脉下心室旷置术"，是治疗三尖瓣闭锁、单心室、PA 等复杂心内畸形的心内矫治方法，其基本方法是施行右心房 – 肺动脉转流。

全腔静脉肺动脉连接术（TCPC）是改良的 Fontan 手术，逐渐成为治疗三尖瓣闭锁及其他复杂心内畸形的常用术式，该手术方式不做解剖结构畸形纠正，而是进行血流动力学意义上的功能纠正。TCPC 是将肺动脉主干横断，并封闭断端，在心房内用人工血管将下腔静脉血流引流至上腔静脉，其后将上腔静脉从近右肺动脉外侧处横断，其断端两侧分别与右肺动脉或肺动脉主干侧壁进行端侧吻合（图 15-7-1B）。

【术后经胸超声心动图评估】

1. 检查目的

显示腔静脉 – 肺动脉吻合口或人工管道的血流是否通畅及分流方向；人工管道或静脉血管内有无血栓；开窗术后的分流方向和分流量；观察有无侧支血管估测分流量；评估肺动脉压力及心功能；原发病的诊断及术后心内畸形的评价。

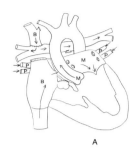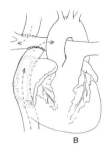

A

B

A. 上腔静脉离断，近心端封闭，远心端与右肺动脉行端侧吻合；主肺动脉离断，分别封闭近心端及远心端；B. 上腔静脉离断，近心端缝闭，远心端与右肺动脉行端侧吻合，下腔静脉通过心房外管道向上走行，与右肺动脉行端侧吻合

图 15-7-1　双向 Glenn 术和全腔静脉肺动脉连接术示意图

2. 检查方法与超声心动图评估

（1）二维超声心动图

1）胸骨上或高位胸骨旁切面：显示上腔静脉 – 肺动脉吻合部位，彩色多普勒超声可以帮助显示 Glenn 分流血流束（图 15-7-2，图 15-7-3）。注意，Glenn 分流可以位于右侧、左侧或双侧。调整探头角度，显示外管道与肺动脉的吻合部位，有时显示较困难。

2）剑突下腔静脉长轴切面：可以显示心房侧隧道或心外管道与下腔静脉的吻合部位，并测量管道的内径，还可以显示人工管道内是否有血栓形成（图 15-7-4，图 15-7-5）。

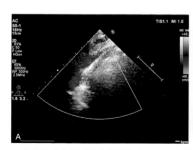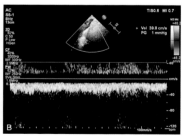

A. 胸骨上窝切面彩色多普勒超声显示上腔静脉血向肺动脉分流；B. 频谱多普勒取样容积置于肺动脉内显示为连续性低速频谱

图 15-7-2　经胸超声心动图评估 Gleen 术后疗效

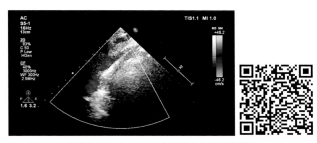

彩色多普勒超声显示上腔静脉血向肺动脉分流

图 15-7-3　Gleen 术后胸骨上窝切面动态图

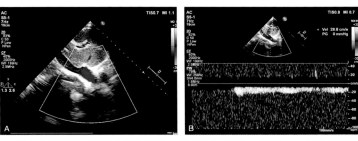

A. 剑突下下腔静脉长轴切面显示外管道与下腔静脉吻合部位血流通畅；B. 频谱多普勒显示外管道血流频谱为连续性静脉频谱

图 15-7-4　全腔术后超声表现心动图评估

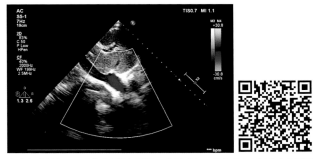

全腔术后剑突下下腔静脉长轴切面显示外管道与下腔静脉吻合部位血流通畅

图 15-7-5　全腔术后超声心动图评估动态图

　　3）心尖四腔心切面：在该切面观基础上调整探头角度，可以显示心房侧隧道或外管道与心房之间的孔道。

4）其他切面：对原发病进行诊断和评价，也可以显示全腔静脉肺动脉连接手术是否缝闭了肺动脉。

（2）彩色多普勒超声心动图：胸骨上窝或高位胸骨旁切面应用彩色多普勒技术，评价上腔静脉–肺动脉分流管道通畅情况。若存在梗阻，则表现为色彩明亮的五彩镶嵌状血流。正常情况下，上腔静脉的血流向肺动脉分流，若存在反向血流，往往提示肺动脉阻力升高。剑突下下腔静脉长轴切面彩色多普勒模式可以评价下腔静脉和外管道内的血流方向。同样的道理，下腔静脉和外管道的血流向肺动脉分流，若存在反向血流，也提示肺动脉阻力升高。

（3）频谱多普勒超声：将脉冲波或连续波多普勒的取样容积置于上腔静脉–肺动脉吻合口、下腔静脉–外管道吻合口及外管道–肺动脉吻合口处，可显示这些部位的血液分流和分流方向，并测量吻合口的流速，评价有无狭窄及其程度。若流速很低或反向分流，则提示肺动脉阻力升高。

【要点提示】

1. 图像观察要点

（1）观察有无腔静脉与肺动脉吻合口漏。

（2）观察吻合口血流是否通畅。

（3）观察腔静脉内有无血栓形成与梗阻。

（4）观察腔静脉有无增宽与反向血流。

（5）观察右心房内人工血管窗口分流情况。

（6）估测肺动脉压力。

（7）心功能评估。

2. 诊断思路

超声心动图是 Glenn 术、Fontan 术及全腔静脉肺动脉连接术后重要的影像学检查方法，超声心动图检查前认真询问病史和查看病历资料，了解手术方式至关重要。双向 Glenn 分流术主要适用于三尖瓣闭锁、三尖瓣下移畸形和单心室患儿，该术式可以减轻心室容量负荷，提高左心室射血功能和缓解缺氧症状，在观察吻合口血流是否通畅时，也要注意心功能评估。全腔静脉肺动脉连接术是进行血流动力学意义上的功能纠正，适用于单心室合并肺动脉狭窄患儿，要密切注意评估肺动脉压力和心功能。

二维超声心动图结合多普勒超声可显示上腔静脉 – 肺动脉吻合口、下腔静脉 – 外管道吻合口及外管道 - 肺动脉吻合口部位，评价其是否通畅，通过这些部位分流方向和分流量的评估，估测肺动脉阻力；观察吻合口有无狭窄或血栓形成；观察腔静脉有无增宽；右心房内人工血管窗口分流情况等。

（张红菊　马　宁）

【参考文献】

[1] 王新房, 谢明星 . 超声心动图学 . 5 版 . 北京：人民卫生出版社, 2016.

[2] Eidem BW, Cetta F, O' Leary PW. Frank Cetta. Echocardiography in Pediatric and Adult Congenital Heart Disease. VSA: LWW, 2015.

第十六章

超声心动图在体外膜氧合
治疗中的价值 >>

【概述】

体外膜氧合（extracorporeal membrane oxygenation，ECMO），简称膜肺，源于心外科的体外循环，于 1975 年成功用于治疗新生儿严重呼吸衰竭。1980 年，美国密歇根医学中心 Bartlett 医师领导并建立了第 1 个 ECMO 中心，随后世界各地相继建立了 145 个 ECMO 中心。随着新的医疗方法的出现，ECMO 技术有了很大的改进，应用范围较以前扩大。ECMO 的本质是一种改良的人工心肺机，最核心的部分是膜肺和血泵，分别起人工肺和人工心的作用。ECMO 运转时，血液从静脉引出，通过膜肺吸收氧，排出二氧化碳。经过气体交换的血，在泵的推动下可回到静脉（VV 通路），也可回到动脉（VA 通路）。前者主要用于体外呼吸支持，后者因血泵可以代替心脏的泵血功能，既可用于体外呼吸支持，又可用于心脏支持。当患者的肺功能严重受损，对常规治疗无效时，ECMO 可以承担气体交换任务，使肺处于休息状态，为患者的康复获得宝贵时间。同样患者的心功能严重受损时，血泵可以代替心脏泵血功能，维持血液循环。ECMO 在重症病房、监护室、急诊室等处扮演着急危重症患者最后一道防线的角色。目前国内已经有 233 家医院可以开展这项技术，其中 19 家医院在 ELSO 注册（大陆 15 家）。2017 年，我国 ECMO 辅助例数共 2826 例，依然是以成年人为主的 ECMO 辅助（86%）。成年人呼吸辅助占成年人 ECMO 的 36%，儿童呼吸辅助占 25%，新生儿更是以呼吸辅助为主。

【临床应用】

严重的心功能衰竭不但会减少组织器官血供，更严重的是随时会有心搏骤停的可能。ECMO 可改善其他器官及心脏本身的氧合血供，控制了心搏骤停的风险。在 ECMO 支持下积极诊断原发病，为后续治疗争取时间。儿童常见于重症 FM、心脏外科手术后、急性心肌梗死等。在 ECMO 实施同时可实施主动脉内球囊反搏（IABP），可减轻心脏后负荷，改善冠脉循环，改善微循环，减轻肺水肿，促进心功能恢复。同时 IABP 可作为脱离 ECMO 系统的过渡措施。在支持期间要密切关注心脏功能恢复情况，并及时评价脑功能。确定脑功能丧失是停止 ECMO 支持的重要指征之一。

【超声心动图表现】

1. ECMO 建立前及 ECMO 插管时的心脏超声评估

（1）ECMO 建立前超声心动图可以用于排查导致患者循环不稳定的可逆病变，如心脏压塞、未明确的心脏瓣膜病和左心室功能不全，以指导临床治疗，避免 ECMO 支持。

（2）超声心动图可以发现一些 ECMO 相对禁忌证，如心脏畸形矫正不满意、严重 PH、主动脉夹层、严重主动脉反流等。

（3）ECMO 建立前，超声心动图可以及时检出心内正常的解剖变异和胚胎学遗留物，如 Chiari 网或冠状静脉窦扩张，后者可能伴或不伴有永存左侧上腔静脉（SVC）。Chiari 网可能阻碍导管的正常放置过程并使得患者血栓形成的风险升高。扩张的冠状静脉窦易致操作过程中导管误入其中。

（4）ECMO 实施前应用超声心动检查进行左心室前后径、左心室射血分数的评估，可以帮助临床确定 ECMO 支持方式。另外，在 ECMO 辅助过程中需要密切观察这些指标的动态变化，指导临床治疗。

（5）超声心动图还可以指导 ECMO 插管时目标血管穿刺的位置及血管直径的评估，减少插管的相关并发症。此外，放置静脉导管的所有部位均需要超声检查以排除血栓的存在。

2. 超声心动图在 ECMO 辅助过程中的监测

（1）应用超声心动图密切监测左心功能。超声心动图可实时评价心脏大小及心功能，评价 ECMO 减流量前后及实验性脱机前后心脏血流动力学变化。ECMO 支持治疗后，扩大的心腔逐渐回缩，室壁运动改善，左心室射血分数（LVEF）增加，血压、心率、左心房压及动脉血气分析好转，提示辅助有效；相反，认为 ECMO 辅助无效。LVEF 是反映心脏功能的最直接指标，是评估 ECMO 治疗效果的一个重要参数。LVEF > 40% 可以作为 ECMO 停机的重要指征之一。

（2）应用超声心动图评价右心功能。正常或稍高的左心充盈压决定了左心辅助装置的正常运行，而左心室、左心房的充盈程度是由肺循环回流血量决定的，肺循环回血量又取决于右心室的泵血功能。因此，良好的右心功能是左心辅助装置正常运行的前提和保证。超声心动图可对右心室功能做出定性和半定量的评估。对已合并有右心室功能受损或不全的患者，应考虑同期行右心室辅助。

（3）超声心动图可指导 ECMO 运转流量调整。密切监测血流动力学参数，超声心动图确定有足够的心室射血、没有左心室扩张、没有心脏压塞时，逐步减低 ECMO 的流量，每次减少 VA ECMO 的流量 0.5 ~ 1L/min 至维持 1 ~ 2L/min。及时复查血气指标，确定有足够的气体交换及氧供。

3. 超声心动图对 ECMO 辅助并发症的及时诊断

ECMO 辅助治疗的患者病情极其危重，心肺体外支持装置以及抗凝剂的应用，使得并发症发生率明显增加。超声心动图可帮助早期诊断并发症，如血栓产生、管路移位或血块压迫室壁导致心脏压塞等。当超声心动图显示双心室的排血量都比较高时，应考虑患者是否存在菌血症的可能。

（王 俊 马 宁 叶赞凯）

【参考文献】

[1] 王 滨，崔永超，侯晓彤. 重症超声在体外膜肺氧合中的应用. 中华诊断学电子杂志，2017, 5(3): 168-170.

[2] 余正春，马小静，夏 娟，等. 超声心动图监测体外膜式氧合治疗心源性休克的价值. 中华医学超声杂志 (电子版), 2017, 14(4): 292-296.

[3] 江 勇，王 浩，龙 村，等. 超声心动图在体外膜肺氧合对心脏支持的应用价值. 中国循环杂志，2006, 21(1): 42-44.

[4] Sakamoto T. Evaluation of Native Left Ventricular Function During Mechanical Circulatory Support: Theoretical Basis and Clinical Limitations.Ann Thorae Cardiovasc Surg, 2002, 8(1): 1-6.